AF207393

LE PETIT DOCTEUR

A. VOGEL

LE PETIT DOCTEUR

UN ENSEMBLE VARIÉ DE CONSEILS UTILES
TIRÉ DE LA MÉDECINE POPULAIRE SUISSE

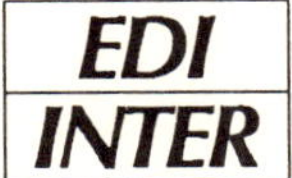

Cet ouvrage a été conçu pour vous donner une information aussi exacte et précise que possible. Il est le reflet de l'opinion de l'auteur, et son éditeur n'est nullement prestataire d'un service autre que l'impression et la mise en marché de l'ouvrage.

Si vous souhaitez en savoir plus, adressez-vous à un professionnel compétent.

Titre de l'original en langue allemande "Der kleine Doktor" publié par les Éditions A. Vogel, Teufen, AR, Suisse.

Copyright ©1978 par les Éditions A. Vogel, Teufen, AR, Suisse

Copyright ©1983 de l'édition française par les Éditions Ariston, Genève, Suisse

Copyright ©1991 de l'édition française pour la VPC par Édi-Inter, Genève, Suisse, avec l'autorisation des Editions Ariston, Genève, Suisse.

Nouvelle édition revue et corrigée

Publié au Québec par Les Éditions Frémontel inc.
Vendu en librairie sous l'étiquette des Publications Globe d'Or (Golden Globe Publishing) ISBN: 2-9801804-5-9
Dépôts légaux: 1er trimestre 1994

SOMMAIRE

Avant-propos	5
Maladies et maux	7
La fièvre, sonnette d'alarme	27
Problèmes divers	239
Bref coup d'œil au monde des plantes	263
Fruits sauvages	293
En explorant le domaine homéopathique	299
Quelques exemples de biochimie biologique	307
Condiments	313
Remèdes et applications spéciaux	323
Application de méthodes spéciales	345
Questions alimentaires	367
Faits divers	459
Index	535
Table des matières	553

AVANT-PROPOS

Que vient-il faire chez vous, ce "Petit Docteur", ami lecteur ? Il s'est donné pour mission de vous révéler tous les alliés, je dirai même les complices qui sont cachés dans votre maison et votre entourage immédiat ! Que surviennent une nécessité urgente, un mal tenace, vous ouvrez le "Petit Docteur" et vous y cherchez le conseil, le moyen qui va vous aider à sortir de ce mauvais pas en faisant usage de ce que vous avez sous la main.

En fait, je ne sais pas où vous vivez, ami lecteur : est-ce un coquet village, une petite cité ? J'ignore si vous devez vous contenter de végéter dans cet océan de bâtisses qu'est une grande ville. Peut-être avez-vous choisi la solitude de la nature, vous installant dans une ferme écartée de tout centre, à moins que ce ne soit dans un chalet de montagne ? Peut-être encore avez-vous émigré dans un lointain pays où les distances se comptent à une autre échelle que la nôtre ?

Qui que vous soyez, où que vous viviez, vous ne serez jamais pris de court si vous suivez les conseils du "Petit Docteur" en cas de première nécessité, jusqu'à ce que vous puissiez appeler le grand médecin ! Bien souvent, ce premier secours vous suffira si vous administrez le remède approprié dans des cas aigus ; un résultat positif ne se fera guère attendre.

Vous êtes en bonne santé et votre famille aussi ? Vous vous croyez à l'abri de tout malheur ? Ce peut être le cas durant longtemps : rien ne trouble le rythme régulier du train-train quotidien. Mais un beau jour une maladresse, un malaise, un refroidissement, un accident, une épidémie peuvent rompre l'harmonie de votre vie ; vous serez heureux alors de prodiguer à temps une aide efficace.

Rappelez-vous bien ceci : votre pharmacie-maison est plus vaste que vous ne le croyez. Elle peut s'étendre de la cuisine à la remise aux provisions en passant par la cave et le grenier ! Et si vous avez un jardin, vous y trouverez des "serviteurs" attentifs. A la campagne, vous aurez sous la main la richesse des prés et des bois. Citadin, vous irez vous promener à travers champs et, ouvrant l'œil, vous en rapporterez opulente moisson de tout ce qui pourra vous être utile un jour ou l'autre. S'il vous manque l'essentiel à la maison, vous saurez que dans les forêts, les prés, les champs, le long des rivières se cachent des remèdes inépuisables, à action rapide. Le "Petit Docteur" serait devenu un "Grand Docteur" s'il avait voulu parler de tous les trésors accumulés dans le vaste jardin de la nature.

Tout d'abord, ami lecteur, il vous démontre quelle pharmacie singulière vous possèdez au milieu de vos provisions courantes. Vous serez tout étonné de savoir qu'un aliment ordinaire peut, à un moment précis, devenir remède approprié. Farine, sucre, eau, huile, sel, œuf, fromage blanc, pomme de terre, carotte, chou, radis, oignon, ail, raifort, persil, ortie, oseille, cendre de bois et mille autres produits, voilà votre pharmacie-maison !

Accueillez donc ce "Petit Docteur" avec bienveillance, afin d'y découvrir les secrets variés de tout ce qui se trouve dans votre maison, de tout ce qui peut vous secourir mais que vous ignorez...

Au premier abord, tous ces conseils, ces indications, ces trucs vont vous sembler présentés dans un beau désordre. Mais ils prendront leur place respective dès que vous aurez besoin de renseignements sur un cas précis. Consultez la table des matières afin de ne pas perdre de temps, ce qui serait fatigant et... inutile !

Que ces quelques exemples vous encouragent à consulter le "Petit Docteur", à le considérer comme un conseiller plein de compétence ! Eh bien ! ami lecteur, qu'allez-vous me répondre ?

MALADIES ET MAUX

Peut-on vraiment te faire confiance, "Petit Docteur" ? Tes premiers exemples auront-ils les qualités nécessaires pour que je puisse te consulter dans des questions plus vastes ?

Bien sûr, ami lecteur ! répond le "Petit Docteur". Vous n'avez qu'à essayer !

Brûlures

Si vos enfants se sont échaudés avec de l'eau bouillante, immergez les endroits douloureux dans l'eau froide. Sur le corps, appliquez des compresses froides, ce qui apportera un soulagement immédiat. L'huile de St-Jean ou huile de millepertuis est aussi un calmant notoire. Pour éviter une infection, ne percez pas les cloques. En cas de brûlures au troisième degré, consultez le médecin.

Plaies

Pour les plaies légères et celles qui ont de la peine à guérir, le meilleur désinfectant sera le Molkosan (concentré de petit-lait). Après quoi on les saupoudrera de poudre de chaux biologique et, pendant 2 nuits consécutives, on fera une application de fromage blanc (appelé aussi quark, ou séré). A défaut de séré, faites tremper du blé ou du son dans du lait cru, passez-le ensuite à la machine à hacher. Appliquer en cataplasme sur la plaie qui sera ainsi bien nettoyée. Deux jours plus tard, après avoir de nouveau saupoudré de calcium, appliquer des feuilles de chou dont on aura écrasé les côtes. Ces compresses guérissent mieux que bien des remèdes à la mode. En cas d'ulcère à la jambe, même si une coloration bleu-noir ou d'autres changements dus à des stases veineuses se sont déjà manifestés, si tout traitement semble échouer, il ne faut perdre ni courage ni patience. Des compresses de chou écrasé appliquées pendant des semaines, des mois, soulagéront beaucoup à moins qu'elles n'apportent la guérison complète.

Inflammation des yeux

L'un des membres de votre famille a-t-il les yeux enflammés pour être resté trop longtemps dans la neige ou exposé au soleil ou encore s'il est resté trop longtemps sur l'eau, en planche à voile ? Qu'allez-vous faire si au cours de la nuit ses yeux brûlent ? Voici un remède très simple : vous prenez un blanc d'œuf que vous battez légèrement avant de l'étaler sur un morceau de toile et de l'appliquer sur les yeux. Vous aurez la joie de voir votre malade s'endormir car la forte sensation de brûlure aura diminué. Avant le jour, l'inflammation aura partiellement ou même totalement disparu. Si vous n'avez pas d'œuf, vous le remplacez par du fromage blanc ou par un petit morceau de veau cru. Ce sont là de vieux remèdes éprouvés dont vous pourrez à votre tour tirer profit. Ils s'appliquent aussi aux cas de cécité transitoire pouvant survenir en haute montagne, causée par le soleil et sa réverbération violente sur la neige et les glaciers.

Rhume du cerveau

En cas de rhume avec écoulement abondant, c'est surtout l'oignon, du nom latin Allium cepa, qui vous aidera le mieux. Coupez une mince tranche d'un oignon frais et sain, trempez-la dans un verre d'eau chaude et retirez-la immédiatement. Cette eau se boira au cours de la journée, par petites gorgées. Ce remède conviendra aussi pour les rhumes de printemps. Ses effets seront renforcés si l'on pose sur la table de nuit un oignon coupé en deux. L'inhalation prolongée de ses huiles volatiles fera "mûrir" le rhume et réduira la prédisposition au catarrhe. Une compresse d'oignon appliquée sur le cou pendant la nuit aura d'heureux effets. On peut aussi combattre le rhume en aspirant de l'eau salée, du citron ou en prisant de la poudre de calcium.

Catarrhe

Vous êtes peut-être sensible aux refroidissements et, de ce fait, vous devenez sujet aux catarrhes. Il y a sûrement dans votre jardin quelques conifères : sapin, mélèze ou pin. On y trouve toujours des bourgeons encore fermés ou en train de s'ouvrir, prêts pour l'année suivante. Cueillez de ces bourgeons, mâchez-les lentement, à longueur de journée en les changeant de temps en temps. Votre catarrhe disparaîtra en quelques jours. En promenade, à ski, il ne faut jamais négliger de tirer parti de ce remède si simple. Pour la nuit, appliquez sur le cou un chiffon trempé dans de l'huile et recouvert d'une étoffe de laine bien chaude. Votre besoin de tousser se calmera.

Enrouement

Si vous êtes enroué, le sorbier des oiseleurs peut vous rendre de grands services. Si vous n'en avez pas dans votre jardin, vous le trouverez chez le voisin ou vous vous souviendrez de celui que vous avez remarqué au cours de vos promenades ! Sinon, vous penserez à la pimprenelle dont vous aurez peut-être pris la précaution de récolter les racines durant la belle saison. Les baies de sorbier comme la racine de pimprenelle peuvent se mâcher, fraîches ou séchées ; le jus que vous aurez soin de garder dans la bouche aussi longtemps que possible agira, bien insalivé, sur le gosier et l'enrouement disparaîtra en peu de temps. Vous utiliserez l'un ou l'autre de ces remèdes qui sont parmi les aides les plus efficaces contre l'enrouement.

Engelures et pieds froids

Connaissez-vous la cause de ces deux maux désagréables ? Vous n'y seriez pas sujet si vous aviez pris soin de prévenir toute stagnation dans votre système circulatoire et plus précisément dans votre système veineux. Mais si vous en souffrez déjà, essayez les bains de pieds alternés. Trempez les pieds dans de l'eau chaude pour commencer puis dans de l'eau froide et ainsi de suite. Le bain froid durera en secondes ce que le bain chaud dure en minutes. Vous resterez par exemple 3 minutes dans l'eau chaude et 3 secondes dans l'eau froide, en répétant 6 à 8 fois l'opération. Vous terminerez par le bain froid puis vous aurez soin de vous frotter énergiquement les pieds et si possible de les masser avec de l'huile Juniperosan. Vos troubles circulatoires auront tôt fait de disparaître.

Une autre méthode, plus ancienne encore, moins connue de nos jours, c'est de courir pieds nus dans la neige. Celui qui dispose d'un balcon couvert de neige n'aura qu'à sortir pour piétiner dans la neige. C'est le même principe que le piétinement dans l'eau de la méthode Kneipp. En commençant par 10 secondes, on pourra augmenter la durée du traitement jusqu'à 30 secondes pour arriver à 2 ou 3 minutes. Il ne faut toutefois rien exagérer pour ne pas se faire de mal. Après cette séance, se remettre au lit chaud sans sécher les pieds. L'exercice se répétera plusieurs fois en une matinée. Si l'on est obligé de sortir pour les piétinements parce qu'on n'a pas de balcon, on mettra des chaussures chaudes. Après l'exercice -

merveilleux dans la neige fraîche - se frotter les pieds vigoureusement, remettre souliers ou pantoufles et rentrer. En appliquant cette méthode plusieurs jours de suite (pour autant qu'il y ait de la neige !) chacun aura l'agréable surprise de voir disparaître ses engelures.

Pour éviter toute récidive de cette infirmité peu agréable, on pratiquera pendant l'été des bains prolongés avec du serpolet ou à la fleur de foin. Se promener pieds nus endurcit.

Ceux qui vivent dans le Midi se frictionneront les pieds avec du citron, les laisseront sécher puis les enduiront avec un corps gras, huile d'olive, ou Juniperosan de préférence. Dans les pays du nord, on remplace le citron par du pétrole ; cette méthode n'a rien d'agréable.

Dans les fromageries ou les chalets, on peut prendre des bains prolongés de petit-lait chaud. Le petit-lait acide exerce une action plus forte que le petit-lait doux. Les bains d'été mentionnés plus haut peuvent remplacer les bains alternés ou le piétinement dans la neige. Ils auront toujours la température physiologique, c'est-à-dire 37 degrés, que l'on maintiendra par adjonction d'eau chaude. Après le bain qui aura duré 30 minutes, on se frottera les pieds avec du citron et on leur appliquera pour la nuit des compresses de feuilles de choux écrasées. Cette méthode est également efficace dans le traitement des engelures.

Jambes et pieds fatigués

Si vous avez souvent les jambes et les pieds fatigués, enflés le soir, baignez-les dans l'eau de cuisson des pommes de terre ou de légumes. Après ce bain, vous appliquerez des compresses de sel ainsi préparées : faire "griller" légèrement le sel avant de l'étendre rapidement sur une toile dont on enveloppe les pieds. Après quelques opérations de ce genre, toute fatigue aura disparu. On prépare aussi des décoctions de fleur de foin ou d'autres herbes et on y ajoute du sel. Ce bain salé enlèvera également toute sensation de fatigue. Cette méthode supprime aussi la sensation des pieds qui brûlent. Les pieds enflés au niveau de la cheville surtout peuvent dénoter des troubles cardiaques. Le "Petit Docteur" en parlera plus loin.

Hémorragies et hémophilie

Si l'une de vos connaissances saigne fréquemment du nez ou si l'une de vos relations est hémophile, votre conseil, en ce cas précis, sera le bienvenu. Que faire lorsqu'on n'arrive pas à arrêter l'écoulement d'un sang qui ne se coagule pas ? Grave problème pour celui qui ignore qu'un morceau de chair fraîche de poule appliqué sur la blessure est le seul remède naturel susceptible d'arrêter l'hémorragie. S'il s'agit d'un saignement normal, sans complications hémophiliques, la tormentille rendra d'excellents services. Le "Petit Docteur" vous renseignera par la suite.

Manque de calcium (hypocalcémie)

Il arrive que vous ayez à conseiller une mère dont les enfants ont de mauvaises dents et des os fragiles. Ces petits souffrent d'un manque de calcium. Ils ne prospèrent pas et n'offrent aucune résistance aux refroidissements multiples. Dans ce cas, la fameuse préparation Urticalcin est recommandée pour son efficacité. Si la situation des parents ne permet pas d'acheter un bon remède naturel à base de calcium, on peut le préparer soi-même. L'ortie se trouve un peu partout, autour de la maison ou dans ses environs. Si l'on en a découvert au cours d'une promenade, on accordera la préférence aux jeunes plantes. Dans la cuisine, on trouve toujours des coquilles d'œufs. Ceux qui vivent au bord d'un fleuve ou de la mer peuvent utiliser les coquilles d'huîtres. Ces coquilles d'œufs ou d'huîtres seront écrasées avec les orties et la préparation ainsi obtenue sera séchée à l'air. La poudre vert clair se prendra à raison d'une pointe de couteau 2 ou 3 fois par jour. Au bout de quelques mois, l'état des dents se sera bien amélioré et au bout d'une année ou deux, grâce à ce remède tout simple, elles seront devenues solides, les os se seront fortifiés et la résistance aux infections se sera accrue.

Phlébites

Votre amie ou votre voisine est-elle atteinte de phlébite aiguë, vous lui conseillerez de faire des compresses d'alcool auquel on aura ajouté quelques gouttes de teinture d'arnica, de mille-feuille ou de millepertuis. Dès que l'inflammation sera réduite, on appliquera des cataplasmes d'argile et, plus tard, des compresses de chou. Si, à ce moment, on change de régime alimentaire, l'inflammation diminuera plus rapidement. On adoptera un régime naturiste avant tout végétal et comprenant beaucoup de jus frais. Les gros mangeurs seront obligés de réduire leur ration quotidienne au strict minimum. Grâce à ce traitement interne, ce sera la seule façon de voir disparaître rapidement toute inflammation.

Troubles féminins

Chez les femmes comme chez les jeunes filles, les stases veineuses au bas-ventre ne sont pas rares. Les applications d'eau sont un bienfait, dans ce cas également. On recommande un bain de siège prolongé une à deux fois par semaine. Il aura un effet salutaire non seulement au cours des accouchements et de leurs suites mais surtout au moment de la ménopause. Grâce aux soins prodigués, le corps supportera avec plus de facilité cette période critique.

Rétention d'urine

Il se peut que des hommes d'âge mûr souffrent brusquement de rétention d'urine. Les applications d'eau sont indispensables dans ce cas et plus précisément les vapeurs de plantes. On prépare une décoction de camomille ou d'autre herbe que l'on verse dans un seau avec de l'eau bouillante. Celui-ci sera à demi-couvert par une petite planche, de façon à laisser passer la vapeur. Le malade s'y assied, bien enveloppé d'une couverture chaude. La vapeur, en montant, exerce une action chauffante et émolliente. Ces bains de siège sont particulièrement bienfaisants : ils stimulent la diurèse et évitent l'appel au médecin et à sa sonde si peu agréable.

Hypertension et artériosclérose
(durcissement des artères)

Si les grands-parents souffrent d'hypertension et d'artériosclérose, il faut avant tout modifier leur régime. Œufs, fromages, légumineuses, viandes seront remplacés par le sarrasin ou le riz naturel qui, tous deux, font baisser la tension. Le sarrasin s'accommode comme le riz. Il existe diverses manières de l'apprêter ; avec un peu de fantaisie, on arrive à varier un régime monotone en apparence ! Les mets - très peu salés, c'est indispensable - seront assaisonnés avec des herbes aromatiques inoffensives. Les crudités seront préparées au citron, au petit-lait, à l'huile, mais jamais au vinaigre. On supprimera toutes les épices fortes. Le régime sera complété par des légumes étuvés qui ne causent pas de flatuosités. Au printemps, on servira l'ail des ours en salade ou en légume. L'ail, proche parent de l'ail des ours, est un hypotenseur reconnu qui agit favorablement sur l'artériosclérose. Il en est de même pour le gui, l'aubépine et l'arnica. On en reparlera dans le chapitre consacré aux plantes. Si l'on cueille l'ail des ours en quantité suffisante au printemps, on peut en préparer un vin tonique selon les recettes appliquées à la confection des liqueurs. Ces indications strictement suivies produiront d'heureux résultats.

Troubles cardiaques

Si votre cœur fonctionne mal, ayez toujours dans votre poche des raisins secs que vous mâcherez longuement pendant votre travail. Les muscles du cœur vous en sauront gré. Mâcher des pousses de romarin frais, le matin à jeun, est excellent pour le cœur.

Des douleurs cardiaques continues, pour autant qu'il ne s'agisse pas d'une maladie grave, seront rapidement dissipées par une tisane de péricarpe de noix. Le péricarpe constitue l'enveloppe ligneuse qui tapisse l'intérieur de la coquille. On le fait bouillir quelques minutes puis on laisse infuser, à couvert, pendant 10 minutes. Ce thé calme rapidement et, pris régulièrement, il fera disparaître les douleurs au bout d'un certain temps.

Une maladie de cœur grave ne sera pas guérie par ces méthodes simples, cela va de soi. Toutefois, il existe, même pour des cas graves, des méthodes et des remèdes naturels dont l'application exige des explications plus détaillées.

Aigreurs, brûlures d'estomac

Cette sensation de brûlure provient d'une hyperacidité. Elle provoque des renvois acides. Pour guérir ces malaises, nous avons plusieurs "alliés" et, en tout premier lieu, sortie de sa cave obscure, la pomme de terre. On râpe à la râpe Bircher une pomme de terre crue avec sa pelure et on en extrait le jus qui, additionné de deux ou trois fois son volume d'eau chaude, se boira le matin, à jeun, avant le repas de midi et le soir au coucher. Il convient de préparer le jus au fur et à mesure et de le boire sans tarder : il s'altère rapidement au contact de l'air. Si les brûlures n'ont pas disparu complètement après ce traitement, on prendra après le repas une cuiller à café de cendre de bois diluée dans de l'eau chaude. Grâce à ce procédé, on obtiendra le résultat désiré. On verse de l'eau chaude sur la cendre et l'on boit le tout. A défaut de cendre, on peut utiliser le charbon de bois de tilleul, de préférence, que l'on pile avant de l'ingérer, délayé dans de l'eau chaude ou mélangé à des flocons d'avoine ou de céréales. Le charbon s'avale aisément de cette manière et il neutralise l'acide de l'estomac. Si l'on a de la peine à prendre le charbon sous cette forme, en voici une autre : arrosez-le d'eau chaude. Laissez-le infuser et passez-le à travers un filtre de toile ou d'ouate. Le liquide ainsi obtenu exercera tout de même son action neutralisante.

On obtiendra le même résultat en buvant de la terre curative ou de l'argile avec un peu d'eau. A défaut de terre, quelques gorgées de lait cru amèneront un soulagement momentané. De même, des flocons d'avoine crus mangés secs sont bien préférables au bicarbonate, moins inoffensif.

Pour traiter à fond les brûlures d'estomac, normaliser et stabiliser les sécrétions gastriques, il est indispensable de suivre un régime adoucissant, pauvre en sel et en épices, évitant le sucre raffiné, les pâtisseries. On recommande aussi l'infusion de petite centaurée ou son extrait.

Ulcères d'estomac

En cas d'ulcères gastriques, les jus frais de pomme de terre et de chou consommés régulièrement pendant des semaines et des mois agiront mieux que n'importe quelle spécialité pharmaceutique. Trois fois par jour, avant les repas, vous boirez le jus d'une petite pomme de terre et trois fois par jour, dans la soupe ou après le repas vous prendrez 1/2 décilitre de jus de chou. Si vous complétez cette cure par des cendres ou du charbon de bois (voir au paragraphe précédent : Brûlures d'estomac) et si vous adoptez un régime approprié, vous pouvez compter sur une guérison totale. Si l'on ajoute des jus frais à la soupe, il faut toujours le faire au moment de se mettre à table. Les jus ne doivent jamais cuire.

Troubles du foie

Si les douceurs vous répugnent et si les fritures ne vous conviennent pas, soyez sur vos gardes : vous souffrez d'une insuffisance hépatique. Pris en petite quantité, le jus de radis ou extrait de radis exerce une action bénéfique, mais ingurgité en doses massives, il ne fera qu'aggraver votre état. La ration maximale sera d'une cuiller à café par jour. Le jus de carotte frais s'emploie lui aussi avec succès. S'il n'est pas possible de préparer du jus, on peut manger les carottes finement râpées. La diète de carotte observée pendant un jour ou deux peut faire des miracles même en cas de troubles graves. Les salades d'endives, de dent de lion ou d'autres herbes amères soutiennent l'action bienfaisante de la carotte. Des extraits de plantes médicinales fraîches telles que : pissenlit, chardon Marie, souci, artichaut sont également recommandés, de même que la préparation à base de plantes fraîches : Boldocynara.

On évitera graisses, fritures, sucreries, et même les fruits ou leur jus. Bientôt le foie se calmera et les vomissements bilieux cesseront.

Régime hépatique

Voici un exemple de régime hépatique éprouvé :

Au petit déjeuner, 1 verre de jus de carotte, 1 tranche de pain grillé ou de pain suédois avec très peu de beurre ou d'extrait de levure (Plantaforce, Herbaforce) avec du germe de blé.

A midi, une soupe aux légumes, du riz naturel ou des pommes de terre bouillies, une salade de carottes, de chicorée ou autre, à condition d'accorder la préférence aux amers, des légumes à l'étouffée.

Fritures et desserts sucrés seront supprimés.

Pour éviter la monotonie, on peut varier les menus de la manière suivante :

1er jour : Riz naturel, fenouils étuvés, salades variées.

2e jour : Pommes de terre en robe des champs avec très peu de séré, beurre frais et salades.

3e jour : Potage aux légumes, canapés au pain complet, au pain de ménage ou au pain suédois tartinés de beurre et d'extrait de levure et garnis d'oignon ou d'ail, de tomates en tranches ou de salades diverses. Un peu plus tard, une tasse de café aux céréales avec un nuage de lait mais sans sucre.

Repas du soir : Potage à l'avoine, à l'orge, au riz naturel enrichi de quelques légumes, salades variées préparées au citron ou au petit-lait mais jamais au vinaigre. Pour varier, on peut servir des canapés et des salades puis du café de céréales avec un peu de lait.

Tant que le foie n'est pas en bon état, on s'abstiendra de manger des fruits.

Inflammation de la vésicule biliaire

En attendant la venue du médecin, faites des compresses de lait froid pour atténuer les douleurs aiguës que provoque une inflammation de la vésicule. Si elle est très forte, il faudra renouveler la compresse toutes les heures. A cet effet, on trempe une toile dans du lait froid et on l'applique sur l'endroit douloureux. Devenue chaude, la compresse perd sa vertu calmante. Il faut donc la renouveler. Si la crise est moins forte, l'effet apaisant du lait peut supprimer l'inflammation en quelques heures. Mais si la crise est violente, il faut prodiguer avec patience des soins prolongés.

Indigestion et crampes

Vous avez trop mangé ou vous avez absorbé des aliments qui vous ont occasionné des crampes par suite d'une défaillance pancréatique ? Une douche chaude prolongée pendant 10 à 15 minutes sur le ventre vous fera du bien. Au bout de ce temps, la peau de votre abdomen sera d'un rouge vif et vous ferez suivre cette douche d'un cataplasme aux oignons crus hachés. Si vous n'avez pas de douche, faites des enveloppements humides et chauds. L'oignon peut être remplacé par des feuilles de chou. Les fermentations disparaîtront, les crampes s'apaiseront et vous retrouverez bientôt le calme. Il faut mâcher et insaliver consciencieusement tout ce qu'on mange. C'est une règle importante.

Diabète

Cette affection est caractérisée par la présence de sucre dans l'urine, ceci par suite d'une défaillance de certaines cellules pancréatiques. La fonction du pancréas peut être stimulée par des douches chaudes prolongées (voir paragraphe précédent : Indigestion et crampes) 2 ou 3 fois par jour.

Quelle chance si vous pouvez passer vos vacances à la campagne, dans le voisinage d'une fromagerie où vous pourrez obtenir chaque jour au moins 1/2 litre de petit-lait acide. Si vous avez très soif, vous en boirez 1 litre ou plus. Et à mesure que votre soif diminuerait, vous réduiriez la quantité. De toute façon, votre alimentation comportera beaucoup de légumes crus. Vos salades et vos sandwichs, vous les garnirez abondamment d'oignon arrosé d'un peu d'huile. Les salades amères, endives, chicorée, dent de lion sont vivement recommandées. La salade aux feuilles de trèfle est excellente, de même qu'une infusion en parties égales de trèfle, feuilles de noyer et de myrtilles, de cosses de haricots. Toutes ces préparations vous feront du bien.

La course et la marche accompagnées de respirations profondes sont indispensables à la régénération des cellules. L'art de manger joue également un rôle important. Au lieu d'avaler tout rond, à toute vitesse votre repas, ce qui est très malsain, vous vous mettrez à table, décontracté et paisible. Vous mangerez lentement en mâchant longuement. Soyez sobre : une petite quantité de nourriture sera mieux digérée et "profitera" à l'organisme. Si votre pancréas se met en grève, seule compte la quantité digérée et non la quantité ingérée ! En adoptant cette ligne de conduite, vous ferez plaisir à votre grand médecin lorsque, au bout de quelques mois, vous irez faire examiner le taux de sucre dans l'urine et dans le sang.

Constipation

Parfois, des pruneaux trempés ou des prunes de régime pris le matin à jeun et le soir au coucher suffisent à enrayer la constipation. Pour les uns, on utilisera des orties, de préférence les jeunes pousses au printemps, cuites dans du lait. Cette décoction sera bue régulièrement tous les matins, à jeun. Elle agira favorablement dans les cas de vomissements bilieux accompagnés de migraine. La méthode est très simple mais elle a fait ses preuves ! Les orties mangées en salade ont une action bénéfique sur le sang.

Boire un verre d'eau chaude chaque matin, à jeun, voilà un autre truc pour supprimer la constipation. Si c'est insuffisant, on mangera une ou deux tranches de pâte de figue préparée de la manière suivante : 100 g de figues, 100 g de raisins secs, 20 g de feuilles de séné en poudre, si possible, 20 à 50 g de graines de lin moulues seront passés à la machine à hacher puis mélangés soigneusement de façon à former une pâte qui se découpera en petites tranches au fur et à mesure des besoins.

On peut aussi lutter contre la paresse intestinale à l'aide d'une soupe spéciale que l'on prendra le matin avec du pain suédois ou de ménage. Le potage sera préparé avec du blé fraîchement moulu que l'on cuit dans de l'eau. On y ajoute un petit oignon coupé et une gousse d'ail écrasée. A la fin de la cuisson, on y adjoint du persil haché fin et une cuiller d'huile d'olive. Ce déjeuner frugal a déjà libéré bien des gens de leur constipation. Dans les cas tenaces, on ajoutera à ce potage des graines de lin moulues ou du psyllium.

Nous donnerons plus loin une autre recette de soupe aux herbes pour les cas tout à fait rebelles. La constipation disparaît parfois si l'on change de régime alimentaire. Ceux qui souffrent de cette infirmité doivent éviter tout ce qui constipe. Cette affection peut être également d'origine psychique ou nerveuse, à cause du surmenage, de certaines émotions. Il faut alors rétablir l'équilibre psychique, dormir beaucoup et se détendre suffisamment. Les sédentaires veilleront à prendre suffisamment de mouvement .

Diarrhée

Si vos enfants, votre bébé souffrent de diarrhée, donnez-leur pour commencer de la pomme finement râpée. Un biberon de crème d'avoine aidera à arrêter la diarrhée. Les enfants plus grands mangeront des flocons d'avoine crus en ayant soin de bien les mastiquer et de les insaliver. Ils s'abstiendront de toute autre nourriture pendant un certain temps. Si la diarrhée est tenace, la tormentille exercera une action salutaire. Nous y reviendrons dans le chapitre de la thérapeutique végétale.

Si la diarrhée prend un caractère inquiétant, on instituera "l'heure du thé", c'est-à-dire que, selon la gravité du cas et l'âge de l'enfant, on ne lui donnera pendant 6, 12 ou 24 heures que des infusions. S'y prêtent particulièrement bien l'alchémille, les feuilles de myrtilles, la sauge, la mousse d'Islande, l'ansérine et la tormentille.

Pour neutraliser les corps toxiques qui entretiennent la diarrhée par leur action irritante, on administrera le Biocarbosan, mélange de charbon de café très actif. L'argile blanche ou kaolin exerce une action semblable. Les corps toxiques directement responsables des troubles intestinaux ont pu se trouver dans les aliments. Dans d'autres cas, l'intoxication, conséquence secondaire de la diarrhée, est due à des phénomènes de décomposition et de fermentation. De toute façon, il sera bon d'administrer du charbon de café dans le traitement de troubles intestinaux accompagnés de diarrhée.

La "ligne"

Si vous avez perdu la "ligne", n'allez pas entreprendre une cure d'amaigrissement quelconque qui pourrait être nuisible. Ne vous mettez pas à manger 5 ou 6 citrons par jour ! Votre foie en souffrirait ! Un régime amaigrissant judicieux vous aidera mieux. Laissez de côté tous les féculents. Si vous ne pouvez vous passer de viande, mangez du veau. Choisissez avant tout vos salades, 3 à 5 espèces de légumes à chaque repas, des légumes à l'étouffée, alternativement des poireaux, du fenouil, des scaroles, du céleri, des salsifis, des carottes. Matin et soir, vous prendrez des fruits.

De temps en temps, vous instaurerez un jour de cure où vous ne boirez que du jus de carotte. En automne, il y a aura la journée du raisin où vous presserez les fruits au fur et à mesure.

Mais soyez toujours sur vos gardes en faisant une cure d'amaigrissement : il ne faut pas que votre santé en souffre ! Les femmes auront avantage à prendre des bains de siège au sel marin. En cuisine, utilisez le sel marin aux herbes aromatiques : Trocomare et Herbamare. Les oligo-éléments du sel marin activent le métabolisme et vous perdrez rapidement, Mesdames, tout poids superflu !

Maux de tête

Ces maux de tête ou autres douleurs crâniennes qui reviennent sans répit, chassez-les donc en appliquant sur la nuque, les mollets ou la plante des pieds une compresse d'oignon ou de raifort ! Plus d'une inflammation ennuyeuse peut ainsi être détournée et calmée. Comme le mal de tête est un facteur symptomatique, il faudra toujours en élucider puis en supprimer la cause. Toute médication stupéfiante est à déconseiller car elle est fausse et néfaste.

Douleurs faciales

Les névralgies faciales qui se traduisent par des douleurs intolérables d'origine spasmodique ont leur siège dans les nerfs faciaux. Le remède le plus efficace consiste en douches chaudes sur le visage ou en compresses humides et chaudes.

Dans les cas plus graves, on ajoutera aux compresses des sachets d'herbes. Il faudra les changer très souvent et les appliquer aussi chaudes que possible. Il faut parfois les renouveler pendant une demi-heure jusqu'à ce que la douleur se soit calmée.

Le fer à repasser : un appareil plein de ressources

Avec l'aide d'un fer à repasser on peut employer les méthodes suivantes qui ont fait leurs preuves :

En cas de névralgies, de rhumatismes ou de refroidissements on frotte les parties douloureuses avec de l'huile de St-Jean (Millepertuis) ou on y applique un tissu imbibé d'huile de St-Jean. On peut également utiliser l'huile pour frictions et massages Toxeucal ou une autre bonne huile. Ensuite on pose un tissu sec sur le tissu imbibé d'huile ou l'emplacement frictionné et on y applique le fer à repasser chaud. Partout où il y a des muscles, sur les épaules, les bras et les jambes, c'est simple à réaliser. Grâce à la chaleur intensive l'huile devient fluide et pénètre dans les pores et produit de si bons résultats que cette méthode très simple et naturelle adoucit les douleurs les plus désagréables ou même les fait disparaître. Il faut cependant prendre soin que la chaleur soit toujours bien supportable.

Comment soigner les reins

Si vos reins ne "travaillent" pas assez, vous pouvez les stimuler en ajoutant régulièrement du persil haché à la soupe, aux tartines ou aux sandwichs. Cette herbe amie des reins vous fera le plus grand bien.

Une compresse d'oignon appliquée sur les reins activera leur fonction. Adoptez un régime pauvre en sel sinon sans sel et supprimez la viande, le sucre raffiné et les épices fortes. Applications d'eau chaude ou de sachets chauds d'herbes aromatiques, bains de siège aux herbes ou douches chaudes ont d'heureux effets. Prendre garde au cours de ces traitements qui ont pour but une bonne irrigation sanguine de ne pas avoir froid ni de frissonner avant, pendant ou après les bains. Porter une peau de chat sur les reins est une bonne méthode. On peut recommander l'usage de certaines infusions, comme le solidago ou verge d'or, la prèle, la busserole, le cynorhodon ou le chiendent, plantes que vous aurez pris soin de récolter durant l'été ou que vous trouverez chez le spécialiste (la tisane Bioforce Vogel pour les reins est recommandée). Il est possible de recourir aux extraits de plantes fraîches : Nephrosolid, Solidago, Prèle.

Démangeaisons

Où qu'elles se manifestent, les démangeaisons sont toujours pénibles à supporter. Le traitement externe consiste en massage ou friction pratiqué sur les parties atteintes avec de la pomme de terre crue coupée en tranches ou râpée. Ce massage peut se pratiquer sur le visage également. Mais ce traitement externe insuffisant dans la plupart des cas sera complété par des soins donnés aux reins (voir p. 19). Si les démangeaisons proviennent d'une insuffisance du foie, on observera le régime hépatique (p. 13) tout en prenant conseil au paragraphe : Troubles du foie (Boldocynara).

Eczéma et dartres

Ces deux affections exigent pour guérir des fonctions hépatique, rénale, intestinale normales. Les bains de petit-lait chaud sont bienfaisants surtout s'ils sont préparés avec du Molkosan (concentré de petit-lait acide). Tous ceux qui se trouvent à proximité d'une fromagerie auront avantage à soigner leurs éruptions avec des bains chauds de petit-lait acide. Eczéma et dartres sont parfois longs à guérir. Il sera bon de vérifier si leur cause n'est pas imputable à quelque agent externe : l'allergie, par exemple. Certaines personnes sont sensibles au contact de plantes ou d'étoffes. Il y a des peaux qui ne supportent pas la térébenthine. Elles devront éviter tout contact avec ces allergènes : aiguilles de pin, encaustique et autres produits comportant de la térébenthine. La camomille peut provoquer un eczéma, le Rhus toxicodendron aussi. La primevère d'appartement peut à son tour causer de l'urticaire. Si les éruptions sont de nature allergique, il suffira donc d'en connaître les facteurs et de les écarter pour dissiper l'affection.

Chez les enfants, on observe parfois des urticaires dues à une trop forte consommation de fruits. Les fraises peuvent causer une fièvre urticaire. Dans les deux cas, il faut soigner les reins et activer leur fonction (Nephrosolid gouttes ou Solidago gouttes). Voir chapitre : Comment soigner les reins.

Une intoxication alimentaire et une carence en vitamines peuvent produire à leur tour diverses éruptions. On évitera les fruits secs soufrés, les fruits traités avec des produits chimiques. D'autre part, on préparera des salades au citron avec des épinards cultivés biologiquement et de jeunes pousses d'orties. Au bout de peu de temps, les éruptions disparaîtront grâce aux vitamines retrouvées. L'infusion de pensées sauvages sera un excellent adjuvant de ce traitement.

Comment combattre l'acide urique

La lutte contre l'acide urique peut être parfois opiniâtre. Si l'infusion de persil est impuissante à vous soulager, préparez un bain aux herbes, en utilisant les simples que vous avez à disposition. Au printemps, lorsque vous passez en revue ce qui vous reste en fait de plantes médicinales avant d'entreprendre la nouvelle récolte, vous mettrez le solde de côté pour les bains. Ce bain aux herbes doit avoir la température physiologique de 37 degrés. Vous y resterez 10, 15, 20 minutes ou une demi-heure, couvert d'eau et ne laissant dépasser que le bout du nez pour respirer. Quelqu'un de votre entourage vous fera monter la température de l'eau, graduellement, à 38 puis à 39º si vous le supportez. Faites-vous brosser sous l'eau énergiquement. En prenant régulièrement un bain de ce genre chaque semaine, vous viendrez à bout de votre goutte !

Les compresses de chou soulagent ; des jus frais de légumes crus soutiennent l'action des bains.

La poudre de charbon de bois de tilleul

Que l'on souffre d'un excès d'acidité, que l'on ait des ennuis avec la muqueuse de l'estomac ou des intestins, que l'on subisse les suites d'une jaunisse qui traîne, alors il est indispensable d'absorber de la poudre de charbon de bois, de préférence du charbon de bois de tilleul. On peut préparer celle-ci soi-même en broyant des morceaux de charbon de bois de tilleul. Cette poudre peut être absorbée avec du lait ; encore que d'habitude, en cas de troubles du foie et de jaunisse mal guérie, le lait ne soit pas toujours indiqué, celui-ci additionné de poudre de charbon de bois de tilleul agit très bien.

Comment guérir rhumatismes et arthrite sans médicaments

Le traitement commence le matin, à jeun, par un demi-verre de jus frais de pomme de terre, mélangé à de l'eau chaude. Les repas se composeront d'aliments naturels. Ce sujet sera développé dans le chapitre "Alimentation naturelle".

Une heure avant le repas de midi, on mâchera copieusement en les insalivant longuement, 2 ou 3 baies de genièvre. Après le repas, on avalera

3 ou 4 grains de moutarde. Jour après jour, on ne boira pour étancher sa soif que l'eau de cuisson des pommes de terre.

On appliquera sur les endroits douloureux ou déformés des enveloppements en alternant un jour des feuilles de chou, le lendemain de l'argile, le troisième jour une compresse de séré.

Tous ceux qui souffrent de sciatique ou d'autres douleurs rhumatismales feront bien de se rappeler une méthode du bon vieux temps : la thérapeutique par l'acide formique. Pour cela, on introduit (quand c'est possible) le membre malade dans une fourmilière, une fois par quinzaine. Les fourmis vous administreront gratuitement leurs injections d'acide formique et, après qu'il aura bien pénétré, vous enlèverez les gracieuses bestioles avec une brosse !

Celui qui applique ces méthodes simples avec un esprit de suite, tout en persévérant dans le régime naturiste, arrivera non seulement à soulager mais encore à guérir des cas jugés incurables par la Faculté !

Bouillies de maïs et de millet

La bouillie de maïs ainsi que celle de millet conviennent très bien pour des applications en cas de douleurs rhumatismales et parfois aussi d'arthrite. Si l'on veut produire une véritable irrigation sanguine, une hyperémie, on peut y parvenir avec de la bouillie de maïs ou de millet, car ces deux sortes de bouillie restent longtemps très chaudes.

Leur préparation est comme à l'ordinaire, mais sans assaisonnement. On les applique aussi chaud qu'il est possible de le supporter.

Éruptions sur le corps

Toutes démangeaisons sur le corps, en quelque endroit qu'elles se produisent, sont toujours ressenties comme extrêmement gênantes. Pour l'usage externe, la pomme de terre crue est souvent efficace. On peut l'éplucher et la couper en tranches pour se masser le corps. On peut également la râper et frictionner avec la bouillie crue les endroits du corps concernés. Pour le visage aussi, son utilisation a de bons effets. Cependant employée seule, elle ne suffira pas, mais de plus un soulagement des reins est nécessaire, c'est pourquoi on doit observer en même temps les indications pour les soins corrects des reins. Il est néanmoins également possible que la démangeaison provienne d'un manque d'activité du foie. Dans ce cas il faut tout ensemble suivre les conseils qui se rapportent aux troubles du foie et surtout à la diète pour le foie. Egalement le diabète et les vers intestinaux peuvent déclencher des démangeaisons sur le corps, de même l'arnica, par ailleurs de tant de façons bénéfique, principalement chez les personnes délicates.

Furoncles et boutons

Si une enflure rouge et chaude, un furoncle ou de simples boutons apparaissent ici ou là sur votre peau, vous procéderez comme suit pour en hâter la maturité et en faire sortir le pus : cuire des graines de lin moulues ou mieux, du fenugrec moulu. Appliquer la bouillie ainsi obtenue sur les endroits gonflés pour amasser et faire sortir le pus. Si vous n'avez aucune de ces graines, des pommes de terre bouillies écrasées et posées très chaudes feront le même effet. Une fois l'abcès vidé de son pus, lavez la plaie très soigneusement, saupoudrez de sucre fin, de lactose ou mieux encore de poudre de chaux biologique et appliquez-y des feuilles de chou écrasées. Cette méthode simple vous débarrassera rapidement de ces indésirables ! Le processus de guérison sera accéléré si vous prenez de l'extrait de levure ou de la levure sèche.

Panaris

Qu'est-ce que ce doigt enflé et douloureux ? Ce mal qu'on appelle communément "mal blanc" ou "tour d'ongle" peut vous atteindre subitement et vous serez content d'appliquer la recette suivante qui vous en débarrassera rapidement. Tremper le doigt malade dans un bain prolongé (eau de 37 à 38º) pendant 1 heure, deux ou trois fois par jour. Veillez d'autre part à protéger le doigt du froid. Ainsi, votre panaris ne sera bientôt plus qu'un souvenir !

Enflures et contusions

Pour supprimer avec succès une banale enflure ou une contusion, il suffit d'appliquer des compresses de feuilles de chou. Si la réaction est trop vive, on alternera avec une bouillie d'argile qui sera préparée avec une infusion de prèle ou d'autre herbe. L'alternance d'argile et de chou est avantageuse : l'argile répartit et le chou guérit en amenant ses principes curatifs et en attirant à lui des substances nocives. Cette double action est favorable à une guérison rapide.

Contre les piqûres d'insectes : le lierre et la fougère

Une piqûre d'abeille ou de guêpe, cela vous effraie ! Vite, il faut retirer le dard et sucer la plaie pour extraire le poison injecté. La douleur ressentie sera calmée par le lierre. Il se trouve à coup sûr dans votre jardin ou dans les alentours du lierre qui vous fournira des feuilles et de l'écorce. Avec les feuilles écrasées, on frottera la place douloureuse. Plus efficace encore sera la teinture de lierre que nous préparerons en hachant des feuilles et de la jeune écorce. Nous mettrons macérer cette bouillie dans de l'alcool. Après un certain temps, nous pressons, passons, filtrons. Vous masserez la place de la piqûre avec quelques gouttes de teinture et très vite la douleur s'apaisera.

Les compresses d'eau salée à laquelle on aura ajouté quelques gouttes de teinture sont bénéfiques, elles aussi. Ces traitements évitent l'enflure et certains symptômes d'empoisonnement.

La fougère est utile contre les piqûres de moustiques, comme pour celles d'autres insectes, d'ailleurs. Dans les contrées infestées d'insectes, la fougère est un excellent remède. A part les moustiquaires, dans les régions tropicales, elle est le meilleur moyen de protection. Matelas et oreillers bourrés de fougères auront une bonne influence sur vos rhumatismes et éloigneront les insectes indésirables, même les punaises. L'hygiène, chez nous, a fait de tels progrès que ces hôtes odieux ne logent plus guère que dans de vieilles constructions. Celui qui frotte ses piqûres de moustique avec des feuilles de fougère évite toute conséquence fâcheuse.

Piqûres d'insectes dans la gorge

Si les piqûres d'insectes sont désagréables, le fait d'avaler une guêpe ou une abeille en mangeant des fruits ou une tartine au miel est beaucoup plus dangereux. Dès que le palais touche l'insecte, celui-ci pique. Et la situation devient dramatique. Comment lutter contre ce danger ? Si l'on a du petit-lait à proximité, ou toute autre préparation analogue, on tentera le badigeonnage ou le gargarisme. L'eau salée concentrée peut remplacer le petit-lait. Elle préviendra une forte enflure et, de ce fait, le danger d'asphyxie.

En attendant l'arrivée du médecin, on poursuivra les gargarismes à l'eau salée, 2 cuillers à soupe de sel par décilitre d'eau. Au bout de peu de temps, le venin se sera réparti et aura été, en partie du moins, neutralisé par l'eau salée. Tout danger d'asphyxie sera ainsi écarté. En cas de piqûre dans la gorge, on aura toujours recours à l'eau salée, ce qui permettra d'éviter un malheur. Plus tard, on pourra appliquer sur le cou des compresses d'argile ou de feuilles de chou écrasées, ce qui rendra le venin inoffensif.

On absorbera de l'argile et si possible des pastilles de chaux biologique.

Il sera tout indiqué d'ajouter à l'eau salée quelques gouttes de teinture de lierre dont nous avons parlé au paragraphe précédent.

Oignons de mer

Il ne s'agit pas ici du véritable bulbe de scille, mais de celui ainsi dénommé. Les feuilles broyées de cet oignon agissent sur les maux suivants :

Comme dérivation en cas de maux de tête et de gorge, enroulées autour du cou, en cas de rhumatisme appliquées aux endroits douloureux. En cas d'intoxication du sang, de suppuration, de piqûres graves d'insectes, elles agissent une fois broyées remarquablement bien par application. Toutes sortes d'échardes ou d'épines, qui ont pénétré sous la peau et qu'il n'est pas possible d'extirper, sortent par des applications de feuilles écrasées évitant ainsi un traitement désagréable.

Convulsions de l'enfance

Vous connaissez peut-être cette maladie sous d'autres noms, éclampsie infantile, par exemple, ou vous l'appelez simplement goutte de l'enfance ? Si vous avez rencontré cette maladie relativement fréquente, hélas, vous savez qu'on ne connaît guère de médication capable de la guérir. Il existe pourtant un remède naturel efficace, peu connu, le mouron des oiseaux (Stellaria medis). Cette mauvaise herbe se trouve dans les champs, tout au long de l'année et jusqu'aux premières gelées. On a donc amplement le temps d'en récolter ! C'est probablement le meilleur remède contre les convulsions de l'enfance : son action est éminente. Quelques infusions d'herbe fraîche ou séchée suffisent à enrayer même définitivement les manifestations fâcheuses de ce mal.

Le mouron des oiseaux est en même temps un tonique du cœur, ce qui est particulièrement heureux dans cette affection. Il faut souligner son efficacité dans le traitement de la goutte infantile. Il est rarement fait mention de cette plante méprisée dans les traités de phytothérapie, car ses applications ne sont pas nombreuses. Elle mérite pourtant notre attention car son action dans cette maladie est absolument frappante. En tout cas, les parents soucieux du bien de leurs enfants seront heureux de savoir qu'il croît dans leur jardin une mauvaise herbe qu'ils pourraient un jour devoir utiliser avec succès.

Surexcitation sexuelle

Très importune, cette excitation peut être combattue en buvant régulièrement, pendant un temps assez long, du thé d'absinthe qu'on alternera avec du houblon. En outre, en cuisant les légumes avec un peu de soude, on obtient de bons effets. Cette mesure est appliquée dans diverses institutions, les prisons en particulier, en vue de calmer les pensionnaires ! Selon la sensibilité des individus, et pour l'état de santé général, cette pratique peut avoir, à la longue, des répercussions fâcheuses.

On recommande le jus de citron, un régime adoucissant d'où l'on enlèvera les œufs, les huîtres et le céleri.

Les douches froides, les bains de Kühne sont très calmants.

Et voilà

Le Petit Docteur arrive au bout de ses premiers exemples. Avez-vous pris plaisir à les connaître, ami lecteur ? Ont-ils été de nature à vous inciter à prêter attention aux autres exposés plus approfondis qui te permettront de profiter davantage des secrets auxquels il voudrait vous initier ?

Essayez encore, vous n'aurez pas à vous en repentir !

Le Petit Docteur est là, avec sa suite. Il a puisé à des sources plus riches encore afin de pouvoir vous rendre service dans vos peines et vos souffrances. La vie pose maints problèmes. Certains domaines ne sont qu'effleurés, d'autres enfin n'ont pas pu être pris en considération. Mais il ne veut pas vous faire attendre plus longtemps, le Petit Docteur ! Il désire vous faire profiter de sa riche moisson d'expériences, ami lecteur, et avec vous tous ceux qui veulent bien être conseillés et aidés par des moyens naturels.

Il a prêté l'oreille aux lois de la nature, le Petit Docteur ! Il vous aidera à enrichir votre pharmacie-maison, à augmenter votre savoir. A votre tour, ami lecteur, de puiser dans ce vaste trésor.

LA FIÈVRE, SONNETTE D'ALARME

Si l'homme savait que la fièvre est un avertissement que nous donne la nature, il ne chercherait pas à la combattre comme il le fait trop souvent de nos jours. La fièvre est une défense de l'organisme contre des envahisseurs nuisibles. Au lieu de laisser agir la nature et de la seconder dans son effort, l'homme, pris de peur, étouffe son action. Dès que la fièvre fait son apparition il se hâte de recourir à l'aspirine, à la quinine pour la supprimer. Pourquoi vouloir être plus intelligent que la nature et dédaigner ses lois qui agissent en nous ? Pourquoi ne pas soutenir la fièvre et apprécier son aide ? Pourquoi ne pas écouter le conseil de gens avisés qui reconnaissent sa valeur ? Dans l'antiquité déjà, on tirait parti de la thérapeutique de la fièvre, ce qui fit dire à un médecin : "Qu'on me donne le pouvoir d'engendrer la fièvre et je vous montrerai comment guérir toutes les maladies !"

Malgré une certaine exagération, cette parole révèle une vérité profonde. Une température insuffisante (hypothermie) crée une situation dangereuse, car chez les gens incapables d'avoir de la fièvre, on sait que l'art du médecin peut rester vain, parfois, en cas de complications. Voilà pourquoi il est bon d'admettre le point de vue des médecins de l'antiquité et d'apprécier la fièvre à sa juste valeur ! Elle devient notre précieuse alliée dans la lutte contre les indésirables, ne l'oublions pas : acceptons donc ses services.

Trois facteurs importants

Mais que faire lorsque avec une poussée de fièvre, la peur de la mort grandit chez le malade ? Nous avons tous appris à l'école qu'avec une température dépassant 42º, l'homme ne peut plus vivre, n'est-ce pas ? Faudra-t-il donc attendre jusqu'à succomber ? Certes pas... si nous savons faire usage de notre don d'observation. Nous n'avons pas besoin d'aller bien loin pour trouver un objet de comparaison qui illustre clairement l'efficacité de la fièvre. Nous savons tous qu'un poêle fonctionne bien tant que l'aération se fait normalement. Dans ce cas, nous pouvons augmenter la chaleur tant qu'il nous plaît sans causer de dommage au poêle. Si au contraire les tuyaux sont bouchés, de sorte que l'air ne peut plus passer, il en résulte une chaleur torride entraînant une compression qui peut causer de graves dégâts. Si l'air frais n'arrive pas constamment par le bas, les grilles risquent de fondre. Mais si le poêle est bien nettoyé, l'air circule librement, la grille ne s'échauffera pas et ne demandera pas à être constamment remplacée.

En comparant le fonctionnement du poêle à celui du corps, nous comprenons comment il faut se comporter en face de la fièvre, celle-ci n'étant en somme qu'une combustion accélérée. S'il y a état fébrile, il faut un bon tirage ! Rien ne doit être ni refoulé ni comprimé. L'un de nos "tuyaux d'aération" est l'intestin qui, de même que les reins et la peau, doit absolument fonctionner normalement. Si l'on tient compte de ces trois facteurs, la fièvre ne saurait entraîner de suites fâcheuses.

La thérapeutique naturelle impose l'évacuation de l'intestin dès l'apparition de la fièvre. On administrera des lavements aux herbes ainsi que des laxatifs naturels qui, s'ils ne font effet pris par la bouche, seront introduits par voie rectale.

Un diurétique activera la fonction rénale ; le meilleur sera le solidago ou verge d'or, mais la prèle conviendra également. Une infusion de persil, d'oignon, de genévrier sera tout indiquée. A défaut de ces plantes, on donnera du thé de cynorhodon, moins efficace.

La diurèse assurée, on fera "travailler" la peau. Dans tout état fébrile, il faut user des enveloppements. Ceux qui ne sont pas familiarisés avec cette méthode auraient avantage à suivre un cours spécial ou tout au moins les instructions d'un manuel traitant de ce sujet. S'ils ne sont pas conformes à certaines règles techniques, les enveloppements peuvent faire plus de mal que de bien. Ainsi un enveloppement de la poitrine ou du diaphragme n'est pas très compliqué à préparer. Néanmoins, il doit adhérer parfaitement et ne laisser aucun espace entre la peau et la toile. Bien appliqué, il ne tarde pas à provoquer la sudation désirée chez le fiévreux. Des compresses froides aux mollets ou des "chaussettes au vinaigre" seront pour le malade un bienfait véritable. Il se sentira soulagé et ne tardera pas à s'endormir.

Cette solution naturelle est simple, n'est-ce pas ? A quoi bon perdre la tête et avoir recours à des drogues néfastes ?

Dans la nature tout est bien plus simple que nous le pensons. Mais l'homme a pris l'habitude de rechercher des solutions compliquées ! Les noms savants lui en imposent davantage que le langage direct de la nature. Il veut agir plus rapidement qu'elle. Les suites fâcheuses qui en résulteront, il ne les imputera pas à sa hâte. Tout ce qui est simple, naturel, à la portée de sa main dans la maison, tout cela est discrédité.

Un autre facteur à observer dans les états fébriles, c'est l'alimentation. Normalement, le fébrile manque d'appétit. Il n'a envie de rien car il sent instinctivement que ses organes de digestion sont comme des machines arrêtées. Celui qui veut forcer un fiévreux à manger lui rend un mauvais service. C'est souvent à cette occasion qu'on vient tenter le malade avec toutes sortes de gâteries : beefsteak, œuf au plat avec du fromage et autres combinaisons saugrenues ; ceci dans les meilleures intentions du monde, pour lui prouver qu'on veut le dorloter ! Mais l'état fébrile exige un régime léger ne comportant ni protéine ni quoi que ce soit d'indigeste. On lui offrira plutôt du lait chaud avec du miel ou mieux, des jus de fruit, tout bonnement. Si l'on n'en a pas, on lui apportera une infusion ou de l'eau sucrée au sucre de canne, s'il le désire. Un simple verre d'eau additionné d'un remède naturel aura déjà de bons effets. Les jus de fruit que les malades apprécient beaucoup sont les plus efficaces. Des oranges ou des raisins frais pressés amèneront au corps des sels minéraux et des vitamines tout en le rafraîchissant. Un jus frais est un régal et un bienfait pour le malade, à condition qu'il le boive lentement, par gorgées, en l'insalivant bien. En cas de nécessité, on peut lui offrir du vin sans alcool, mais les jus frais sont préférables à tout point de vue.

Conséquences naturelles

Si nous attendons ainsi que la fièvre baisse lentement au lieu de la supprimer brusquement, elle ne remontera probablement plus. Elle doit baisser graduellement et non brutalement : toute hâte est antinaturelle. Si la fièvre monte, elle se maintient à haute température jusqu'à ce que tout ce qui doit l'être soit brûlé. Alors seulement, elle diminuera selon la courbe normale. En voulant hâter le processus naturel, on n'obtient qu'un sursis et non la suppression de la cause véritable. Tout ce qui n'a pas été expulsé par la sueur, l'urine ou les selles est encore dans le corps sous forme de toxines et celles-ci se réveilleront à la première occasion. A l'aide de ces tablettes miraculeuses qui suppriment la fièvre, on a peut-être étouffé une angine. Mais les microbes de cette maladie n'ayant pas été chassés du corps, ils vont causer de nouveaux dégâts et entraîner des complications telles que péricardite, rhumatisme articulaire ou pneumonie. L'expérience a prouvé que les remèdes les plus modernes peuvent faire disparaître rapidement une affection tout en étant la cause d'un nouveau mal. La médecine classique est obligée d'admettre que l'effet de ces remèdes-miracles n'a rien de décisif. La nature a ses droits qu'on ne transgresse pas impunément ! Mieux que l'homme civilisé, les animaux sauvages savent suivre le processus naturel de la guérison. Ne nous laissons donc plus guider par des lois faussées ! Observons et respectons les lois de la nature : elles nous indiqueront la marche à suivre pour les jours de maladie. Si nous méprisons l'aide qu'elle nous offre, la nature se vengera et, au lieu de guérisons, nous n'enregistrerons que des échecs. En considérant la fièvre comme la sonnette d'alarme de la nature, nous n'aurons plus à la craindre. Elle sera notre alliée si nous savons tirer profit de ses services !

La douleur, sonnette d'alarme

La douleur annonce une perturbation dans l'harmonie du corps. Comment l'accueillons-nous quand elle survient, fidèle à son devoir ? Lui sommes-nous reconnaissants de ce qu'elle nous rend attentifs à quelque désordre qu'il faut réparer ? Va-t-on rechercher sur l'heure la raison qui l'a déclenchée afin de pouvoir la supprimer avec des remèdes adéquats ? Non, tout cela est beaucoup trop compliqué. La douleur est en soi trop importune pour qu'on la laisse agir sous quelque forme que ce soit. Il faut s'en débarrasser dès qu'elle apparaît. Certains remèdes appelés "anti-douleur" sont si pratiques qu'on serait bien bête de se laisser abattre par elle. Telle est l'opinion de l'être borné. Mais qu'il s'agisse d'une défectuosité à un moteur, par exemple, son attitude change du tout au tout. Si un mécanicien se bouche les oreilles pour ne plus entendre le grincement de sa machine, la défectuosité n'en existe pas moins ! Il essaiera plutôt, par honneur professionnel, d'en rechercher les causes et de la réparer avant qu'il ne se produise des dégâts plus graves. Que de soins prodigués à la matière inerte... alors que le corps humain si sensible peut être malmené, trompé quand la nature lui envoie la douleur, signal qu'il ne faut négliger en aucun cas. En "endormant" la douleur, on dupe à la fois la nature, son propre corps et tout l'être humain si complexe. Il est intéressant de constater que lors de certains maux, la nature nous vient toujours en aide et si l'homme n'était pas aveuglé par sa propre désobéissance, il saurait tirer parti de tous ses échecs et même s'en protéger. Cependant, fait curieux, il n'y prête guère attention et ne sait pas tirer les conclusions qui s'imposent lorsqu'un calmant perd son efficacité première ! Au lieu de se rendre compte qu'une douleur calmée n'a rien de commun avec la guérison, l'homme, dans sa folie, fait usage de stupéfiants de plus en plus forts pour étouffer sa douleur, coûte que coûte.

L'intervention qui convient

Un médecin consciencieux cherchera à déceler la cause de la douleur. Si son client se plaint de douleurs hépatiques, il ne se contentera pas de lui prescrire un calmant : il fera un examen approfondi du foie en se basant sur les symptômes apparus. Il s'informera de la couleur des selles ; il demandera au malade s'il supporte les corps gras, en un mot il tentera de trouver la cause des troubles et prescrira ensuite les remèdes appropriés. Il introduira un régime hépatique, ordonnera une cure de carotte. Le radis sera permis en petite dose curative, des quantités plus fortes pouvant nuire à un foie détraqué. Ainsi, le médecin fixera une ligne de conduite au malade en lui accordant la possibilité de s'aider lui-même dans une large mesure pour recouvrer la santé.

Un praticien avisé, conscient de son devoir, s'y prendra de même avec une malade le consultant pour des douleurs lombaires. Il demandera si la douleur est gênante dans la région des reins, si la patiente a l'impression que sa peau y est trop étroite, trop tendue. Il s'enquerra de la couleur de l'urine, de l'importance de la diurèse quotidienne. S'il soupçonne une affection des reins, il fera faire une analyse d'urine qui lui fournira d'importants indices. Elle pourra révéler la présence d'albumine, de globules rouges ou blancs, de quelques cylindres peut-être ou de cellules épithéliales provenant de la vessie, du bassinet rénal, du rein ou encore de bactéries. S'il ne trouve que traces de ces corps, il conseillera de prendre les précautions suivantes : 1. régime sans sel, 2. protection contre le froid par des vêtements chauds. La méthode naturelle recommande en pareil cas des infusions de prèle, de feuilles de bouleau, de chiendent ou de persil. Le médecin ordonnera des enveloppements chauds qui décongestionneront les endroits douloureux. De cette manière, le praticien doit d'abord rechercher les causes de la douleur afin de pouvoir prescrire le médicament susceptible de la guérir.

C'est ainsi qu'il faut interpréter et combattre la douleur. Celui qui ne veut que la calmer ne rend pas service à son propre corps. Il existe des gens qui, durant des années, ne font qu'avaler des poudres pour chasser leurs maux de tête, sans penser un seul instant que ceux-ci pourraient provenir d'une constipation chronique. Qui donc supposerait que les toxines se développant par suite de paresse intestinale montent et occasionnent des céphalalgies ? Ne vaut-il pas mieux veiller d'abord à une fonction intestinale régulière ? On préfère en général s'en tenir aux drogues. Tour à tour, elles sont destinées à l'intestin ou aux maux de tête. Si au bout de 25 ans de ce régime un cancer de l'intestin se déclare, l'étonnement sera complet car, selon le malade, il n'y a jamais eu de cas semblables dans sa famille !

Conséquences naturelles

Faute de vouloir combattre énergiquement les causes premières de troubles sérieux, il faut accepter par la suite les inconvénients d'une maladie grave. Un traitement initial aurait été si simple... au lieu de souffrir de constipation des années durant. Certains médecins d'ailleurs ne lui accordent guère d'attention et se contentent de prescrire des laxatifs au lieu de chercher à la supprimer et à la guérir.

On sait aussi que bien des femmes ne se soucient pas des douleurs qui se font sentir au bas-ventre ni des pertes blanches ni des crampes périodiques, petits maux qui sont à l'origine de stases du système circulatoire.

Certaines personnes savent réfléchir et, instinctivement, agir selon les lois naturelles, tandis que d'autres font exactement le contraire. Ce sont ces personnes-là qu'il s'agit de conseiller et de diriger.

Les bains de siège favorisent le relâchement des muscles abdominaux et préviennent les stases. Ce bain sera avantageusement fortifié d'une décoction de camomille, de fleur de foin ou de genévrier. La température sera de 37°. Plus chaud, ce bain fait monter le sang à la tête. Ces bains maintenus à température constante - il faudra rajouter de l'eau chaude sans arrêt - dureront une demi-heure. Parmi les effets bienfaisants de cette pratique, on note la disparition des crampes et même, avec le temps, celle de la leucorrhée. Ne vaut-il pas mieux vouer des soins attentifs au bas-ventre plutôt que d'exposer les organes importants qu'il abrite aux stases, aux irritations et aux inflammations ? Petites causes, grands effets ! En négligeant ces troubles insignifiants, on finit par en arriver à l'opération. Un traitement naturel pratiqué à temps évite bien des ennuis ! En général, l'homme soigne ses plantes avec plus d'adresse que son propre corps. Le pépiniériste, par exemple, pincera à temps une pousse gourmande pour ne pas être obligé de scier par la suite une branche grosse comme le bras. Vigilant, il préviendra à temps certaines erreurs. Il sait que des causes minimes peuvent engendrer de grands effets. La douleur le sait également : elle s'annonce très tôt et c'est pourquoi, sans avoir recours à des calmants pour la chasser, nous devons la considérer comme la fidèle cloche d'alarme de la nature et la traiter comme telle.

Données importantes pour les futures mamans et les accouchées

Il n'est pas rare qu'une phlébite, une thrombose ou une embolie surgisse en cours de grossesse et par ses complications subséquentes vienne troubler le bonheur des futures mamans.

Les indications qui suivent seront précieuses à plus d'une mère et parviendront peut-être à éviter des situations graves. Il existe certaines herbes qui, combinées entre elles, sont bénéfiques pour les veines. Ce remède agira en cas de phlébite, des varices, de thrombose d'une manière si efficace que toutes les femmes enceintes se repasseront la formule que voici :

Millepertuis (Hypericum perforatum)

Mille-feuille (Achillea millefolium)

Racine d'arnica (Arnica montana).

Une infusion de ces trois plantes sera bienfaisante lors de troubles veineux. Mais l'extrait frais aura une action plus intense, donc meilleure. Toutes celles qui ne pourraient pas se le procurer boiront régulièrement l'infusion nommée plus haut.

Aesculaforce exerce une action souvent inattendue. Des centaines de cas de varices, de jambes ouvertes (ulcères variqueux) à l'accouchement ont été rapidement guéris. L'importance de ce remède ne doit donc échapper à aucune future maman.

Comment agissent ces différents sucs ? Tout comme l'huile de St-Jean, l'extrait frais des fleurs et des sommités fleuries de millepertuis est un vulnéraire puissant. Il calme les douleurs violentes qui suivent une lésion des nerfs, à la suite d'une commotion cérébrale, d'une affection de la colonne vertébrale qui met les nerfs à rude épreuve, d'une intervention chirurgicale, d'un surmenage intellectuel causant de vives douleurs pariétales.

L'extrait frais de mille-feuille est un remède spécifique du sang qui lutte contre la dilatation des veines, les hémorroïdes, les varices, les stases veineuses du bas-ventre et des jambes, les congestions cérébrales, les saignements de nez répétés et violents, les hémorragies de la vessie.

L'arnica agit aussi favorablement sur les stases veineuses, les blessures, les courbatures. Cette plante aide à l'involution utérine après l'accouchement. Les stases veineuses qui apparaissent au cours de la grossesse seront combattues par l'arnica de même que l'hypertension qui survient après une attaque d'apoplexie, les cardiopathies et autres troubles organiques dus à des stases veineuses. Pour traiter les ulcères variqueux, il faut utiliser un extrait de racine d'arnica. Les fleurs et la teinture ne s'emploient qu'en usage externe.

Quant à la pulsatille, elle régularise la circulation. Contenant un principe nocif, elle ne doit pas être utilisée en tisane mais entrer dans les préparations homéopathiques seulement. Les trois autres plantes font partie du trésor végétal auquel on peut puiser.

Les femmes enceintes qui souffrent de vomissements auront avantage à prendre Nux vomica D 4, remède très simple qui, en principe, fait cesser les nausées désagréables dès le premier jour. S'il n'était pas suffisamment efficace, on aurait recours à Ipecacuanha D 3.

A quoi bon supporter ces malaises qui assombrissent le début d'une grossesse durant des semaines ou des mois quand ces remèdes simples aideront à les supprimer ?

Aesculaforce, Urticalcin et Æsculus hip. (extrait de marron d'Inde) vous assureront une grossesse heureuse et un accouchement normal.

Comment remédier à l'hypocalcémie et au manque d'acide silicique

Il arrive qu'après un accouchement, une affection pulmonaire ou des troubles ganglionnaires de caractère tuberculeux se développent chez des femmes ayant une prédisposition à ces maladies. Les fatigues de la grossesse, les carences et la décalcification l'accompagnant sont souvent cause de ces maux. Le fœtus a un énorme besoin de calcium pour développer son petit organisme. Aucune femme enceinte ne devrait l'ignorer. La nature est raisonnable, équitable : elle protège l'enfant aux dépens de sa mère qui assume la responsabilité de fournir du calcium en quantité nécessaire, devoir qu'il lui arrive souvent de négliger. Ainsi, ce dernier sera puisé dans le corps maternel : os, dents, tissus. Il en résultera une hypocalcémie qu'illustre fort bien le dicton populaire : "chaque enfant coûte une dent à sa mère". Tout au long de la grossesse, le besoin en calcium est énorme. Vient-il à manquer, le corps ira le chercher là où il se trouve. Une alimentation riche en calcium est indispensable au cours de ces neuf mois. Ce calcium sous forme aisément assimilable se trouvera dans les crudités. Carottes râpées, salade au chou, à la choucroute, salade verte ne doivent manquer à aucun repas. Et si l'on prend une préparation de calcium, on accordera la préférence au calcium végétal. L'ortie et d'autres plantes nous fournissent le calcium sous une forme assimilable.

En outre, on veillera à prendre de la silice. La prèle, le galeopsis et d'autres plantes contiennent de l'acide silicique. On en prépare des infusions ou on l'absorbe sous forme d'extrait frais. La vitamine D qu'on prendra en quantité suffisante est indispensable pour l'assimilation et l'utilisation du calcium. Vitaforce est une heureuse combinaison de produits vitaminés naturels : de levures, d'oranges, d'hippophan, de malt, d'extrait de pollen, de fruits Durian.

Autre point à considérer, c'est l'activité régulière des reins et de la peau afin d'éviter les troubles métaboliques, l'accumulation d'acide urique entravant l'assimilation du calcium. Enfin, une attention toute spéciale sera vouée aux repas. La future maman mangera lentement, mastiquera consciencieusement et de ce fait l'insalivation sera complète. En règle générale, l'hypocalcémie détermine une perturbation des glandes endocrines. Les ganglions lymphatiques fonctionnent mal, eux aussi. Des phénomènes de fermentation, de putréfaction intoxiquent alors l'organisme.

En appliquant toutes ces instructions, la femme enceinte évitera ces manifestations morbides aussi bien que la tuberculose. D'autre part, un organisme riche en calcium et en silice résistera mieux aux infections. Quiconque a des dents gâtées, souffre de catarrhes plus souvent qu'à son tour, est sujet aux angines, aux inflammations ganglionnaires et aux maladies infectieuses, fera bon profit de ces mêmes instructions. Prévenir vaut mieux que guérir, n'est-il pas vrai ? C'est la raison pour laquelle, chez l'enfant déjà, on surveillera tout symptôme et on prendra les mesures préventives utiles.

Influences dangereuses pendant la grossesse

Il n'y a certes rien qui réjouisse davantage une femme normale que de donner la vie à un enfant plein de santé. Pas un parmi les jeunes gens ne peut complètement apprécier ce que signifie la joie d'être père et mère, avant de l'avoir lui-même vécue. Toutefois c'est une grande peine, quand un enfant malade vient au monde ou même un enfant qui naît avec des malformations, des membres dégénérés, pinnipèdes, sans mains ni pieds, ou autres malformations effrayantes, qui dernièrement ont pu être observées sur des milliers de nouveau-nés en Europe et surtout en Allemagne. Quel sentiment effroyable doit être celui d'une mère, quand il lui devient clairement conscient que c'est elle réellement qui peut être désignée comme la principale coupable de ce malheur. La recherche scientifique a montré que les quatre à huit premières semaines, disons les trois premiers mois après la dernière menstruation sont de la plus grande importance en ce qui concerne les influences nuisibles sur la vie en germination. Ce qui pendant ce temps doit être observé, afin d'agir de la meilleure façon possible contre les malformations de l'enfant à naître, peut ici être mentionné en bref.

Thérapie de l'alimentation et de l'exercice corporel

Quiconque a déjà éprouvé auparavant le plein sens de la question alimentaire, comprend d'emblée que la nourriture de la future mère doit être aussi naturelle que possible. Il n'est nullement nécessaire de manger de grandes quantités ainsi qu'il était auparavant normalement de coutume.

Une femme enceinte doit absolument respirer suffisamment d'oxygène, car par là sont garanties les meilleures conditions pour un bon développement de l'enfant. Au mieux, cela peut être atteint par de l'exercice en plein air, au bon air. A ce propos, la promenade en forêt ou dans les champs doit être prise en considération, tandis que les autoroutes empoisonnées de gaz ne doivent en aucun cas entrer en ligne de compte.

Radiolésions et méfaits de l'alcool et de la nicotine

Il devrait être aujourd'hui suffisamment connu que la consommation de l'alcool déjà lors de la procréation peut avoir de terribles suites. Voilà pourquoi il est injustifiable d'engendrer des enfants après une large consommation d'alcool. Après une fête généreusement arrosée d'alcool, c'est souvent le cas, bien que cette insouciance inconsidérée puisse produire de graves tragédies pour la vie entière. Chaque mère doit connaître les inconvénients de la consommation de l'alcool, et se faire un devoir de ne pas en consommer pendant la grossesse.

Il est pareillement injustifiable qu'une femme fume pendant la grossesse et pendant l'allaitement. La preuve a été apportée que la nicotine peut être détectée déjà quelques heures après avoir été fumée dans le lait de la mère. Qui nous donne la preuve que cette intoxication des vaisseaux ne pénètre pas aussi vite le placenta ?

Autant que possible les radiolésions sont à éviter, donc les rayons X, les rayons de radium et tous les rayons artificiels qui trouvent leur utilisation dans la thérapie moderne des rayons. Malheureusement les rayons radioactifs qui sont dispersés par suite des explosions atomiques ne peuvent être éliminés, car il n'est pas en notre pouvoir de les fuir.

Médicaments chimiques

Les médicaments chimiques ont aussi une grande importance, tels que ceux contre les maux de tête, les calmants et les somnifères, les femmes enceintes doivent absolument les éviter. Les articles de journaux alarmants sur la tragédie de la thalidomide qui, chez des milliers de femmes, a semble-t-il conduit à des malformations chez les nouveau-nés, ont pu suffire à effrayer toute femme enceinte et convaincre que pendant la période de grossesse et d'allaitement il est opportun d'éviter l'ensemble des médicaments chimiques. Aujourd'hui c'est la thalidomide, demain peut-être un sulfonamide et après-demain sans doute un autre produit qui sera rendu responsable des lésions occasionnées. Pour cette raison il est préférable de restreindre la chimie aux produits de nettoyage pour vitres et planchers et de l'utiliser pour toutes sortes d'applications techniques plutôt que d'absorber de ses préparations. Les femmes enceintes doivent faire attention et estimer leur devoir de mère davantage que la satisfaction de faire disparaître très rapidement les maux de tête, malaises ou insomnies avec un médicament agissant violemment. Il existe d'ailleurs suffisamment de remèdes végétaux inoffensifs qui soulagent ces troubles passagers, pourquoi donc alors courir des dangers dont les suites ne peuvent plus être supprimées. Il se confirme toujours plus que seule la nature dans sa forme bénigne a la vertu d'aider les hommes sans séquelles nuisibles. En conséquences des relations artificielles et des rapports malsains auxquels aujourd'hui nous sommes exposés, il semble au contraire être plus convenable d'avoir recours aux stupéfiants plutôt qu'à la cure. Les suites de cette erreur montrent que le biais apparent passant par la méthode naturelle vaut certes la peine.

Avantages et désavantages du traitement hormonal

Certaines femmes qui désireraient avoir des enfants mais ne peuvent en obtenir, risquent tout pour pouvoir parvenir à l'accomplissement de leur envie naturelle. Ceci est très compréhensible, car un désir non réalisé à cet égard peut conduire à de fortes souffrances affectives. Il y a cependant aussi des femmes qui n'ont pas spécialement, même pas du tout, le désir d'avoir un enfant. Par conséquent elles ne souffrent pas de la stérilité, mais elles sont privées d'une heureuse maternité et également des multiples joies naturelles que les enfants apportent d'habitude dans une maison.

Deux moyens

La stérilité d'une union peut être en rapport avec des troubles hormonaux. Ceci s'est souvent révélé exact. Dans ce cas il y a deux voies à suivre. Premièrement il y a la possibilité de stimuler le corps de telle façon qu'il améliore sa propre production d'hormones. Cela peut être obtenu d'une part par l'emploi de moyens physiques en accomplissant des bains de siège, des douches écossaises, des bains de Kühne et des traitements analogues. D'autre part on peut aussi, en favorisant la circulation, veiller surtout à une meilleure irrigation de l'abdomen. Par là on stimule la production hormonale, ce qui peut souvent conduire à une grossesse.

Des remèdes favorisant la circulation du sang, tels que l'Aesculaforce, l'Æsculus hip., en plus de l'Urticalcin, conviennent extrêmement bien. L'absorption de germes de céréales ou d'huile de germes de céréales est également recommandée en complément. Bien que l'exercice et la respiration en plein air fassent partie de la détente corporelle, on ne doit cependant jamais exagérer avec le sport, mais au contraire orienter dans des voies normales la manière de vivre dans son ensemble. C'est cette façon naturelle et inoffensive à laquelle on doit d'abord avoir recours.

Certains proposent d'emblée le deuxième moyen pour agir contre une stérilité, car il arrive qu'il produise un succès plus rapide. Il s'agit du traitement hormonal, surtout de l'emploi de la Gonadotrophine. Il comporte toutefois certains risques. Etant donné que les femmes sont très différentes les unes des autres dans leur sensibilité corporelle, il n'est pas facile à un médecin de trouver la dose appropriée. Le docteur Jürg Bær déclarait dernièrement dans un article paru dans la "Weltwoche", qu'une dose trop forte peut conduire à un résultat curieux. A savoir qu'il est possible en pareil cas que plusieurs ovules seront mis en disposition d'être fécondés, en conséquence de quoi des jumeaux, des triplés et un plus grand nombre d'enfants peuvent arriver en même temps. Cela serait certes trop, même à cette femme-là, qui aurait beaucoup souffert auparavant de son manque d'enfant. A cause de cela en tout cas, il est préférable de recourir d'abord au premier moyen afin de stimuler d'une manière naturelle et favorable les glandes qui sécrètent les hormones. Seulement si ceci ne produit aucun succès, on peut penser, peut-être, à un traitement hormonal.

Autres observations importantes

A ce propos il est également opportun d'examiner de près le procédé contraire, à savoir l'arrêt de la production normale d'hormones dans l'organisme féminin. Des doctoresses ont observé en outre que cet arrêt ne dure qu'aussi longtemps que l'on absorbe le remède correspondant, comme par exemple les pilules contraceptives qui peuvent produire un tel arrêt. Or quand on cesse d'absorber de telles pilules, il peut survenir une contre-réaction du corps, de telle sorte que cela peut produire par la suite des naissances pluripartistes. Si de cette façon les triplés et les quintuplés se multiplient, les femmes commenceront enfin peut-être à prendre en considération les désavantages de l'absorption de telles pilules.

Quelques médecins constatent du reste que l'absorption de telles préparations hormonales, comme les pilules anticonceptionnelles, peuvent avoir une action cancérogène, c'est-à-dire favoriser le cancer. Ceci est un avertissement accru aux femmes de ne commettre aucune grave infraction contre la nature qui pourrait avoir des suites fâcheuses et se répercuter défavorablement.

Les soins du nourrisson

Parmi les soins donnés aux bébés par nos parents il en était sans doute d'excellents car l'expérience est un bon maître. D'autres laissaient à désirer, hélas, certaines coutumes anciennes ne répondant plus aux notions de l'hygiène moderne. Rappelons la peur presque magique de l'eau, ce qui faisait considérer le bain et à plus forte raison le bain quotidien comme directement nuisible à la santé. Aujourd'hui encore, de bonnes gens n'ont jamais pris place dans une baignoire et s'en vantent ! Nous sourions en lisant qu'autrefois on veillait presque anxieusement à préserver les poupons de la lumière, de l'air, du soleil, de l'eau, dans la crainte d'un refroidissement. On pourrait croire à un conte remontant à des temps lointains et pourtant ce n'est pas bien vieux, nos grands-parents s'en tenaient là ! Craignant de voir les enfants avec des membres déformés, on ligotait les nourrissons de façon à ce qu'ils ne puissent plus bouger. En Italie, on rencontrait il y a encore peu de temps des bébés emmaillotés comme des momies. Rien d'étonnant à ce que la mortalité infantile fût plus grande que de nos jours.

Les bains réguliers du nourrisson répondent d'une part aux exigences de l'hygiène, mais ils sont également indispensables pour seconder les activités si importantes de la peau. Les organes internes eux aussi sont stimulés par le bain : les engorgements sont évités, les glandes endocrines obtiennent une protection précieuse pour poursuivre leur fonction complexe. N'oublions pas que l'enfant a passé neuf mois dans le ventre de sa mère, à température constante, protégé contre les rigueurs de la vie externe, bien à l'abri sous le cœur maternel. Dès sa venue au monde, le petit être se trouve exposé à une atmosphère plus froide à laquelle son organisme tout neuf doit d'abord s'adapter. Le bain du nouveau-né n'aura jamais une température supérieure à 37º, c'est-à-dire dépassant celle qu'il a connue jusque-là. En été, cette température peut être plus basse, surtout s'il s'agit d'une eau chauffée au soleil. L'élément liquide est agréable au bébé et il s'y habitue vite. On en veut pour preuve les clapotis et les cris de joie qui trahissent son contentement mais qui deviennent des pleurs dès qu'on le sort du bain trop tôt à son gré.

Tout ce qu'on adjoindra au bain sera choisi avec prudence car on peut commettre des erreurs. On ne saurait empêcher l'enfant de porter ses doigts mouillés à sa bouche ou d'avaler quelques gouttes d'eau de son bain. Voilà pourquoi on ne devrait jamais faire usage d'extrait de pin teinté en vert par du Natrium fluoresceïnum. On évitera de même les plantes astringentes telles que la chélidoine, le géranium qui font bon effet dans les cas d'eczéma ou d'éruptions. Les nourrissons ont l'épiderme sensible et délicat ; un élément inoffensif en apparence peut leur causer un mal dont nous n'arriverons pas à soupçonner la cause. Les herbes convenant aux soins du bébé sont les suivantes :

La prèle dont les bons effets sur la peau sont dus à sa richesse en silice.

La mélisse convient aux enfants nerveux qui ont besoin d'un calmant.

L'alchémille qui raffermit les tissus et stimule les muscles des bébés dont les chairs sont molles. (En cas de hernie, cette plante peut avoir de petits mais bons effets !)

La camomille rend service lors de troubles digestifs, de maux de tête ou de légers désordres dans le métabolisme.

Le souci (dont on peut utiliser les feuilles et les fleurs) est excellent pour les petits qui ont l'épiderme délicat, de l'eczéma ou d'autres impuretés de la peau.

Le serpolet, de la même famille que le thym, rend de grands services aux enfants qui résistent mal aux refroidissements, rhumes, catarrhes. Il faut donner de temps à autre des bains de serpolet aux bébés dont les parents sont faibles des poumons.

Le plantain lancéolé s'emploie lorsque les enfants souffrent d'incontinence d'urine, ce dont on s'aperçoit seulement au moment où ils auront été habitués à satisfaire leurs besoins eux-mêmes. Les infusions ajoutées au bain seront légères : les bébés y réagiront mieux.

Les soins de la peau. Pour la toilette, on prendra un savon doux, très gras, comme ceux qu'on appelle "savons pour bébés". Son emploi quotidien n'est d'ailleurs pas absolument nécessaire. Après le lavage, la peau du poupon sera nourrie avec une bonne huile de massage qui ne doit contenir aucune substance éthérique trop forte. Cette friction du petit corps sera bihebdomadaire. Les jambes seules seront huilées tous les jours avec l'huile de St-Jean. L'huile est préférable au talc qui bouche les pores, absorbe l'urine et nourrit divers bacilles. Expérience faite, l'huile évite l'inflammation de la peau.

Si des rougeurs apparaissent, on aura recours à une crème très grasse, une lanoline pure, par exemple, ou la crème Bioforce, préparée avec de l'huile de St-Jean.

Tous ces "remèdes-maison" seront choisis avec grande prudence : les poupons réagissent aux quantités les plus minimes et ne supportent sans dommage que de très faibles excitations. Il faudra surtout prendre de grandes précautions avec les infusions ou décoctions ajoutées aux bains, une tisane apparemment inoffensive pouvant causer des troubles graves.

La thérapeutique infantile offre à l'homéopathie un champ d'activité riche en possibilités. On n'administrera les remèdes qu'en dose homéopathique. L'expérience a prouvé la nécessité de cette exigence. Les pédiatres devraient s'y conformer. Si des remèdes allopathiques à action forte peuvent occasionner des troubles chez les adultes, on comprendra sans peine qu'un bébé ne les supportera pas sans danger pour sa santé. Chacun devrait être convaincu de l'efficacité frappante des remèdes homéopathiques. La force de suggestion qu'on cite pour expliquer les résultats de la thérapeutique naturelle n'entre pas en ligne de compte auprès des bébés, pour sûr !

Je rappelle encore une fois que décoctions ou infusions ajoutées au bain seront faibles et très légèrement colorées.

L'infusion de fenouil ou à son défaut celle d'anis est celle dont l'usage est le plus courant. Fenouil, anis, cumin, aneth sont dits "réchauffants". Lors de troubles digestifs et métaboliques, une très légère infusion de fenouil dissipera toute difficulté momentanée. Bébé et maman s'en trouveront soulagés !

L'infusion d'achillée (mille-feuille) légère sera administrée en cas de diarrhée ou de manque d'appétit. Si la diarrhée persiste, on y ajoutera une pointe de tormentille et on donnera par cuiller à café cette infusion légère.

L'infusion de verge d'or est le remède le plus sûr pour combattre les troubles rénaux. L'extrait frais de cette plante que l'on trouve dans le commerce sous le nom de Solidago, et qui entre dans une autre préparation, le Néphrosolid, peut être considéré comme le remède efficace pour la vessie et les reins. A défaut de verge d'or, on utilisera une infusion très faible de prèle ou de cynorhodon.

Pour désinfecter les petites blessures, on prendra du Molkosan. Ce produit à base d'acide lactique remplace l'iode avantageusement car il est absolument inoffensif.

Pour les badigeonnages, on se servira en toute confiance d'Hypéricum. Des pédiatres renommés tels que le docteur Joseph Schier, par exemple, prescrivent ce remède simple préparé avec de l'herbe de St-Jean comme préventif de la tétanie infantile.

Le manque de calcium (hypocalcémie) se manifeste assez fréquemment chez le petit enfant. Accompagné d'une avitaminose D, il est la cause du rachitisme. Rachitisme ne veut pas dire déformations osseuses lourdes de conséquences telles qu'on les connaissait autrefois. De nos jours, on rencontre couramment des formes moins graves et moins apparentes. Les enfants souffrant d'un rachitisme léger sont en général très vifs, plus prompts à réagir que les autres ; ils vous ont un air plus raisonnable et semblent plus mûrs que les enfants de leur âge. Ces petits me font songer à une pomme qui aurait mûri trop vite sur l'arbre. En y regardant de plus près, on constate que le fruit est véreux, d'où sa maturation hâtive.

Il faut soigner les enfants qui manquent de calcium et de vitamine D. Ils bénéficieront des préparations biochimiques et homéopathiques de calcium telles que le Calc. phos. D 6, le Calc. fluor. D 12 et Silicea D 12 (acide silicique). L'Urticalcin (complexe de calcium) contient différentes doses de calcium auxquelles on a ajouté de l'Urtica (ortie) (présence de vitamine D) et donne d'heureux résultats dans tous les cas. Le jus d'orange et l'huile de foie de morue sont également porteurs de vitamine D. Les petits enfants n'aiment guère prendre l'huile de foie de morue et la vomissent parfois tout de suite après l'ingestion. On peut alors la remplacer par l'émulsion Vitaforce qui contient du jus d'orange. Enfin, le jus de carotte ou le concentré Biocarottin à base de jus frais pourvoit naturellement au manque de calcium.

Le lait maternel

Le lait maternel est l'aliment par excellence du nourrisson tant pour sa santé du moment que pour sa vie future, et son importance est capitale. Selon les statistiques, la mortalité des enfants nourris artificiellement est dix fois supérieure à celle des bébés qui prennent le sein. Les premiers jours de l'existence sont, à ce sujet, décisifs. Les expériences faites sur les bêtes nous démontrent qu'on ne saurait impunément contrarier la nature. Chaque paysan sait combien il est difficile de faire vivre un agneau même robuste s'il est privé du lait de sa mère. On voit périr les agneaux les plus vigoureux s'ils sont nourris au lait de vache ou même au lait provenant d'une autre brebis. Le lait de sa propre mère est l'aliment idéal dont toute créature a besoin dès sa naissance pour sa croissance normale : pour le veau le lait de la vache, pour l'agneau celui de la brebis et pour l'enfant le lait maternel dont la composition physiologique et biologique seule satisfait tant au développement du squelette qu'à celui du système nerveux et des organes en général.

Le tout premier lait maternel appelé colostrum contient des substances riches en ferments, des sels minéraux et des vitamines de nature connue et inconnue qu'on ne trouvera dans aucun autre aliment. En outre, il renferme des corps immunisants, l'alexine entre autres, et c'est ce qui explique pourquoi les enfants au sein sont immunisés au début de la vie contre certaines infections.

L'affirmation toute gratuite selon laquelle la jeune mère qui allaite est touchée dans sa beauté ou même dans sa santé est erronée ; bien des témoignages prouvent exactement le contraire. Une jeune femme en bonne santé aura tout avantage à donner le sein ; durant cette période, dans des conditions normales, les glandes à sécrétion interne ou externe ont une activité plus intense dont l'organisme entier profite : l'absorption alimentaire et vitaminique est maximale, l'involution utérine après les couches se fait dans de meilleures conditions que chez les femmes qui renoncent à allaiter. Des liens de tendresse et d'harmonie plus étroits uniront mère et enfant si celle-ci le nourrit de son lait. Mère et enfant profitent de cette conjoncture : il en va de même lorsque nous suivons les lois naturelles dictées par le Créateur.

Pour que le jeune organisme se développe normalement, pour que soit créée la force de défense contre les futures maladies de l'enfance, le lait maternel est indispensable. L'expérience a prouvé que les enfants au sein supportaient mieux ces maladies que les bébés de même constitution nourris au biberon.

De jeunes mamans se tourmentent parfois lorsque le lait ne monte pas dès le premier jour. Ce ne serait pas normal d'ailleurs. Elles ignorent qu'il s'agit là d'un phénomène naturel car le nouveau-né reste environ vingt-quatre heures sans prendre de nourriture. La sécrétion du colostrum, liquide spécial d'une très haute valeur nutritive, précède la montée du lait qui se produit à partir du troisième ou du quatrième jour. Ainsi donc, jeunes mamans, ne vous alarmez pas ! Et si par la suite il vous manque du lait, quelques gouttes d'Urtica ou quelques comprimés d'Urticalcin chaque jour stimuleront la sécrétion lactée. (Voir aussi «Croûte de lait».)

Inflammation de la poitrine (Mastite)

Souvent une inflammation des seins que l'on a négligée ou mal soignée laisse une induration. Le cas échéant, celle-ci peut, plus tard, jouer un rôle dans la formation d'un cancer du sein. Dernièrement une doctoresse connue faisait état des cas extrêmement nombreux de cancer du sein peuvent être constatés chez ses patientes. La poitrine est par conséquent chez la femme sous ce rapport un organe sensible, qui réclame une plus grande précaution dans les soins.

Une inflammation des seins peut provenir de contusions. Encore plus souvent toutefois l'inflammation des seins survient après la naissance pendant la période d'allaitement ou de sevrage. Il est nécessaire de soigner tout de suite une inflammation car autrement des indurations peuvent se former qui maintes fois produisent la formation d'un abcès. Dans ce cas le mieux est de laisser mûrir l'abcès afin qu'il s'ouvre de lui-même. Cependant on peut également l'ouvrir. Mais d'une façon ou d'une autre il se produira des cicatrices qui représentent des risques accrus en tant que tissus moins élastiques.

Mode de traitement et mesure de précaution

Une inflammation des seins sera traitée aussi bien par des applications externes que de façon interne par l'absorption de remèdes appropriés. Pour exercer une influence interne on peut prendre de l'Echinaforce puisqu'elle s'est révélée déjà comme extrêmement sûre. En usage externe on emploie la teinture d'arnica et l'Echinaforce. Quand on frictionne les seins alternativement avec soin, elles contribuent alors très efficacement au succès. Des femmes sensibles peuvent obtenir une guérison rapide quand elles appliquent régulièrement des compresses chaudes et en outre avec des infusions de mauves ou de sanicles. Afin d'intensifier l'action salutaire, on ajoute à l'infusion chaque fois de 5 à 10 gouttes d'Echinaforce et d'arnica.

Les femmes qui nourrissent, quand elles veulent mettre un terme à la formation du lait, peuvent y arriver en frictionnant avec de la teinture de livèche, et pour renforcer ce moyen, en prenant en même temps de l'infusion de livèche, car la livèche répond parfaitement à ce but. En cas de fausses-couches, d'avortement ou d'accouchement d'un enfant mort-né, il faut aspirer le lait jusqu'à ce qu'avec l'aide de ce remède il se tarisse. Il faut donc absolument, dans de tels cas, se donner la peine d'arrêter la formation du lait par des moyens naturels. Par là on peut empêcher la fièvre de lait et l'inflammation des seins qui autrement pourraient se produire. Il est aussi très recommandé de graisser la poitrine régulièrement et surtout le bout des seins avec de l'huile véritable de St-Jean ou de la Crème Bioforce, et ceci une à deux fois par semaine. Ce soin a de plus l'avantage qu'il peut empêcher la formation des gerçures.

Alimentation des nourrissons

Certaines mamans se plaignent parfois de ce que la crème de riz naturel constipe les bébés. Il se peut que certains nourrissons y soient particulièrement sensibles et qu'ils se trouvent constipés par la crème de riz plutôt que par la crème d'avoine. La crème de riz étant de très haute valeur nutritive, il ne faut pas en priver l'enfant mais plutôt remédier à cet inconvénient. Les graines de lin ayant une action purgative, on les ajoutera moulues à la crème de riz. La quantité ajoutée dépendra de la sensibilité du bébé. Une pincée sera suffisante dans bien des cas pour corriger l'effet constipant du riz. Ainsi bébé pourra profiter quand même de cet aliment précieux.

On peut également préparer des crèmes au seigle complet. Moins onctueuse que les autres, cette crème sera appréciée au moment de la percée des dents, le seigle contenant du calcium, indispensable à la formation de l'émail dentaire. Le meilleur régime de bébé se composera tour à tour de riz, de seigle, d'orge, d'avoine, de millet peut-être et de sarrasin, ces crèmes alternant avec des jus de légumes et de fruits. Il faut souligner que les jus de légumes ne seront jamais mélangés avec des jus de fruits. Les jus de fruits ne doivent pas être mélangés entre eux non plus afin de ne pas provoquer une digestion difficile. Les jus de fruits seront avantageusement mélangés à de la purée d'amande Nuxo, en vente dans les magasins d'alimentation naturelle. La purée diluée avec un peu d'eau, on y ajoute du jus de fruits en opérant le mélange dans le mixer. On obtient ainsi une excellente nourriture pour nourrissons qui convient également aux enfants plus âgés et aux adultes. Pour lutter contre la croûte de lait, on ajoutera au lait d'amande du calcium et un peu de Viola tricolor (extrait frais de pensée sauvage).

Traitement de la croûte de lait

Que de désagréments cause la croûte de lait aux parents ! Elle n'est pas occasionnée, comme le croient beaucoup de gens, par un facteur externe, par une infection ou toute autre cause semblable. La croûte de lait résulte tout simplement d'une sensibilité exagérée de l'organisme, d'une allergie dite trophique ou d'une carence. En éliminant les causes, l'affection disparaît sans autre forme de procès. Cette hypersensibilité peut être congénitale. En premier lieu, il faut écarter tout trouble naissant. S'il y a trouble de digestion, les fonctions intestinales seront stabilisées par de la crème de riz, du babeurre et d'autres soins naturels.

Chez les nourrissons au sein, c'est parfois l'alimentation maternelle qui est la cause de l'eczéma. Les mères devraient songer plus souvent que nombre de substances qu'elles absorbent, les médicaments notamment, passent dans le lait et sont ainsi prises par le bébé. Une jeune maman prend-elle un laxatif, l'enfant présente tout à coup de la diarrhée. On lui administre toutes sortes de remèdes sans obtenir de résultats. Les troubles intestinaux ne disparaîtront qu'au moment du sevrage. Mais il sera alors privé de son aliment le plus précieux : le lait maternel. Et dire que la guérison aurait été si simple ! Pendant la période d'allaitement, la maman ne devrait absorber aucun laxatif à base d'aloès ou d'autres substances semblables.

Les produits à base de graines de lin (Linoforce), ou à base de psyllium, sont efficaces tout en demeurant inoffensifs. D'autres médicaments passent dans le lait : les acides barbituriques, c'est-à-dire bon nombre de calmants et de somnifères, le brome, les composés de la morphine, les produits à base de quinine, l'acide salicylique et d'autres substances antirhumatismales, l'iodure de potassium et enfin l'alcool et la nicotine.

Les enfants soumis à un tel régime de poisons indirects dès leur naissance ne tarderont pas à en subir les conséquences. Si votre bébé souffre de croûte de lait, réfléchissez à tout cela, jeune maman. Si vous avez l'habitude de fumer, ne le faites plus pendant la période d'allaitement ! Pensez à votre enfant sinon son petit corps aurait à souffrir de votre manque d'égards en étant obligé de neutraliser la nicotine.

Au cours de la grossesse, disons-le en passant, ce poison exerce déjà une mauvaise influence sur le petit être en formation, fait que chacun peut vérifier objectivement. En appliquant l'oreille sur l'abdomen de la mère, on perçoit les battements du petit cœur puis, si la jeune femme se met à fumer, on comptera bientôt huit fois plus de battements par minute. Un bon mari qui aura fait cette expérience priera instamment sa femme de cesser de fumer.

Les aliments aussi peuvent avoir une influence sur le lait maternel. J'ai observé plus d'une fois qu'une croûte de lait disparaissait en quelques jours si la mère s'abstenait de manger du blanc d'œuf. Voilà pourquoi il serait bon, en période d'allaitement, de s'en tenir au régime naturiste dont nous parlerons plus loin.

Souvenez-vous de cela, chère maman qui allaitez votre enfant, vous mangez pour lui et pour vous ! Donnez-lui le sein aussi longtemps que possible. Au cas où la croûte persisterait malgré le nouveau régime maternel, remplacez une tétée par un biberon de lait d'amande ou de babeurre. Ce repas pauvre en graisse aura sans doute d'heureux effets. On pourra ajouter au babeurre un peu de Viola tricolor (extrait frais de pensée sauvage).

Si l'enfant est déjà sevré, vous ferez bien de suivre les conseils suivants : supprimez le lait de vache au bébé atteint d'eczéma et remplacez-le par du lait d'amande. Ce régime nécessite un contrôle régulier du poids. Nombre de nourrissons ne profitent pas des albumines végétales et perdent du poids. Si la compensation des protéines par la farine de soja est encore insuffisante, il faudra en revenir au lait. En ce cas, le lait de chèvre ou, de préférence, celui de brebis sera mieux supporté. Les enfants plus grands qui présentent une croûte de lait tenace mangeront du germe de blé. On aura avantage, de toute manière, à s'en tenir exclusivement aux produits naturels. Eviter à tout prix les préparations chimiques. Dans certains cas, le traitement naturel amène une guérison très rapide, dans d'autres, le processus sera plus long et exigera davantage de patience.

Une maman inquiète au sujet d'un eczéma qui venait de se déclarer chez sa petite fille me demanda conseil. Elle m'envoya l'urine du bébé afin d'établir les carences. Nous constatâmes que l'enfant avait besoin de lait d'amande et qu'il fallait ajouter du jus de carotte à sa bouillie de légume, la fonction hépatique étant insuffisante. En outre, il fallut remédier à une légère hypocalcémie par l'administration d'un produit approprié de calcium biologique. De plus, pour faire travailler les reins, nous prescrivîmes une infusion très légère de Solidago (verge d'or).

Le remède par excellence de la croûte de lait est la Viola tricolor, la modeste pensée sauvage qui garantit un traitement efficace. Pour l'usage externe, nous indiquâmes des badigeonnages à l'huile de St-Jean, et, d'autre part, l'Urticalcin, réduit en poudre.

Une année après, la mère nous écrivit brièvement ceci :

"Vous nous avez aidé l'an passé quand notre petite fille avait la croûte de lait. Nous vous en remercions beaucoup."

Et voici le rapport d'une infirmière :

"Pour le moment, je suis seule dans un chalet avec deux enfants. Le petit garçon âgé de quinze mois a souffert d'un eczéma l'an dernier. Vous m'avez à ce moment envoyé le complexe de calcium Urticalcin, l'extrait de Viola tricolor et le Molkosan. Grâce à ces excellents remèdes, la croûte de lait a disparu en quinze jours."

On avait, en ce cas, utilisé en badigeonnage une dilution de Molkosan. L'Echinaforce, extrait frais d'échinacée, s'emploie aussi avantageusement en badigeonnage. Eau et savon sont formellement déconseillés. L'huile, celle de St-Jean de préférence, fera bon office pour nettoyer la peau des bébés. Il est réconfortant de constater que toutes ces difficultés disparaissent avec une méthode aussi simple qui ne porte aucun préjudice à la santé de l'enfant.

Eczéma infantile

L'eczéma infantum ou eczéma infantile est une affaire déplorable qui tourmente beaucoup à la fois l'enfant et la mère, puisque la souffrance de son petit bien-aimé la touche également et que les soins fatigants requièrent son attention constante.

Au Congrès de la Société allemande de Pédiatrie tenu à Munich en 1964, le professeur Holt, pédiatre américain de l'Université de New York, soutint l'opinion que la thérapie au goudron était toujours, en cas d'eczéma infantile, la meilleure méthode. Il s'agit d'un extrait de goudron d'une teneur en alcool de 5 %. L'aveu du professeur que l'eczéma infantile était relativement facile à diminuer, mais très difficile à guérir, était intéressant.

On peut donc à l'aide de la thérapie au goudron abaisser relativement facilement un état du degré IV au degré I, mais pour une guérison la thérapie au goudron n'est pas suffisante, ainsi qu'il a été reconnu. Mais si l'on arrête ce traitement, le petit malade subit rapidement une aggravation ; ceci ne fut cependant pas mentionné au congrès. Il ne fut non plus nullement indiqué que le goudron avec ses onze éléments de carbure d'hydrogène, au nombre desquels la naphtaline, est connu pour être cancérogène.

Mode de traitement recommandé

Malheureusement il n'y eut aucun pédiatre pour soutenir une meilleure thérapie, à savoir à côté de la diète sans lait et sans albumine, le traitement couronné de succès par les ferments lactés, en outre le petit-lait. Aucun parmi les membres présents ne put élucider le succès inattendu à propos de l'eczéma infantile du traitement au petit-lait. Il est pour cette raison très regrettable que ce mode de traitement ne soit pas mieux connu dans les milieux intéressés, bien qu'il soit utilisé depuis très longtemps. Depuis des siècles déjà on a constaté que l'eczéma commençait à guérir par des bains de petit-lait frais ou encore mieux de petit-lait aigre. Par l'emploi simultané du remède phytothérapeutique Viola tricolor, qui est connu comme préparation de plantes de pensées sauvages fraîches, le succès est encore plus grand. Puisque l'eczéma infantile accuse en règle générale un déficit du taux de calcium, l'absorption de l'Urticalcin est un appui supplémentaire. L'Urticalcin réduit en poudre, accomplit des services appréciables dans le traitement de l'eczéma ; puisqu'elle convient très bien au traitement externe, elle empêche la pénétration de bactéries importunes. Au lieu de la pommade stéroïde, il faut employer une crème à base de graisse de laine comme la crème Bioforce. Le succès obtenu enthousiasmerait tous les pédiatres.

Naturellement la diète également est très importante. Puisque l'albumine du lait est complètement éliminée, l'albumine végétale n'en est que plus nécessaire. Comme telle, l'albumine du soja ou aussi l'albumine des amandes, comme elle nous est offerte dans la purée d'amandes de la fabrique Nuxo, a fait ses preuves. Il faut aussi observer en cas d'eczéma infantile une diète pauvre en sel, toutefois celle-ci lors des exposés du congrès ne fut pas prise en considération.

En rapport avec la question alimentaire il se dégage une intéressante constatation. Les médecins racontèrent que chez de riches familles du Niger, qui vivent d'après le style européen, l'eczéma infantile se rencontre fréquemment, tandis que chez les indigènes qui sont fidèles aux coutumes ancestrales, il se constate rarement ou même pas du tout. Nous pouvons conclure de ce fait que les dommages alimentaires et les habitudes de vie de notre civilisation jouent dans l'eczéma infantile un rôle conjoint à la cause primordiale.

La constatation ou mieux dit l'affirmation que l'eczéma infantile fait partie des maladies d'allergie, n'est pas particulièrement solidement étayée. La recherche d'un antigène nocif ou d'un anticorps spécifique n'aboutira vraisemblablement pas. Pour cette raison pourquoi ne pas recourir aux procédés de guérison de la nature qui ont bien fait la preuve que leur application à l'eczéma infantile est aussi simple qu'inoffensive, et ce qui est d'un poids particulier, ne représente pas seulement une aide passagère mais a amené la guérison dans de nombreux cas ?

Les maladies de l'enfance

Il faut reconnaître que les maladies de l'enfance peuvent avoir de bons effets si la fièvre dont elles s'accompagnent brûle les corps nuisibles qui, tôt ou tard, pourraient susciter un mal plus grave. Ceci ne veut pas dire qu'il faille les provoquer ! Elles se présentent toujours assez tôt et, plus le bébé est grand et fort, mieux il surmontera le mal. Une maladie d'enfant soignée par des remèdes naturels qui soutiendront ses réactions aura un effet dépuratif des plus salutaires. La fièvre brûle et élimine bon nombre de substances toxiques provenant encore de la vie intra-utérine, c'est-à-dire du corps de la maman.

Certains médecins observateurs reconnaissent que des adultes n'ayant jamais eu de maladies d'enfants accompagnées de fièvre sont exposés à toutes sortes de maux, voire même à des troubles cancéreux. Ce fait témoigne de l'excellente action thérapeutique de la fièvre. Si un enfant succombe à une maladie infantile, c'est presque toujours à la suite d'un traitement mal adapté et tout particulièrement la suppression des principaux symptômes : la fièvre et les éruptions cutanées. La fièvre est un agent de défense interne du corps car elle brûle les substances toxiques venues de l'extérieur et celles qui sont produites à l'intérieur. Quant aux éruptions cutanées, elles éliminent les toxines par l'extérieur, les pores faisant office de "tuyaux d'évacuation". Ces réactions cutanées doivent être soutenues aussi bien que la fièvre. En cherchant à les supprimer, on risque de provoquer des affections bien pires, telles que réactions cardiaques, nerveuses, pulmonaires.

Les remèdes chimiques sont pernicieux. C'est très commode de chasser la fièvre par quelques pastilles dissoutes dans une boisson et de voir disparaître apparemment la maladie qui n'a pas atteint son point culminant. On ne s'inquiète guère des toxines retenues dans le corps et qui peuvent causer n'importe où d'autres dommages (myocardite, rhumatisme articulaire, etc.). Si des cambrioleurs ont pénétré dans une maison, ils ne sont pas réduits à l'impuissance par le seul fait que vous ayez fermé portes et fenêtres après avoir coupé le signal d'alarme.

"On ne peut pourtant pas laisser monter la fièvre jusqu'à ce que la vie soit en danger !" objectera une infirmière ou une nurse trop empressée. Bien sûr que non. Il y a toutefois une très grande différence entre la suppression de la fièvre et l'entretien de ce feu intérieur. Nous allons donc entretenir ce feu par une bonne "aération" qui permettra aux corps nocifs de brûler complètement et rapidement, après quoi l'organisme purifié pourra retrouver le repos. Un remède tout simple, Ferrum phos. D 12 exercera une action décisive chez les petits. Pour faciliter la dérivation sur la peau, Aconitum D 4 est un médicament connu de longue date et toujours en honneur.

Si l'infection ne présente pas encore de siège bien déterminé, on administrera alternativement Aconitum D 4 et Belladonna D 4. Il est surtout important de provoquer l'évacuation de l'intestin. Voilà pourquoi, en règle générale, on ne pourra éviter un petit lavement préparé avec une infusion de prèle plutôt qu'avec du savon. Autre point non moins important dans le traitement d'une infection : la fonction rénale. On y remédiera avec une infusion de prèle ou mieux encore avec Nephrosolid. Le troisième point important est la dérivation cutanée et on s'en tiendra aux données de Kneipp, Priessnitz et autres hydrothérapeutes en ayant recours aux enveloppements chauds ou froids, selon les cas. Les enveloppements chauds n'ont pour ainsi dire jamais de contre-indication. Les compresses froides en revanche doivent être appliquées au bon moment et au bon endroit. Mais il n'y a toutefois pas lieu de se faire du souci, étant donné qu'une forte fièvre empêche le corps de prendre froid et que les compresses froides produisent en général une température externe plus forte, ce qui aura pour effet de réduire la chaleur interne.

En tout état de cause, il faudra se souvenir de ce principe fondamental : ne pas contrecarrer la nature ! Tout traitement ne devrait avoir d'autre but que d'entretenir et de soutenir les mesures de défense naturelle.

Enfants et adultes sont exposés aux maladies infectieuses dans la mesure où leur régime alimentaire a été mauvais ou mal approprié. Les moindres carences, même de très légères avitaminoses, augmentent les risques d'infection. L'immunisation des bébés à l'aide d'extraits placentaires n'est pas recommandable, l'immunité n'étant que de courte durée et immobilisant les forces de défense naturelle du corps. Bien des parents ont peur de voir monter rapidement la fièvre du bébé. Mais précisément cette élévation rapide est salutaire car elle va permettre de brûler radicalement tous les éléments toxiques. Ajoutons que le petit cœur des nourrissons est beaucoup plus fort qu'on ne croit car, en comparaison de la taille du corps, il est plus résistant que celui des adultes.

Rougeole

C'est une des maladies les plus inoffensives de l'enfance. Elle est le fait d'un virus, donc d'un de ces minuscules germes pathogènes, restés très longtemps inconnus à cause de leur taille bien inférieure à celle des bactéries. Ils sont invisibles au microscope normal où l'on aperçoit les bactéries après coloration. Seul le microscope électronique a permis leur étude détaillée. Mais de tout temps, on a considéré la rougeole comme une maladie infectieuse en raison de son évolution et de son caractère contagieux. La plupart des mamans connaissent cette éruption cutanée de papules rouges accompagnée de fièvre. Le diagnostic de la rougeole est déterminé par l'apparition sur les muqueuses internes des joues de petits points blancs très fins surmontant des taches rouges de 2 à 3 millimètres, un ou deux jours avant l'éruption externe. Ce sont les taches de Koplit dont l'apparition est brève.

La maladie débute environ quinze jour après la contamination, ce qui explique l'apparition d'autres cas dans la famille ou dans le voisinage après dix ou douze jours.

Les premiers symptômes peuvent varier. Le plus souvent, la maladie s'annonce par un rhume avec éternuements, saignements de nez, pharyngite, conjonctivite avec hypersensibilité à la lumière, brûlures des yeux et larmoiement.

Survient la fièvre qui monte jusqu'à 39° puis tombe pour remonter à 40,5 le quatrième jour. Elle ne diminuera normalement qu'après l'éruption cutanée. Si elle se maintient encore plus de trois ou quatre jours après l'éruption, il faudra prévenir énergiquement la complication qui s'annonce. Sans tarder, on administrera Lachesis D 10 qui empêchera toute complication septique qu'on dérivera vers la peau par des maillots chauds de serpolet, de thym sauvage qu'on renouvellera sans arrêt. On aura avantage à appliquer ces compresses chaudes même si la maladie se déroule normalement, ce qui favorisera une éruption forte et franche. Tant que la fièvre se maintient, on ne donnera aux enfants que des jus de fruit, orange, raisin ou jus de carotte. Celui-ci exercera une influence bénéfique sur le foie. A défaut de jus de fruit, on fera boire de légères infusions édulcorées au sucre de raisin. Comme dans toutes les maladies infectieuses, on surveillera l'hygiène buccale. Chez les tout-petits, le doigt entouré d'une toile bien propre trempée dans du Molkosan dilué, on désinfectera les gencives, les muqueuses buccales et la langue toujours chargée en pareil cas. Chez les plus grands, on pourra utiliser à cet effet une petite brosse à dents.

Les médicaments sont administrés comme suit :

Aconitum D 4, 5 gouttes toutes les demi-heures. Après sudation et baisse de la température, espacer les intervalles.

Ferrum phos. D 6 (pour les tout-petits D 12) 1 comprimé 1 ou 2 fois par heure.

Belladonna D 4 en cas de congestion de la tête, de toux rauque, de conjonctivite ou d'otite, 5 gouttes 2 à 3 fois par heure.

Antimonium sulf. aurant. D 2 ou D 3 dès que la fièvre est tombée, on ne donnera plus que ce remède jusqu'à guérison complète, si aucune complication n'intervient. Les 3 premiers jours, 1 comprimé toutes les 2 heures. Par la suite, 2 pastilles 3 fois par jour.

Néphrosolid 5 gouttes ajoutées aux jus de fruit. Ce médicament hâtera l'évacuation des toxines par les reins.

Cuprum acet. D 4 et Antimonium sulf. aurant. D 3 seront donnés alternativement s'il y a danger de coqueluche.

Coccus cacti D 2 et surtout Thydroca ont un effet rapide sur une coqueluche naissante, suite de rougeole, si on les prodigue dès la venue des premiers symptômes. Assez souvent, on réussit à la couper sans le moindre inconvénient.

Chez les enfants débiles prédisposés par hérédité à la tuberculose et qui présentent assez souvent une tuméfaction des ganglions, on adoptera le traitement préventif suivant :

Calc. phosphoricum D 3 en alternance avec D 6 : 2 pastilles 3 fois par jour.

Urticalcin, ce remède plus puissant que le précédent, s'il est administré pendant des mois peut accomplir des miracles.

Arsenicum jodatum D 4 se donnera aux enfants amaigris par une croissance trop rapide en alternant avec Urticalcin plusieurs mois de suite.

Kal. phos. D 6 recommandé en cas de complications bronchiales et pulmonaires.

Sulfur D 4 sera pris lorsque, malgré des maillots chauds, l'éruption ne veut pas éclater comme il faut.

Après la rougeole, les enfants éviteront de sortir trop tôt à l'air froid. En hiver, on les gardera huit jours encore sinon au lit du moins en chambre chaude, aérée régulièrement. Ces précautions concernent en particulier les enfants débiles afin d'éviter toute complication possible.

Oreillons

Cette affection courante est également l'une des plus inoffensives parmi les maladies d'enfant. Elle atteint les parotides, soit les deux glandes salivaires sises derrière les oreilles, près du maxillaire inférieur. Chez les garçons, elle peut provoquer, rarement d'ailleurs, une inflammation des testicules. Chez un adulte, cette orchite peut avoir des suites redoutables aboutissant à l'atrophie testiculaire puis à l'impuissance définitive.

Le remède le plus actif en cas d'oreillons est Mercurius solubilis D 10. On en prescrit 2 ou 3 gouttes toutes les 2 ou 3 heures. Aconitum D 4 et Belladonna D 4 seront administrés toutes les demi-heures, alternativement.

Les maillots aux mollets préparés avec du Molkosan auront une forte action dérivative, à condition d'être appliqués quand les pieds sont bien chauds. Très pratiques aussi les bains de siège dont on augmentera la température de 36 à 44°, suivis d'un enveloppement sec. Si les fonctions intestinales laissent à désirer, on donnera l'essence végétale arabe. Dans des cas plus graves, on administrera un lavement. Pour calmer la douleur, on fera des compresses chaudes à l'eau, additionnée de quelques gouttes de Teinture d'arnica ou Teinture de Calendula. Les enfants se gargariseront d'autre part avec du concentré de petit-lait fortement dilué. L'huile de St-Jean chaude est un remède du bon vieux temps, toujours apprécié. On mouille un chiffon de toile avec l'huile chaude ou, mieux, on prépare une bouillie d'argile avec de l'huile et, sur ce cataplasme, on posera une cruche bien chaude. Cette compresse calme la douleur et guérit le mal. Silicea D 12 se prendra jusqu'à guérison complète.

Coqueluche

On considère souvent la coqueluche comme un mal anodin et on n'attache pas d'importance aux quintes de toux profondes et spasmodiques des enfants. Cette affection, pourtant, ne doit pas être prise à la légère. Mal soignée, elle peut engendrer des suites fâcheuses qui, à leur tour, peuvent engendrer des troubles permanents. L'homéopathie et la phytothérapie nous offrent des médications simples. Les parents devraient se donner la peine d'appliquer cette méthode naturelle. On ne pourra pas, cela va de soi, couper la coqueluche complètement avec un remède ! On pourra toutefois atténuer les gros accès de toux, en raccourcir la durée, à condition d'éliminer les toxines qui se forment comme dans toute maladie infectieuse : rougeole, scarlatine, grippe, etc.

On luttera contre la faiblesse physique qui pourrait amener de nouvelles maladies. En règle générale, la coqueluche est toujours suivie d'une autre affection d'où l'importance de fortifier l'état général pour parer à toute nouvelle attaque. Dans certains cas bénins, les accès de toux disparaissent complètement au bout de quelques jours. D'autres fois, il est nécessaire d'administrer au petit coquelucheux une préparation de calcium biologique (Urticalcin). Les reins seront soignés afin que s'éliminent les substances toxiques du métabolisme.

Les remèdes recommandés sont les suivants :

Thydroca, extrait frais de Drosera, Thymus, Coccus cacti, Hedera helix et d'autres agissent très favorablement en cas de coqueluche ainsi que Ipecacuanha D 3 et Coccus cacti D 3. Ces remèdes seront supprimés dès que la toux aura cessé. On continuera à faire prendre pendant un certain temps Santasapina, sirop aux bourgeons de sapin. La médication ne devra jamais être interrompue brusquement. En cours de maladie, on n'oubliera pas les maillots sur la poitrine qui se prépareront avec une infusion de fleur de foin ou, dans des cas plus graves, avec des oignons. Plus énergiques encore seront les cataplasmes au raifort ou à la moutarde. En cas de bronchiolite des nourrissons (affection grave où les plus fines voies d'air du poumon s'enflamment et se bouchent peu à peu) les bains ou les enveloppements sinapisés seront parfois l'unique moyen de sauver l'enfant qui suffoque, déjà bleui par le manque d'oxygène. Veiller à ne pas laisser trop longtemps la peau en contact avec la farine de moutarde. Elle doit seulement rougir au maximum : il ne doit pas se former de vésicules.

Bien appliqué, ce traitement préservera vos enfants de complications graves.

Maladie de Herter

Cette affection appelée aussi maladie cœliaque ou infantilisme intestinal suscite tant de soucis et de tracas que bien des mamans seront soulagées d'apprendre comment la combattre efficacement. On la traite comme les catarrhes intestinaux et les diarrhées des nourrissons. Les gouttes Tormentavena constituent le meilleur médicament. On en donnera 2 à 5 gouttes de 3 à 5 fois par jour, selon l'âge et la sensibilité du petit malade. La dose peut être augmentée progressivement jusqu'à ce que les selles reprennent leur consistance normale. En complément de traitement, on préparera des bains de siège chauds répétés ou des maillots humides et chauds trempés dans une tisane de prèle ou de camomille que l'on appliquera sur le ventre.

En ce qui concerne le régime alimentaire, on s'en tiendra à la diète au riz et les crèmes seront préparées avec du riz complet et non du riz poli. On ajoutera à ces crèmes du jus de carotte frais ou du Biocarottin, à raison d'un quart ou d'une demi-cuiller à café. Peu à peu, on remplacera la crème de riz par celle d'orge puis par celle d'avoine pour passer à la crème de blé. Seuls les grains entiers seront utilisés. Millet et sarrasin donnent d'excellentes bouillies. Eviter les produits à base de farine ou de semoule blanche. En revanche, on préparera une purée avec des pommes de terre non pelées et on y ajoutera du jus de carotte. Par la suite, on commencera à donner très peu de poireau étuvé. On s'en tiendra là jusqu'à guérison complète.

Pour les fruits, on mélangera une pomme râpée avec de la banane écrasée. Les myrtilles sont admises. Dès que les symptômes les plus aigus auront disparu, on pourra recourir au jus de grape-fruit, par petites quantités. Le cacao de gland sera une boisson bénéfique. La ration alimentaire sera minime. On l'augmentera graduellement, à partir du moment où la digestion se sera améliorée et où les selles auront repris consistance et couleur normales. Si l'un de ces aliments cause de nouveaux troubles, il faudra adapter la nourriture à la sensibilité de l'enfant. Dès que les selles seront normales, on cessera peu à peu la diète, on laissera de côté le cacao de gland pour reprendre l'alimentation habituelle. En cas de légère rechute, on reprendra immédiatement la diète. Le lait d'amande a souvent rendu service dans ces occasions.

Si vous suivez les instructions données tout en tenant compte de la sensibilité individuelle de l'enfant, vous obtiendrez une guérison totale avec une bonne dose de patience et de persévérance. Par suite de perturbations digestives, en raison d'une fausse motilité de l'intestin, le corps ne peut plus suffisamment tirer parti de la nourriture. La résorption des minéraux en souffre tout d'abord. Les fractures en seront la conséquence, en raison d'un manque de calcium. On préviendra cette fragilité des os en donnant Urticalcin, préparation de calcium biologique. En même temps, on évitera les spasmes qui, en cas de maladie cœliaque, sont déclenchés eux aussi par l'hypocalcémie.

Paralysie infantile (poliomyélite)

La paralysie infantile est une affection sinistre. La maladie elle-même est très courte. Le virus en cause, très actif, produit des toxines vigoureuses qui détruisent les cellules nerveuses et déterminent des paralysies locales. La maladie évolue en 2 ou 3 semaines. Suivent ses conséquences, c'est-à-dire les paralysies. Voilà pourquoi il faut instituer un traitement rapide et approfondi. Il faut agir vite et ne jamais attendre. Des expériences sans cesse renouvelées me prouvent qu'il est indispensable de traiter ce sujet afin que profanes et gens de métier ne perdent jamais de vue les règles fondamentales de ce traitement pour éviter un malheur plus grave. Tout récemment, un père de famille de la Suisse centrale m'écrivit qu'il avait dû faire hospitaliser son fils, un garçon robuste, pour observation et diagnostic. Les jours avaient passé, le médecin n'avait rien entrepris jusqu'au moment où les premiers symptômes d'accident pulmonaire apparurent. On eut alors recours au poumon d'acier mais malgré sa constitution robuste et saine, le garçon mourut au bout de quelques semaines. Des physiothérapeutes, sœur Kenny, en particulier, ont mis en évidence l'importance vitale du traitement initial en cas de poliomyélite. On ne peut concevoir qu'il y ait encore des médecins qui prennent la responsabilité d'attendre. Plus on attend, plus le virus détruit de cellules nerveuses à l'aide de ses toxines. Dès l'apparition des premiers symptômes, il faut faire suer. Tous les moyens sont bons : bains de vapeur, sauna, bains de Schlenz (à effet hyperthermisant) ou simplement des enveloppements chauds continus. La méthode importe peu. Il s'agit de provoquer la transpiration le plus rapidement possible. Cette sudation permet d'éviter un malheur sinon la paralysie elle-même. Si dans le cas cité plus haut on avait appliqué le système de sœur Kenny, c'est-à-dire la sudation immédiate, le garçon aurait probablement survécu. Même si l'on est "d'esprit conservateur", il ne faut pas négliger, lors de cas graves, de prendre en considération les résultats positifs obtenus par les thérapeutes d'aujourd'hui. Il faut agir rapidement dès les premiers symptômes qui sont d'ordre infectieux comme pour la grippe : fatigue exagérée, maux de tête, membres lourds, vomissements, manque d'appétit etc. Même avant l'établissement d'un diagnostic sûr, les symptômes seuls étant décisifs, il faut faire suer. La sudation, d'ailleurs, n'est jamais contre-indiquée, elle ne peut avoir que de bons effets, que les symptômes relèvent de la poliomyélite ou d'une autre maladie infectieuse. L'intervention initiale empêchera l'évolution de la maladie, ce qui est de la plus haute importance pour la paralysie.

Parmi les remèdes naturels de la poliomyélite, il en est un, assez nouveau, qui semblera curieux au premier abord mais qu'il ne faut négliger en aucun cas, à cause de ses heureux effets. Se procurer dans une boucherie un testicule de taureau. Le hacher très fin et poser cette bouillie le long de la colonne vertébrale. J'ai pu observer moi-même les résultats réjouissants de cette application locale d'hormones testiculaires fraîches dans des cas graves où les signes de paralysie venait déjà de se manifester.

Il sera bon de faire usage de remèdes de soutien tels que Gelsemium D 6 et Urticalcin, l'apport en calcium étant toujours utile. Les malaises seront traités avec Nux vomica D 4. Afin de ne surcharger aucun organe, on adoptera la diète au jus de fruit. Mais avant tout, on maintiendra la sudation pour éliminer les toxines, tout en veillant à activer les fonctions rénale et intestinale. Cette méthode ayant fait ses preuves mérite d'être préférée à n'importe quelle autre thérapeutique.

La poliomyélite est avant tout une affection épidémique. La saison chaude semble être la plus propice au développement de ce virus : la maladie apparaît en été avec un maximum de fréquence, tandis qu'en hiver, les cas sont moins nombreux. Dans les régions tropicales, elle sévit toute l'année. Les recherches scientifiques faites sur le virus ont démontré que beaucoup d'individus sains et particulièrement les enfants sont porteurs de germes. Par suite d'une immunité naturelle ou acquise, ils échappent à la maladie. Parmi les peuples primitifs, la paralysie infantile est rare. On en vient à conclure que certains avantages ou désavantages de notre civilisation augmentent la sensibilité et réduisent la résistance. La nourriture, le mode de vie, un certain amollissement dû aux appartements surchauffés ou à d'autres facteurs semblables diminuent la force de résistance. Comment se protéger contre cette maladie redoutée à juste titre ? On peut, comme pour toutes les maladies infectieuses, adopter certaines mesures préventives : avant tout, un mode de vie naturel. Il est important d'avoir une activité saine. Eviter de vivre dans un cocon. Que l'air, la lumière, le soleil demeurent nos fidèles compagnons. On croit pouvoir affirmer avec certitude que le virus de la poliomyélite trouve sa voie d'accès dans le pharynx. C'est pourquoi, en temps d'épidémie, on ne devrait jamais négliger de badigeonner la gorge des enfants avec du Molkosan. De cette manière, il est possible de se protéger contre l'affection tout en augmentant les forces de défense. Mais si la maladie est installée, le principe initial du traitement se résume en deux mots : désintoxication et élimination. Telles sont la possibilité et l'espoir de se tirer d'affaire sans trop de dégâts.

Quelques conseils pour la grippe

La grippe, heureusement, ne présente pas toujours les caractères redoutables de la grande épidémie qui sévit en Europe en 1918-1919 et qui fit plus de victimes que la première guerre mondiale. Elle est bénigne, la plupart du temps. Mais comme on ne sait pas toujours s'y prendre pour lutter contre un mal infectieux, nous aimerions, une fois de plus, présenter les conseils suivants, valables non seulement pour la grippe mais pour les maladies infectieuses en général. Tout traitement commence par le nettoyage des intestins à l'aide d'un laxatif végétal.

Tant que la fièvre persiste, il faut jeûner. Pour apaiser la soif et éliminer les toxines, les jus d'orange, de grape-fruit, de raisin sont tout indiqués. Si le foie est touché par la maladie, le jus de carotte remplacera les jus de fruit. En aucun cas, on ne supprimera la fièvre avec des remèdes chimiques. Alliée du corps, la fièvre est un moyen de défense dont le rôle est d'anéantir et de brûler les substances pathogènes et les toxines. La dérivation rénale est indispensable et, pour la faciliter, une tisane diurétique au Solidago ou au Nephrosolid agira promptement. L'action bienfaisante de la fièvre sera soutenue par des enveloppements chauds amenant la sudation. Si le malade a de la peine à transpirer, on lui apportera une infusion de fleurs de sureau bien chaude avec du jus de citron. L'enveloppement chaud sera accompagné de maillots froids sur les mollets. Ce traitement soulagera le patient et lui permettra de s'endormir paisiblement.

Si le cœur est atteint à son tour, on fera usage d'un tonique cardiaque ou de jus de fruit sucré au miel. On peut ajouter le miel aux infusions ou le diluer simplement dans de l'eau. Le sucre de raisin pur est un tonicardiaque à effet immédiat.

On fera aussi des ablutions régulières sur tout le corps avec une décoction de thym ou d'aiguilles de genévrier, même si le malade ne transpire que faiblement.

Si l'attaque grippale est forte, on administrera Podophyllum D 4, Chelidonium D 2 et Taraxacum (dent-de-lion) qui ont une influence salutaire sur le foie. Ne pas oublier le jus de carotte déjà mentionné qui, lui aussi, agit sur la glande hépatique. Pendant la nuit, appliquer des feuilles de chou écrasées sur le foie.

Si la grippe prend une forme cérébrale ou nerveuse, on donnera Avena sativa et Acid. phos. D 4 ainsi qu'un calcium biologique (Urticalcin). Dans les cas graves, on y ajoutera Gelsemium D 4 et Echinacea. Une compresse de feuilles de chou sur la nuque soulagera.

Dans toutes les maladies infectieuses dont la grippe, il faut veiller à une bonne hygiène buccale. Les dents seront brossées régulièrement et les dépôts de la langue éliminés à l'aide d'une brosse à dents. Les gargarismes au Molkosan soutiennent fortement la guérison.

Dans une grippe ordinaire, Influaforce, composé homéopathique, sera le remède tout indiqué, avec Echinacea.

Les poumons sont mis à rude contribution dans toute maladie infectieuse et il s'agit de veiller à une bonne aération. Une chambre fraîche, le malade étant bien couvert, sera préférable à une atmosphère surchauffée.

Quand la fièvre a disparu, on commence par offrir au patient des fruits, des légumes crus puis une nourriture légère et végétarienne. Complètement remis, il reprendra son régime habituel qui aurait grand avantage à être naturel.

Grâce à ce traitement, la maladie sera bientôt surmontée ; lassitude et autres phénomènes désagréables survenant à la suite d'une grippe seront évités complètement.

La grippe virale

Bien que la grippe virale, qui traîne toujours en Europe depuis quelques dizaines d'années, ne fasse plus d'aussi nombreuses victimes qu'au début, on ne peut toutefois pas encore aujourd'hui la qualifier de maladie anodine, puisque surtout ses suites peuvent être très pénibles et extrêmement désagréables. Il peut s'agir d'une pneumonie ou d'une aggravation aiguë des lésions chroniques du foie, des reins, du pancréas ou encore de l'abdomen. Le muscle cardiaque peut être atteint de troubles de polarisation, de même des affections de la peau peuvent apparaître sous forme d'eczéma. Suivant les cas, des douleurs rhumatismales peuvent survenir comme séquelles d'une grippe virale mal soignée ou mal guérie. Toutes ces lésions peuvent le cas échéant être évitées par une guérison attentive et fondamentale de la grippe.

Points importants du traitement de la grippe

Quand une grippe virale se déclare nous devons avant tout observer quatre points importants et il convient de les prendre dûment en considération puisqu'ils sont requis pour la réussite du traitement.

1.

Nous avons recours en première ligne à un traitement physique, par lequel nous pouvons favoriser fortement l'élimination du poison des bactéries. En même temps nous surveillons en outre l'état du cœur, puisque nous devons absolument en tenir compte dans les cures de transpiration. Suivant les cas nous pouvons obtenir la transpiration nécessaire par des enveloppements ou par un bain de sudation.

2.

En deuxième lieu certaines préparations phytothérapeutiques bien choisies comme Nephrosolid et Boldocynara sont très indiquées puisqu'elles permettent une élimination accrue par les reins et le foie. Par l'absorption d'Echinaforce (échinacée) nous pouvons empêcher des irritations et des inflammations.

Dès le début de la grippe, nous utilisons des gouttes pleines de ressources qui sont composées de : Baptisia, Lachesis D 10, Echinacea, Bryonia D 3, Aconitum D 3 et Solidago. Elles ont constamment donné de bons résultats et procuré un adoucissement dans l'évolution.

3.

La question alimentaire également est comme dans chaque cas de maladie, très importante. Tant que la fièvre subsiste, le malade ne doit prendre aucune nourriture contenant de l'albumine et de la graisse. Il est opportun d'établir une diète à base de liquides puisqu'elle a fait ses preuves. Des jus de pamplemousse, des jus de myrtilles dilués, des jus de cassis noir, pour varier des jus de betteraves dilués font au malade un bien réel. La quantité de liquide absorbée doit être considérablement plus importante qu'à l'ordinaire.

4.

Après la disparition de la maladie, notre attention doit se porter sur la cure consécutive, car le temps de convalescence ne doit pas être trop court.

Notre cerveau

Le cerveau est non seulement une œuvre merveilleuse mais aussi en même temps un présent généreux du Créateur des êtres. Sans celui-ci, l'homme ne pourrait rien entreprendre, rien envisager, rien exécuter et rien achever. Il doit réellement en être chaque jour reconnaissant. Si un homme jeûne volontairement ou subit la faim involontairement, et de ce fait perd une grande partie de son poids, la part de perte de poids dans la moelle épinière et le cerveau n'est presque pas décelable. Que ce soit d'abord le reste qui se dégrade, nous montre l'importance du cerveau comme origine de la plupart des impulsions vitales.

La noix nous fournit un bon modèle de comparaison avec le cerveau humain. L'écorce externe dure peut se comparer avec le crâne. Le noyau illustre le cerveau, tandis que la peau que l'on peut éplucher quand les noix sont fraîchement cueillies, peut être comparée à l'écorce cérébrale. Entre la moelle épinière et le cerveau est situé le cervelet, qui offre environ la grosseur d'une orange. Nous pouvons nous faire une image des fonctions du cerveau, autant qu'elles ont déjà été étudiées, si nous considérons l'installation de distribution d'une centrale électrique, la salle de commandes d'un steamer moderne, ou la salle de pilotage d'un avion transocéanique moderne. Tous les nombreux instruments et les leviers de commande éveillent assurément d'une part notre étonnement et d'autre part notre admiration. Ces salles de commande sont en quelque sorte le cerveau du bateau ou de l'avion. Tout ce qui se produit pendant tout le voyage, chaque changement de trajet, chaque parade dans la lutte contre les éléments, chaque impulsion proviennent de la centrale de commande du cerveau. Celui-ci est alimenté par l'énergie du corps. La génération de l'énergie qui fait fonctionner l'ensemble, provient des dynamos, des forces motrices et du courant électrique. Si la production de forces ne fonctionne pas bien ou s'arrête, c'est à attribuer à la centrale, parce que c'est elle qui ne travaille pas bien ou est arrêtée, ce qui peut arriver pour aussi merveilleusement bien que soient construits ses appareils et ses installations.

Du symbole à la réalité

C'est le sang qui alimente en énergie notre cerveau. Que celui-ci soit chargé en substances nutritives, en sels nutritifs, en vitamines, de telle sorte que chaque cellule en particulier retienne ce qui lui est nécessaire, alors l'ensemble fonctionne à merveille. Toutefois chacune des millions de cellules n'a pas une fonction particulière à accomplir. Notre cerveau est divisé en groupes de travail, que l'on nomme des centres, jusqu'à aujourd'hui on a déjà reconnu plus de 20 centres. Comment un centre tout entier peut être éliminé, une attaque d'apoplexie le montre bien. Celle-ci a lieu en général à l'intérieur de la masse cervicale et non dans la partie externe du cerveau, donc pas dans l'écorce cérébrale. Que le vaisseau ait éclaté dans la partie droite de la masse cervicale, ce seront les parties externes droites du cerveau qui ne seront plus alimentées en sang et les suites concerneront les parties gauches du corps. Cette inversion est motivée par le croisement du système nerveux dans le corps. Ce que nous percevons à droite est enregistré du côté gauche et inversement. Si le corps peut réparer les lésions, la paralysie disparaît et la faculté de parler, qui était interrompue, reprend à nouveau. Que le centre du langage reste perturbé, tandis que le centre de liaison des idées entre le monde intérieur et extérieur fonctionne, alors le patient sera dans une situation pénible, car pouvant penser correctement, il s'exprime d'une façon erronée. Ce ne sera toutefois pas le cas s'il écrit ce qu'il veut dire au lieu de le parler.

Conséquences défavorables

Une tension sanguine trop haute ou trop basse influence les fonctions du cerveau d'une manière défavorable. Des vertiges ou des absences peuvent provenir par exemple d'une tension trop forte ou d'un manque d'irrigation par suite d'une tension trop basse. Bien que le cerveau, le plus important des appareils, soit très bien abrité et protégé par les os du crâne, des accidents et des secousses peuvent cependant déclencher des lésions. Pensons à ces nombreuses chutes de ski ou dans d'autres sports. Combien de fois la tête a souffert et donc aussi le cerveau, d'une forte secousse ou d'un coup sans que l'on puisse constater un changement visible. Qu'une chute soit assez forte pour qu'à cette occasion les enveloppes soient déchirées, alors l'humeur cervicale s'écoule, et le cerveau qui jusque-là flottait pratiquement sans poids dans cette humeur tombe comme un bateau par le fond. Par là une pression s'exerce sur différents centres. L'accidenté est pris de malaise, le métabolisme est perturbé, le patient commence à vomir, et peut-être à avoir des diarrhées. Le malade doit être étendu sans bouger afin que la déchirure puisse guérir et que le cerveau nage à nouveau dans la liqueur cervicale comme un bateau remis à flot.

L'alcool et les médicaments peuvent exercer également une influence sur les fonctions du cerveau, de telle sorte que certains centres sont freinés et que d'autres voient leur fonction exagérée. Certaines personnes peuvent perdre par là quelque gêne et sentir et agir passagèrement d'une façon dont elles ne seraient pas capables dans leur état normal. Des lésions durables sous forme de fléchissement ou de paralysie du cerveau proviennent particulièrement d'un abaissement de là vitalité par les poisons métalliques comme par exemple l'arsenic, le mercure, et encore d'autres, en ce que les fonctions du cerveau et des centres du système nerveux sont entravées et arrêtées, comme il apparaît dans les suites d'une syphilis d'un stade avancé. Les poisons métalliques précisément peuvent rester inactifs dans le corps pendant des dizaines d'années et se faire sentir d'une façon tragique avec l'âge.

Il est très important de se protéger de la méningite, car elle peut avoir des suites néfastes. On peut l'éviter préventivement en maintenant une bonne circulation du sang. Qu'une méningite se déclare cependant par suite de bactéries contractées, on doit alors sérieusement se donner la peine de la guérir rapidement. Un des remèdes les plus efficaces en pareil cas est l'Echinaforce. Si la méningite n'est pas bien soignée, des paralysies partielles et des lésions durables peuvent s'ensuivre. C'est certes une raison suffisante pour ne pas en finir facilement avec la maladie mais au contraire se montrer plein d'attention. Le malade ne supporte ni bruit, ni lumière et a besoin d'une chambre obscure et d'un grand repos. Les méningites sont toujours dangereuses, non seulement à cause des lésions qu'elles peuvent laisser, mais également, parce qu'elles sont souvent mortelles.

Précautions à prendre

On pense souvent trop peu dans la période de jeunesse et dans les années de capacité productrice de la vie alors que l'on est inlassablement actif, que le système nerveux et avec lui le cerveau doivent encore accomplir leurs services pendant les jours d'automne de la vie. Si nous entretenons le désir d'être encore frais et dispos dans notre vieillesse, d'être en bonne forme parce que nos fonctions corporelles et spirituelles accomplissent encore leur service, alors nous devons prendre soin que l'appareil de la tour de commande, c'est-à-dire notre cerveau soit traité avec plus d'attention qu'il n'est aujourd'hui devenu habituel. Combien abrègent le précieux sommeil, cette merveilleuse source de force et de renouvellement du cerveau, pris régulièrement ! Une exception peut se surmonter, mais un abus constant conduit au surmenage qui, avec le temps, diminue beaucoup les moyens physiques. Veillons donc en première ligne à un bon sommeil et à se coucher tôt, à une nourriture naturelle pour une alimentation nutritive, à l'exercice au grand air pendant les loisirs pour une détente reposante, car nous devons rendre les meilleurs services non seulement à notre état de santé générale mais surtout à notre cerveau.

L'hypophyse

Comme un petit général invisible commande une grande armée ou également comme un chef important dans la tour de commande d'un aérodrome dirige et guide les milliers de chevaux-vapeur et les avions à réaction d'un grand aéroport international, c'est ainsi qu'opère dans le corps la petite glande, grosse comme un pois, qui est connue comme étant l'hypophyse. Cette glande qui ne pèse que quelques grammes, était considérée auparavant comme l'organe du rachitisme. Quand toutefois les premières déclarations sur son importance bruirent à travers les branches des forêts de la science, quand on découvrit même que les lobes avant et arrière fabriquent des hormones toutes différentes, l'étonnement fut grand.

Une si petite glande avait une fonction d'une importance vitale à accomplir !

Un rayon d'action puissant

Pour ainsi dire l'hypophyse dirige la thyroïde, la glande surrénale, ainsi que les glandes génitales. Elle occupe donc une position-clé à l'intérieur des glandes hormonales. Sa liaison directe avec le système nerveux central dans la proximité des centres importants à la base du cerveau du système dénommé système hypophyse-thalamencéphale, préoccupe toujours davantage les chercheurs car il semble que l'hypophyse directement ou indirectement influence tout le cours de la vie. Cela donne l'impression qu'elle décide avec le thymus de la croissance. Etant donné que le développement entier des glandes génitales et la formation des organes sexuels sont commandés par l'hypophyse, un hermaphrodite peut imputer son androgynie à cette glande qui chez lui est mal développée ou fonctionne mal. Une grossesse au cours normal est impossible sans l'action conjuguée de l'hypophyse. Un diabétique peut attribuer son mal non seulement à un manque de production d'insuline des îlots de Langerhans dans le pancréas, mais encore à des troubles de fonctionnement des lobes avant de l'hypophyse. Le foie peut bien sécréter autant de bonne bile, la transformation des corps gras se ferait mal sans l'hormone de l'hypophyse qui agit sur eux. Une tension sanguine maladive, une élimination trop petite ou grande de l'urine et même le déclenchement des douleurs de la matrice dépend du bon fonctionnement des lobes arrière de l'hypophyse et des hormones qui en sont issues.

La science n'a pas encore réussi à comprendre exactement tout le complexe hormonal de cette intéressante petite glande. C'est la raison pour laquelle on ne peut pas fabriquer cette hormone synthétiquement. Il est très risqué de prescrire une préparation d'hypophyse, tout au plus en petite dose homéopathique, puisqu'il peut en résulter des états très douloureux suivant la sensibilité du malade.

Surveillance et observation de la petite glande miracle

Il faudrait absolument pouvoir protéger et soigner l'hypophyse comme étant une centrale de commande d'une extrême importance. Eu égard à sa tâche importante elle est encastrée sous l'enveloppe du cerveau de façon inaccessible. Elle ne peut à cause de cela être influencée que par des soins de santé généraux. Cela vaut donc la peine de donner au corps ce dont il a besoin, en bonne nourriture, en quantité de sommeil, en exercice et en respiration. Bien que l'on sache beaucoup sur cette petite glande, le secret de cet appareil miniature n'est de loin pas encore éventé.

L'ensemble des instruments d'un avion moderne de transport est pour le profane surtout un miracle inexplicable. De même un récepteur de radio dans un boîtier de montre est un miracle de la technique. Mais ce que cette petite glande de la grosseur d'un pois contient et tout ce qu'elle peut probablement contenir encore, cela dépasse certes de mille fois tout ce que l'esprit humain a conçu. Tout ceci fait pressentir que nous devons prendre soin davantage de l'organisation de notre corps, et ne pas lui constituer des charges inutiles pour sa santé. Le psalmiste a exprimé cette attention respecteuse dans ces mots, quand il dit : "Je te loue, de ce que tu m'as créé d'une manière excellente. Tes œuvres sont merveilleuses et mon âme le sait bien".

Cause des maux de tête ; comment les guérir

Il faut toujours rechercher la cause des maux de tête avant de les supprimer par des stupéfiants. Très souvent, ils proviennent de troubles intestinaux. Les gaz qui se développent par suite de certains phénomènes de putréfaction sont entraînés vers le foie puis passent dans le sang. Ces gaz vagabonds provoquent le mal de tête, ayant une action nuisible sur les cellules nerveuses. Les maux du bas-ventre peuvent à leur tour occasionner des maux de tête. Le surmenage engendre la faiblesse nerveuse qui, souvent, est à l'origine des migraines. Bien d'autres facteurs peuvent être responsables de céphalalgies. Ainsi, un déplacement de vertèbre sera traité par le chiropraticien qui supprimera du même coup le mal de tête.

Le mal de tête, rappelons-le, est un symptôme, c'est-à-dire la manifestation d'un trouble et non la maladie elle-même. Rien ne sert donc d'avaler des calmants et autres poisons. Il faut remonter à la cause.

On peut toutefois calmer une céphalalgie en apportant aux cellules nerveuses certains sels nutritifs biochimiques capables de soulager la douleur ou, même, de la supprimer. Sanguinaria est un remède homéopathique d'une grande puissance. Si certains sels nutritifs se combinent à Sanguinaria et à d'autres remèdes homéopathiques, il en résulte un remède complexe qui, en tant que nourriture cellulaire, supprime complètement certains maux de tête.

Les applications externes ne sont pas à dédaigner non plus. Les méthodes dérivatives peuvent agir favorablement, les douches chaudes sur la nuque et le long des vertèbres, en particulier. Si les maux de tête sont provoqués par les organes de digestion, on appliquera la douche chaude sur l'abdomen. Appliqués sur la nuque, les maillots d'oignon, de raifort, de feuilles de chou font merveille. De toute façon, la méthode naturelle est plus utile que n'importe quel remède chimique.

Le principe fondamental de tout traitement consiste à remonter à la cause et à la supprimer.

La langue

Ainsi que chaque organe, la langue est aussi une œuvre merveilleuse, un prodige de la création. La disposition et la structure particulière de cet organe musculaire lui procurent une mobilité telle que n'en possède aucun autre organe du corps. La langue peut adopter sans effort une forme aplatie, large, mince ou épaisse en ce que les fibres musculaires lui obéissent comme des chevaux de cirque bien dressés. Le plus intéressant dans la construction de la langue est néanmoins sa surface qui, en agrandissement, ressemble à un paysage lunaire. Toutes les hauteurs et les petits cratères sont équipés de menus appareils de réaction. Ceci procure à l'homme la possibilité de percevoir un goût distinct quand il mange et quand il boit. Dans de telle fosses gustatives sont installées les glandes muqueuses, qui veillent à ce que quelque liquide soit toujours disponible car seuls les éléments liquides et dissous peuvent déclencher la saveur gustative.

La sensation gustative

Les cellules nerveuses qui enregistrent la sensation gustative et la conduisent au cerveau sont ordonnées comme un oignon. Les cordons nerveux conducteurs peuvent être comparés aux racines tandis que les appareils à réaction ordonnateurs figurent les couches renforcées de l'oignon. A la place de la tige de l'oignon il y a des poils fins qui enregistrent, comme terminaison des nerfs, les excitations. On appelle ces nerfs bulbeux des papilles et les savants les ont comparés à des bourgeons. Un homme adulte en possède environ 3000. Il est intéressant de constater que l'homme a en mangeant beaucoup moins de sensations gustatives que par exemple les familles d'antilopes qui présentent sur la langue environ 15 fois plus de papilles que l'homme. Si l'homme possédait exactement autant de papilles que ces animaux, il remarquerait peut-être plus tôt ce qui est sain pour lui et sans doute aussi ce qui est toxique. Les animaux peuvent différencier mieux que l'homme ce qui est bon ou mauvais pour eux.

Les zones gustatives sont faciles à constater sur la langue. A l'extrémité de la langue, on perçoit ce qui est sucré en la trempant dans du miel. On ressent ce qui est salé aux bords sur les côtés, un peu en arrière et plus loin, en arrière également sur les côtés de la langue, on ressent ce qui est acide, tandis que derrière, au travers de la langue, il y a des zones gustatives avec lesquelles on perçoit ce qui est amer. Le milieu de la langue est neutre en entier et n'enregistre absolument aucune sensation gustative. Il est remarquable de noter que la langue, comme organe de test, travaille d'une façon beaucoup plus sûre que ne le fait une réaction chimique. Une cave à vins ou une fabrique d'huile d'olive accordent plus de considération à un dégustateur expérimenté qu'à un chimiste du laboratoire.

Que la vie serait bien différente pour nous sans les 3000 papilles de la langue. Qu'est-ce qui nous éperonnerait à manger et boire si cela n'était pas lié à une jouissance. C'est ce que peut bien se figurer celui qui a dû se forcer à manger sans le moindre appétit. Les femmes et les cuisinières également perdraient toute incitation à la préparation d'un bon repas s'il manquait en récompense la caresse satisfaisante d'un repas savoureux. Malgré sa petitesse la langue a la charge d'un rôle important duquel dépendent bien des satisfactions et des jouissances.

Autres facultés de la langue

Bien que nous connaissions la construction anatomique et une partie des fonctions de la langue, nous n'avons pas encore fait, de loin, le tour de son rayon d'action en entier et de ses possibilités fonctionnelles. Nous savons très bien que nous devons à la langue la faculté de se faire entendre par le langage. Mais non seulement cela, elle est aussi le porte-parole du cœur auquel nous attribuons symboliquement le siège des sentiments, de la pensée et des décisions. A cause de cela le petit organe mobile peut délivrer des bénédictions et des imprécations pour nous et pour d'autres.

Le récit biblique nous confirme que chevaux et navires sont plus faciles à régir que notre langue. Quoique ce soit un petit membre, il peut s'en échapper un feu dévastateur, comparable à un incendie de forêt destructeur.

Son efficacité est affligeante quand elle véhicule de méchants propos et aide par là à calomnier des amis et chères connaissances. L'envie et aussi la haine peuvent se servir de ce petit instrument de l'âme si maniable, pour faire du tort, pour lancer des flèches empoisonnées, qui peuvent nuire au prochain qui a réussi dans la vie. Souple comme une anguille, la langue travaille à la corruption car la victime choisie ne doit pas échapper à son pouvoir magique. Combien de langues ne savent pas faire la différence entre oui et non, et contribuent par leurs discussions et leur activité mensongère à détruire les autres.

Plus d'une personne a sans doute confié à sa langue la bile amère de son cœur et ainsi contaminé et empoisonné bien des choses. Et comme ce petit membre simple et effacé peut faire du mal chez les esprits faibles. L'état déséquilibré d'un tel être cherche souvent à s'ouvrir une voie par la langue. Il est très pénible pour une personne saine d'affronter un tel flux.

Mais c'est déjà bien assez quand la langue d'autrui nous juge durement sans tenir compte de nos mobiles. Un jugement écrasant a conduit plus d'un individu au désespoir.

De l'emploi bienfaisant de la langue

Mais a-t-on vraiment octroyé à la langue le pouvoir de la parole afin qu'elle crée seulement des malheurs ? Non, certes pas. C'est pourquoi déjà l'apôtre rappelait à ses disciples de bien examiner ce qui est aimable et harmonieux, car une utilisation contraire de la langue ne prépare que des chagrins et des ennuis. Des paroles pleines d'amour et de chaleur, des leçons telles que des recommandations bienveillantes, de la consolation et du réconfort, doivent couler de nos lèvres de sorte que le petit membre de l'expression serve à la bienfaisance. Mais bien sûr cela ne peut arriver que si le cœur est dans de bonnes dispositions. Quand il s'applique à tendre une main secourable à l'ami dans le besoin et même l'emporte par le bien sur des intentions hostiles. En pareil cas, il est évident que la langue peut aussi être douce et bonne.

Qu'est-ce qui nous embellit tellement le printemps ? N'est-ce pas le doux chant des oiseaux ? Les petits gosiers lancent dans l'air un chant de reconnaissance plein d'enthousiasme et de zèle ardent. Nous aussi nous sommes pourvus de cette merveilleuse faculté de chanter, et pouvons comme les oiseaux exprimer l'exaltation de nos sensations en chant harmonieux.

Mais la langue doit aussi apprendre encore quelque chose, qu'elle doit pouvoir se taire dans les moments difficiles. Elle doit se taire quand il s'agit de dénoncer des amis et des frères. Elle doit être en outre exercée à se taire pour contrecarrer les intentions destructives de l'ennemi et briser la puissance du mal. Même un homme insensé sera regardé comme sage, s'il sait se taire. C'est ce que proclamaient déjà les Proverbes de Salomon. Et c'est bien pourquoi la voix populaire dit que la parole est d'argent mais que le silence est d'or. Il faut réellement plus de force pour se taire que pour parler.

Comme il est étrange qu'un aussi petit membre que la langue serve à des usages si multiples. Elle peut nous rendre précieux le boire et le manger, elle peut nous préserver de consommations nuisibles ou même empoisonnées, car si nous n'exigeons pas de notre palais des jouissances dénaturées, si nous ne lui demandons pas de déclarer bon ce qui est mauvais, elle nous récompense alors par la faculté de juger sainement. En même temps elle s'occupe aussi de l'autre rôle auquel est destiné ce petit membre, avec la faculté d'exprimer les sentiments. La langue peut être par conséquent un instrument extrêmement utile ou repoussant de notre corps. Que nous l'employions comme porte-parole de notre cœur à un bon ou à un mauvais usage, cela dépend de l'état de notre cœur, c'est pourquoi Salomon nous conseille sagement quand il nous recommande de protéger notre cœur plus que toute autre chose, car là sont les conséquences de la vie et la bouche parle selon les trésors du cœur.

Ménagez vos yeux

Nous n'allons pas établir une dissertation savante sur le miracle qu'est l'œil humain, nous nous bornerons à quelques simples indications qui éclaireront la base naturelle et nous y ramèneront. Les yeux sont fatigués par un travail intellectuel intense, c'est un fait. Une vie simple et naturelle ménage les yeux. La nourriture carencée par suite de la culture poussée prend une part certaine aux affections des yeux. Il est malaisé de remédier à ces facteurs, conséquences de notre profession et de notre vie quotidienne. Si, ayant déjà modifié certaines habitudes, nous aspirons plus haut, que convient-il de faire ? Il nous reste un moyen bien simple. Jadis, alors qu'on ne disposait pas encore de la lumière artificielle pour prolonger la journée, l'homme se couchait tôt et ses yeux n'étaient pas surmenés et malades comme ils le sont trop facilement aujourd'hui. Essayons ce remède curieux, voulez-vous ? Faisons tourner en arrière la roue du temps et vivons un mois sans électricité ! "Comment faire ?" me demandez-vous. Eh ! bien, ne touchez plus à l'interrupteur ! En renonçant volontairement aux commodités du miracle de la technique moderne, vous soulagerez vos yeux surmenés, brûlants, fatigués et qui commençaient à vous refuser leur service. Pour éviter de retomber dans l'engrenage des habitudes, il faut bien répartir son temps pour ne pas être tenté, la nuit tombée, d'avoir recours aux services pratiques de l'électricité. Jadis, le crépuscule invitait à la détente nécessaire avant le sommeil. Essayons de réaliser ce programme pendant quatre semaines. Peut-être cette expérience nous fera-t-elle comprendre pourquoi Dieu a créé deux sortes de lumière : celle éclatante du soleil pour le jour et celle de la lune, douce et calmante pour la nuit. Essayez donc d'accomplir un travail effectif au clair de lune. Vous y renoncerez bientôt car l'astre de la nuit vous chantera sa berceuse millénaire et si vous vous laissez prendre à son charme, vous plongerez dans un sommeil profond. Si vous profitez complètement du repos nocturne, vous vous éveillerez aux premiers rayons du jour en pleine forme, sans la moindre envie de vous retourner pour prolonger votre sommeil dans la lumière du jour. Ce que vous n'avez pas terminé péniblement à la lumière artificielle se réalisera sans effort, comme un jeu, au petit matin. Vous serez étonné de constater combien le travail est facile de grand matin et ce rythme nouveau vous permettra de renouveler vos forces usées et vos yeux, surmenés par des années de lumière artificielle, se fortifieront peu à peu. Vous adapterez ainsi le rythme journalier au rythme de la lumière. C'est l'ordre biologique divin. Plus nous lui résistons, plus nous fatiguons nos yeux qui finiront par devenir malades. Avec le temps, l'homme ne pourra plus se passer de lunettes. Nous ne réfléchissons pas assez aux conséquences de notre mode de vie. Nous sommes installés dans une atmosphère artificielle, nous n'écoutons plus la nature pour apprendre le rythme naturel des choses. Qu'adviendrait-il des plantes si elles devaient jour et nuit subir l'influence de la lumière, sans avoir la possibilité de se régénérer, de se reposer ? Leurs cellules fatiguées seraient atteintes et leurs fonctions réduites. Il en est de même pour nous. Pourquoi l'homme, couronnement de la création visible, ne se soumettrait-il pas à ces règles harmonieuses ? Pourquoi rester au lit et dormir encore quand le soleil brille, offrant à la créature l'enchantement de ses heures matinales ? Pourquoi rattraper le soir ce qu'on aurait pu faire le matin, de bonne heure ? A quoi bon se préparer des nuits troublées au lieu de reprendre dans le sommeil d'avant minuit les forces dont nous aurons besoin le lendemain ? Nos yeux tireraient le plus grand bien de ce programme quotidien révisé. Accordons-leur du repos dès la tombée de la nuit.

Les yeux et l'organisme entier nous sauront gré de ce rythme naturel. Tentons notre expérience au printemps ou en été. Menons à chef notre programme. Offrons à nos yeux les bienfaits de la lumière matinale et préservons-les le soir de la lumière trop vive de nos ampoules électriques !

Les glandes lacrymales

N'est-ce pas un équipement merveilleux que nous possédions dans les glandes lacrymales, une soupape qui, dans de trop grandes afflictions morales, nous permette de diminuer la tension intérieure ? Comme ce serait insupportable déjà pour un enfant s'il ne pouvait pas pleurer quand sa poupée se casse ou quoi qu'il arrive de fâcheux. Réellement, quand l'eau salée des larmes roule en perles le long de ses joues, la douleur n'est plus qu'à moitié aussi forte. En particulier chez les femmes cet équipement pratique fonctionne beaucoup mieux, on le sait, que chez les hommes.

Les glandes lacrymales qui sont situées dans l'angle supérieur externe de l'œil dans une petite cavité de l'os frontal, ont encore, en dehors de l'évacuation des larmes, une autre fonction à accomplir. L'humeur lacrymale doit aussi maintenir humide la sclérotique et la cornée, en empêchant par là l'assèchement. Egalement les bactéries, poussières et corps étrangers peuvent être évacués par l'humeur lacrymale.

Bien que les inflammations des glandes lacrymales se produisent rarement, on peut observer fréquemment des inflammations des canaux et des sacs lacrymaux. Si une telle inflammation n'est pas soignée, et cela par des compresses chaudes d'herbes pour lesquelles on emploie de la camomille avec de l'euphraise, alors les bactéries infiltrées peuvent former des inflammations chroniques et même des abcès. Les bains d'yeux avec un peu de lait chaud ou une infusion de mauve, additionnée de quelques gouttes d'Echinaforce, guérissent très rapidement les inflammations légères. Il est extrêmement recommandé aux personnes qui sont très exposées à la poussière de nettoyer chaque soir l'emplacement des yeux, les paupières fermées, et cela avec de l'ouate imbibée d'Echinaforce et par là éliminer la saleté, la poussière et les bactéries. Quand le canal lacrymal est bouché, il faut absolument aller chez l'oculiste et le faire perforer. Le traitement avec l'Echinaforce et les bains d'yeux avec du lait chaud et l'infusion de mauve doivent être exécutés en même temps. Quand les yeux sont collés très fortement le matin chez les adultes, par ce que l'on appelle de la cire, ceci indique un trouble important du métabolisme, qui nécessite un traitement urgent. On ne devrait jamais surmener les yeux en lisant longtemps avec une mauvaise lumière. Les yeux ont un impérieux besoin de repos, d'un sommeil abondant, car pendant la journée ils doivent avoir un rendement satisfaisant. Mais bien que les yeux soient pour notre vie ce qu'il y a de plus précieux, la plupart oublient de les considérer et de les apprécier comme un présent indispensable et de bien les soigner et les protéger. Personne ne contestera, que ce sont des instruments dont nous ne pouvons nous passer ni physiquement ni moralement, sans devoir ressentir leur perte comme extrêmement pénible. Les yeux sont certes au milieu de la diversité de la puissance créatrice une grande merveille et les glandes lacrymales qui y sont rattachées sont de leur côté, bien que petites et en apparence insignifiantes un signe convaincant d'assistance réfléchie dans le cours des événements nécessaires mais inconscients de la vie.

Remèdes simples pour guérir les maladies des yeux

Il est certain que la provitamine A de la carotte exerce une action favorable sur les yeux. En outre, toute amélioration de la circulation provoquant une meilleure irrigation sanguine de l'œil stimule l'activité visuelle. Si l'irrigation oculaire est meilleure, les avantages que l'œil tire du carotène seront d'autant plus grands. A défaut de carottes fraîches on utilisera Biocarottin (concentré de carotte). Cette cure sera complétée par Aesculaforce et Urticalcin. Il sera bon également d'activer la fonction rénale avec Solidago. Enfin, pour compléter de traitement naturel, Gælopsis vous apportera de l'acide silicique.

Les maladies des yeux peuvent être causées par des troubles hépatiques, la constipation, le surmenage. Il faudra éviter toute perturbation fonctionnelle. Jusqu'à ce que le foie ait repris son équilibre, outre le régime hépatique, on prendra Chelidonium D 2, Podophyllum D 4 ou Boldocynara, gouttes pour le foie.

A ce taux-là, la constipation aura toute chance de disparaître, sinon on la traitera avec des remèdes naturels. Avant tout, il faut éviter les aliments dénaturés ou raffinés. On les remplacera par une nourriture pure, pauvre en protéines et en chlorure de sodium. En cas de surmenage, le sommeil d'avant minuit permettra de récupérer des forces. Avoine (ou Avenaforce) est un tonique des nerfs et un fortifiant. Il suffit d'adapter à chaque cas le mode de traitement qui lui convient le mieux.

S'il y a obstruction du canal lacrymal, on complétera la médication interne par des cataplasmes d'argile préparés avec une infusion de prèle.

En cas de conjonctivite, on lavera les yeux avec une infusion d'euphraise et de souci.

Suppuration des yeux et de la bouche

La suppuration des yeux et de la bouche peut disparaître rapidement, après application d'un traitement naturel. Voici ce qu'une maman nous écrit à ce sujet :

"Notre petit va déjà mieux. La suppuration a disparu au bout de cinq jours de traitement naturel. L'enfant faisait pitié à voir. Aujourd'hui, il court dans la rue. Nous l'avons soigné de la façon suivante : avant le repas, on lui donnait du Solidago et du Vitaforce (fortifiant naturel vitaminé) puis de l'Urticalcin. Après le repas, il prenait Hepar sufl. D 4 et Lachesis D 12. Deux fois par jour, je lui lavais les yeux avec Aesculaforce fortement dilué et lui appliquais une compresse d'oignon sur la nuque. La dérivation fut rapide. Les lèvres tuméfiées furent badigeonnées d'huile St-Jean et saupoudrées de calcium en poudre. Il buvait des jus de fruits, du thé de prèle. Sur les yeux, je fis plusieurs maillots de kaolin (argile blanche) dilué avec du thé de prèle et additionné de quelques gouttes d'huile St-Jean.

Nous sommes heureux et reconnaissants aujourd'hui que cette dangereuse infection ait pris fin. Je continue à donner au petit du Solidago, du Vitaforce et du calcium."

En général, ces affections sont faciles à guérir si l'on soutient convenablement l'organisme car la nature guérit quand elle est secondée de la bonne manière. Mais il vaut mieux laisser le corps agir tout seul plutôt que d'appliquer un traitement contraire. On veut toujours supprimer les symptômes, détruire les agents pathogènes sans se rendre compte qu'on diminue simultanément la force de défense naturelle du corps. On fait la même sottise qu'en combattant les parasites et les infections des plantes à l'aide de poisons spécifiques violents qui détruisent les moyens de défense naturelle. L'ordre normal étant perturbé, on se voit obligé de recourir à ces remèdes nuisibles qui affaiblissent la puissance curative naturelle. Il faut espérer que l'homme comprendra enfin que seule la nature guérit. Nous ne sommes que des auxiliaires qui font éclore le merveilleux pouvoir guérisseur de la nature.

Le nez

La respiration se compose de trois outils réunis, à savoir le nez, les conduits respiratoires et la langue. Chacun de ces trois outils a une tâche très importante à accomplir, et seul un jeu d'équipe permet un échange de gaz sans danger.

Le nez n'a pas d'os pour obtenir sa fermeté, mais est monté sur des cartilages. Les os seraient trop fragiles et se briseraient aisément, quand on tombe sur le nez, ou quand on attrape un ballon ou quelque objet dur sur le nez. Dans la pratique des sports, comme la boxe ou les sports d'hiver, le nez ne serait plus bientôt qu'une pauvre masse informe, si les parois cartilagineuses souples n'en supportaient pas autant. Comme un joli visage dépend beaucoup de la forme du nez, c'est ce que l'on voit surtout après des accidents, quand le nez est écrasé et fortement déformé. Heureusement ce malheur peut de nos jours être bien corrigé en général par la dextérité des médecins de la chirurgie esthétique moderne.

Les fonctions du nez

Pour notre santé c'est toutefois le rôle attribué au nez qui est important. C'est que dans notre nez est encastrée une véritable petite climatisation, ce qu'ignorent peut-être beaucoup d'entre nous. Quand il fait froid dehors, ce mécanisme dans notre nez réchauffe l'air respiré dans une mesure suffisante ; quand par contre il fait dehors une chaleur tropicale, alors le nez peut refroidir l'air chaud et rendre le climat supportable. Notre nez arrive aussi à fournir une compensation quand l'air extérieur est trop sec ou trop humide. Les dispositions divines sont si merveilleuses et réfléchies jusque dans les plus petits détails que l'on doit continuellement s'étonner qu'il puisse y avoir des gens qui veulent nier la présence d'un Dieu tout puissant malgré les constatations visibles de la sagesse et de la force créatrice. Il n'y a que Lui qui ait pu tirer quelque chose de visible du néant, car Il avait ses propres lois à ses ordres. Toutes ces lois ne peuvent pas tirer leur origine d'elles-mêmes, et leur bonne application n'est pas laissée à l'arbitraire aveugle. Continuons donc à écouter tout ce que déjà notre nez à lui tout seul comme petit organe nous confirme à cet égard.

Notre nez est si merveilleusement installé que ses muqueuses peuvent retenir poussières et bactéries, en supposant toutefois que nous respirions par le nez et que celui-ci fonctionne normalement. Comme on sait, au lieu de respirer par le nez on peut respirer par la bouche, ce faisant, nous ne pouvons pas utiliser les installations protectrices du nez, et nous nous attirons de nombreux refroidissements et infections. En particulier la gorge, les bronches et les poumons sont alors menacés.

Il est intéressant de constater, que les conques nasales réagissent par un léger réflexe à la bonne ou à la mauvaise odeur, en s'élargissant ou en se rétrécissant, donc laissent passer plus ou moins d'air. Chose étrange, les conques nasales réagissent également aux pieds froids, car quand ceux-ci sont froids les conques nasales se resserrent, deviennent froides et sèches et par suite les glandes cessent leur fonction. En conséquence, ni la poussière ni les bactéries ne seront plus retenues, d'où cela va de soi un refroidissement suivi de l'apparition d'un catarrhe ou d'un rhume. Gardons-nous donc prudemment d'avoir les pieds froids et d'inspirer des bacilles par la bouche, car ces deux choses peuvent avoir comme conséquence des rhumes et des catarrhes. Quand les muqueuses du nez fonctionnent bien, nous sommes en état d'annihiler complètement tous les bacilles de catarrhe respirés. Dès lors, c'est une règle de santé absolue, de respirer toujours par le nez.

Remèdes à différentes maladies du nez

Qui souffre continuellement de rhumes, devrait de temps en temps respirer de la poudre calcaire (par exemple l'Urticalcin réduit en poudre), de la même manière que l'on introduisait jadis une prise de tabac à priser dans le nez. Par temps froid il est profitable de graisser régulièrement les muqueuses du nez avec une bonne graisse de laine. La crème Bioforce agit dans le même but d'une façon éprouvée, vu que si elle est utilisée assez tôt, elle empêche même l'irruption des rhumes. Quand nous marchons ou courons trop vite, en règle générale nous ne respirons plus par le nez. Nous devrions donc constamment mesurer notre hâte, afin de pouvoir respirer toujours par le nez, c'est aussi tout au profit de notre cœur qu'ainsi nous ne surmenons pas.

Les polypes aussi peuvent gêner et diminuer notre possibilité de respirer par le nez. C'est très gênant, même si ces polypes ne peuvent être qualifiés que de proliférations bénignes. Marum verum ou herbe à chat (germandrée maritime) est le seul remède efficace contre ces proliférations. Si elles ne cèdent pas malgré cette administration, il faut les faire enlever par le chirurgien. La rhinite chronique fétide ou Ozæna en latin est encore plus gênante que les polypes. De bon secours contre ce mal sont la prise d'une solution de sel marin et la prise ultérieure d'Urticalcin. Comme remède internes, les Kali jod. D 4 et Mercurius solub. D 4 ont fait leur preuve.

L'inflammation des muqueuses du nez peut aussi être très incommodant. En particulier au moment des nombreux changements du temps de printemps, elle peut être très fatiguante. Comme pour toutes les inflammations, l'Echinaforce en usage interne agit d'une façon sûre dans les inflammations des muqueuses du nez. Simultanément on en imbibe un tampon d'ouate et on l'introduit dans le nez, ce qui apporte des résultats rapides. S'il se forme sur les parois internes du nez des petites croûtes, la crème Bioforce écarte complètement ces maux.

On peut relativement facilement juguler le rhume de cerveau ordinaire, en utilisant une tranche d'oignon fraîchement coupée. Nous la plongeons rapidement dans un verre d'eau chaude et cette seule immersion suffit, puis si nous buvons cette eau par gorgées nous aurons à en noter le succès.

Le catarrhe du nez ou coryza, avec des sécrétions gluantes et d'apparence purulente, peut être coupé dans son stade aigu si l'on boit par gorgées un verre d'eau chaude additionnée de 5 gouttes de teinture d'iode. Les personnes allergiques à l'iode, surtout celles atteintes de goitre exophtalmique peuvent obtenir le même résultat spontané par 5 gouttes de teinture de camphre au lieu de 5 gouttes de teinture d'iode. L'ingestion d'échinacée agit très bien, en usage externe.

Le catarrhe des sinus peut être extrêmement douloureux, car dans ce cas le catarrhe s'étend jusqu'aux sinus et entrave considérablement notre pouvoir de penser. C'est pourquoi nous sommes reconnaissants de connaître des remèdes à l'effet rapide, tels que Cinnabaris D 4 et Hepar sulf. D 4. Grâce à eux nous pouvons faire cesser la purulence qui se forme rapidement, si bien que dans un temps relativement court nous serons délivrés de ce fardeau désagréable. Il faut absolument s'efforcer d'empêcher un catarrhe chronique des sinus, car celui-ci peut devenir très tenace et souvent résister longtemps à tous les traitements.

Otite

Cette inflammation de l'oreille ne doit pas être prise à la légère car elle peut entraîner de très graves conséquences. Il faut tout de suite provoquer une dérivation sur la nuque en appliquant par exemple une compresse d'oignon. S'abstenir si possible des instillations médicamenteuses. Introduire la diète de fruit et pendant plusieurs semaines, supprimer les aliments indigestes et épicés. Les lavages éventuels se feront de préférence avec une infusion de plantain, de camomille, de souci ou de mélisse. Si l'on éprouve une sensation de battement au fond de l'oreille, si la douleur s'intensifie surtout du côté droit et s'aggrave au cours de la nuit, Calcarea carbonica D 6 (Calcium carbonicum) agira favorablement.

Un bon traitement s'impose car il peut se déclarer une otite moyenne, beaucoup plus dangereuse qu'on ne croit. Si au lieu de s'acheminer vers l'extérieur par la membrane du tympan, le pus pénètre par le rocher à l'intérieur du crâne, la vie est en danger. La méningite peut avoir pour cause une otite moyenne mal soignée. Certaines bactéries et leurs toxines non éliminées provenant de scarlatine, rougeole, diphtérie, grippe, angine provoquent parfois des otites externe ou moyenne. D'où nécessité absolue d'éliminer complètement tous les poisons afin d'éviter les récidives et leurs conséquences. Une autre complication redoutable d'une otite négligée est la surdité progressive avec dégénération du nerf auditif.

Les dosages homéopathiques de Pulsatilla, Belladonna, Sulfur et Mercurius solubilis sont parmi les meilleurs remèdes en cas d'otite externe ou interne. Au début d'une suppuration Hepar sulf. D 10 fait merveille. S'il y a danger de septicémie, Lachesis D 12 peut encore sauver la situation. En cas d'écoulement chronique, on alternera Silicea D 12 et Causticum. La tendance aux récidives sera combattue par Baryum carbonicum D 12, à dose très restreinte.

Celui qui est sujet aux maux d'oreilles fera une cure prolongée de suc de plantain (extrait de plantes fraîches). Le plantain lancéolé, en latin Plantago major, est un des meilleurs remèdes pour l'oreille ; il affine l'ouïe.

Otite moyenne suppurante

Trop souvent, l'otite moyenne atteignant les enfants n'est pas l'objet de soins suffisamment attentifs. Le malade se plaint d'otalgie ; il y a peut-être un léger écoulement d'oreille contenant du pus. On met l'enfant au lit en supposant que c'est suffisant de le garder au chaud. Malheureusement, on omet d'appliquer le traitement adéquat. C'est à cette négligence que beaucoup de gens doivent d'être durs d'oreille ou même sourds. En cas d'otite moyenne, il y a toujours danger de méningite. L'otite chronique peut avoir des répercussions fâcheuses sur la vue. D'autres organes, même éloignés du point d'infection peuvent être touchés ; on comprend donc sans peine l'importance d'un traitement efficace qui vise à la guérison complète.

Pour guérir une otite moyenne suppurante devenue chronique, on fera appel à une méthode naturelle qui soulagera le patient : on appliquera des compresses d'oignon derrière les oreilles ou s'il faut un remède plus énergique, des sinapismes. Si ces maillots se révélaient encore insuffisants, il faudrait avoir recours aux dérivations de Baunscheidt. Les dérivations sont d'une grande importance dans les inflammations chroniques : il faut, le plus rapidement possible, faire dériver le foyer d'infection vers l'extérieur, surtout s'il s'agit de la tête. Dans les infections des oreilles, des yeux, du nez, la dérivation se fera vers la nuque ou les épaules. Le traitement sera le suivant : toutes les deux heures, on administrera 5 gouttes de Belladonna D 4 en alternant, toutes les deux heures, avec 2 comprimés de Ferrum phos. D 6, ce qui revient à dire qu'en deux heures le malade aura pris les deux remèdes. Tant que l'oreille coule et suppure, Hepar sulf. D 4 est indiqué. Silicea D 12 rendra d'excellents services au moment où la suppuration aura cessé. En outre, on aura avantage à instiller dans l'oreille, chaque jour, 1 goutte d'huile St-Jean et 1 goutte de Plantago. La rhinite et la pharyngite qui peuvent accompagner l'otite par suite d'une transmission des agents pathogènes se soigneront avec Cinnabaris D 3 et Plantago. Cinq gouttes de Plantago sur un tampon d'ouate s'appliqueront dans l'oreille. Grâce à ce traitement, on parviendra à guérir une vieille otite chronique et à rétablir les fonctions auditives normales. Mais il faudra suivre strictement ces indications afin de ne pas risquer la surdité. La moindre négligence peut porter de graves préjudices au nerf auditif, à l'oreille interne si délicate et compliquée, aux osselets de l'oreille moyenne auxquels il n'y aura plus moyen de remédier. Dès les premiers symptômes, il faut appliquer un traitement naturel intensif, tout en soutenant l'état général du malade par une alimentation vivante. A ce moment seulement, la nature régénère et guérit.

Sinusite

La sinusite est une inflammation des sinus faciaux. Si l'on songe à la cause de ce mal, il est simple à guérir en ayant recours aux applications naturelles. Cette inflammation, en général, part du nez, après un rhume, une angine, la grippe ou la scarlatine. Une infection des dents peut aussi lui donner naissance. Elle débute par une stase sanguine, une rétention des liquides excrétés ; toute fonction étant perturbée, le corps doit réagir d'une autre manière en amenant leucocytes et lymphocytes qui vont lutter sur place pour enrayer les dégâts. Le corps possède plusieurs moyens de défense. Si la voie normale est bouchée, il en recherche une autre afin de parer au plus pressé. Il se produit ainsi une suppuration dans les sinus frontal, ethmoïdal ou du maxillaire. Cette complication s'annonce par un écoulement purulent nasal, très souvent unilatéral, avec battements douloureux et spontanés au niveau du front ou des maxillaires. Les formes chroniques sont indolores, elles se manifestent parfois par un rhume et un enrouement n'ayant pas de cause apparente. Les lavages seuls sont insuffisants, il faut avoir recours à la dérivation. Quoique peu agréables, les maillots d'oignons sont efficaces et pratiques. Un oignon finement haché est étalé entre deux gazes qu'on appliquera pour la nuit sur la nuque. Les deux remèdes homéopathiques Hepar sulf. D 4 et Cinnabaris D 4 favorisent l'élimination du pus. A la suite de ce traitement, les lavages sont généralement superflus. En cas de sinusite chronique ou de sinusite provoquée par un refroidissement, compresses et bains chauds atténuent la douleur.

Inflammation de la gorge : angine

Une méthode aussi simple permettant d'éviter toutes les complications que peut entraîner une angine, il est incompréhensible de la voir négligée.

L'angine - et avec elle toutes les inflammations de la gorge - si elle est mal soignée ou si elle n'est pas guérie complètement, peut avoir des suites fâcheuses ou même causer des dégâts incurables. Il est donc capital de désintoxiquer avec énergie, d'éliminer les corps pathogènes pour prévenir toute nouvelle production de toxines, de soigner les amygdales non seulement pendant la maladie mais après disparition des symptômes aigus.

Les badigeonnages au Molkosan sont de rigueur : ils réussissent parfois à enrayer une angine. Désinfectant puissant, le Molkosan, concentré de petit-lait acide, sans présenter le moindre inconvénient, dépasse en efficacité les désinfectants les plus forts. Il détruit les germes pathogènes de la surface des amygdales et parvient à atteindre ceux qui sont logés dans les cryptes amygdaliennes.

Celui qui n'a pas ce remède sous la main mâchera fréquemment de la racine de boucage ou d'impératoire. L'hygiène de la bouche est importante. Les gargarismes à l'eau salée sont utiles. On peut aussi sucer une tranche de citron non sucrée ; le citron est un bon adjuvant des soins de la bouche.

Dans les cas chroniques, les amygdales seront fréquemment nettoyées avec l'appareil du docteur Rœder puis badigeonnées.

Dès le début de l'angine, on fera des compresses, en alternant les feuilles de chou et l'argile. Comme traitement interne, on prendra Lachesis D 12 et une tisane de Solidago pour favoriser l'élimination des toxines d'angine par les reins.

Le régime sera pauvre en sel et en protéines.

La sudation est bénéfique pour autant que le malade soit robuste. L'angine n'est pas une maladie inoffensive : nous l'avons déjà dit, elle peut avoir des complications fâcheuses.

Trop de gens semblent ignorer les dangers de l'angine. S'ils les connaissaient, ils voueraient tous leurs soins à la guérir radicalement afin d'éviter toute suite désagréable. Car on entend alors des récits de ce genre : "Il y a deux mois, ma fille âgée de dix-sept ans a eu une angine doublée d'otite."

Ennuis cardiaques, péricardite, néphrite peuvent fréquemment résulter d'une angine. Il ne faut donc pas prendre cette affection à la légère mais demeurer sur ses gardes. Dès les premiers symptômes, opérer sans tarder une désinfection locale pour éviter la production de corps toxiques et veiller en même temps à provoquer une réaction de défense locale. A ces fins, le Molkosan est indispensable. Non seulement l'acide lactique désinfecte mais il active la circulation. Le sang est ainsi amené vers la surface amygdalienne qui, sous l'effet énergique du petit-lait, est nettoyée sans arrêt. Le traitement interne comprendra Urticalcin et Lachesis D 12. Le traitement externe sera complété par des compresses de chou et d'argile diluée avec une tisane de prèle. Pour combattre la toux ou le catarrhe qui peut surgir à la suite de l'angine, on conseillera Santasapina (sirop de bourgeons de sapin), ou sirop de plantain ou Kali jod. D 4 et teinture d'impératoire. Ces remèdes inoffensifs empêcheront toute recrudescence des toxines d'angine. Si malheureusement elles ont déjà passé dans le sang, on provoquera sans tarder la diurèse avec du Solidago et la sudation.

L'angine, une maladie sournoise

J'ai déjà souvent observé de quelle façon les poisons d'une angine mal soignée peuvent déclencher des réactions secondaires très désagréables et des lésions corporelles, qui sont bien pires que l'angine elle-même. L'inflammation de l'oreille moyenne, des rhumatismes articulaires et des symptômes d'arthrite peuvent être provoqués par ces poisons. Même un infarctus du myocarde peut en être la conséquence, en ce qu'une paralysie partielle d'une valve du cœur peut tirer son origine des poisons de l'angine.

J'ai appris récemment d'une malade une telle nouvelle. Elle était en bonne santé et avait des accouchements normaux jusqu'au moment où une angine mal soignée mit fin à sa santé. Les médecins également étaient d'avis que les problèmes au niveau des valves du cœur peuvent être suscités par les poisons d'une angine qui a traîné. Malheureusement les remèdes allopathiques absorbés lui ont encore dérangé l'estomac et l'intestin. En conséquence cette femme autrefois pleine de vigueur est aujourd'hui une grande malade.

On ne doit pas prendre une angine à la légère, et l'ignorer, car elle usera d'autant plus de sa puissance. Il est dangereux aussi de sortir trop tôt par mauvais temps. A ce propos il est à noter que particulièrement par un vent de föhn, donc par une basse pression, l'angine est beaucoup plus dangereuse. Les personnes lymphatiques et manquant de calcium sont facilement prédisposées à cette maladie. Cela nous montre qu'il est opportun de se pourvoir d'une nourriture riche en calcium. Il est également profitable d'absorber une préparation de calcium naturelle comme par exemple l'Urticalcin.

Contre-mesures efficaces

Bien d'autres médicaments naturels ont fait leur preuve comme remèdes sûrs. En première ligne, au début de la maladie, Lachesis D 10 est à employer, et en général 3 x 5 gouttes prises dans un peu d'eau chaude suffisent. En même temps nous badigeonnons la gorge régulièrement 2 à 3 fois par jour avec de l'acide lactique naturel à environ 15 à 20 %. Ceci peut être fait à l'aide d'un fin pinceau que l'on trempe dans du Molkosan dilué. Si on le fait immédiatement on peut même probablement stopper l'apparition de l'angine qui commence. Si nous employons en même temps l'Echinaforce, ce remède naturel très simple augmente la résistance car il stimule le système immunitaire et agit par là comme antiphlogistique. En complément, des gouttes d'impératoire sont à employer si les bronches sont également atteintes.

On doit également faire usage dans la lutte contre l'angine de moyens externes. Des applications de feuilles de choux sont très bonnes, et des applications de raifort râpé avec du fromage blanc agissent vigoureusement. L'addition de fromage blanc ou également de carottes râpées rompt la causticité du raifort qui peut agir trop fortement, en étant non mélangé. Joignons à un tiers de raifort deux tiers de fromage blanc ou carottes râpées, le raifort agira alors encore de façon suffisamment forte.

Pour favoriser l'élimination des résidus de poisons, il est nécessaire de faire une cure ultérieurement. Celle-ci doit s'effectuer à l'aide de bonnes gouttes pour les reins comme Nephrosolid et en plus des gouttes pour le foie Boldocynara. Les bains de sudation également aident à une élimination rapide des poisons. Pendant le traitement, il faut veiller à ce que la nourriture soit pauvre en albumine et par contre riche en vitamines. Cela vaut la peine de faire pour l'angine un traitement soigneux et scrupuleux, et on ne doit pas le considérer comme une peine importune, car il nous permet d'éviter habilement les réactions secondaires et les séquelles qui laissent souvent des lésions permanentes.

Le rhume des foins

Devoir souffrir du rhume des foins, quand les autres se réjouissent de la magnificence de la floraison, n'est pas chose facile et agréable. On ne peut non plus rien faire immédiatement après l'irruption du mal pour s'en débarrasser. Ceci ne réussirait pas, car pour pouvoir prendre des mesures réussies contre le rhume des foins, on doit très tôt, au plus tard en février, commencer la cure appropriée. Donc celui qui sait qu'il possède une prédisposition au rhume des foins doit recourir déjà pendant l'hiver à des contre-mesures, et pas seulement alors que fleurissent les arbres et les fleurs.

Une cure de dix piqûres homéopathiques d'acide formique et d'un complexe d'herbes, dans l'épiderme, s'est montrée par expérience d'une assistance fondamentale. Pour augmenter le succès obtenu on répète la cure au début de chaque année. Pendant toute l'année on ne doit pas manquer de prendre régulièrement de l'Urticalcin. De temps en temps on peut également prendre celle-ci sous forme de poudre (pulvériser les comprimés Urticalcin) par le nez, ce qui est d'un effet très salutaire, ainsi que le massage journalier du nez avec la crème Bioforce. Cette pommade guérit les muqueuses sèches. En même temps, il faut absorber du Galeopsis, Kali jod. D 4 et de l'Arsenic album D 4.

Il est aussi très profitable de prendre quotidiennement 2 à 3 cuillers à café de miel d'abeilles. On peut aussi diluer celui-ci dans du jus de fruit. En ce qui concerne l'alimentation il faut consciencieusement tenir compte des produits de la nature et éviter tout aliment sans valeur comme les denrées à base de froment et de sucre industriel. Les graisses animales sont hors de question.

Celui qui observe ces conseils à temps et conformément aux prescriptions et qui répète la cure jusqu'à guérison totale, sera progressivement délivré de ce mal fatigant que représente doublement le rhume des foins à l'époque joyeuse de la floraison.

Lutte contre la leucorrhée

(pertes blanches)

La mode féminine actuelle apporte le fait que les femmes et les jeunes filles souffrent de plus en plus de pertes blanches. Alors que jadis il était encore d'usage chez les femmes de s'habiller chaudement en hiver, peu d'entre elles connaissaient cet accident désagréable. Des bas de laine épais, des sous-vêtements chauds, d'amples vêtements de laine, et de bons souliers ou des pantoufles dispensaient la chaleur nécessaire, même si on ne disposait pas de chauffage central, si bien qu'en général seulement la salle de séjour était chauffée outre la cuisine. Mais aujourd'hui, alors que nous nous tenons en général dans des pièces surchauffées, nous trouvons tout naturel de nous vêtir le plus légèrement possible. A cela se joint encore la vanité qui rend un hommage plus que confiant à la ligne svelte, et nous avons déjà à supporter les conséquences néfastes d'un refroidissement. La précipitation actuelle et l'exigence qui lui est liée de diminuer le plus possible les heures de travail au profit des loisirs conduit souvent à un surmenage corporel, et quand il existe en plus de cela une faiblesse constitutionnelle, on succombera au refroidissement et à ses suites.

Dans le cas de pertes blanches, il s'agit d'un catarrhe muqueux que nous devons guérir à fond comme tout autre catarrhe. Ceci est certes opportun, si l'on réfléchit comme les pertes blanches sont désagréables et combien elles peuvent affaiblir. En cela elles ressemblent aux autres catarrhes des muqueuses que nous devons combattre avec ténacité pour nous en débarrasser. Nous ne devrions d'ailleurs jamais négliger aucune maladie de quelque muqueuse que ce soi. Elles sont toutes menacées par les influences extérieures et exposées aux infections bactériologiques. Ceci réclame une lutte constante à laquelle les muqueuses ne peuvent résister victorieusement que si elles se protègent par des bactéries utiles détruisant autant que possible des bactéries nuisibles qui se sont infiltrées de l'extérieur. On parle par exemple de la flore bactériologique buccale qui prend dans la bouche des mesures contre des intrus nuisibles.

Chez une femme en bonne santé les muqueuses du bas-ventre travaillent, produisant normalement de l'acide lactique et celui-ci ralentit la prolifération de bactéries nuisibles. Mais si cette production d'acide lactique n'est pas suffisamment forte, les possibilités de défense contre les bactéries mentionnées diminuent notablement et en conséquence un catarrhe du bas-ventre peut se développer avec facilité quand l'occasion se présente.

Il faut faire également attention à des erreurs maladroites dans l'alimentation qui peuvent empêcher ou affaiblir la production de bactéries de l'acide lactique. Alors les bactéries étrangères commencent à prendre pied. De ce fait le corps doit amorcer une autre méthode de lutte. Il dégage des mucosités, il jette des leucocytes et des lymphocytes dans la lutte contre les colonies étrangères et essaie par ce moyen de les faire sortir du corps. C'est en quoi consiste ce que l'on appelle des pertes blanches.

Il est aisé de concevoir que nous pouvons combattre ce mal avec succès si nous recourons à l'acide lactique. Les femmes mariées font usage dans ce but de Molkosan, le petit-lait épaissi et décaséiné, car son acide lactique naturel s'est révélé vraiment excellent pour la désinfection à l'aide d'injections. De bons résultats s'obtiennent avec l'infusion de camomille à laquelle on ajoute par litre 3 à 4 cuillerées à soupe de Molkosan. Puisque le Molkosan est un acide lactique naturel, il peut remplacer le milieu d'acide lactique des muqueuses ; en quoi le traitement avec le Molkosan représente une méthode biologique. En général il manque en même temps aussi à l'organisme des sels de calcium que nous devons apporter sous forme d'Urticalcin, préparation biologique. Ainsi, nous pouvons obtenir un plein succès.

Les bains de siège aux herbes pris régulièrement sont aussi un soin supplémentaire indispensable, surtout des bains de siège d'une durée d'une demi-heure jusqu'à une heure, en tenant compte que la température reste constamment à 37°, ce que nous obtenons en ajoutant toujours de l'eau chaude. Les malades qui suivent ce mode de traitement peuvent déjà sentir une amélioration appréciable après un temps relativement court, en exécutant deux ou trois bains de siège par semaine avec du thym ou du genièvre sous forme de Juniperosan. Puisque ces bains de siège procurent une bonne circulation du sang dans l'abdomen, ce qui est nécessaire, ils constituent la base d'un traitement couronné de succès.

Pour désinfecter nous avons également à notre disposition des suppositoires avantageux. En outre à côté des préparations biologiques de calcium mentionnées, les remèdes homéopathiques Sepia - D 6, Calc. carb. Pulsatilla, Ferrum phos., Kali, sulf. et Calcium phos. rendent de grands services.

Très souvent en cas de pertes blanches les reins sont également atteints et ne travaillent pas suffisamment, et par conséquent eux aussi doivent être soutenus, ce qui peut se faire par des infusions légères pour les reins additionnées de Nephrosolid. Les bains de siège pris régulièrement sont aussi très profitables pour les reins. Ce n'est pas étonnant que les nerfs soient également considérablement affaiblis à cause des pertes blanches. Nous leur donnerons un bon soutien en prenant régulièrement de l'Avena sativa en alternance avec la Ginsavena. Les pilules de Neuroforce agissent aussi efficacement.

Mais en ce qui concerne l'emploi d'antibiotiques puissants, on doit plutôt les écarter que les recommander, car ils ne détruisent pas seulement les bactéries nuisibles mais aussi les bactéries utiles, ce qui a comme conséquence de rendre très difficile la régénération de la flore bactériologique. Si l'on veut aider la nature, on ne doit pas la perturber trop fortement. Il faut avoir égard à ce que le bien que l'on voudrait renforcer ne soit pas ravagé par des remèdes radicaux, car les bactéries nuisibles se rétablissent relativement plus vite que des bactéries utiles. Puisque les pertes blanches sont la plupart du temps extrêmement tenaces, leur traitement exige de la patience et un accomplissement strict et régulier. Seulement de cette façon on obtiendra un succès durable ; il faut cependant faire attention de se protéger à l'avenir de toute influence nuisible.

Refroidissements de l'entre-saison

Encore et toujours, on entend les gens se plaindre des refroidissements si contrariants de l'entre-saison. Nous oublions en règle générale que nous pouvons dans une certaine mesure remédier à cet inconvénient. Ce sont souvent les femmes qui ont à souffrir de ces refroidissements : elles ont peine à quitter leurs bas aussi fins qu'un souffle pour enfiler des bas plus chauds ! Et pourtant, aujourd'hui, sans renoncer à l'élégance, on peut adopter des vêtements chauds. L'entre-saison est plus dangereuse que la saison froide elle-même, le corps habitué à la chaleur de l'été ne pouvant supporter que difficilement les premiers froids : il faut donc des vêtements douillets pour suppléer au manque de chaleur. Tout d'abord, des bas, en laine de préférence, des souliers chauds sont indispensables si l'on veut éviter de gros ennuis. Pieds chauds et tête froide, nous dit la sagesse populaire, sont la base du bien-être et de la santé. Si nous avons des pieds chauds, nous ne courons guère le risque de prendre froid : ils témoignent de l'état calorifique total du corps. Les sédentaires, assis la plupart du temps, souffrent facilement de pieds froids, contrairement à ceux dont les occupations réclament du mouvement. Les sujets à circulation ralentie sont doublement sensibles au froid. Les locaux surchauffés ne leur semblent pas assez chauds. Ce sont les pieds qui souffrent de l'absence de mouvement si on ne prend pas la précaution de les chausser chaudement pour leur maintenir la bonne température.

Si l'on passe en grelottant d'une pièce surchauffée à l'air frais ou brumeux de l'entre-saison, la réaction brutale amène un affaiblissement des muqueuses et le terrain devient favorable aux microbes des maladies dites de refroidissement. Résultat : rhume de cerveau, catarrhe, inflammation, pneumonie, etc. Ce n'est pas en chauffant davantage les locaux qu'on remédiera au manque de chaleur mais par des vêtements chauds, du mouvement, une circulation sanguine accélérée. Une fois qu'on s'est habitué au froid, on souffre moins de refroidissements. Rien d'étonnant à ce que l'organisme soit plus sensible à l'entre-saison, alors qu'il est encore habitué au régime de l'été ou des belles journées automnales. Le matin, nous ferons un peu d'exercice vigoureux avant d'entreprendre un travail sédentaire. Faire sa chambre, par exemple, réchauffera. Au lieu de prendre le tramway, se rendre à son travail à pied : la marche réchauffe. Celui qui vit dans un contrée enneigée aura le plaisir de "pelleter" la neige à l'air vif. Comme il appréciera une chambre chaude, comme le travail cérébral lui semblera aisé quand il aura pris de l'exercice, en respirant profondément. Circulation accélérée, poumons vivifiés, sensation de bien-être seront sa récompense.

Quant à ceux qui ne voient que rarement la neige... ils se replieront sur la culture physique matinale, la gymnastique respiratoire et de bons brossages du corps qui lui apporteront sa chaleur naturelle. L'expiration complète chasse les gaz usés de l'organisme qui reçoit alors de l'oxygène en suffisance et, de ce fait, se trouve moins exposé aux refroidissements. Si vous y êtes sujet, veillez toujours à ce que votre nourriture soit riche en calcium : si le taux de calcium diminue, vous êtes exposé aux refroidissements. Ainsi, il sera bon de prendre du calcium biologique pendant l'entre-saison. Les veines en seront favorablement influencées, la circulation étant activée.

Si vous suivez ces conseils, vous serez en mesure de résister aux maladies de refroidissement.

Refroidissements, carence en vitamines et taux de calcium

A quoi cela peut-il tenir qu'il y ait des gens qui sont saisis d'un refroidissement quand en hiver ils voyagent dans un autocar ou un wagon de chemin de fer mal chauffé dans lequel ils sont peut-être exposés à un léger courant d'air, tandis que d'autres voyageurs restent exempts de troubles ? En répondant à cette question on peut se dire que certains avaient sans doute une meilleure circulation du sang que les autres. Mais on peut aussi constater d'autres origines au déclenchement de cette circonstance, car la disposition aux infections est très variée. Les bactéries qui sont à l'origine d'un rhume ou d'un catarrhe se trouvent en général déjà dans les muqueuses, si bien qu'il ne suffit plus que d'un refroidissement adéquat et les bactéries peuvent commencer leur œuvre. Les suites en sont rhumes et catarrhes.

En général nous considérons toutefois cette maladie désagréable de la muqueuse comme pas très grave, et bien que nous nous sentions handicapés et même déprimés, nous n'interrompons pas notre tâche, car nous avons acquis en Europe une certaine immunité innée contre cette maladie. De fait, personne chez nous ne meurt plus d'un rhume, au contraire nous sourions à cette pensée, car qui est si faible qu'une simple irritation de la muqueuse puisse entraîner des suites si lourdes ? Nous faisons de cette manière une conclusion fausse et serons certes étonnés d'apprendre que les Esquimaux, qui pourtant peuvent supporter des froids considérables, tombèrent si malades à cause de l'agent pathogène du catarrhe que les Américains apportèrent avec eux dans le pays il y a des années, qu'ils en moururent sans recours. Bien que forts, ils étaient trop peu immunisés cependant pour tenir tête à une infection si inattendue.

Mais nous non plus, l'immunité acquise ne peut nous garantir d'un refroidissement quand par exemple nous présentons un manque de vitamines. Egalement un manque de calcium, que le spécialiste appelle un taux de calcium abaissé, joue là un rôle très important. En même temps nous devons encore guider notre attention vers des symptômes de surmenage. Une trop forte mise à contribution de nos forces est de toute façon en rapport avec une plus grande consommation de vitamines et de calcium. Si à certaines occasions, nous abusons de nos forces physiques, nous aurons alors besoin d'un apport encore plus grand de vitamines et de calcium qu'au repos, pour nous protéger contre les refroidissements.

Des aliments pleins de ressources

Pour y parvenir, ayons recours en première ligne à des aliments riches en calcium. Il faut chercher à se pourvoir chaque jour de légumes tels que les carottes. Nous emploierons les feuilles et tiges du chou-rave aussi longtemps qu'on en trouvera. Le céleri également et les navets comportent de quoi couvrir notre besoin en calcium, mais surtout aussi certains fruits. N'oublions pas les figues, les raisins de Corinthe, les châtaignes du Brésil, les amandes et les pignons. Ceux-ci nous aideront à mieux tenir pendant les mois d'hiver, cette période bien plus dure que l'été où nous pouvons cueillir dans nos jardins tant de légumes frais, d'herbes aromatiques et de baies riches en vitamines ! Tant que le jardin n'est pas enneigé, nous pouvons toujours cueillir du persil et peut-être même du cresson et couvrir notre besoin en vitamine B 12. Par prévoyance nous pouvons aussi semer du cresson dans des pots ou des petites caisses et les placer derrière des fenêtres ensoleillées où il germe rapidement et pourvoir à notre besoin si nous en ressemons régulièrement. Même un si petit secours peut nous être utile. Les aliments contenant la vitamine A et la vitamine B sont également très importants.

Ressources complémentaires

Il est toutefois souvent nécessaire de seconder l'effet par une préparation naturelle. En pareil cas l'Urticalcin en tant que complément alimentaire contenant du calcium donne de bons résultats. Un autre remède naturel contre les refroidissements est l'Usnea, c'est-à-dire la mousse de mélèze. Elle sert surtout à fortifier les muqueuses. Santasapina sirop et bonbons secourent en cas de sensibilité au catarrhe et suppriment l'irritation de la toux. Pour les soins préventifs de la gorge, Echinaforce et Molkosan rendent de merveilleux services, puisque la plante échinacée a une influence antiphlogistique et que les gargarismes avec du petit-lait dilué purifient la bouche et le gosier. Dans les cas d'inflammation avancée il est très bon de badigeonner avec du Molkosan non dilué. Un gros catarrhe et même une bronchite redoutée peuvent être combattus avec Imperatoria (impératoire), bien connu et efficace. Nous avons souvent exhorté les sportifs à mâcher des bourgeons de mélèzes ou de pins pendant leurs excursions d'hiver à travers les régions boisées, parce que ceux-ci agissent prophylactiquement et en même temps curativement, ce que nous voudrions rappeler à nouveau.

Prenez garde aux suites des maladies infectieuses

Les poisons qui subsistent dans le corps à la suite des maladies infectieuses doivent être éliminés radicalement car ils peuvent occasionner des maux dangereux. Après des oreillons mal guéris, par exemple, on peut constater une pancréatite. D'une scarlatine coupée peut surgir une otite. Une angine mal soignée peut engendrer des complications multiples : myocardite (inflammation du muscle cardiaque), endocardite (inflammation de l'endocarde) laquelle à son tour touche les valvules et conduit parfois à une cardiopathie valvulaire. Les reins peuvent être atteints et les toxines d'angine sont souvent à l'origine d'un rhumatisme articulaire aigu. D'autres maladies peuvent surgir, causées par les infiltrations de ces poisons non expulsés.

Dans toute maladie infectieuse, on veillera à provoquer une élimination abondante en suivant les 3 points suivants :

1.

Dérivation cutanée par sudation, enveloppements chauds, douches et autres applications d'après les méthodes de Kneipp.

2.

Dérivation rénale à l'aide d'infusions diurétiques : verge d'or, persil ou autre plante dont on dispose. Les compresses d'oignon sont utiles. Le principe initial reste toujours le même : activer les fonctions rénales.

3.

Dérivation intestinale : après une forte fièvre, l'intestin se trouve desséché. On active ses fonctions avec des remèdes simples et naturels, graines de lin, psyllium, manne, figues ou pruneaux trempés. Le régime comportera des jus de fruit, de légume mais aucune protéine.

L'observation rigoureuse de ces 3 points empêchera les diverses complications résultant des maladies infectieuses.

La loi de l'immunité

La vie, par ses changements, nous pose souvent des problèmes. N'est-il pas étrange, en effet, que d'une part, les maladies infectieuses soient en régression et que d'autre part, les maladies du métabolisme entraînent une mortalité en hausse vertigineuse ? Pourquoi ? Si elles sont les conséquences d'une conquête que nous avons acquise à force de résistance, qui nous livre alors aux dangers ?

Bien que ceci paraisse incompréhensible, donnons-nous la peine de rassembler et d'observer nos expériences : une solution plausible nous sera donnée.

Lors de mon séjour dans l'Amazonie, une épidémie de rougeole fit rage et tua des milliers d'Indiens de la Forêt Vierge. Or, chez nous, aujourd'hui, cette maladie n'entraîne plus la mort ni des adultes, ni des enfants. Pourquoi ? La virulence des bacilles n'a pas diminué ; mais la nature se montre ici plus habile que l'homme. Le médecin et le profane peuvent observer et admirer ses lois et sa faculté d'adaptation. Grâce à cette qualité, qui découle de la miséricorde créatrice, la nature réagit aux attaques brutales d'une façon ferme et habile.

Au début, les bacilles fauchent férocement des milliers d'individus. Mais, à la génération suivante, nous nous trouvons devant une résistance et après plusieurs générations, cette maladie est devenue de gravité relative. Ainsi, en est-il de la tuberculose qui, il y a soixante ans, accusait une mortalité élevée. Il en est de même pour la diphtérie et bien d'autres maladies infectieuses qui ne traînent plus avec elles l'angoisse d'il y a cinquante ans.

Une loi à méditer

Dans le règne végétal, nous pouvons constater la même loi de l'adaptation et l'activité créatrice de défense ainsi que la force de l'immunité.

Nous en voulons pour illustration le D.D.T. Ce produit tuait tous les insectes (sauf deux espèces) il y a huit ans. Aujourd'hui nous connaissons déjà quarante espèces qui résistent à cet insecticide. Pendant mon séjour en Californie, je pus observer qu'il fallait employer un insecticide de plus en plus fort et toxique pour l'utiliser avec succès. Les insectes s'accoutumaient rapidement à la nouvelle dose toxique tandis que les oiseaux et les abeilles mouraient par millions.

J'appris d'un ami du Guatemala qu'une société industrielle avait mis un insecticide très puissant à proximité de ruches et ceci diminua considérablement l'essaim.

Une telle intervention dans le développement de la nature entraîne certains préjudices sans possibilité de réparations.

Les lois naturelles mentionnées plus haut laissent supposer que dans 50 ans, les Indiens de la région de l'Amazone ne mourront plus de la rougeole puisque la résistance acquise contre la maladie sera alors aussi forte et efficace qu'elle l'est aujourd'hui chez nous. Aussi longtemps qu'il sera possible aux Indiens de rester loin des maux de la civilisation, ils ne connaîtront qu'une minorité des maladies des civilisés. La mortalité due à la goutte, au diabète, à l'obésité, au cancer, à la sclérose, est pratiquement inconnue chez eux, tandis qu'elle est en augmentation chez nous.

Des médecins et biologistes éclairés nous montrent comment nous protéger contre ces maladies : par l'absorption de nourriture naturelle. Comme un héraut dans le désert, les hommes avertissent sans cesse qu'il est nécessaire de modifier la nourriture d'une manière judicieuse.

Un de ces savants est le docteur Joseph Evers, auquel s'adressent des milliers de personnes malades de la sclérose en plaques, afin d'obtenir un soulagement à cette atteinte fatale.

De la nécessité d'absorber des antibiotiques naturels

Comment faire naître les principes de défense ?

Lors de troubles hépatiques, avant tout, la résistance du corps s'amenuise et son immunisation diminue. Il est alors urgent d'absorber des antibiotiques naturels afin d'offrir au corps la possibilité de lutter contre d'éventuelles infections et malgré sa faiblesse. Nous ne pouvons éviter tous les risques d'infection. Nous sommes exposés aux agents pathogènes qui s'introduisent par les aliments ou par l'air. L'air des villes est loin d'être pur ! Un centimètre cube d'air contient des milliers de germes et de bactéries. Les insectes, mouches et moustiques, peuvent être porteurs de germes infectieux. Une prudence et une attention soutenues ne peuvent toujours nous en préserver. Il importe donc que le corps possède les éléments d'immunisation, les forces de défense suffisantes pour éliminer ces dangers. Certaines plantes, les herbes aromatiques notamment, contiennent des huiles éthériques et d'autres éléments qui protégeront l'organisme de bon nombre de bactéries.

Efficacité de divers antibiotiques

La découverte des antibiotiques tels que la pénicilline, la streptomycine, l'auréomycine et autres préparations lancées sur le marché nous a fourni des éléments actifs pour combattre les infections bactériennes. Ces remèdes se sont surtout révélés efficaces dans diverses affections tropicales, sauvant plus d'une vie. Chez nous, on abuse malheureusement de ces antibiotiques pour des bobos insignifiants qui pourraient être guéris avec d'autres remèdes : maux de gorge, etc. Cet abus présente un danger certain : d'une part le corps s'y habitue et de l'autre, les bactéries elles-mêmes deviennent résistantes, c'est-à-dire insensibles, de sorte que les antibiotiques perdent leur efficacité en cas de réel danger. De plus, la flore intestinale attaquée périt peu à peu.

L'assimilation des substances nutritives dans l'intestin nécessite la présence de certaines bactéries. De même, une plante a besoin d'une flore bactérienne pour prospérer. Pour obtenir une bonne récolte de soja, par exemple, il faudra, à l'ensemencement, "vacciner" le sol à l'aide de bactéries spéciales favorisant le développement harmonieux de la plante. Une forêt de sapins ne saurait prospérer sans bactéries du sol : elles lui sont indispensables. Même chose pour l'intestin : une flore bactérienne déterminée lui est nécessaire. C'est la raison pour laquelle le yaourt est tout spécialement recommandé pour les soins de l'intestin car, tout en soutenant et en favorisant la flore utile, il détruit les bactéries nuisibles.

Les bactéries de l'acide lactique nous sont favorables, elles collaborent fraternellement avec celles de l'intestin. Les antibiotiques mentionnés (pénicilline, streptomycine, etc.) peuvent avoir le gros inconvénient d'attaquer la flore intestinale. Les bactéries les plus importantes et les plus utiles sont souvent les plus sensibles. Après ingestion de ces remèdes, les bactéries moins favorables et plus résistantes prennent le dessus et peuvent occasionner une inflammation chronique de l'intestin. Si d'autres bactéries, plus actives encore surgissent, l'organisme sera de plus en plus exposé à ces invasions. Après des ingestions répétées d'antibiotiques, le corps ne réagit plus et l'on reste impuissant en face d'atteintes graves, les traitements ordinaires ayant perdu toute efficacité.

Les antibiotiques naturels

La prédisposition aux infections que l'on rencontre chez les hépatiques, les sujets menacés de tuberculose, atteints d'affections cancéreuses ou d'autres maladies rend indispensable l'apport d'antibiotiques naturels. Grâce à eux, il sera possible de protéger un corps affaibli.

Il y a vingt-cinq ans, j'avais fait des expériences intéressantes avec le raifort, le cresson alénois et de fontaine et la capucine. L'ingestion régulière de ces plantes augmentait nettement la résistance aux catarrhes et aux maladies infectieuses. On se moquait de vous, en ce temps-là, quand vous prétendiez que la capucine entrait dans l'alimentation. On ignorait à l'époque les principes actifs de ces plantes. C'est souvent le cas en thérapie naturelle : on a l'occasion d'observer les bons effets d'une méthode, on l'applique aux malades sans connaître scientifiquement le pourquoi de son action salutaire. C'est ainsi que j'ai eu la très grande satisfaction de trouver dans la littérature professionnelle d'aujourd'hui la confirmation de mes observations antérieures. Cette confirmation a largement compensé les railleries dont j'ai été l'objet jadis, alors que je parlais de salade aux capucines ! Les travaux du Professeur Winter, de Cologne, ont avant tout mis en évidence les vertus de cette plante.

J'avais observé que la capucine détruit entre autres les parasites des végétaux. Je pus de cette façon combattre des poux et autres pucerons en vaporisant sur les plantes un extrait frais de capucine et les résultats obtenus furent concluants. Toutes ces observations me prouvaient que la capucine contient un principe d'action puissance, ce qui est confirmé aujourd'hui par la recherche scientifique. Par la suite, une autre idée s'est imposée à mon esprit : la capucine et le cresson de fontaine doivent contenir d'autres substances plus puissantes encore que les antibiotiques.

L'action sur les parasites est due peut-être à ces substances actives que la science ignore encore.

Le cresson de fontaine présente les mêmes vertus que la capucine, confirmation que j'ai obtenue après des années d'expériences faites sur le cresson de fontaine qui croît dans les ruisseaux alpestres de l'Engadine. En le mangeant cru, on se trouve littéralement immunisé contre les catarrhes et les maladies infectieuses en général. J'ai fait des trouvailles avec une plante plus sensationnelle encore et absolument inconnue, l'usnea (usnée), de la famille des mousses et des lichens. J'en mangeais régulièrement lors de mes randonnées à ski et j'observais que cerfs, chevreuils et chamois s'en régalaient aussi : dans la neige haute, toute l'usnée à portée des bêtes était mangée. Un examen approfondi a révélé que cette plante à l'instar des autres mousses, contient une forte proportion d'hydrates de carbone, donc de l'amidon d'où elle tire une valeur nutritive non négligeable. Le gibier semble donc bien profiter de cet avantage et, à coup sûr, l'effet de ces antibiotiques augmenta sa force et sa résistance. L'usnée guérit rapidement les catarrhes, je l'ai observé à maintes reprises. Dès que des maux de gorge se manifestent, signe de catarrhe, il faut profiter d'une course à ski pour mâcher sans arrêt cette plante bénéfique. L'effet en est si prompt que, rentré à la maison, tous les symptômes ont disparu. Ces indications précieuses m'incitèrent à examiner de plus près cette simple mousse de mélèze. Dès lors, j'en utilise l'extrait pour la préparation de l'Usneasan. L'expérience a prouvé que l'usage régulier de ce remède diminue les risques de rhume et de catarrhe. A quoi bon s'habituer à des préparations dont l'action violente présente plus de désagréments que d'avantages ? Puisque la nature nous offre des plantes alimentaires et médicinales croissant dans la plaine ou dans la montagne et dont les principes actifs sont dosés si harmonieusement pour les besoins du corps qu'ils ne présentent jamais d'inconvénient, à nous d'en tirer parti ! A quoi bon nous exposer à d'éventuels dangers ? Ces antibiotiques naturels n'attaquent pas la flore intestinale et il n'y a aucune accoutumance de la part du corps, même après consommation régulière. Ainsi donc, bien portants et malades, les cancéreux avant tout, s'habitueront à manger avec régularité du cresson alénois ou de fontaine et de la capucine en salade ou en sandwichs. La salade aux carottes sera à la fois corsée et enrichie d'une petite dose de raifort râpé. Par la consommation régulière de ces antibiotiques naturels, nous résisterons mieux aux infections. D'autre part, une infection établie sera rapidement guérie par ces substances curatives. Si vous allez faire provision de santé à la montagne où l'on rencontre la mousse des mélèzes au-dessus de 1500 mètres, ne manquez pas de mâcher sans arrêt cette plante curative.

Le Petasites officinalis est une autre plante à principe antibiotique. Les cancéreux surtout peuvent en tirer de gros avantages. On ne peut pas l'utiliser comme aromate à cause de son action trop forte. Assez rare, cette plante croît dans les hautes vallées, le long des ruisseaux. On ne l'emploie qu'en préparation. Afin de faciliter la consommation quotidienne, on a élaboré la teinture d'extrait frais de Petasites off., de Tropæolum maius (capucine), de Cochlearia armoracia (raifort), de Nasturtium off. (cresson de fontaine) et de Lepidium sativum (cresson alénois). Trocomare est un sel aromatique très commode pour assaisonner les canapés, salades, légumes, potages. Pour profiter des vertus de ce sel, il faut toujours l'ajouter au dernier moment et ne jamais le cuire : la cuisson détruit ses principes antibiotiques (composition : sel marin, légumes, plantes aromatiques fraîches).

Supériorité du régime végétarien

Cette constatation amènera peut-être tel ou tel à réviser son jugement quant à la valeur du régime naturiste. Puisque les principes antibiotiques sont détruits par la cuisson, d'autres substances précieuses connues ou inconnues dont le corps a besoin peuvent s'altérer sous l'effet de la chaleur. Donc, pour couvrir les besoins de l'organisme en principes actifs, l'homme devrait toujours manger une certaine quantité de crudités. Nous nous sommes attachés jusqu'ici aux antibiotiques qui sont des substances de protection qui nous préservent des maladies infectieuses. Celui qui possède un jardin fera bien d'y cultiver toutes les sortes de cresson ainsi que le raifort pour profiter chaque jour de ces herbes aromatiques, en quantités minimes. On en prépare des salades ; hachées, on les ajoute au potage sans les cuire ; on les mélange avec du fromage blanc pour préparer d'excellents canapés. Le raifort râpé s'ajoute aux salades en général et à celle de carotte en particulier qui, trop doucereuse pour certains palais, en sera plus corsée.

Pour soutenir la cause de ceux qui défendent la thérapeutique végétale, l'alimentation naturelle et qui apprécient la valeur des crudités, rappelons le proverbe universellement connu : "Pourquoi chercher au loin le Bien qui est tout près ?"

L'hygiène est la meilleure mesure préventive contre les affections respiratoires

Au cours de mes voyages, j'ai rencontré un grand nombre de tuberculeux, même dans des pays où les conditions de vie sont saines. C'est ainsi que je fus étonné d'apprendre que la Grèce, au climat ensoleillé, eut à lutter contre la tuberculose. En Hollande, dans les îles particulièrement, il y a beaucoup de malades. Les médecins ont raison de prétendre qu'un climat humide, à basse altitude, contribue au développement de cette affection, ce qui ne veut pas dire qu'on devienne forcément tuberculeux dans un tel climat ! D'autres facteurs entrent en jeu, une nourriture trop uniforme, composée presque exclusivement de poisson, par exemple. Quiconque est renseigné à temps sur les causes éventuelles d'une maladie pourra en tenir compte et prendre toute mesure préventive, ce qui vaudra mieux que de devoir guérir ensuite ! Ceux qui ne sont pas malades pourront néanmoins profiter des conseils qui vont suivre, tandis que d'autres moins favorisés y trouveront des indications susceptibles d'améliorer leur état de santé.

La nourriture, en tout premier lieu, joue un rôle d' importance primordiale, l'expérience en a été faite dans le monde entier. Il est des régions et même chez nous en Suisse où, malgré l'altitude favorable, des êtres tombent malades là où d'autres viennent chercher la guérison. C'est ainsi qu'un gardien de cabane de ma connaissance, bon skieur et qui passait l'hiver à environ 2000 m d'altitude contracta une tuberculose. Une nourriture trop unilatérale en fut la cause, à coup sûr : trop de protéines, trop de conserves et d'aliments raffinés, sucre et farine. De même l'air vicié de la cabane devait avoir joué son rôle. En ce temps-là, on enduisait les skis de paraffine et celle-ci était chauffée au méta dont les vapeurs nocives altéraient l'atmosphère intérieure. Les cabanes sont souvent mal aérées, avouons-le, par souci d'économie ; il faut faire durer le combustible ! L'air frais est pourtant indispensable dans les pièces d'habitation.

Il faut prendre contre cette maladie des mesures préventives rigoureuses en créant des forces de défense naturelle, donc une forte immunité car on ne peut pas toujours échapper à la contamination. Ainsi, les statistiques ont prouvé qu'il est rare de trouver en Europe un individu qui n'ait présenté à un certain moment une légère infection «tbc» qui aurait pu dégénérer en tuberculose s'il n'avait pas été immunisé, donc capable de résister à l'infection. Créer cette immunité, voilà le grand problème.

Il résulte de toutes ces observations qu'on se protège le mieux contre cette atteinte en fortifiant son état de santé et pour cela il faut tenir compte des facteurs suivants : alimentation naturelle, air, lumière, soleil en abondance, mouvement et respiration. L'homme qui vit simplement, sans se laisser enfermer dans des locaux exigus, qui profite de sa liberté pour se mouvoir au grand air, n'aura rien à craindre d'une infection. Il faut envers et contre tout appliquer ces règles d'hygiène.

Une nourriture appropriée

Il est de toute importance qu'une nourriture soit riche en calcium et en vitamines. Il faut manger beaucoup de salade : chou blanc, chou rouge, carotte, betterave, toutes les salades vertes qui ont une forte teneur en sels minéraux, en vitamines et en calcium surtout. Parmi les fruits, ce sont les baies et plus particulièrement les fraises de culture biologique qui sont fournisseurs de calcium. Il est indispensable de se nourrir de céréales complètes : blé, seigle et riz, de pain au blé ou aux flocons complets.

Au lieu de sucre raffiné, on se servira de sucre de canne brut. Mieux vaudrait n'utiliser que du miel ou du sucre de raisin sous forme de raisins secs. On choisira des corps gras de bonne qualité, tout en évitant la graisse de rognon, le saindoux et les graisses animales durcies ainsi que les margarines. On s'en tiendra de préférence aux huiles non raffinées, au beurre de table non salé, aux noix et aux amandes. Poivre et muscade, deux épices fortes, seront écartés tandis qu'on fera large usage d'herbes aromatiques : sarriette, thym, marjolaine, basilic, coriandre, etc. L'extrait de levure qui contient tout le groupe B se prête à la confection de sauces délicieuses qui ont un goût de viande. Pour éviter les fermentations intestinales, on ne mélangera pas à un même repas des légumes et des fruits. Matin et soir, on mangera de préférence du pain complet, du miel, du beurre et un "müesli" qui, selon la saison, comportera des baies ou des fruits à pépins. La prudence est de rigueur avec les fruits à noyau ; il ne faut les consommer qu'en petite quantité. Au repas de midi figureront riz complet, céréales complètes ou pommes de terre, un légume à l'étouffée, le tout accompagné de diverses salades. Les aliments frits ou rôtis se mangeront rarement. Pour ceux qui désirent de la viande, ce sera du bœuf ou du veau passé au gril. Porc et charcuterie seront bannis.

Urticalcin apportera un complément de calcium. L'acide silicique se trouvera dans le produit Galeopsis. Usneasan augmentera la résistance de l'organisme aux maladies des voies respiratoires. Préparé avec les mousses des Hautes-Alpes, son acide combiné à d'autres substances en fait un remède de premier plan. Petasites et Viscum album (gui) sont de bons fortifiants naturels. Pour détails complémentaires, se reporter à la p. 102 : antibiotiques naturels.

Soins de la peau et autres mesures préventives

Les soins de la peau soutiennent toute action thérapeutique. Chaque jour, on brosse son corps jusqu'à ce qu'une légère rougeur s'ensuive, après quoi on le graisse avec une bonne huile, l'huile de St-Jean, par exemple, ou toute huile de massage contenant de l'huile de St-Jean. L'huile d'olive vierge, en petite quantité, convient également à ces soins. D'ailleurs, il suffit de pratiquer ce "graissage" complet tous les deux ou trois jours. Veiller à ne jamais avoir froid aux pieds. Si tel est le cas, des bains de pieds et des massages remédieront à cet inconvénient. La fonction intestinale doit être régulière. Laisse-t-elle à désirer, vous prendrez matin et soir une cuiller à soupe de graines de lin fraîchement moulues Linovita, vendues en Suisse sous le nom de Linoforce.

D'autre part, il faut prendre garde à la diarrhée qui affaiblit fortement l'organisme. Pour la combattre, il suffit de manger des flocons d'avoine crus ou de prendre Tormentavena, remède à base de tormentille qui exerce en outre une action excellente sur les nerfs. On supprimera les troubles intestinaux et les fermentations par une insalivation complète des aliments. Manger lentement, mâcher consciencieusement chaque bouchée et insaliver avec entrain : une absolue nécessité !

Respiration et joie de vivre

Les effets salutaires d'une cure d'altitude sur notre état général sont sans doute très appréciables. Ceux qui ont les moyens de se l'offrir ne devraient jamais hésiter à faire un séjour en montagne. D'autres auront peut-être la possibilité d'aller à la mer, ce qui est aussi tonique, à condition que l'air soit pur et sain. Et on veillera à ne pas séjourner dans le voisinage d'usines ou d'autoroutes.

Il est important également de suivre les conseils prodigués à la fin du livre, dans les chapitres suivants : "La santé par la joie" et "Respirer, c'est vivre". Un "bon moral" conduit déjà certains malades à mi-chemin de la guérison. C'est un point important à observer de la part du médecin qui soigne et suit son patient : il pourra à l'occasion lui "remonter la pendule" comme on dit familièrement. Une gymnastique respiratoire bien conçue augmente le bien-être de l'individu. Chaque médecin biologiste faisant siennes ces méthodes préventives et thérapeutiques se réjouira des résultats obtenus.

Asthme

La gêne respiratoire qui se manifeste en crises, c'est de l'asthme. On connaît trois sortes d'asthme. Il faut donc bien identifier l'asthme nerveux, l'asthme bronchique et l'asthme cardiaque pour prodiguer les soins adéquats. Nous devons pour cela examiner l'origine et les symptômes de chaque cas.

L'asthme nerveux

Notre système nerveux est très sensible et prédisposé aux crampes. Si l'asthme survient là-dessus, la maladie devient essentielle, résultant d'un système nerveux défaillant. Donc, il va de soi qu'il faut d'abord soigner l'origine nerveuse de la maladie pour avoir du succès dans le traitement.

L'asthme bronchique

Il n'en est pas de même de l'asthme bronchique. Il dépend à ce point des conditions météorologiques qu'un changement de climat s'avère nécessaire pour aider à la guérison. Très souvent, un air marin, riche en iode, peut avoir une heureuse influence sur la maladie, les crises diminuent, parfois même disparaissent. Certains asthmatiques peuvent guérir à l'air des montagnes et beaucoup sont ceux qui choisissent ces endroits. Très souvent, il est nécessaire d'aller jusqu'à une altitude de 1200 à 1500 m. De même, les malaises dus à l'asthme peuvent être diminués grâce à l'air chaud du désert. Si l'asthme bronchique se déclenche sur une maladie pulmonaire mal cicatrisée, il est très difficile de pouvoir la guérir et de parler de succès possible. C'est la raison pour laquelle on ne devrait jamais traiter les maladies des organes respiratoires à la légère et les laisser traîner jusqu'à ce qu'elles deviennent chroniques ; mais bien au contraire, il faut veiller à une guérison rapide, afin de ne pas aggraver le cas. En effet, si cette maladie atteint un état grave, il est ensuite difficile d'espérer une guérison.

Traitements médicaux et physiques

Les soins médicaux de l'asthme bronchique font surtout appel aux antispasmodiques. Il est étrange de constater que le malade, à qui on laisse entrevoir une guérison, est déjà libéré par une seule injection de novocaïne. Il est indispensable de maintenir le moral du malade par une psychothérapie appropriée. On peut remplacer la novocaïne par l'acide formique. Les cachets pour asthmatiques, qui sont des extraits de plantes africaines telles que l'éphédrine, l'atropine ou la stramoine et autres médicaments, à effet immédiat, peuvent à la rigueur procurer un soulagement mais ne devraient pas être pris de façon continuelle.

Le corps s'habitue à l'action de ces remèdes, qui n'apportent aucune guérison, mais leur emploi peut tourner à la manie. C'est pour cette raison que les traitements homéopathiques sont plus favorables ; les produits : Arsen alb. D 6 D 30 ; D 6 D 20 ; Zinc valeriane D 3 ; antimon sulf. D 4 et Belladonna rendent de bons services suivant le tempérament du malade.

Parmi les remèdes à base de plantes, nous connaissons particulièrement une plante simple "Pestwurz", (Pétasite off.) et cela surtout sous forme de dragées : Pétadolor. Cet antispasmodique est bon, son efficacité sûre, et il donne souvent des résultats étonnants, sans aucun effet secondaire. Ces derniers temps, on utilise le Khellin der Ammi comme remède phytothérapique pour l'asthme. Nous le connaissons sous l'appellation populaire Khella. C'est une plante inoffensive qui agit de façon excellente quand elle est mélangée avec le Pétasite. Les deux plantes aident non seulement pour l'asthme mais encore pour l'emphysème et le catarrhe bronchique.

Ajoutées à ces remèdes et à une influence morale pleine de tact, des applications physiques sont excellentes. Dans cette thérapie, nous avons surtout les bains Schlenz, les bains de pieds à température alternée (une fois chaud, une fois froid). Le bain de Louis Kuhne, le massage de la poitrine, l'enveloppement à la moutarde ou à l'argile. L'acupuncture peut aussi avoir un très bon effet sur l'asthme si le soignant sait, habilement, employer la difficile méthode chinoise.

L'asthme cardiaque

Bien que l'asthme cardiaque ait les mêmes symptômes que l'asthme bronchique, il ne révèle pas une maladie des bronches. L'asthme cardiaque concerne uniquement une faiblesse de cœur. Si la maladie touche le côté gauche du cœur, alors il y a un reflux du sang dans les poumons, si au contraire, c'est le côté droit qui est atteint, il y a un écoulement sanguin difficile dans les poumons, ce qui occasionne un échange gazeux déficitaire.

L'asthmatique cardiaque a un visage bleuâtre et des difficultés à respirer pour n'importe quel effort à accomplir. Dès qu'on connaît l'origine de ces signes, on devrait soigner le cœur. Pour fortifier les muscles du cœur on recommande des préparations d'aubépines telles que du Cratægus ou Cratægisan. Pour la circulation, prendre de l'Aesculaforce et de l'Æsculus hipp. mélangé à de l'Urticalcin.

Dans tous les cas, il est très important de diagnostiquer l'origine de la maladie, car elle permettra d'employer les soins médicaux et physiques appropriés à chaque malade.

Dans certains cas, c'est le pollen qui irrite et provoque des crampes. Ce cas est comparable à celui du rhume des foins, dû à la même susceptibilité. Si nos moyens nous permettent de changer de climat, nous devrions le faire sans tarder ; en effet, les soins bioclimatiques agissent de pair avec l'absorption de nourriture naturelle et peuvent conduire à la guérison (après un certain temps). Souvent, malheureusement, le patient manque d'élan nécessaire pour effectuer ce changement, sa famille hésite à prendre cette décision, bien qu'il soit quelquefois aisé de trouver un emploi dans son métier, dans un climat convenable. Il est regrettable que l'encouragement manque à ces patients car dans un climat curatif, ils pourraient guérir rapidement.

Si les crises ne se répètent plus pendant la durée d'une à deux années, on peut penser au retour dans le pays d'origine, sans hésiter, car alors la maladie est vaincue par la bénéfique influence et ne se manifestera plus, même après le retour dans un climat défavorable.

Ces bienfaits devraient être rendus accessibles aux jeunes afin que leur vie ait un nouvel essor.

Facteurs curatifs de la tuberculose

Il est curieux de constater, en ce qui touche les maladies des poumons, que la médecine classique ne s'occupe pas assez de changer les conditions de vie. Certes, les cures de repos, l'air, la lumière, le soleil donnent de bons résultats. On ne saurait nier la grande valeur de ces facteurs curatifs. On pouvait lire, autrefois, à l'entrée d'un sanatorium d'Arosa l'inscription suivante : "Levez les yeux vers les montagnes d'où vous viendra le secours." Cette parole témoigne de l'importance attribuée à l'air salubre de l'altitude.

Mais il existe un autre point de vue qu'on ne devrait pas négliger, celui de la thérapeutique alimentaire. Il est indispensable d'apporter à l'organisme les substances qui lui manquent et dont il aurait besoin pour se régénérer. En premier lieu, il faut une nourriture riche en calcium, en vitamines ; des carottes crues râpées, des jus de carotte, de raisin, d'orange, de pamplemousse qui se boiront lentement, par gorgées, après avoir été insalivés abondamment. Ainsi l'acide des fruits ne provoquera aucun trouble digestif.

Les légumes frais ne manqueront jamais sur la table. La salade sera préparée au citron et non au vinaigre.

On réduira la consommation des protéines. Les aromates naturels aiguiseront l'appétit. Un remède à base de calcium assimilable est indispensable. J'ai de tout temps pu observer les heureux résultats obtenus grâce à Urticalcin et à Galeopsis (riche en silice).

A ce propos, il faut signaler les bons effets de l'usnée. Tout comme les animaux de la forêt, nous pouvons profiter de ses principes toniques en cas de débilité ou de maladie des voies respiratoires. Ceux qui ne pourraient pas trouver la plante fraîche pour la mâcher boiront régulièrement la tisane d'usnée ou, mieux encore, se procureront Usneasan, extrait frais de la plante. Il ne s'agit pas là d'un médicament au sens propre du terme mais plutôt de l'application du principe de Paracelse : "Que ton aliment soit ton remède... que ton remède soit ton aliment."

Les remèdes végétaux font partie des aliments curatifs. L'huile de foie de morue et ses émulsions ont une action favorable, pour autant qu'on les supporte.

Le "moral" joue un très grand rôle dans la thérapeutique de la tuberculose. Il exerce une influence sur les fonctions glandulaires et tout traitement efficace devrait en tenir compte.

Il faut stimuler la fonction cutanée par de légers brossages de la peau suivis de frictions à l'huile de massage.

Inutile de rappeler, je pense, que la fonction intestinale doit être surveillée, de même que l'activité rénale. Ce sont là deux facteurs de guérison normale. Les malades qui vont suivre ces conseils très simples obtiendront par les cures de repos d'excellents résultats qui surprendront même leur médecin.

Pour parvenir rapidement à la guérison, il est nécessaire de tenir compte des moindres détails et de ne négliger aucune possibilité d'amélioration.

Calcium

On a beaucoup parlé, écrit dans la presse et dans la littérature médicale au sujet de l'importance du calcium dans l'organisme humain. Le calcium, en effet, est l'un des principes minéraux les plus importants et les plus répandus dans le corps qui serait incapable, sans calcium, de former le système osseux, les dents et une grande partie de nos cellules. C'est pourquoi l'alimentation doit tenir compte de ces besoins.

Le calcium joue un rôle prépondérant dans la défense de l'organisme contre les maladies infectieuses, celles des voies respiratoires en particulier. Les enfants qui souffrent d'une carence calcique sont moins résistants ; leurs glandes enflent facilement et ils ne peuvent toujours surmonter une primo-infection. S'il manque de calcium, le corps doit livrer d'énormes batailles. La nature nous en offre un exemple frappant : on trouve toujours de la mousse dans les prés acides, pauvres en calcium. Si l'on désacidifie la terre et qu'on lui rende son calcium, les mousses disparaissent. Les parasites prospèrent toujours dans le terrain pauvre en calcium. La situation du corps présente une certaine analogie : s'il y a hypocalcémie, il est exposé à toutes sortes d'affections, les maladies infectieuses en tout premier lieu. Ce point connu, on s'est mis à élaborer des médicaments calciques. Mais ces phosphates, carbonates, lactates de calcium n'ont pas rempli leur mission. L'humanité manque toujours de calcium.

J'ai eu l'occasion, voici vingt-cinq ans, de m'entretenir à Davos avec un chimiste très expérimenté dans ce domaine et qui préparait le lait de chaux et autres médications à base de calcium pour les médecins de l'endroit. Il m'expliqua qu'il était obligé d'en livrer de grandes quantités : on croyait alors que le lait de chaux était un remède important pour traiter la tuberculose pulmonaire. Selon lui, l'effet de ce lait était nul ou presque. Il préconisait l'idée d'une préparation naturelle, à base de calcium végétal. Voilà ce que m'exposait ce chimiste de la vieille école qui prévoyait déjà l'importance des remèdes biologiques. Cet homme m'a affermi dans mon idée ; j'ai multiplié mes efforts pour trouver une méthode biologique permettant d'administrer les sels minéraux sous une forme assimilable, afin que l'organisme puisse combler ses carences. C'est ce qui m'a amené à extraire le calcium des plantes, des orties avant tout et plus précisément des orties vertes et fraîches. J'ai réussi ainsi à élaborer Urticalcin, préparation de calcium assimilable. L'heureuse combinaison avec d'autres substances calcaires finement triturées m'a permis de réaliser le complexe de calcium Urticalcin. Il répond à toutes les exigences d'une médication calcique naturelle, biologique. Ce qui ne veut pas dire que ce soit là le seul remède ! Chacun doit avoir la possibilité de s'aider lui-même, sans avoir forcément recours à diverses préparations : tel est le but de mon propos.

Comment remédier au manque de calcium ?

J'aimerais signaler comment il faut remédier à la carence calcique, avant tout chez les enfants qui naissent déjà hypocalcémiques, chez les adolescents et chez les êtres vieillissants. Les tout-petits auront une alimentation naturelle dont on trouvera le détail dans une brochure spéciale. On donnera beaucoup de crème de riz naturel ; le son du riz contient des substances précieuses pour le jeune enfant. Pour le nourrisson, rien n'égale le lait maternel. Toute femme saine devrait donner le sein à son rejeton. Elle devrait y songer bien avant de mettre l'enfant au monde.

Dès qu'on introduit l'allaitement mixte, la meilleure base sera le riz naturel. De tous les jus, c'est le jus de carotte qui est le mieux supporté par le petit enfant. Il est riche en calcium et en sels minéraux. Plus tard, on préparera des biberons au lait d'amande additionné de jus de fruit.

Le lait doit être de première qualité, cela va sans dire, qu'il s'agisse de lait de vache ou de brebis. Malheureusement, ce n'est pas le cas dans bien des régions ; il y a encore des pays où une forte proportion de vaches sont atteintes de tuberculose. Ceci n'a rien de surprenant car une bête qui est constamment enfermée dans une écurie ne peut être saine. Tout devrait être mis en action pour que la qualité du lait réponde aux besoins et aux désirs du public. Le lait de brebis est de qualité supérieure ; il est riche en calcium. Les moutons vivent presque toute l'année en plein air et profitent de la nourriture naturelle broutée au pâturage. Si vous avez des brebis en liberté dans votre voisinage, profitez-en pour donner leur lait à votre nourrisson. Le lait de chèvre peut être utile de temps en temps, pour une courte durée. Pour de plus amples détails à ce sujet, consulter la brochure spéciale consacrée à l'alimentation du nourrisson.

Les adolescents et les adultes feront bien de suivre un régime naturel, exempt de produits raffinés (sucre, farine). La nourriture telle que nous l'offre la nature contient en proportions harmonieuses tous les principes vitaux qui nous sont indispensables. Revenons à une alimentation naturelle, laissons de côté tous les produits artificiels lancés dans le commerce. S'ils sont avantageux pour leur fabricant, ils ruinent néanmoins la santé humaine. Les dangers de l'alimentation moderne n'apparaissent pas d'un jour à l'autre. Mais peu à peu, conséquences des adjonctions chimiques, surgissent certains troubles : tumeurs malignes, non-résistance aux maladies infectieuses, affections diverses du système nerveux central. Seuls, un mode de vie naturel et une nourriture biologique parviendront à combattre ces facteurs néfastes.

Choucroute au calcium

Je connais un remède tout à fait particulier pour guérir l'hypocalcémie. Je vais vous le révéler. Il intéressera avant tout ceux qui vivent à la campagne.

Si vous préparez vous-même votre choucroute, vous aurez soin d'y ajouter fort peu de sel mais beaucoup de condiments tels que marjolaine, thym, herbes aromatiques variées, baies de genièvre, grains de moutarde ; ces derniers permettent la conservation de la choucroute. Préparée avec des choux blancs, elle contient beaucoup de calcium. Mangée crue, elle constitue un remède efficace. Pour en faire un médicament calcique, c'est-à-dire en augmentant sa teneur en calcium, on lui ajoutera des coquilles d'œufs pilées et réduites en poudre dans la proportion d'une demi-cuiller à soupe par kilo. On peut aussi utiliser la poudre de coquilles d'huîtres, qu'on se procure dans les bonnes drogueries. Cette poudre s'ajoute en même temps que l'assaisonnement. Après fermentation, on obtient un lactate de calcium naturel, d'une assimilation facile. Dans un ménage qui consomme un baril de choucroute ainsi préparée par an, toute carence calcique disparaîtra en une ou deux années.

Ceux qui achètent de la choucroute ordinaire peuvent y ajouter une cuiller à café de cette poudre par kilo. Si vous vous procurez la choucroute biologique (elle ne contient que peu de sel) au magasin d'alimentation naturelle, saupoudrez-la d'une cuiller à café de poudre, mélangez et laissez reposer un jour avant de la manger crue. Elle n'aura pas tout à fait la même valeur que la choucroute préparée à la maison, mais elle sera plus efficace que la plupart des médicaments à base de calcium.

Une autre méthode consiste à ajouter une prise de cette poudre à la sauce à salade, à condition qu'elle soit préparée au citron : l'acide citrique a la propriété de dissoudre une partie de ce calcium naturel et de le rendre ainsi assimilable.

Les orties

Voici l'ortie, excellente médication calcique. Au printemps, quand les jeunes plantes s'annoncent, n'oublions pas de les cueillir ; on les ajoutera, hachées très fin ou passées au mixeur, aux salades, potages, légumes et pommes de terre. Il est utile d'en manger régulièrement de cette manière, en garniture, pour bénéficier des phosphates de chaux dont elles sont très riches. On peut également les ajouter aux épinards, au dernier moment car il vaut mieux les manger crues. On profitera de la vitamine D, du calcium et d'autres sels minéraux importants.

Dans la revue "Nature et Santé", éditée par nos soins, j'avais rédigé en son temps un article sur les orties, à la suite duquel plusieurs paysannes bernoises m'ont écrit pour me dire que leurs enfants, grâce à ce remède simple, avaient retrouvé leurs bonnes joues rouges, signe de santé. A quoi bon dépenser son argent pour des remèdes coûteux alors qu'une médication aussi simple permet d'obtenir les mêmes résultats ? Rien n'est plus amusant que de cueillir des orties ! Il faut bien sûr les préparer mais cette peine ne compte pas si on la compare au souci que causent les enfants hypocalcémiques qui, à tout moment, contractent quelque mal nécessitant parfois de longs traitements. Ces enfants sont très sensibles aux catarrhes : le moindre courant d'air peut leur être fatal. S'il y a quelque maladie infectieuse dans l'entourage, ils y succomberont les premiers ! Une fois de plus, le proverbe se justifie : "prévenir vaut mieux que guérir !"

Nouvelles fonctions du calcium

Nous connaissons tous le rôle important que le calcium a assumé dans notre corps en tant qu'élément de structure des dents et des os. Nous savons qu'un taux de calcium abaissé indique un manque de calcium, qui avec le temps déclenche des lésions dans les dents et les os. Chez les femmes enceintes cette carence se fait sentir si fortement que l'opinion que chaque enfant coûte une dent à la mère était déjà répandue dans la région bernoise du temps de nos arrière-grand-mères. La suite nous est connue, le manque de calcium dans le sang provoque facilement des états de caractère tétanique, des crampes et des spasmes.

Le calcium n'est cependant pas uniquement un minéral constitutif mais encore un composant de liaison à l'aide duquel peuvent être éliminés par l'urine des résidus du métabolisme de base, surtout des acides. Qu'il nous suffise de penser à l'acide oxalique qui joue un grand rôle dans la formation des calculs rénaux. Nous rencontrons dans la combinaison de cet acide avec le calcium qui donne l'oxalate de calcium une forme transportable par les organes urinaires.

Une quantité suffisante de calcium protège aussi de la scrofule et même prévient la réceptivité à la tuberculose. Les médecins spécialistes font de nombreux récits de ce fait. Si le taux de calcium est à son niveau normal dans le sang, celui qu'il doit avoir d'ordinaire, il peut alors aussi nous protéger de façon considérable des actions nuisibles du Strontium 90 radioactif. Cette constatation est toutefois nouvelle pour beaucoup d'entre nous, mais en tout cas rassurante, car il ne sera pas très difficile d'agir opportunément sur notre taux de calcium. Les raisons de veiller à ce que nous absorbions suffisamment de cette importante substance minérale qu'est le calcium sont convaincantes et assez raisonnables pour ne pas être négligées.

Des denrées à base de blé complet, des crudités, des produits laitiers sont de bons fournisseurs de calcium et dont nous devons faire usage quotidiennement. Malheureusement nous ne pouvons assimiler le calcaire de l'eau ni non plus les autres formes de calcium inorganiques. Nous devons à cause de cela faire absolument attention de ravitailler le corps en calcium organique, c'est-à-dire surtout lié à la forme végétale. Parce que cet important élément minéral s'assimile mieux de cette manière, c'est la seule qui soit à prendre vraiment en considération et à préférer à toutes les autres. Si cependant quelqu'un montre, malgré une bonne alimentation, un manque de calcium, il doit absolument veiller à absorber régulièrement en plus d'une nourriture riche en calcium, une bonne préparation biologique telle que l'Urticalcin. Cette dernière, en tant que forme idéale du calcium des orties, maintient en bon état le taux de calcium des enfants et des adultes. Qui a déjà fait l'essai de l'Urticalcin ne voudra plus se passer de ce remède simple et agréable à prendre comme dispensateur généreux de calcium. Les gens épuisés, surmenés et dont la santé est abîmée, chez qui en général l'ensemble des remèdes ne réagit plus correctement, peuvent également rétablir à fond leur santé à l'aide de l'Urticalcin, ensuite de quoi les autres ressources du corps peuvent à nouveau être mises à profit. Donc, puisque l'équilibre en calcium de notre corps est si important, nous devons veiller avec l'aide des conseils donnés, à l'acquérir et à le maintenir constamment.

Le mystère de notre sang

La Bible nous dit que le sang c'est l'âme et le poète même ne dit-il pas que c'est une sève étrange. Cette opinion fut émise bien avant que nos temps modernes l'aient confirmée par les recherches scientifiques. J'ai médité sur l'énoncé d'un savant célèbre qui disait que l'état de la créature peut être constaté à chaque goutte de sang, car on peut y reconnaître la santé ou la maladie.

Néanmoins les chercheurs n'ont pas encore trouvé la méthode qui donnerait la preuve de cette affirmation.

Les savants ont permis de trouver et de mettre en valeur la méthode de cristallisation du sang. D'autres méthodes suivront certainement, et nous sommes sur le point de déceler la plupart des maladies comme le cancer, la tuberculose, le rhumatisme, la goutte, dans leur période d'incubation.

La lymphe

Bien que les veines de la lymphe soient bien plus ramifiées que toutes les veines du tissu sanguin rouge, la connaissance sur le tissu sanguin "blanc" est encore bien modeste. Les veines lymphatiques sont dans tout le corps, et sont aussi plus fines que les veines sanguines. Le flot lymphatique est unidirectionnel, puisqu'il se déverse dans le sang, quand sa tâche est accomplie. Partageons le corps, en partant du nombril ; faisons une croix, ce qui nous donne quatre parts ; chacune d'elles représente un réseau de la lymphe ayant une "centrale" à droite et à gauche dans la ceinture lombaire et dans les deux creux des aisselles. Il y a aussi les petites "centrales" à gauche et à droite du maxillaire inférieur. Vers ces "centrales" la lymphe forme des petits ganglions plus gros dans ces groupements.

La tâche du flot lymphatique

Les humeurs corporelles, l'humeur sanguine et les liquides crâniens sont maintenus en bon état par le système de la lymphe. Le total de ce liquide fait environ les 60 % du poids du corps. A part sa fonction de régulation, la lymphe a un travail plus étendu et plus important à fournir : elle doit accomplir dans un certain sens la police rurale contre tout intrus étranger qui met en danger l'état des cellules. Il s'agit des microbes, qui sont plus ou moins mauvais, et parfois même dangereux. Si, par exemple, une coupure ou un clou rouillé blessent la peau, des millions de microbes se précipitent dans la blessure.

La lymphe des vaisseaux peut n'être pas assez forte et les microbes remontent jusqu'aux ganglions de la "centrale". Celle-ci mobilise tant de troupes prêtes à la bataille que les "pièces" se dilatent et nous sentons sous les bras ou dans le pli inguinal, une épaisseur qui peut avoir la grosseur d'un œuf. Si les lymphocytes, phagocytes, cellules migratrices, n'arrivent pas à faire le travail, alors tout le flot lymphatique se colore légèrement en rouge et devient sensible à la pression. Nous appelons ceci un empoisonnement du sang, bien que le poison se trouve encore dans la lymphe. Si toxines et microbes se déversaient directement dans le sang, alors la créature mourrait d'empoisonnement déjà en bas âge.

Le rôle de la lymphe réside aussi dans les amygdales et l'appendice. Ceux-ci doivent faire un travail de nettoyage et doivent détruire les microbes.

Lorsque les cellules cancéreuses s'échappent lors d'un test ou pendant une opération (mal conduite), elle sont arrêtées par la lymphe et retenues dans la "centrale" pour être détruites. Si c'est un échec, les cellules commencent à foisonner et cela devient le si redouté cancer de la lymphe. C'est la raison pour laquelle les chirurgiens éloignent soigneusement les vaisseaux lymphatiques lors d'une opération sur un cancer et principalement à la poitrine.

Une autre fonction du système lymphatique est l'absorption des graisses émulsionnées et leur distribution dans le sang en petites quantités assimilables. Tous les anticorps qui nous immunisent contre les maladies infectieuses sont développés par le système lymphatique. Il est donc vital que la lymphe travaille bien. Différentes maladies du cœur, des reins et des vaisseaux ont leur origine dans les défaillances du système lymphatique.

Modes de guérison

Les exercices physiques et respiratoires en plein air sont le meilleur soutien du système lymphatique. Rayons ultra-violets et air marin sont deux facteurs qui, bien dosés, ont une bonne influence sur la lymphe.

Le remède à recommander, pour soutenir le système lymphatique, c'est l'échinacée : quand les ganglions lymphatiques enflent ou s'il y a un de ces "empoisonnements du sang", l'Echinaforce donne du bien-être et se révèle une aide efficace. En usage externe, on peut se servir des feuilles vertes écrasées ou encore appliquer de l'ouate imbibée de teinture d'échinacée. Dans la phase aiguë, il faudrait prendre toutes les heures 10 gouttes de teinture dans un peu d'eau. C'est à cause de ces nombreux bienfaits que l'Echinaforce devrait avoir place dans chaque pharmacie familiale.

Certains faits intéressants concernant la lymphe

Sans le système lymphatique qui peut être désigné sous le vocable "flot blanc", l'homme succomberait vite aux attaques des microbes. Les leucocytes sont la police du corps. Ils détruisent tous les microbes qui pénètrent dans la peau lors d'une blessure. De plus, ils prennent une part active à la reconstruction des cellules détruites. Le système lymphatique ressemble au système sanguin, cependant il est plus ramifié. Les muqueuses, en particulier, les intestins, contiennent un réseau lymphatique étendu comme un filet à mailles fines.

Les amygdales et l'appendice

Peu de monde sait, peut-être, que les amygdales et l'appendice possèdent un réseau lymphatique très bien constitué. Puisque la lymphe doit servir de filtre à microbes et de destructeur, on peut considérer amygdales et appendice comme des organes jumeaux. Leur fonction étant très importante, on ne devrait jamais les enlever tant qu'ils fonctionnent bien. De plus, en cas de maladie, on devrait essayer de guérir par des méthodes de soutien afin que ces organes de première importance puissent être conservés.

Les ganglions

Dans le circuit lymphatique nous trouvons des nodosités appelées "ganglions". Ce sont eux qui font fonction de filtre, car ils essaient de filtrer ou de détruire les microbes, les toxines et les poisons. Si un seul ganglion ne suffit pas pour filtrer, les autres s'unissent à la tâche. Quand les microbes pénètrent en grand nombre dans le corps, nous pouvons remarquer des durcissements rougeâtres et douloureux qui forment des grosseurs, par exemple, aux coudes. Ces nœuds atteignent quelquefois la taille d'un œuf et deviennent sensibles à la pression. Les cellules lymphatiques entourées de tissus conjonctifs et de fibres musculaires se sont pelotonnées et indiquent un empoisonnement. Il est possible que ne pouvant pas arriver seule à combattre, la "centrale" aille chercher de l'aide dans les ganglions des aisselles. Quand l'empoisonnement est aux pieds, nous ressentons "le cordon" tout le long de la jambe et l'épaisseur la plus forte se trouve alors à l'intérieur de la ceinture lombaire.

La rate

Quoique on ne connaisse pas encore bien la fonction exacte de la rate, on la considère quand même comme la glande la plus importante du corps. Elle se trouve du côté gauche de l'estomac, opposée au foie et n'a aucun rapport avec la digestion. Elle ne semble pas non plus avoir de relation de fonction avec d'autres organes du corps. Elle n'est pas reliée au système lymphatique mais au sang. La rate pourrait se trouver dans n'importe quel endroit du corps. Jusqu'à aujourd'hui, la rate est un problème pour les savants, on peut l'enlever et on continue à vivre. Toutefois, la formation des troupes de bataille est si minime dans le sang, que l'humain ne peut vivre sans la rate au moment d'une invasion massive de microbes, par exemple le paludisme.

Les cellules migratrices

Les lymphocytes ainsi que les leucocytes sont considérés comme des cellules migratrices, car ils quittent le flot de la lymphe et le flot du sang. Ils voyagent, étant très petits, entre les parois cellulaires, comme l'étoile de mer entre les récifs coralliens. Ils peuvent intervenir partout, comme des policiers en mission. Ils sont au nombre de plusieurs milliards, c'est-à-dire qu'il y en a plus dans un seul corps humain qu'il n'y a d'hommes sur la terre.

Un apport indispensable

La lymphe, malgré sa bonne organisation, a besoin d'aide. En effet, si le corps vient à manquer de Calcium et de vitamine D, la lymphe éprouve de grandes difficultés à assurer ses fonctions. Les enfants chez lesquels on décèle des grosseurs inguinales ou derrière les oreilles, sont ceux qui manquent de Calcium et de vitamine D. Ils sont sujets au catarrhe, à l'angine, aux maladies infectieuses, ils souffrent de manque d'appétit, d'irritation et de lassitude. On peut améliorer cet état en changeant la nourriture. On supprime la confiserie, la pâtisserie et toutes les sucreries, les produits à la farine blanche, au sucre industriel et huiles raffinées, au profit des légumes et salades. Pour un plus grand apport de vitamine D il faut prendre du Vitaforce, pour le calcium, les orties d'Urticalcin. On donne du calcium, par mesure préventive, avant que des symptômes ne se fassent remarquer.

Le raifort est très efficace sur la lymphe, de sorte qu'on peut le considérer comme un des meilleurs remèdes. En effet, les troubles lymphatiques peuvent cesser en prenant une cuillerée à thé de raifort. Il a bon goût si on le consomme avec du fromage blanc ou des pommes de terre en salade, le mélange atténuant son arôme.

La tuberculose et le cancer

Quand le système lymphatique travaille bien, il nous est impossible d'avoir la tuberculose et le cancer. Le cancer est lié au fonctionnement du foie, de sorte qu'il nous faut bien observer l'organe ainsi que la lymphe. Un bon observateur se rend compte que, avant qu'on puisse diagnostiquer la tuberculose, le sujet a toujours des petits ganglions douloureux. Ce phénomène peut être observé des années avant l'apparition de la maladie et on devrait toujours y faire attention afin de l'éviter.

Pour que la lymphe reste en bonne "forme", il lui faut du soleil et de l'oxygène. Les appartements sombres, sans soleil, sont des nids à tuberculose. Veillons donc toujours à cela en choisissant un appartement.

Lymphogranulomatose

Cette terrible maladie de la lymphe est connue sous le nom de maladie de Hodgkin ; elle atteint plus souvent les hommes que les femmes. Elle fut décrite par Thomas Hodgkin, un savant anglais, en 1832. Mais la vraie cause de la maladie nous est encore inconnue aujourd'hui. La température qui caractérise le début de la maladie laisse supposer qu'il s'agit d'une maladie infectieuse. On recherche pourtant en vain son microbe pathogène.

D'autres considèrent cette maladie comme cancéreuse et la soignent avec des rayons ultra-violets et la bombe au cobalt. En règle générale, l'effet est court et momentané.

S'il arrive que seuls quelques ganglions soient atteints, il est alors préférable de les éliminer, tant que l'on n'a pas trouvé un meilleur moyen. Il faut aussi dès les premiers symptômes changer totalement de nourriture, en ayant soin d'absorber beaucoup de crudités, du fromage frais, du raifort et du riz naturel. Cette alimentation a prouvé être une aide efficace. Pour lutter contre l'anémie, il est bon d'absorber tous les jours un dl de jus de carottes accompagné de Avena sativa. Les préparations de Petasites pris avec le Colchicum D 4 ont souvent un heureux effet.

Sclérose et remèdes à base de calcium

L'idée qu'on se fait des remèdes à base de calcium, de la sclérose et, en particulier, de l'artériosclérose, est en général fausse. Les malades vous disent souvent : "Je souffre d'artériosclérose, donc je ne dois pas absorber de remède calcique, ce qui augmenterait mon mal." Idée complètement fausse. Les préparations biologiques à base de calcium, telles que le complexe de calcium Urticalcin n'influencent pas directement la sclérose. Au contraire, celui qui souffre d'artériosclérose peut sans risque prendre du calcium biologique qui est assimilable. L'organisme l'utilise pour réparer des lésions et non pour le déposer n'importe où. D'ailleurs ni dans la sclérose ni dans l'artériosclérose, il ne s'agit de dépôts purement calcaires : dans les cas de sclérose, il s'agit de l'induration pathologique d'un organe ou d'un tissu, tandis que l'artériosclérose est une affection artérielle, caractérisée par la dégénérescence de toute la paroi vasculaire qui perd graduellement son élasticité. La membrane interne des artères devient tout d'abord le siège de dépôts lipoïdes puis de dépôts calcaires. Certains savants supposent que l'épaississement qui en résulte est une nécessité naturelle ayant pour but de renforcer les parois : ce serait donc un moyen de défense de l'organisme, au moment où les parois ayant perdu leur souplesse, leur solidité, ne répondent plus aux exigences de la pression sanguine. D'autres savants, au contraire, prétendent que ce sont justement ces dépôts qui sont responsables de la fragilité des parois vasculaires. Quoi qu'il en soit, l'artériosclérose est un signe de vieillissement, causé par un métabolisme perturbé, une alimentation mal adaptée, trop riche en protéines.

Le calcium biologique apporté à l'organisme ne cause jamais d'artériosclérose. Dans le système osseux et dans d'autres cellules, il existe des réserves de calcium qui suffiraient à scléroser tout le système vasculaire... phénomène qui ne se produit jamais.

La méthode naturelle qui traite l'artériosclérose doit apporter aux vaisseaux les principes susceptibles de leur rendre leur élasticité. La pression baisse simultanément tandis qu'elle monte au fur et à mesure que les artères perdent leur souplesse. S'il y a hypertension, le cœur doit travailler bien plus activement pour maintenir la circulation.

Pour traiter cette affection, on ne va pas prescrire n'importe quel produit. Le complexe Artérioforce, à base de cratægus et d'ail, les gouttes à base de gui, le vin d'ail des ours sont trois remèdes excellents.

On adoptera un régime pauvre en sel et en protéines. Le riz naturel est l'un des meilleurs aliments susceptibles de prévenir et de soigner l'artériosclérose. On en mangera plusieurs fois par semaine, le matin, à midi ou le soir, apprêté de diverses manières. Une alimentation riche en fruits, en légumes et en riz fera baisser graduellement la tension sanguine et régresser l'artériosclérose.

Si pour une raison ou pour une autre, on est obligé de prendre Urticalcin, celui-ci n'exercera aucune mauvaise influence sur la sclérose, bien au contraire.

Ces explications, je l'espère, vont rassurer tous ceux qui se gardent de prendre du calcium biologique, craignant d'aggraver leur artériosclérose. Comprendront-ils une fois pour toutes que ces remèdes n'ont aucun rapport avec cette affection vasculaire ? Le calcium biologique bénéfique exercera une heureuse influence.

Les soins de notre système capillaire

Peu d'entre vous savent que le réseau capillaire du corps humain totalise plus de 100 millions de vaisseaux sanguins, ce qui ferait 2 1/2 fois le tour de la terre si l'on joignait en une seule ligne tous les fins vaisseaux capillaires. C'est ce que la science a calculé et cela représente d'une façon remarquable une des nombreuses merveilles accomplies dans notre corps. Toutefois nous de devons pas seulement connaître la structure de ces fins capillaires, car il est tout aussi important de savoir quel rôle ils ont à remplir dans notre corps. L'ensemble de la transmission des substances utilisées, la livraison de l'acide carbonique du système sanguin artériel au système veineux et encore beaucoup d'autres fonctions, en partie connues et en partie encore inconnues, se rattachent au domaine du système capillaire.

Des erreurs dans l'alimentation et le mode de vie peuvent produire dans le corps de graves lésions. Ceci est également valable pour le système capillaire. Une mauvaise nourriture trop forte en acide urique, avec trop de viande et d'œufs au lieu de légumes et de fruits fait dégénérer et se dilater les vaisseaux capillaires si fortement que cela peut se constater avec exactitude sur la photographie des capillaires. Des capillaires dilatés, vus sur des agrandissements photographiques ressemblent à de petites varices. Une trop forte consommation d'alcool endommage et dilate également les capillaires. Les produits chimiques, que nous absorbons par exemple au travers des médicaments, comme aussi la nicotine, altèrent et lèsent les vaisseaux capillaires, portant préjudice à l'alimentation des cellules et dérangeant ainsi le métabolisme cellulaire tout entier. A quoi sert l'étonnante merveille de notre corps si par des erreurs dans l'alimentation et aussi par ailleurs par notre mode de vie, par un manque d'exercice et de respiration, les avantages octroyés ne sont pas mis pleinement en valeur ? Non seulement les cellules musculaires mais aussi les cellules nerveuses ne sont plus, lors de troubles dans le système capillaire, nourries en temps utile et suffisamment ; en conséquence, elles se relâchent, dégénèrent et vieillissent. Il serait sage de le savoir et d'y faire attention déjà pendant la jeunesse. Si nous n'en n'avons le véritable discernement que seulement pendant la vieillesse, cela nous est à peu près aussi utile que les vaines souffrances et les regrets d'un homme qui, dans la vieillesse et le besoin, pense à l'opulence du temps passé, alors qu'il a dilapidé dans sa jeunesse toute sa fortune. La jeunesse se compare très bien aux sept années grasses qui eurent lieu dans l'ancienne Egypte. Nous devons prendre des mesures et agir aussi sagement que le fit jadis Joseph, afin que, au sens figuré, nous puissions consommer les réserves pendant les années maigres de la vieillesse. Donc celui qui observe en général un mode de vie sain et conforme à la nature rendra en même temps les plus grands services à son système capillaire.

Fonctions de la circulation

Si nous nous imaginons un train-poste qui roule de Bâle à Lugano et revient en s'arrêtant exactement d'après l'horaire à chaque station, et cela pour charger à l'aller alors qu'il doit décharger au retour, nous pouvons utiliser cette image pour nous représenter d'une façon assez compréhensible le rôle de la circulation. Imaginons-nous donc les troubles que cela peut déclencher quand le train ne suit pas son horaire. A chaque station postale, nous verrons le chef de poste marcher de long en large avec agitation, pour d'un côté guetter le train qui ne vient pas et de l'autre rassurer au guichet les clients qui doivent attendre la poste si longtemps en vain. Ces irrégularités relativement petites peuvent déclencher dans la vie économique des retards désagréables et des perturbations contrariantes.

La même chose peut se produire dans les fonctions de la circulation. Comparons donc le trajet aller du train avec les artères qui doivent apporter la marchandise à toutes les cellules afin que la vie économique dans les milliers de millions de cellules du corps puisse se développer normalement. Tous les carburants, les composants minéraux, les vitamines, les ferments, les acides aminés pour la formation d'albumine, tous les sucres et les particules graisseuses, oui même l'oxygène, tout cela est en quelque sorte des marchandises que le système de transport des artères doit acheminer journellement et à tout instant.

Chaque cellule est comme une petite fabrique qui a besoin de matériaux bruts pour ses éléments de construction et d'exploitation. Elle ne peut produire un travail merveilleux et consciencieux que si elle reçoit tout ce qui est indispensable d'après l'horaire du cours de la vie. Chaque carence dans la quantité nécessaire, comme également dans la qualité des matériaux bruts, force la cellule à chercher des solutions d'urgence non prévues. Ce n'est que sous la plus extrême contrainte qu'elle commence à faire un travail bâclé et peu consciencieux. On peut taxer comme tel par exemple, la construction de cellules géantes, que nous qualifions de cellules cancéreuses. La cellule elle-même n'est cependant jamais la coupable de telles insuffisances, car elle se défend en bonne et due forme aussi longtemps qu'elle le peut et seulement la plus grande pénurie cause son renoncement.

C'est dès lors un devoir pressant de veiller à ce que le train-poste de notre système d'artères puisse maintenir l'horaire de la vie en stimulant la circulation par la respiration et la pratique du sport. Il faut également faire attention de disposer en quantité suffisante des matériaux bruts nécessaires afin que les laboratoires des cités cellulaires puissent exécuter leur merveilleux travail d'après le plan et le programme divins. De cette façon nous pourrons obtenir le plein bénéfice que ce petit monde des cellules est disposé à effectuer pour nous.

Mais cela n'est qu'une des tâches, car il faut faire attention non seulement à l'approvisionnement mais aussi au fait que chaque fonctionnement produit des déchets, et surtout le processus de combustion, comme il s'en passe dans le corps. Les résidus qui en résultent doivent être évacués promptement afin que ne se produisent ni accumulation, ni stockage et avec eux des symptômes de troubles du fonctionnement. Le trajet retour du train-poste est maintenant une image de notre système veineux, qui doit veiller à ce que tous les résidus provenant de la combustion, ainsi que tous les déchets de fabrication tels que acides carbonique et urique outre d'autres acides et rebuts, soient reconduits. Ils seront alors en partie transformés par le foie ou éliminés avec le secours des reins. Si ce transport s'arrête, il se produit des difficultés car l'approvisionnement est bousculé ; il s'ensuit des tensions et de tous côtés des pressions accrues se font sentir. Cela fait des déraillements, les marchandises en attente restent sur des voies de garage, ce qui se traduit dans le corps par la formation des varices redoutées.

Petites ressources

Que pouvons-nous entreprendre avec succès contre ce mal ? Pour l'un ou l'autre il est peut-être possible d'apporter des changements dans sa vie professionnelle et de limiter la station debout en particulier dans des locaux froids et humides. Nous nous efforcerons également de porter des vêtements raisonnables, nous nous vêtirons confortablement de sorte que l'abdomen et les jambes ne soient pas inutilement exposés au froid, car cette circonstance peut également occasionner des troubles ; ce que l'on dit sur les talons hauts nous les fera éviter.

Nous trouvons aussi dans quelques plantes un secours excellent. Pour cela le marron d'Inde (Æsculus hippocastanum), le mélilot (Melilotus), les racines d'arnica et l'aspérule odorante (Asperula odorata) sont bien connus. Toutes les quatre sont contenues dans Aesculaforce, qui a fait ses preuves des milliers de fois. Les femmes et les jeunes filles et surtout les futures mères en ont déjà tiré des profits inestimables. Comme une carence en substances minérales et surtout un manque de calcium concourent à la formation de varices, on doit prendre de l'Urticalcin afin de ne pas manquer un succès certain. Un soutien raisonnable, conforme à la nature des organes de la circulation donne de bons résultats et au lieu de peines et de douleurs nous procure des jours sans soucis.

L'importante tâche des artères

Quand on pense au trafic routier de New York, à ce va-et-vient continue, de jour et de nuit, c'est alors que l'expression "grandes artères" se justifie pleinement. Si le trafic venait à s'arrêter dans ces voies, la ville cesserait d'exister. L'importance des artères de notre corps ne nous est connue que si nous nous penchons sur ce problème. Même un beau corps, des membres bien formés et une belle musculature tomberaient en dégénérescence, notre cerveau si magnifiquement doué et éduqué refuserait ses services, si les artères perdaient leur élasticité, se rétrécissaient et se sclérosaient. La compréhension de l'importance des artères nous est déjà donnée du fait que nous en connaissons la structure anatomique. Représentons-nous un câble, ayant plusieurs épaisseurs, et dont la partie intérieure est lisse et élastique. Sur celle-ci il y a plusieurs couches qui sont en partie élastiques et en partie fibreuses. Ces tuyaux artériels peuvent résister à la pression de 20 atmosphères. Si nous connaissons toutes ces choses nous avons déjà une idée de ce que peuvent être nos artères principales. Elles ont, comme le cœur, leur propre fonctionnement. Pour cette raison, un réseau de capillaires fut incorporé dans les parois. Elles comprennent aussi leur propre système lymphatique et leur propre système nerveux. Les parois des artères éloignées du cœur sont amincies et la pression en est diminuée ; les capillaires ont alors un diamètre cinquante fois moindre que le plus fin des cheveux.

Les artères dans la structure organique

Hoorne, savant hollandais, dit que le corps est construit de tubes. Il trouva la formule capable de rendre visibles les artères et les veines, en y injectant un liquide rouge. Pierre le Grand, qui se trouvait à ce moment-là en Hollande, fut tellement enthousiasmé, qu'il voulut emporter chez lui cette préparation. Malheureusement, à son arrivée, la préparation était abîmée, parce que les matelots avaient bu l'alcool dans lequel la préparation était conservée.

Il tient du prodige que chacune des milliards de cellules soit rattachée au système artériel. Il faut environ une seconde au sang pour se déverser, des capillaires dans les veines. Dans cette seconde s'accomplit l'assimilation et s'accomplit aussi la désassimilation : l'oxygène sort du sang et imbibe les tissus, et l'acide carbonique des tissus pénètre dans les veines. Dans le même temps, les substances alimentaires sortent du sang et vont dans les tissus. Ensuite, le sang retourne dans les veines puis dans le cœur.

La petite circulation (cœur-poumons-cœur) accomplit un cycle en 6 à 7 secondes. Tout d'abord, le circuit qui passe dans le cœur sert à la nourriture de la musculature cardiaque, pour cela il faut 3 à 4 secondes. La circulation, pour aller au cerveau, met 8 secondes, celle des jambes jusqu'aux orteils, environ 18 secondes. Une cellule sanguine peut donc faire environ 3000 voyages par jour. Elle est en mouvement jour et nuit. Il semble qu'il n'y ait rien de plus voyageur qu'une cellule sanguine. D'un seul élan, elle parvient à aller du cœur jusqu'au plus fin des capillaires. Plus le sang s'éloigne du cœur, plus étroits deviennent les canaux et le sang ralentit sa course.

Finalement, il décharge son fardeau, avant de retourner dans les vaisseaux sanguins. Les cellules sanguines voient leur vitesse accélérée par le surmenage, l'eau froide, l'humeur joyeuse et la fièvre. Les dépressions et les douleurs morales en ralentissent la vitesse. C'est pour cela que des milliards de cellules seront mal nourries, et, si aucune aide n'est apportée, l'homme peut tomber malade. C'est ainsi que des maladies morales, si elles durent, peuvent occasionner des maladies physiques.

Rétrécissement et calcification des artères

Si les artères se rétrécissent et se sclérosent, les conséquences peuvent être très graves. La créature humaine se désagrège au vrai sens du mot, mentalement et physiquement. Nous pouvons affirmer qu'aujourd'hui la plupart des gens civilisés meurent d'une affection du système cardio-vasculaire ; cette mortalité va en augmentant surtout en Europe, en Amérique et en Australie. La durée de la vie est très souvent dépendante de l'état du système circulatoire. La sclérose artérielle commence avec un léger changement, qui semble une tumeur plate. Une pullulation des tissus se forme et finit par faire un dépôt de calcaire. Peu à peu le tuyau devient de plus en plus petit. La veine perd de son élasticité et durcit. La tension augmente, ce qui peut provoquer une attaque cérébrale, une embolie ou un saignement dans l'encéphale. Quelquefois il peut se produire aussi une dilatation cardiaque, une rupture des veines proches du cœur, ou un tassement dégénératif des reins.

Où chercher les raisons de ces maladies ?

Sont responsables :

1. Les aliments riches en graisses animales, qui provoquent l'apparition du cholestérol dans le sang.

2. La nicotine qui peut rétrécir le système vasculaire, particulièrement les artères du cœur.

3. Une nourriture trop copieuse, riche en albumine ; trop de viandes, œufs et fromages.

4. L'abus d'alcool qui nuit aux capillaires et provoque, indirectement, la maladie des artères.

Comment peut-on prévenir et guérir ?

1. Une alimentation à base de riz naturel, fromage blanc, salade est le meilleur des régimes. Ce régime fait des miracles s'il est tenu rigoureusement. Par ce procédé, la tension peut être abaissée d'une façon naturelle, et aucun médicament de choc ne s'avère nécessaire. C'est une méthode simple qui permet aux vaisseaux de se régénérer. Plus que tout, le son de riz agit en régénérateur, comme le prouvent les observations faites en Asie.

2. Les végétaux iodés permettent d'éviter aussi ces maladies et jouent un rôle important dans la guérison. Il s'agit des végétaux marins. Dans ce but, on prépare ces produits de mer sous forme d'épices tels que le Kelpamare, le Trocomare et le Kelpasan. D'autres épices, aromates, assaisonnements sont très bons, tels que le cresson, le raifort, l'ail, pris en petites quantités, ainsi que le poireau.

Comment éviter ces différents dommages ?

Il n'est pas nécessaire d'être un fanatique, aux opinions extrêmes, pour pouvoir dire que la vie d'une créature civilisée est exposée à bien des dangers. Ces derniers sont les suites de tout le confort, de la technique, des autos et de la mécanique de ce siècle. Nous nous détendons moins à l'air pur, et cet air lui-même est pollué. Les aliments trop raffinés ne fournissent plus une alimentation saine. Le système vasculaire dégénère à cause de toutes ces raisons, alors, trop tôt, viennent les maux de l'âge, la force physique diminue, ainsi que le goût de vivre. On ne peut même pas éviter la baisse de la moyenne d'âge des enfants handicapés. Est-il vraiment intéressant de vieillir, en développant des soins "artistes", en s'aidant de médicaments pour soutenir une vie pleine de souffrances ? Ne vaut-il pas mieux vieillir et rester en bonne santé ? Pour cela adaptons notre mode de vie, et nourrissons-nous selon les besoins naturels des lois de la nature et non selon les lois de la "société" qui s'est égarée dans le genre de vie qu'elle a adopté.

Artériosclérose, thrombose coronaire, infarctus du myocarde

Pendant mon séjour en Extrême-Orient, je me suis spécialement occupé des maladies vasculaires : artériosclérose, thrombose-coronaire, infarctus du myocarde, et j'ai pu constater qu'on trouve rarement ces maladies en Indonésie, au Japon, dans les îles Philippines et particulièrement chez le paysan. On trouve de très rares cas chez les gens aisés qui peuvent se permettre un niveau de vie élevé. Dans ces pays on peut affirmer que la population rurale vit presque sans matières grasses. Elle utilise en tout et pour tout 50 g par personne d'huile et de graisse. Ces matières grasses sont généralement fabriquées à la ferme et contiennent un assez grand pourcentage d'acides gras. L'habitude de couvrir les besoins en hydrocarbones par le riz paraît bonne. Car cet aliment conserve leur jeunesse aux vaisseaux sanguins et particulièrement aux artères.

Le grand secret qui résoudra dans l'avenir encore bien des problèmes, c'est l'absorption régulière d'algues marines. C'est une habitude, en Corée, au Japon et dans beaucoup de provinces chinoises de manger avec le riz des fines feuilles de varech (Fucus). Nous nous sommes aussi habitués à en prendre pendant notre séjour là-bas, et cela nous a fait beaucoup de bien. Qui veut éviter les trois maux faisant le titre de ce chapitre, ou combattre avec succès l'un d'eux, prendra en considération les recommandations suivantes :

1. Prendre avec modération des aliments riches en albumines et corps gras. Eviter si possible les matières grasses animales que l'on remplacera par des huiles naturelles, tournesol, pavot, maïs.

2. L'aliment de base devrait être le riz naturel.

3. Les légumes crus seront agrémentés de fromage blanc, ainsi que le riz naturel. Les salades fraîches seront préparées au Molkosan et à l'huile naturelle.

4. Ajoutons : huile de germes de blé, Kelpasan, ainsi que tous les produits à base d'algues marines.

5. Au lieu de consommer toutes sortes de fromages, ne déguster que du fromage blanc. Qui ne peut se passer facilement de viande devrait en manger une petite quantité ; il en est de même pour les œufs, qu'on ne devrait jamais manger "durs".

6. Saler parcimonieusement, prendre du sel de mer Trocomare et Herbamare.

7. Il est de première importance de donner beaucoup d'oxygène au corps, ce qui nécessite des marches dans la campagne. Si cela n'est pas possible dans la semaine, on devrait partir pour le week-end. Nous devrions employer nos jambes, au lieu d'être assis au volant ou dans notre bar habituel.

Si ces sept prescriptions sont observées régulièrement, on allongera certainement sa vie et à l'âge mûr on s'évitera bien des maux. Le vieillard ne sera plus alors à la merci d'une artériosclérose, d'une thrombose, ou ne verra plus ses jours finir brusquement par un infarctus. Si nous obéissons à la nature, elle nous paiera de retour.

Mesures préventives contre les embolies et les thromboses

Ce sont particulièrement les femmes qui subissent les suites graves imputables à l'obstruction des vaisseaux, après une opération ou après un accouchement.

Ces obstructions de vaisseaux se manifestent, en général, du troisième au huitième jour après une intervention ou après une naissance. Dans ces cas, le médecin pratique en général une injection pour fluidifier le sang et pour élargir les vaisseaux.

Soins préventifs

1. En tout premier lieu, il faut soigner les intestins, étant donné que leur mauvais fonctionnement "charge" le sang, ainsi que tout le corps. Il est

bon, pour régler les intestins, de faire une journée de "jus de fruits". Une nourriture saine et naturelle permet de régénérer un intestin paresseux.

2. N'oublions pas les vertus des cures de "transpiration". C'est très simple pour celui qui transpire naturellement de par son travail quotidien. Les excursions sont aussi un excellent moyen pour transpirer, mais il faut aussi prévoir le changement rapide des vêtements humides. Celui qui ne peut pas transpirer devrait aller une fois par semaine dans un "sauna".

3. Le troisième point consiste en l'absorption de médicaments à base de plantes. La femme enceinte ne devrait pas se borner à en prendre juste avant la naissance, mais bien longtemps avant, pour aider le système vasculaire. Dans ce cas, l'extrait d'hamamélis, de marron d'Inde, sont des moyens excellents. Déjà au Moyen Age, les femmes prenaient de l'arnica, du millepertuis, du mille-feuille, de la pulsatille, du mélilot et de l'aspérule pour combattre les prédispositions à l'embolie et à la thrombose.

Nous aussi sommes conscients des bienfaits de ces plantes et, depuis 30 ans, nous en prenons sous forme de gouttes, sous le nom d'Aesculaforce qui s'est montré efficace dans des milliers de cas tant dans notre pays qu'à l'étranger.

Bien des femmes nous ont rapporté leur propre expérience : ayant absorbé pendant leur grossesse de l'Aesculaforce, elles purent mettre au monde facilement leur enfant. Aucune formation de thrombose ne s'ensuivit, contrairement à ce qui avant été leur cas lors de grossesses précédentes. Une sage-femme m'écrivit avec enthousiasme à ce sujet, et son témoignage a du poids, car elle est une femme d'expérience ! Il est recommandé de prendre en même temps que l'Aesculaforce de l'Urticalcin, car le calcaire biologique aide à remettre les vaisseaux en état. La préparation Aesculaforce à base de plantes fraîches et d'extrait de marron d'Inde donne d'excellents résultats.

Ces remèdes simples sont une aide efficace et peuvent maîtriser les difficultés naissantes. Il faut donc accepter les conseils donnés assez tôt, avant que la maladie n'ait fait son apparition, car sinon il peut être difficile d'apporter une aide.

Régime hypotensif dans l'artériosclérose, et à la venue de l'âge mûr

Trop de tension peut provenir soit d'une maladie de reins, soit du durcissement des artères et des veines. Quand l'âge commence à se faire sentir, un régime devient une nourriture de santé, et se révèle d'une grande efficacité.

Il faut surtout consommer du riz naturel complet, qui est plus nutritif que le riz blanc. Le riz des marques "Avorio" ou "de l'oncle Ben's" est une combinaison presque aussi riche en minéraux que le riz naturel complet. Pour l'Européen, habitué aux pommes de terre ou aux céréales, il n'est pas toujours facile de se plier à ce régime, alors que pour l'Oriental cela est aisé, car il ne connaît que le riz. Aussi a-t-il la chance de ne pas connaître l'hypertension !

Le malade s'étant nourri en général d'aliments trop riches en albumines, devra supprimer la viande, les œufs et le fromage ou du moins en consommer très peu. La base de sa nourriture devrait se limiter à : riz, fromage blanc, salade.

C'est le riz, qui, aliment de base, rend les artères et les veines plus souples. L'albumine sera fournie par le fromage blanc, lequel accompagne par son goût agréable, légumes et salades, ce qui est très bon. C'est un aliment qui peut se préparer sous les formes les plus variées ; il est agréable au goût et d'excellente valeur alimentaire. On peut accommoder le fromage blanc avec du raifort, du curry ou à l'aide d'un autre assaisonnement, par exemple du jus de légumes. Les salades, riches en vitamines, donnent les minéraux nécessaires.

Il faut beaucoup de fermeté pour mener à bien une telle cure.

Le petit déjeuner

On peut varier le petit déjeuner, sans qu'il soit pour autant nécessaire de l'accompagner de viande, œuf ou fromage.

Faisons un "Bambu-café" et prenons du pain noir, complet ou suédois, du beurre ou de la margarine, du miel ou de la confiture, un "birchermüesli" avec des baies et des fruits de saison, pour compléter. Le tout fera un petit déjeuner savoureux, nourrissant et rafraîchissant.

Au lieu de prendre toujours des fruits à ce moment de la journée, nous pouvons varier et prendre avec notre café de céréales Bambu des tartines beurrées ou garnies de fromage blanc ; au printemps nous pouvons disposer des fines tranches de radis sur ces tartines ainsi que des fines herbes et de la ciboulette. L'ail des ours est excellent (ail sauvage), il peut être préparé en salade ou en légume (à l'étuvée) : très bon pour la tension. A la saison des tomates nous pouvons en consommer sur canapés beurrés ou en salade. Le raifort et le cresson peuvent aussi enrichir notre petit déjeuner.

Déjeuner de la mi-journée

Nous recommandons le type de menu suivant :

Faites du riz chinois, enrichissez-le avec du raifort et accompagnez-le de 5 ou 6 salades différentes, sans oublier d'employer l'ail en assaisonnement. Au printemps, nous remplacerons l'ail classique par l'ail des ours (ail sauvage). L'absorption de persil fait disparaître le goût et l'odeur de l'ail, si toutefois on le craint. Si nous varions les plats de riz, nous pouvons éviter que le régime nous écœure trop vite. Nous pouvons aussi préparer comme en Orient, un riz aux légumes. Des plats très prisés : riz aux courgettes, riz aux tomates, riz aux champignons, riz aux aubergines, riz aux poivrons, riz au soja.

A ces diverses préparations, on ajoute du fromage blanc à la crème fraîche, le tout assaisonné d'aromates et d'un plat de salade.

Pour varier, nous faisons un riz sucré avec des raisins et des amandes et nous le dégustons avec de la compote de fruits ; pour finir nous buvons un café de céréales Bambu avec de la crème.

Ces préparations de riz ne devraient pas être cuites trop longtemps, afin que le riz garde des grains entiers et un goût plus savoureux. Les Japonais eux, mangent du riz bien cuit, tandis que les Chinois en gardent les grains bien entiers.

Pour rehausser la saveur d'un plat, on peut le saupoudrer de persil finement haché et de fromage râpé ; on le met ensuite à gratiner au four.

Le sarrasin

Le sarrasin était plus connu autrefois qu'il ne l'est aujourd'hui. Il a les mêmes propriétés que le riz, aussi devrions-nous l'utiliser de temps en temps, et de la même façon avec du fromage blanc et des salades. Il est bon de mettre du sarrasin dans un potage de légumes et d'y ajouter une purée de tomates fraîches. Si nous laissons refroidir la bouillie de sarrasin, nous pouvons la servir pour le repas du soir avec des tomates et de la salade verte. Si on mélange de la purée de sarrasin avec des oignons, de l'ail et un peu de marjolaine, on pourra façonner après refroidissement de savoureuses croquettes.

Les assaisonnements

L'assaisonnement joue un très grand rôle dans notre vie d'hypertendus. Trop de sel fait monter la tension, de sorte qu'il est tout aussi important de manger sans sel pour la tension que pour la néphrite. Il faut donc apprendre à saler d'une façon modérée. Les aliments ne devraient pas avoir un goût fade, car l'appétit n'est pas aiguisé et on est écœuré. Nous pouvons utiliser du raifort, du persil, de la marjolaine, du thym, s'il le faut du paprika et du curry car ces derniers, employés avec modération, sont meilleurs que le sel. L'ail est aussi particulièrement savoureux. Herbamare, le sel aux plantes, composé de légumes et plantes aromatiques biologiques, est apprécié pour remplacer les aromates.

Boissons

Si vous voulez des boissons pour les repas végétariens, recherchez des produits de lait acidulé, tel que le Molkosan dilué ou les jus Biotta, excepté le jus de navet. Il faut éviter de boire tant qu'un aliment est encore dans la bouche, car cela empêche l'insalivation et la bonne digestion.

Le dîner

Un repas léger est recommandé le soir, afin de mieux dormir. Choisissons des fruits, des tartines de pain complet beurré ou au Nussa et buvons un café de céréales Bambu. Les aliments aux fruits peuvent être un Birchermüesli ou une salade de fruits frais.

Si on préfère des légumes on peut préparer une bouillie de sarrasin avec de la salade. On peut aussi manger un potage aux légumes avec des petits pains garnis et pour finir, une salade. Pour éviter les fermentations, on fait attention de bien séparer les fruits et les légumes, c'est-à-dire de ne pas utiliser les deux espèces au même repas.

Régulation de la tension sanguine par le riz naturel

Il est indéniable que le riz complet naturel peut régulariser la tension. Un régime à base de riz est tout aussi efficace pour l'hypertension que pour son contraire, l'hypotension. Il serait faux de vouloir ignorer cette aide efficace. On m'écrivit tout dernièrement d'Allemagne qu'un ami atteint d'une hypertension, fit selon mon conseil, une cure à base de riz et constata finalement sa guérison. Pendant 10 semaines cet ami suivit les conseils, il maigrit et sa tension tomba de 230 à 190. C'était un très bon résultat. Puis il eut quinze jours de vacances et sa tension tomba encore à 170. Ce malade a 63 ans, et il est réjouissant que ce régime ait fait un si bon effet. Si le régime est poursuivi la tension baissera encore. L'élasticité des veines et des artères s'améliorera. Bien que mon ami n'ait pas absorbé de médicaments, ce qui rend le résultat encore plus significatif, il serait bon toutefois qu'il en prenne pour rendre le régime plus efficace. Il s'agit des gouttes de Viscum album, préparation à base de gui, à laquelle on ajoute de l'Artérioforce, à base d'aubépine, d'ail, de passiflore, favorable aux artères et aux veines. Il conviendrait aussi de prendre du vin d'ail des ours, car celui-ci agit favorablement sur le système vasculaire. Au printemps, on peut apprêter les plantes fraîches en salade et en légumes. Hors saison, on absorbera le vin d'ail des ours.

Si la tension baisse beaucoup, ce n'est pas seulement un succès mais la preuve que les artères et les veines ont retrouvé leur élasticité, donc une nouvelle jeunesse. Lorsqu'on pense aux conséquences de l'hypertension, on peut trouver suffisamment de volonté pour prolonger ce régime avec succès.

L'hypotension

C'est un fait établi que l'on a beaucoup dit et beaucoup écrit sur l'hypertension. Toute l'attention s'est concentrée sur cette maladie pour pouvoir la combattre et on a préparé bien des médicaments, préparations thérapeutiques et régimes.

A l'inverse, on est beaucoup moins versé dans l'hypotension. On se demande encore aujourd'hui "D'où vient-elle ? Quelle est son origine et que peut-on faire pour la guérir ?" Sur ces questions il semble qu'on soit très peu documenté, dans les livres d'hygiène, bien que beaucoup de malades souffrent de cet état.

L'hypotendu a très souvent des vertiges à une altitude de 1500 à 1800 m, et même de petites absences. Chaque effort peut occasionner des troubles vasculaires et cardiaques. Il faut quelquefois changer d'altitude et le malade est contraint d'aller habiter dans des lieux à altitude moyenne et même basse. Dans 90 % des cas, on peut constater des troubles glandulaires. Chez les femmes il y a un mauvais fonctionnement des ovaires et chez les hommes de la prostate. Il peut arriver aussi, dans certains cas, que le malade se sente mieux en altitude élevée, qu'à basse altitude.

Quelle aide apporter ?

Aussitôt qu'on soigne médicalement ces fonctionnements défectueux, on arrive à normaliser la tension. Il faut toutefois faire attention à ne pas donner des préparations d'hormones trop fortes. Ces traitements sont limités, et il y a parfois des suites fâcheuses, car la tension peut remonter brusquement.

Ne serait-il pas mieux de traiter les glandes indirectement ? Cela est réalisable avec les préparations à base d'iode-kali, c'est le cas de toutes les plantes maritimes, toutes les algues peuvent être employées, spécialement le Kelp. Les tablettes Kelpasan se sont avérées très bonnes. La dilution homéopathique de Rauwolfia D 6 est indiquée aussi dans le cas d'hypotension (la préparation normale de Rauwolfia est recommandée dans les cas d'hypertension, c'est donc l'effet contraire). Nous trouvons aussi une aide avec l'hysope, une plante qu'on utilisait déjà dans les temps bibliques. Tout le monde connaît la recommandation de Dieu à Moïse concernant la préparation de l'agneau pascal. En ce temps-là, les Israélites durent badigeonner les liteaux de la porte avec le sang de l'agneau, en employant des touffes d'hysope. Aujourd'hui encore, les Samaritains emploient l'hysope pour empêcher le sang de coaguler. L'hysope a cet effet particulier, par sa sève. Dans la Bible, au psaume 51, l'hysope est associée à la purification morale. Cette plante possède une force mystérieuse. Très probablement, elle doit avoir un effet sur les glandes pour améliorer la tension.

Autres auxiliaires

Pour faire monter la tension, on peut de temps à autre boire un verre de vin rouge.

De même, la viande qui vient des Grisons est très bonne. Les végétariens emploient plutôt le pollen pour faire monter la tension. Dans les cas graves, le pollen pur est très efficace, car il fait monter la tension de telle façon qu'un hypertendu pourrait bien avoir une attaque en en prenant. Dans ce cas, il faut être prudent. J'ai connu un cas qui aurait pu être tragique si les mesures nécessaires n'avaient pas été prises immédiatement. Il n'est donc pas recommandé aux hypertendus de prendre du pollen. Utiliser des produits naturels d'une façon inconsidérée n'est pas toujours sans danger. Pour faire remonter la tension, on peut aussi prendre du jus de carotte. Les hypertendus ne feront cette cure en aucun cas, alors qu'elle est recommandées aux hypotendus. Si les carottes sont consommées entières dans une salade, elles n'ont aucun effet sur la tension. Faire monter la tension n'est possible que par le jus. Il en est de même pour le jus de navet. Pour ceux qui ont des vertiges en altitude, il est bon de boire une tasse de café fort qui leur apportera de la caféine. Pour ceux qui habitent au bord de la mer, l'amélioration est possible en mangeant des huîtres.

L'hypotension se caractérise par une baisse de vitalité. Donc, ce n'est pas seulement pour ôter les vertiges qu'on doit se soigner, dans le but d'accéder aux altitudes supérieures, mais il faut encore améliorer l'état général, afin de reconquérir les forces nécessaires pour assurer son travail. C'est plus efficace que d'essayer de rassembler les forces et l'énergie restantes. Si les glandes ne fonctionnent pas, ce n'est pas seulement la force sexuelle, mais l'activité physique, mentale, artistique qui est entravée. Il ne faut donc pas rester dans cet état, à moins que l'on soit à la retraite et qu'on se contente de faire une petite promenade tous les jours.

Le traitement des varices

Le système vasculaire

Le sang a été de tout temps un sujet de méditation. La Bible nous explique que "l'âme habite dans le sang", ce qui revient à dire que le sang transporte la vie.

Dans Faust, Gœthe écrit pensivement : "Le sang est une sève très particulière."

De la qualité du sang, en effet, dépend non seulement toute fonction de l'organisme, mais tout ce que nous ressentons. Un bon sang permet des sensations justes. Nous avons déjà parlé des hormones : certaines d'entre elles, sécrétions glandulaires qui passent dans le sang dans les concentrations les plus faibles, influencent les activités fonctionnelles du corps. Non contentes de se limiter à une action purement physique, elles prennent part à notre état d'esprit, déterminent notre caractère ; on en a fait l'expérience : les troubles hormonaux entraînent certaines modifications de caractère. Ces constatations nous amènent à réfléchir aux conséquences des transfusions de sang, non sans malaise, d'ailleurs !

Pour que le sang accomplisse sa tâche en bonne et due forme, il doit contenir les substances nutritives, les sels minéraux et les vitamines dont la machine humaine a besoin pour fonctionner normalement. La circulation a pour mission d'apporter à chaque cellule, régulièrement, tout ce dont elle a besoin. Le sang doit être chargé de ces matériaux constructeurs, mais il faut que la circulation soit normale pour que le ravitaillement parvienne à bon port ! La circulation ne se borne pas, toutefois, à approvisionner : chaque cellule périrait si le sang, à son tour, ne la débarrassait des scories qui résultent de l'opération assimilation-désassimilation.

Ceux qui ont quelque connaissance des fonctions organiques savent que les artères amènent aux cellules un sang chargé de substances nutritives, tandis que les veines contiennent le sang épuisé. Toute œuvre du Créateur répond à des besoins précis !

Les troubles circulatoires du système veineux sont plus fréquents que ceux du système artériel. Les stases veineuses s'observent surtout chez les femmes. Les jeunes filles doivent savoir que les pieds froids témoignent d'une mauvaise circulation. Absence de mouvement, vêtements trop légers sont cause de cette défectuosité. Les pieds froids peuvent amener par la suite des troubles aux organes génitaux ou aux reins. C'est de cette manière que plus d'une jeune fille a sapé une bonne base de santé. Les parents n'y prêtent guère attention et les "jeunettes" n'en savent rien ! Un certain sens de l'élégance les attire plus que les précautions voulues par la santé. C'est ainsi que les règles débutent avec des crampes et d'autres douleurs qu'il faut attribuer aux stases veineuses. Les engelures devraient nous mettre en garde ! Mais qui réaliserait l'importance de cet avertissement, puisqu'il n'en connaît pas l'origine ? On tente de les faire disparaître sans combattre les stases veineuses qui en sont la cause première. Les bains alternés ou prolongés sont indiqués de même qu'une médication interne. Si on ne les traite pas, les stases veineuses provoquent des varices. Les veines dégénèrent, leurs parois musculaires se relâchent. Les varices se forment souvent en cours de grossesse ou pendant les couches. Il faut à tout prix les soigner, car elles peuvent causer de sérieuses complications. Thromboses et embolies ne surviennent que dans un système veineux négligé. Si vous désirez une grossesse et des couches normales, Madame, surveillez vos veines !

Dès que les varices apparaissent, on désire s'en débarrasser le plus rapidement possible. Pour ce faire, on a recours aux injections de solutions hypertoniques de chlorure de sodium ou de glucose. Les vaisseaux sont ainsi mis hors d'usage. Au bas de la cuisse, la jambe possède deux veines principales extérieures et deux intérieures, tandis qu'en sa partie supérieure, la cuisse présente une veine principale extérieure et une intérieure, d'où partent de nombreuses ramifications. Si l'une de ces veines est mise hors d'usage, l'autre sera surmenée. On conçoit aisément que cette dernière risque de dégénérer à son tour, car elle doit venir à bout d'un travail qu'elles étaient deux à accomplir auparavant. Si cette tâche s'est révélée trop lourde pour deux, comment une simple veine pourrait-elle en venir à bout toute seule, sans succomber à son tour ? Ainsi viendra le moment où cette deuxième veine étant mise hors d'usage également, le sang ne circulera plus que dans les veines accessoires. Il est vrai que celles-ci peuvent s'évaser et s'adapter quelque peu aux nouvelles exigences. Mais la circulation en souffrira de toute façon, étant restreinte, et d'autres difficultés surgiront. Elles seront fréquentes pendant la vieillesse et pourront amener la gangrène, entre autres. Une intervention malheureuse peut causer une gangrène même chez un sujet jeune. Par les injections dont nous avons parlé plus haut, le danger de thrombose ou d'embolie augmente considérablement.

La régénération naturelle des veines

Il faut mettre en garde le public contre ce traitement antinaturel. Pourquoi recourir à des méthodes drastiques qui ne vont pas sans risques, alors qu'on peut faire appel à la régénération naturelle ? Si des varices se forment, c'est que le corps a besoin de calcium. Urticalcin, par exemple, l'extrait de marron d'Inde et enfin Aesculaforce, composé comme on le sait de mélilot, d'aspérule, d'arnica et de marron d'Inde, agiront efficacement. Ces trois facteurs permettent une régénération merveilleuse des veines. En adoptant encore le régime naturel, on verra régresser les varices, même celles qui sont héréditaires, de sorte qu'elles ne créeront plus aucune difficulté. Ce traitement s'impose au cours de la grossesse, il favorise en outre l'accouchement. Comme il influence heureusement le système veineux, il supprime les stases et le danger de thrombose ou d'embolie.

Il en est des varices comme de tous les organes : mieux vaut tenter de les régénérer que de les supprimer ! Aurions-nous un nombre déterminé de vaisseaux sanguins, des amygdales, un appendice, s'ils n'avaient aucune utilité ? Toute modification comporte un risque accompagné de suites désagréables. Nous faisons confiance à la main humaine plus qu'à la sage intervention de la nature ! On n'en reconnaît, hélas, les inconvénients, que lorsque la santé a été fortement ébranlée !

Pendant un certain temps, il était à la mode de se faire enlever l'appendice, fût-il en parfait état ! On évitait ainsi de le voir s'enflammer un jour ou l'autre ! Ce temps est passé ; les chirurgiens éclairés n'opèrent plus qu'en cas d'urgente nécessité. On peut aussi soigner et régénérer les amygdales pour éviter leur suppuration incurable. Notre négligence est sans excuse ! Nous avons en général connaissance de nos infirmités. Si nous les soignons avec persévérance selon la méthode naturelle, l'organisme nous en saura gré et nos efforts seront couronnés de succès. Les remèdes sont là : à nous d'agir avec sagesse, intelligence, volonté pour arriver au but !

Quiconque souffre de varices n'aura qu'à appliquer le traitement naturel en s'armant de patience. Elles ne guériront pas du jour au lendemain, tout comme elles ne sont pas apparues d'une heure à l'autre. Le rôle important que jouent les veines dans notre corps vaut bien qu'on leur accorde toute l'attention qu'elles réclament.

Inflammation des veines (phlébite)

Les compresses d'alcool font grand bien en cas d'inflammation veineuse. Mais les maillots à la teinture de mille-feuille, de millepertuis ou de souci sont encore plus efficaces. Si l'on prend en même temps Aesculaforce ou tout au moins une infusion de mille-feuille, de millepertuis et d'arnica, on soutient l'effort externe. Mais pour guérir la phlébite, il faut encore une plante précieuse, l'échinacée. Echinaforce, extrait frais de la plante, soutient le corps dans sa lutte contre les bactéries qui sont en jeu au moment d'une inflammation veineuse. Lachesis D 12 a la même action bénéfique. Ces remèdes vous protègent de la septicémie tant redoutée, qui peut éclater à la suite d'une phlébite. Les sangsues furent et sont encore employées aujourd'hui. On veillera toutefois à ne pas les poser directement sur la veine mais un peu à côté.

Jambes ouvertes (ulcères variqueux)

Bien des gens souffrant d'ulcères variqueux ignorent qu'il ne suffit pas de vouloir guérir ces plaies par un traitement externe seulement, sans s'occuper des conditions internes. Il ne faut pas vouloir les cicatriser trop rapidement, même avec de bons onguents ou d'autres remèdes naturels. Le corps profite des ulcères variqueux pour se débarrasser des toxines, des germes nuisibles qu'il élimine par les humeurs aqueuses. Les ulcères servent pour ainsi dire de soupape. Si les humeurs mauvaises et les impuretés ne peuvent plus s'écouler par la plaie, le décrassage de l'organisme est incomplet et d'autres désagréments surgiront. L'état général du malade s'altère. S'il éprouve des faiblesses, des vertiges, il faudra d'urgence ouvrir une autre "soupape" grâce à un traitement interne des veines ; on stimulera fortement la fonction rénale souvent défectueuse dans ces cas-là. On donnera Aesculaforce, Æsculus hupp. et du calcium biologique qui feront se rouvrir une plaie trop tôt cicatrisée. Aussitôt, le malade sera soulagé. Ce traitement interne amènera la guérison et la plaie se refermera peu à peu.

La constipation, si elle existe, doit être supprimée en premier lieu par du psyllium, des figues ou des pruneaux trempés. Ces remèdes naturels favorisent l'évacuation de l'intestin.

Si la pression est trop forte, elle peut causer des vertiges. On la fera diminuer en régénérant les artères à l'aide de gui, d'aubépine et d'arnica. Peut-être faudra-t-il donner, selon les cas, un tonique cardiaque.

Il va sans dire que la nourriture joue un grand rôle dans le traitement des ulcères variqueux. Pour éliminer toutes les impuretés du corps, on suivra un régime pauvre en sel et en protéines, avec très peu de viande. Il faudrait s'abstenir totalement de porc, de charcuterie, d'œufs, de fromage, de produits raffinés et de conserves. On les remplacera par des crudités et des salades, des légumes à l'étouffée et des céréales complètes.

Ces conseils ont pour but d'aider tous ceux qui souffrent d'un même mal à recouvrer la santé grâce aux principes de médecine naturiste.

Troubles circulatoires

Engelures

Des plaques rougeâtres sur la peau, douloureuses, sont communément appelées "engelures". Elles apparaissent surtout par grand froid, aux mains et aux pieds. Ces troubles seraient limités, si on prenait soin de la circulation.

Des bains alternés (chauds et froids) réguliers, avec du thym et des frictions au Symphosan préviendraient les engelures. Si la maladie a déjà fait son apparition, les remèdes ont aussi leur efficacité. En prenant de l'Aesculaforce et de l'Æsculus hipp., les troubles de circulation disparaissent petit à petit.

Gangrène

Sous ce terme on entend la gangrène sénile, qu'il faut vite combattre. On ne devrait pas attendre que les jambes soient bleuâtres, brillantes et dures. Les troubles peuvent devenir tellement forts que le malade ne sait plus que faire, par exemple s'il ressent une chaleur intolérable la nuit, l'empêchant de dormir, il va mettre ses pieds hors du lit. La gangrène se manifeste quelquefois à l'âge mûr, quand dans sa jeunesse on est resté trop longtemps à l'humidité et au froid, et que quelquefois on a subi un commencement de gelure. Les personnes atteintes de gangrène ne devraient pas rester trop longtemps assises ou debout ; faire des mouvements et un peu de marche est préférable, car le malade se sent mieux, parfois même ses douleurs disparaissent. S'il n'est pas possible de guérir une telle maladie, on peut toutefois l'atténuer en soignant le malade avec des produits naturels.

Mettre 5 gouttes d'Arnica D 1 dans de l'eau et en faire des compresses. Ces soins extérieurs s'accompagnent d'un traitement interne avec Echinaforce et Lachesis D 10, en alternant matin et soir. Ce remède se prend avec un peu d'eau.

Le malade doit veiller à se couvrir convenablement et à ne jamais prendre froid. Il devrait aussi changer son alimentation qui sera désormais à base de plantes douces. Ces conseils sont faciles à suivre et représentent un soulagement de l'état du malade.

Hémorroïdes

Les hémorroïdes sont des veines de l'intestin dilatées, on pourrait dire des varices intestinales. Si l'on observe parfois du sang dans les selles, celui-ci provient le plus souvent d'hémorroïdes. Il pourrait à la rigueur suinter d'un abcès au côlon ou, plus rarement, d'une tumeur maligne. Si le sang est clair, il s'agit de troubles du côlon. Une hémorragie de l'estomac ou de l'intestin grêle se révèle par du sang foncé car, ayant subi l'action des sucs digestifs et étant plus ou moins digéré, il apparaît comme une masse noirâtre. Quand les selles sont dures, on sent parfois de petits renflements au niveau de l'anus ou du rectum : ce sont des hémorroïdes, à coup sûr. On les traite avec succès au Millefolium (extrait frais d'achillée), à l'Hamamelis virginica ou au Calcium fluoratum. Aesculaforce est le remède souverain des hémorroïdes.

Les suppositoires à base d'hamamélis, de millepertuis et d'échinacée apportent un soulagement local. En outre, une infusion d'ortie et de tormentille aura de bons effets. Bien que vénéneuse, l'euphorbe écrasée et appliquée sur l'anus fait disparaître les douleurs, parfois très rapidement.

Disons que les lavages matinaux de l'anus à l'eau froide sont excellents pour prévenir cette infirmité gênante.

Le cœur infatigable

Avant que la créature ne sache qu'elle existe, bien avant la naissance, son cœur commence à battre, jour et nuit, tous les jours de sa vie. Cet organe fait son travail, sans relâche jusqu'à ce que son "propriétaire" ferme les yeux pour toujours dans la mort. Combien nous sommes ingrats et manquons d'égards envers cet organe qui travaille 60 à 90 ans, sans se reposer une minute.

Une activité sans pareille

Où trouverons-nous un moteur comparable au cœur ? Si nous en regardons la structure musculaire, nous serons étonnés de cette création. Tout d'abord, examinons la disposition des fibres musculaires. Chacune se compose de petits cordons, qui sont comme un câble, il y a aussi des cloisons transversales et chaque cellule ainsi délimitée est entourée d'une peau élastique. Les cloisons cardiaques se composent de milliers de câbles. Sur tous ces câbles s'étend un réseau de veines et de nerfs. Si nous réfléchissons à toutes ces merveilles nous devons reconnaître que ce phénomène vivant a droit à plus d'égards que nous ne lui en accordons en général.

Les jeunes et les sportifs traitent souvent cette œuvre merveilleuse avec beaucoup de négligence. Mais ce ne sont pas seulement les fatigues physiques qui affaiblissent le cœur, mais encore les trop grands soucis.

Le rythme régulier du cœur est réglé d'une part par le nerf sympathique, c'est un nerf accélérateur, et d'autre part par le nerf parasympathique (ou vagosympathique), c'est un nerf modérateur. Grâce à leur action antagoniste, le cœur bat plus ou moins vite. Entre chaque battement le cœur s'arrête environ 1/6 de seconde. C'est le seul repos qu'il se donne.

Il ne faut pas s'étonner si de nos jours 50 % des individus ont un cœur qui ne fonctionne pas normalement. L'homme moderne court, se dépêche, même s'il a le temps, et par contraste il est très négligent quant à ses devoirs. A l'homme équilibré le travail n'est pas une obligation mais une joie. La hâte nuit au cœur, tandis que la régularité le ménage.

Les glandes, et particuliè ment la thyroïde, influent sur le fonctionnement du cœur. On peut observer ce fait dans la maladie de Basedow (ou goitre exophtalmique). Cette action des glandes est contrôlée par l'électrocardiogramme : si deux courbes entrelacées montrent le fonctionnement de deux cœurs, qui battent à l'unisson, le sujet examiné est une femme enceinte ; si trois courbes se dessinent, alors on peut dire à l'heureuse maman qu'elle attend des jumeaux !

Difficultés à ne pas négliger

Il est intéressant de savoir que le cœur peut encore battre alors que la mort a déjà fait son œuvre. A l'inverse, le cœur peut s'arrêter et la mort ne pas encore agir, comme c'est le cas dans la léthargie ; l'électrocution, par exemple, produit une crampe cardiaque qui arrête le fonctionnement de l'organe, mais la mort ne vient que par manque d'oxygène.

Vésale, le père de l'anatomie moderne, voulut constater la mort d'un gentilhomme qu'il avait soigné. Il procéda à l'autopsie. Pendant son opération il constata avec effroi que le cœur battait encore. Les témoins présents l'accusèrent et il fut condamné à mort pour avoir ouvert un homme vivant. Si donc la mort a fait son œuvre, - yeux vitreux et corps sans souffle -, le cœur peut, cependant, continuer (pour peu de temps) à battre.

On a fait une curieuse constatation chez des malfaiteurs qui ont été exécutés sur la chaise électrique, aux Etats-Unis. Un médecin, qui connaissait le phénomène dont nous parlons, fut autorisé à faire une piqûre afin de libérer la crampe cardiaque qui provoque l'arrêt du cœur, selon l'avis dudit médecin. Sa supposition s'avéra exacte car le condamné revécut et dut aller une deuxième fois sur la chaise électrique.

On ne s'arrêterait pas de démontrer les merveilles relatives au cœur. C'est par hasard que furent découvertes les hormones ; un professeur hongrois fit l'expérience suivante : il injecta, pendant un certain laps de temps, un extrait de cœur de jeune brebis à une brebis vieillissante. Cette dernière devint plus forte, le rythme de son cœur s'accéléra ; elle grimpait alertement dans les pâturages, comme si elle avait fait une cure de rajeunissement. Quand la bête fut sacrifiée on remarqua qu'il en était vraiment ainsi car on put trouver en son cœur des cellules jeunes dont le noyau était prêt à se partager, phénomène particulier à la croissance. La croissance terminée on n'observe plus ce processus dont la cause est encore inconnue. Toutefois on l'appela "hormone" et comme il s'agissait d'un produit inoffensif et non toxique, on l'appliqua aussi à l'humain et les essais furent très satisfaisants.

Dans la dilatation cardiaque chez les sportif et les sujets las et usés, ce simple remède s'est avéré d'une grande aide. Cela ne veut pas dire que l'on peut abuser de son cœur et ensuite le soigner, car la meilleure aide est encore le ménagement. Ce moteur fidèle marche merveilleusement bien, pendant des années, si on n'abuse pas de sa capacité. Les hormones et les produits à base de plantes ou l'homéopathie apportent de l'aide en cas de danger. Teinture d'arnica, cratægus, cactus grandiflorus, strophantus, spigelie, Avena sativa, Calcium carbonicum et enfin de l'or dilué sont des toniques du cœur.

Dans certains cas le Cratægisan est excellent, de même le thé obtenu avec les péricarpes des noix.

Celui qui ne surmène pas son cœur pendant sa jeunesse par le sport, n'a pas à craindre de la payer à l'âge mûr.

Une aide pour la tachycardie : Lycopus europæus

Le Lycopus est une plante peu connue mais efficace. On la trouve, dans nos régions, en certains points du Kurfisten, jusqu'à une altitude de 1000 m. Nous la trouvons plus abondamment dans le Tessin et au Puschlav. Le Lycopus européen est, quant à sa substance et son efficacité, semblable à celui qui pousse en Virginie.

Quand la thyroïde travaille trop, ce qu'on appelle hyperthyroïdie, on observe des battements de cœur accélérés. Même si ces battements sont très violents et si le cœur est très nerveux, 5 à 10 gouttes de Lycopus calment rapidement. Pour l'hypersécrétion de la thyroïde on peut recommander de l'Urticalcin. Chez les sujets qui ont tendance à la tachycardie, à l'émotion, on peut constater une baisse du taux de calcium dans le sang ou hypocalcémie.

J'ai pu souvent soigner avec succès des malades qui croyaient être atteints gravement du cœur, avec du Lycopus et une thérapie calcaire. Il est intéressant de savoir qu'on peut associer Lycopus et la thérapie calcaire, même si cette préparation homéopathique à base de plantes maritimes contient Kelp. D 4. Ces malades doivent toutefois faire très attention de ne pas absorber de sel iodé.

Si le cœur s'émeut trop vite, comme cela est fréquent aujourd'hui, on peut aussi prendre du Lycopus associé à l'Urticalcin car ce mélange de deux produits naturels inoffensifs est efficace. Le calme revient très vite ; toutefois, on devrait continuer ce traitement un certain temps. Le malade sera attentif spécialement au dosage de Lycopus, qui doit être absorbé selon la sensibilité de chacun, ceci est très important. 5 gouttes trois fois par jour suffisent pour une personne sensible (très irritable et faible).

On peut toutefois, sans crainte, augmenter la dose de 5 à 20 ou même à 30 gouttes, si le calme ne revient pas assez vite.

Même si le spécialiste trouve qu'aucun organe n'est atteint, quoique le malade pense avoir une grave maladie de cœur, ce dernier devrait prendre en toute confiance du Lycopus, ce qui lui redonnerait à coup sûr la tranquillité.

Les poisons du cœur : la vitesse et le surmenage

Un des poisons les plus graves pour le cœur c'est la précipitation croissante de notre vie moderne. Bien qu'on n'abatte pas beaucoup plus de travail qu'autrefois, c'est devenu une habitude de faire beaucoup de travail en peu de temps.

Le temps libre n'est pas employé pour le délassement ou la détente, comme ce devrait être, avec de la bonne musique, un travail artistique, des études stimulantes ou une occupation favorite. Au lieu de cela on continue le rythme accéléré du travail, en passant son week-end à parcourir la campagne à toute vitesse. C'est plutôt un surmenage qu'un repos. Les excès de vitesse en automobile sont devenus tels qu'ils sont des poisons pour le cœur, à cause de la tension intérieure intense qu'ils exigent, sans parler de la pollution de l'air qui appauvrit le sang.

Il serait évidemment bien plus prudent d'aller tranquillement en voiture jusqu'à une forêt, dans les montagnes et faire des promenades à pied. Notre cœur et notre sang revivraient, nous pourrions alors reprendre notre travail, détendus et heureux.

Ce qui est aussi très nuisible, c'est le peu de temps que nous nous allouons pour aller à notre lieu de travail. Nous devrions toujours partir assez tôt afin de ne pas être obligés de nous dépêcher pour attraper notre train, notre tram ou l'autobus. Ce laps de temps, aussi court soit-il, pendant lequel nous courons à toute vitesse avec nos sacs, paniers ou valises, peut nuire à notre cœur. Ceci s'adresse surtout aux personnes fortes. On croit pouvoir se dépêcher par habitude, pour ensuite dilapider le temps gagné à quelque occupation stérile telle que bavarder avec la voisine ou raconter sa journée au téléphone. Ce n'est pas raisonnable. Le cœur est un organe qui ne peut être pressé à l'excès sans en souffrir. Même les jeunes ne doivent pas exagérer, car le sport expose inutilement au danger.

Nous avons déjà dit et pensons toujours que la semaine raccourcie n'est pas efficace, car il faut accélérer le rythme, dans le travail, si nous devons faire en 5 jours un ouvrage de 6. Cela est vrai puisque des entreprises souffrent de la pénurie de matières premières. Donc s'il faut raccourcir les journées de travail à condition d'accélérer la vitesse de travail, la santé s'en ressentira et cela n'est évidemment d'aucune utilité à la créature.

Un autre poison : le tabac

Un autre poison c'est de fumer. Et principalement pour les femmes. Pourquoi ont-elles commencé à fumer ? Parce qu'elles veulent paraître quelqu'un ? Pour être à la mode ? A cause de la vie accélérée que nous menons, de la nervosité croissante, la femme essaie-t-elle de trouver un dérivatif ? Ce sont certainement les événements qui sont impliqués, car il y a quarante ans bien peu de femmes fumaient et encore les considérait-on comme peu sérieuses ! Il est indéniable que la nicotine est nuisible pour le système vasculaire : elle rétrécit les artères. C'est d'autant plus grave que les suites qui viennent de cette manie ne sont apparentes que 30 ou 40 ans plus tard. C'est pour cela qu'il est difficile de se rendre assez tôt à la raison. Fumer est aussi nuisible à l'homme ; même si maintenant nombre d'entre eux fument la pipe, moins nocive que la cigarette puisqu'il y a possibilité de filtrage du tabac et que ce dernier n'est pas raffiné. Il serait, pourtant, bien préférable de prendre soin du cœur, alors qu'il en est encore temps.

Le cœur, pièce originale

Nous devrions nous dire que nous n'avons qu'un seul cœur et qu'il doit nous servir toute notre vie. N'est-ce pas merveilleux qu'il puisse faire tant de travail ? Pour ce don immérité, nous devrions montrer de la reconnaissance. Mais nous annulons notre appréciation, si nous rendons notre cœur malade, par notre faute, et si notre vie subit une fin prématurée. Pour bien des humains il est regrettable que la raison, puis le regret, changent la vie trop tardivement. Au contraire, si nous changeons notre mode de vie et notre façon de penser, assez tôt, nous pouvons guérir notre cœur. Cratægus, que nous donne l'aubépine, fortifie le cœur, ainsi que l'Auroforce qui en fortifie le nerf. Pour tranquilliser le cœur, il est recommandé de prendre du Lycopus. L'huile de germes de blé met aussi rapidement le cœur à l'aise. Toutefois, ces produits naturels seraient sans effet si le cœur devait rester exposé aux influences néfastes ; en tout premier lieu, il faut ralentir l'activité pour espérer un succès.

Attention à l'infarctus

J'ai appris de la bouche d'un médecin de campagne très âgé, que dans sa jeunesse, il n'avait jamais rencontré un seul malade souffrant d'infarctus, bien que les travaux des champs aient été à ce moment-là bien plus pénibles qu'ils ne le sont aujourd'hui (allégés qu'ils ont été par des machines diverses). Comment se fait-il que de nos jours l'infarctus conduise si souvent à une issue fatale ? L'expérience montre qu'il est impossible de l'imputer à l'effort physique aujourd'hui allégé par la technique. Cela me rappelle les allusions du "cœur fainéant" faites par le professeur Raab, célèbre pour ses recherches sur la circulation, à Vermont, aux U.S.A. Il ne voulait pas dire que la personne était paresseuse. Non, mais il voulait illustrer l'activité unilatérale du cœur, sa frustration en air frais et en délassement, en fait le manque d'harmonie entre le rythme de l'activité et du repos. Ce n'est pas seulement outre-Atlantique, mais c'est aussi en Europe qu'on a perdu l'habitude d'aller à pied. Il est rare de voir le propriétaire d'une automobile faire des excursions à pied, mieux encore : il ne fait plus la moindre course sans prendre sa voiture. Il en est de l'automobile comme d'une foule d'autres choses, on recherche la solution du moindre effort et les muscles ne sont presque plus sollicités. Nous ne sentons pas le danger et pourtant notre circulation sanguine souffre, puis vient le tour des vaisseaux eux-mêmes et enfin du cœur qui dégénère. Cette vie déséquilibrée verra l'apparition de crampes, hypertension et bien d'autres malaises. Vers la soixantaine, ces maux conduisent à l'infarctus.

Le juste milieu

Combien de fois, ces derniers temps, la chronique nécrologique ne nous a-t-elle pas annoncé la mort d'un ami, enlevé prématurément par un infarctus ? Il s'agit, en général, de gens qui ont abandonné tout mouvement sportif ou exercice physique. Ils n'avaient plus de temps pour des excursions, ils s'étaient retirés même de leur club alpin qui leur avait été salutaire, car jusque-là ils étaient stimulés par leurs loisirs à la campagne, à la montagne ou simplement dans leur jardin ! Ils avaient aussi perdu le goût de pratiquer un sport. Ils n'ont pas réfléchi, ils ont ainsi raccourci leur vie de 20 à 30 ans ! bien que leur vitalité ait été intacte. Cela peut paraître paradoxal, mais celui qui est exclusif fait toute chose en hâte et se charge ainsi d'un lourd fardeau. S'il répartissait sagement son travail, son cœur irait bien mieux, car ce n'est que si on le surcharge qu'il s'arrête brusquement. Dans cet ordre d'idées on peut affirmer qu'un infarctus est un homicide volontaire. Entre un cœur "sportif" en butte aux exagérations et un cœur "fainéant" qu'on dorlote trop, il y a un juste milieu. Tous ceux qui ne voudraient pas finir prématurément devraient atteindre ce mode de vie. Il est dangereux d'arrêter tout exercice à 40 ans, car on est conduit vers l'infarctus 16 à 20 ans plus tard ! Quelques signes avertisseurs peuvent nous remettre sur la bonne voie. Personnellement j'ai eu voici quelques années des crampes au cœur. Après examen de conscience j'ai constaté que mis à part les soucis et les contrariétés, j'accomplissais un travail exclusivement intellectuel. Je changeai donc de mode de vie, je fis quelques excursions en montagne et tout rentra dans l'ordre.

Changement conseillé

Un tel changement ferait du bien à maint commerçant, employé, directeur ; c'est nécessaire avant qu'il ne soit trop tard. La nature est dominée par une loi immuable, qu'il faut prendre en considération. Celui qui se sent visé devrait effectuer le changement nécessaire ; pour cela il faut un nouvel emploi du temps. Sage est celui qui consomme moins d'essence et plus d'oxygène !

Quant à la nourriture, il faut la réduire en quantité et en qualité. Le corps appréciera une nourriture naturelle complète, et il nous le rendra en vitalité ; notre vie ne risquera pas d'être brusquement arrêtée.

Angine de poitrine

Cette maladie curieuse se manifeste par une sorte de spasme cardiaque, provoqué par une insuffisance coronaire. L'irrigation du muscle cardiaque étant insuffisante, l'oxygène se met à manquer. Les crises douloureuses ne sont pas toujours nettement marquées : une sensation d'engourdissement, l'impression d'un poids écrasant la poitrine, des douleurs aiguës dans la région cardiaque devraient attirer notre attention et nous permettre de combattre aussi rapidement que possible cette affection grave. La méthode la plus récente qui consiste à soigner avec des hormones a donné des résultats assez satisfaisants. Mais il existe d'autres remèdes homéopathiques et végétaux qu'on aurait tort d'ignorer. S'ils sont bien appliqués, ils rendent d'excellents services. Ainsi, Tabacum D 6 améliorera les états chroniques. On recommande aussi ce remède quand des douleurs cardiaques violentes, des angoisses, des sensations de vertige ou des nausées se manifestent en même temps qu'une apparition de sueur froide et qu'un court arrêt du pouls. Notons en passant que ce remède combat également les intoxications par la nicotine. Cette action est basée sur le principe homéopathique suivant : le remède qui guérit est semblable au principe qui a causé le mal. Les intoxications par la nicotine rétrécissent les artères coronaires du cœur et présentent les mêmes symptômes que l'Angina pectoris. Elles se soignent avec Tabacum D 6. S'il y a collapsus, sueurs froides sur le front, si le malade ressent des spasmes irradiant jusque dans les mollets, Veratrum album D 6 rendra d'excellents services.

Les hormones cardiaques se sont révélées efficaces dans le traitement de l'angine de poitrine proprement dite, qui est le plus souvent conséquence d'une affection cardiaque : anévrisme et affaiblissement cardiaque. Ces hormones régénèrent le cœur.

Dans le traitement de l'artériosclérose, on obtient souvent de bons résultats avec l'arnica. Arnica D 30 s'utilise en dilution (10 gouttes dans un verre d'eau chaude qu'on boit par gorgées tout au long de la journée). La teinture de Cratægus est un antique remède qui stimule la fonction cardiaque ; on en prend de 10 à 20 gouttes par jour, 2 à 3 fois par jour.

Si l'angine de poitrine s'accompagne de symptômes d'asthme, l'action de la teinture de Galeopsis combinée à celle du Cactus grandiflorus D 12 fait merveille. Si le malade offre un visage écarlate tirant sur le bleu, des veines saillantes, il faut lui donner Maya D 12, remède homéopathique à bon effet. En cas de pression trop forte, on aura recours aux gouttes de Viscum album (gui).

Grâce à une bonne technique respiratoire, c'est-à-dire en expirant lentement, profondément, on pourra souvent éviter une crise débutante. Les bains de bras pris tout de suite après l'exercice permettront au sang de se retirer du cœur. Kneipp recommande ces bains de bras pour prévenir les crises.

Aesculaforce s'utilise pour combattre d'éventuelles stases sanguines. Les bains auxquels on devrait toujours ajouter une décoction de mélisse auront une action calmante sur les nerfs.

La dérivation par l'intestin est recommandée dans tous les cas. On aura recours, si besoin est, au psyllium, aux graines de lin ou à d'autres remèdes naturels comme Linoforce.

Pratiqués régulièrement avec une bonne huile, les massages du corps seront bienfaisants (huile de massage au citron et à l'orange).

Quant à l'alimentation, on aura tout avantage à suivre un régime pauvre en protéines et en sel mais riche en glucose.

Vieux remède campagnard

Pour apaiser les crises d'angine de poitrine, on utilise en général des remèdes très violents tels que la trinitrine. Pour calmer les crises d'asthme ou les spasmes, il existe pourtant un vieux remède, très simple, dont tout le monde dispose n'importe quand et qui ne présente aucun inconvénient. C'est un remède campagnard qui a fait ses preuves pendant des siècles pour finir par tomber dans l'oubli, selon les régions.

On chauffe du vieux cidre jusqu'à ébullition. Le retirer du feu, y tremper des linges qu'on appliquera aussi chauds que possible sur les deux bras, de façon à les recouvrir entièrement. Sous l'action de la chaleur combinée à celle de l'acide contenu dans le cidre, le sang se retire du cœur, les systèmes circulatoire et nerveux sont favorablement influencés et la crise s'apaise. Pour renforcer l'action de ces enveloppements, on appliquera simultanément dans la région du cœur des sachets chauds de graines de lin, de fleur de foin ou de mélisse. La graine de lin est la plus efficace.

Les spasmes causés par l'angine de poitrine ou par une autre maladie proviennent du grand sympathique. Ils débutent dans la région de l'épigastre, au-dessous du sternum, et remontent jusqu'au cou où ils provoquent une sensation d'étranglement. Celui qui saura appliquer cette méthode dans des cas semblables calmera rapidement les spasmes de toute nature.

Le cœur du sportif

L'hiver fait le bonheur de tous les sportifs qui s'en donnent à cœur joie dans la neige. Néanmoins, le goût accru de la performance expose le cœur à certains dangers. Au lieu de considérer le sport comme un exercice favorable à la santé, trop de sportifs deviennent les esclaves de la vitesse et d'un mouvement inconsidéré. Le rythme de la nature pourtant est une alternance de mouvement et de repos. Du moment que le Créateur ne nous a pas dotés d'ailes, il nous est impossible de fendre l'air à la vitesse des oiseaux ! Notre cœur suit le rythme de la terre et nous devons nous y conformer. Il existe une grande différence entre la joie du mouvement et la passion du record ! Un léger exercice est nécessaire, salutaire pour tous les sédentaires. Quant à celui qui veut à tout prix forcer ses exploits sportifs, il ne devra pas s'étonner le jour où il constatera que la musculature de son cœur est dilatée, symptôme significatif des muscles qui ont perdu leur élasticité ! Cet état peut s'améliorer, il faut le reconnaître. Toutefois, le vieux proverbe dit vrai : "prévenir vaut mieux que guérir." Même si l'on a des réserves extraordinaires comme c'est le cas de la plupart des sportifs, il faut tout de même les ménager. Pourquoi sacrifier au sport ce qui doit nous servir pendant de longues années ? A quoi bon gaspiller ses forces et ruiner sa santé ? On m'objectera peut-être que je vois tout en noir ! Mais je n'exagère pas et j'ai appris plus d'une fois la triste histoire de tel ou tel champion suisse. Je suis même en possession d'une lettre écrite par un athlète qui, il y a trente ans, fut champion suisse du pentathlon et du décathlon. Depuis dix ans, ce sportif accompli s'essouffle en montant les escaliers. Il a une pression trop basse et souffre de bourdonnements d'oreilles. A son âge pourtant, il devrait être en pleine forme. Que cet exemple serve de leçon : il ne faut jamais exagérer les exploits sportifs. Cet avertissement reste sans effet sur les "mordus" du sport, hélas ! Cette passion ne fait qu'user les forces sans profit pour personne ! Le cœur, surtout, y perd vitalité et élasticité.

Des malades sans maladies

Il peut facilement arriver à celui qui possède une voiture de remarquer un bruit qui apparaît et disparaît alternativement pendant qu'il roule. Si le conducteur amène alors prudemment une telle voiture au garage, il se peut bien que pendant l'examen du mécanicien le bruit ne soit pas perceptible et qu'on ne puisse rien constater de défectueux à la voiture. Après quelques semaines pourtant la voiture reste en panne sur la route, car alors l'avarie qu'on ne pouvait pas reconnaître et à laquelle on ne pouvait donc pas remédier, est devenue un endommagement sérieux.

Les lésions dans le corps humain sont parfois encore beaucoup plus difficiles à déceler quand il ne s'agit pas de maladies réelles des organes. Il peut arriver que toutes les méthodes d'examen que connaissent et emploient le médecin ou le guérisseur ne donnent aucun indice pour distinguer certains troubles des fonctions. Ce qu'on appelle l'œil médical qui, dans la profession est une disposition pouvant agir efficacement, ne suffit pas avec ces patients qui se sentent très malades sans que l'on puisse objectivement trouver quelque chose. Cela nécessite parfois souvent des années de pratique pour ne pas se méprendre avec de tels malades.

Excès de fonctionnement de la thyroïde

J'ai récemment observé une jeune fille qui revenait en Engadine d'un voyage en Italie. Ses yeux, grands, brillants et malades, montraient sans équivoque un excès de fonctionnement de la thyroïde. La jeune fille déclara que le médecin de famille l'avait examinée en entier, mais n'avait rien trouvé du tout, bien qu'elle se sente très souvent malade et faible. Cette malade sans maladie pouvait dormir si abondamment au bord de la mer qu'elle aurait dormi 24 heures si on ne l'avait pas réveillée. Cette possibilité de sommeil accru est un effet typique de l'air iodé de la mer, qui déclenche toujours des changements dans l'activité d'une thyroïde perturbée. Ou bien les malades sont très agités, voire presque trop nerveux, ou bien ils tombent dans un besoin anormal de sommeil. La connaissance des symptômes d'un mauvais fonctionnement de la thyroïde est très utile aux malades puisqu'elle leur permet d'intervenir de façon appropriée.

Il y a des années, j'ai envoyé une patiente avec les mêmes symptômes chez le médecin de sa caisse de maladie, afin qu'il puisse contrôler son métabolisme de base. Puisque d'après son avis il n'y avait rien à la thyroïde, il n'accéda au désir de la patiente qu'après des insistances répétées. Au grand étonnement du médecin, une élévation du métabolisme de base fut constatée. En même temps on remarque dans presque tous ces cas un taux de calcium abaissé, d'où il est absolument nécessaire pour de tels malades d'absorber une nourriture riche en calcium.

Une bonne préparation de calcium comme l'Urticalcin est également indiquée, de même qu'un remède homéopathique à base d'iode, que l'on extrait le plus avantageusement de plantes marines, comme le Kelp D6. Il est agréable de voir disparaître de tels troubles quand le corps obtient ce qui lui manque, car il remet alors en ordre les fonction perturbées.

Dystonie végétative

Il existe également, du point de vue nerveux, de nombreux troubles des fonctions qui ont leurs foyers dans les glandes endocrines ou ont des raisons purement morales. Le médecin nomme ces maladies tout simplement "dystonie végétative". C'est un joli nom, qui veut tout dire et ne rien dire. Sous cette désignation seront intégrés tous les troubles des systèmes nerveux, végétatif ou autonomes, comme si on pouvait les rendre responsables des maladies organiques. La dystonie végétative est par conséquent un tableau de maladies très complexe et très varié. Des spasmes dans le système vasculaire, des crises de transpiration, des crampes dans le système vasculaire ou bilieux, des maux d'estomac spasmodiques, des dérangements intestinaux, et des troubles cardiaques qui ne sont pas forcément organiques, jusqu'aux neuroses organiques accentuées, tombent dans le tableau d'ensemble de la dystonie végétative. Depuis que l'on a forgé cette notion collective, il y a moins de malades sans maladies. Quand donc le médecin ne trouve aucune cause à différents symptômes de maladies, il désigne la maladie comme étant une dystonie végétative. C'est très bien pour le médecin d'abord et ensuite aussi pour le malade du point de vue psychologique. Une maladie sans nom, pour aussi désagréablement qu'on la ressente, déprime n'importe comment, mais qu'elle porte un nom, il semble par là qu'on puisse mieux la prendre par le biais et on est aussi moins considéré comme un simulateur. Un adroit traitement psychothérapique agit de toute façon très bien quand il est lié à l'absorption de quelques bons remèdes pour les nerfs comme Ginsavita et Ginsavena, en plus d'une préparation antispasmodique comme Petadolor.

Goitres apparents et invisibles

De nombreuses personnes, en particulier des femmes, se plaignent souvent de battements de cœur sans cependant pouvoir en constater une origine spécifique. Tout le monde ressent une activité cardiaque accélérée en montant rapidement des marches. Mais que se produisent souvent des battements de cœur qui ne dépendent ni d'efforts physiques ni d'émotions morales, alors il est temps de faire examiner les glandes thyroïdiennes.

Si les glandes thyroïdiennes accusent un excès de fonctions, il se manifeste en conséquence différents indices. En dehors de l'accélération des pulsations, on peut constater une assez grande perte de poids. Une vibration interne survient, surtout dans la poitrine. Egalement des chutes de cheveux, une forte nervosité et des diarrhées peuvent se produire. Le métabolisme de base s'élève et les yeux contractent un éclat tout particulier. Le médecin constate en général en pareil cas un grossissement des glandes thyroïdiennes dirigé vers l'intérieur, donc un petit goitre.

Les goitres qui sont causés aussi bien par un excès que par un manque de fonctions des glandes thyroïdiennes sont en Suisse beaucoup plus fréquents qu'on ne le pense et notamment dans la région des Alpes. Bien des gens s'habituent à ces symptômes importuns et s'accommodent d'être toujours sensibles à la nervosité et à l'agitation.

Causes originelles et remèdes

Le manque d'iode joue toujours un certain rôle en cas de goitre. Il y a encore d'autres composants minéraux et oligo-éléments essentiels et nécessaires au traitement des goitres. Des recherches ont démontré que le calcium a autant de valeur que l'iode dans la thérapie du goitre. Une nourriture contenant du calcium est à recommander pour le traitement du goitre aussi bien que comme prophylaxie. Nous trouvons du calcium à profusion dans la salade de choux blancs ; la choucroute biologique crue est également un généreux dispensateur de calcium, comme aussi les raves et surtout leurs feuilles, en outre les carottes et les betteraves en salades ou sous forme de jus. Une bonne préparation de calcium comme l'Urticalcin peut compléter et renforcer ces denrées alimentaires.

On doit être très prudent avec les produits contenant de l'iode. Chez les personnes très sensibles qui souffrent d'un gros excès de fonctions des glandes thyroïdiennes, le sel iodé tel qu'on le trouve dans le commerce peut amener des troubles et des battements de cœur. Celui qui réagit trop fortement aux moindres traces d'iode pourtant si nécessaire, doit l'éviter. Une thérapeutique par le calcium ne causera jamais de troubles. Il en est de même pour les petites quantités d'iode que nous pouvons absorber sous forme végétale. Le cresson de fontaine, ainsi que d'autres sortes de cressons, contient des quantités homéopathiques d'iode qui sont très supportables. Les plantes marines agissent de façon excellente en doses homéopathiques, comme le Kelp D 6, D 5 et D 3. Le sel d'herbes Herbamare contient, en plus des cressons frais, tous les oligo-éléments de la plante marine Kelp. C'est pourquoi il convient très bien à la prophylaxie du goitre. Si le goitre est déjà formé, alors les pilules Kelp sont efficaces car elles offrent l'avantage qu'ont les plantes marines de le supprimer, en particulier s'il ne s'agit pas d'un excès des fonctions des glandes thyroïdiennes. L'ingestion de ces pilules de Kelp aide également à supprimer l'excès de poids et cela sans désagréments. Le goitre ne gêne pas seulement comme étant disgracieux, il n'est pas seulement un handicap physique, il grève également les fonctions spirituelles par une répercussion sur la mémoire, il agit défavorablement sur les nerfs. Il est donc opportun de ne pas négliger de soigner un goitre, mais au contraire d'y apporter une attention toute circonspecte. On pourrait éviter bien des opérations si on appliquait à temps des remèdes naturels pour arrêter les lésions et pouvoir supprimer le goitre de manière naturelle, car avec une opération le problème délicat n'est pas toujours résolu, on doit encore mettre en jeu une influence favorable contre les faiblesses corporelles.

Goitre et sel iodé

L'initiative du docteur Eggenberger (Hérisau) a contribué dans une certaine mesure à l'introduction du sel iodé en Suisse. D'autres pays, admettant que le développement de certains goitres provenait d'une carence en iode ont adopté la même mesure. On a donné le nom de sel complet à ce sel iodé, ce qui a prêté à confusion. Si l'on parle de sel complet, on songe à un sel naturel, ce qui ne correspond pas tout à fait à la texture de ce sel iodé.

Celui-ci convient en général à tous ceux qui souffrent d'hypofonction de la thyroïde. Quand à ceux qui présentent une hyperfonction thyroïdale et, partant, des prédispositions à la maladie de Basedow, l'expérience a prouvé que l'iode, pris en quantité minime, provoque des battements de cœur à sensation de vibration interne. Ceux qui les ressentent se croient alors malades du cœur et s'en vont consulter un spécialiste qui établira la cause de ces palpitations. Le sel iodé, inoffensif en apparence seulement, est cause de ces perturbations. Il faut reconnaître que certains produits inoffensifs ne le sont pas pour tout le monde. On ne comprend plus alors pourquoi cette mesure doit être appliquée à chacun, alors qu'elle ne convient réellement qu'à ceux qui souffrent d'une hypofonction de la thyroïde. Pour les autres qui présentent une hyperfonction, l'iode contenu dans le sel marin sous forme d'oligo-élément suffit amplement à provoquer des palpitations ! Le thyroïde a besoin d'iode, c'est indéniable. Mais cette substance devrait se trouver dans la nourriture quotidienne en quantité suffisante ; elle serait assimilable et ne provoquerait aucun dommage. Pour cela, il faudrait un régime naturiste complet. Mais voilà... nous dédaignons les pépins de pommes et les pelures, le son du blé, en un mot toutes les parties les plus nutritives ; peu à peu, il s'établit une carence en substances minérales parmi lesquelles se trouve l'iode. Le goitre se développe par suite d'un manque d'iode, c'est certain. Au lieu d'avoir recours au sel iodé, on pourrait simplement adopter une nourriture constructive et naturelle en écartant tous les aliments raffinés et les conserves.

Au moment de l'introduction d'iode dans le sel, on se basait sur le fait que les habitants des côtes maritimes ne souffraient pour ainsi dire jamais de goitre. Avec raison, on attribuait ce fait à la présence d'iode dans la mer et dans le sel. Malheureusement, cette connaissance donna lieu à une fausse application. Un produit synthétique n'a pas la même valeur que les principes naturels livrés par la nature. Le sel marin est un excellent porteur d'iode, bienfaisant pour le corps et curatif en cas de goitre ; il faudrait donc l'utiliser comme sel de cuisine. L'iode qu'il contient est étroitement lié à d'autres principes et ne présente aucun désavantage. Pour peu qu'on ajoute à ce sel des aromates, on obtient des préparations diététiques excellentes, telles Herbamare et Trocomare ; ces deux produits sont très appréciés pour leur saveur et leurs principes curatifs.

Une autre manière consiste à apporter à la terre l'iode nécessaire. Pour cela, on peut utiliser des engrais naturels riches en iode, la poudre d'os, par exemple. La plante absorbera cet oligo-élément en plus grande quantité, l'élaborera et quand nous la mangerons, notre nourriture en sera enrichie. L'organisme en profitera sans courir aucun risque. La médecine classique devrait préférer cette solution naturelle à l'adjonction d'iode dans le sel. Dans tous les cas, si quelqu'un ressent des troubles cardiaques après avoir consommé du sel iodé, il faut le supprimer sur l'heure. L'iode fait son effet mais pas toujours dans le sens qu'on désire. Il ne faut pas oublier une chose : l'iode fait partie des médicaments au sujet desquels on ne peut établir de règle générale. Il en est de même pour l'alcool et le tabac : la plupart des individus boivent et fument, ce qui ne veut pas dire que ces deux produits soient l'un et l'autre inoffensifs. Si les troubles causés par ces abus ne sont pas toujours visibles, il est d'autres substances dont les effets se font sentir immédiatement. Il faut absolument respecter les lois naturelles car chacun réagit selon sa propre sensibilité.

Traitement post-opératoire du goitre

Toute ablation du goitre doit être suivie d'un traitement post-opératoire qui adaptera les fonctions de l'organisme aux conditions nouvelles créées par l'intervention.

Un traitement iodé est déconseillé surtout en cas de Basedow. Il vaut mieux adopter un régime riche en oligo-éléments, l'iode naturel favorisant la guérison définitive des Basedowiens. On fera usage en premier lieu des sels diététiques Herbamare et Trocomare et des végétaux riches en iode et en son. Le cresson de fontaine se mangera en salade durant toute la saison ; il sera très utile au Basedowien et ne lui causera nul désagrément. Des médicament homéopathiques et végétaux seront bénéfiques.

Des compresses de chou alternant avec des applications d'argile diluée dans une décoction d'écorce de chêne auront une action favorable. Si les compresses de chou provoquent une trop forte réaction, on les enlèvera au moment où elles deviennent insupportables. On pourra peu à peu prolonger de nouveau la durée de l'application.

L'iode

L'iode est une substance curieuse qui a causé aux chercheurs de nombreux casse-tête. En grandes quantités il est pour l'homme un poison très dangereux, mais pourtant sans l'iode il ne pourrait pas vivre. Cet élément appartient à ceux qui ne sont nécessaires qu'en petites traces, mais néanmoins il est aussi important qu'un simple bouton qui peut mettre en marche ou arrêter une machine compliquée. Le corps humain contient environ 1/20 de gramme d'iode, dont environ la moitié dans la musculature, environ 1/10 dans l'épiderme et les glandes à sécrétion interne ; les glandes thyroïdiennes surtout en ont besoin d'une grande partie. Dans celles-ci l'iode est combiné à un amino-acide, un composé que l'on appelle la thyroxine.

Il est intéressant de constater que ce que l'on nomme le taux d'iode, c'est-à-dire la teneur en iode du sang, est le même chez tous les gens de la terre en bonne santé, qu'ils habitent les montagnes, le bord de la mer, les régions nordiques ou équatoriales.

Son origine

L'iode se trouve dans les minéraux, est libéré par la désagrégation, dissous par l'eau de pluie et conduit à la mer par les fleuves. C'est par là que la mer est à coup sûr riche en iode, ainsi qu'en autres minéraux. A la différence de différents sels qui restent dans la mer, l'iode se volatilise et retourne à nouveau sur terre par l'eau de pluie, la rosée, le brouillard et la neige, si bien que celle-ci nous restitue chaque année des centaines de tonnes d'iode qui viennent de la mer. Dans les vallées de montagne on observe fréquemment un certain manque d'iode, dont la cause réside probablement dans le fait que l'eau s'écoule trop rapidement et par là emmène une beaucoup trop grande quantité d'iode dissous, au lieu de le laisser dans le sol comme c'est le cas en plaine.

Conséquences du manque d'iode

Par manque d'iode, l'homme peut s'abêtir. Les glandes thyroïdiennes sécrètent trop peu d'hormones, ce qui dans des cas graves produit la formation typique de mixœdème. La carence peut aussi se remarquer dans une indolence spirituelle et physique. Elle peut étouffer tout besoin d'activité et avoir pour conséquence un grand désintérêt à tout et en particulier au travail, tandis que l'envie de manger peut être augmentée. L'ensemble du métabolisme peut être abattu et l'activité cardiaque être lente, ce qui peut avoir pour suite une forte chute de tension sanguine. Si les sensations sont faibles ou inexistantes, il manquera de plus tout tempérament. On voit souvent se faire des merveilles chez de telles personnes par l'observance d'un mode d'alimentation naturel et l'apport d'iode sous forme de pilules de plantes marines comme le Kelpasan.

Les goitres

Presque toujours la formation d'un goitre est en rapport avec un trouble dans l'équilibre en iode. J'ai fait dans mon cabinet de consultation la constatation intéressante qu'en outre, les goitres qui sont en rapport avec un manque de fonction des glandes thyroïdiennes, réagissent très bien à l'iodure de potassium, tandis que les goitres de Basedow ou exophtalmiques qui sont en rapport avec un excès de fonction des glandes thyroïdiennes nécessitent une thérapeutique par le calcium. En conséquence, l'iode ne doit être administré qu'en toutes petites quantités, donc homéopathiques. Si l'on prend une préparation de plantes marines comme le Kelp, le mieux est de commencer par Kelp D 6 pour changer après quelques mois pour le D 5, et ainsi de suite jusqu'à ce que le patient, après environ deux ans, réagisse favorablement aux pilules de Kelpasan non dosées. Ceci est la preuve que l'on doit considérer le malade comme guéri. On doit en même temps commencer une alimentation riche en calcium, et il est avantageux d'y adjoindre de l'Urticalcin puisque le calcium peut être très bien assimilé au moyen des denrées alimentaires.

L'adipose

Indirectement l'adipose est aussi liée à la question d'iode. Les glandes thyroïdiennes et les glandes génitales travaillent étroitement ensemble. Si l'on donne à un homme qui pèse trop lourd de l'iode sous forme végétale comme par exemple des pilules de Kelp, ses glandes thyroïdiennes commencent à sécréter davantage d'hormones. Ceci a comme conséquence de stimuler l'ensemble du métabolisme. Les glandes génitales travaillent mieux et plus activement et, par suite de l'activité accrue dans le corps entier, la graisse commence à disparaître. L'iode est donc beaucoup plus utile qu'on le croit, car cette substance mystérieuse a le pouvoir d'influencer fortement, avec les plus petites traces, le levier de commande de notre corps, d'après le principe bien connu : "Petites causes, grands effets". Puisque notre cresson de fontaine possède une modeste teneur en iode, il peut rendre de bons services aux glandes thyroïdiennes, bien que son efficacité ne puisse se comparer à celle des plantes marines.

Perturbation des règles

Les règles, qu'elles soient trop fortes ou trop faibles, occasionnent aux femmes toutes sortes d'incommodités. Les règles trop fortes sont une perte de sang inutile qui peut même amener une légère anémie. Il est important que les femmes qui en souffrent n'accomplissent pas de durs travaux physiques déjà quelques jours avant le début escompté des règles. C'est très difficile, surtout aux femmes de la campagne, car aujourd'hui on n'a pas facilement à sa disposition une aide de remplacement et le travail doit pourtant être exécuté.

Un moyen simple et efficace comme la Tormentavena a fait ses preuves en ce qui concerne de tels cas. Il s'agit d'une combinaison de plantes médicinales fraîches : Galeopsis, renouée des oiseaux, avoine verte, pétasite, potentille. Ce remède est également efficace pour les nerfs.

Les règles trop faibles peuvent troubler parfois fortement l'équilibre moral des femmes et des jeunes filles. La plante marine du Pacifique a souvent remédié à de tels cas ; la teneur en iodure de potassium de cette plante accomplit l'action principale. En règle générale 3 x 2 pilules de Kelpasan sont assez pour normaliser les règles. Celles qui souffrent depuis longtemps et souvent des incommodités de règles trop faibles doivent en même temps prendre de l'Aesculaforce comme remède pour la circulation. Puisque l'Ovarium 3 D agit favorablement sur le fonctionnement des ovaires et peut procurer un rythme régulier, ces remèdes doivent être également employés en complément.

En dehors de l'ingestion des remèdes naturels indiqués il est à recommander d'exécuter des bains de siège régulièrement avec du thym et de la camomille, car ils aident à régulariser ces fonctions qui sont si importantes pour les femmes. Puisque par cette régulation, l'équilibre moral perturbé peut être aussi rétabli, toutes les femmes qui ont à souffrir de ces troubles se donneront volontiers la peine d'exécuter les conseils donnés.

Il est à ajouter que toutes celles qui souffrent d'un excès de fonctionnement des glandes thyroïdiennes doivent absorber du Kelp seulement sous forme homéopathique.

Troubles de la ménopause

A l'époque de la ménopause toutes les femmes ont plus ou moins fortement à souffrir de bouffées de chaleur. Elles peuvent se faire remarquer si désagréablement qu'elles accablent souvent les nerfs et l'humeur. Un soulagement à cet état est donc très désirable. Pendant l'époque de la ménopause on doit absolument ménager le corps. De nombreux exercices au grand air ont une action excellente. Des promenades appropriées avec de profondes inspirations concourent beaucoup à améliorer la situation.

Des applications physiques peuvent aussi apporter une amélioration. Cela s'obtient par des frictions quotidiennes avec une brosse et deux fois par semaine il faut également faire des bains de siège avec des décoctions de fleur de foin ou d'alchémille. En cas de dépressions morales très accentuées les bains sont très efficaces. Comme déjà mentionné, on doit éviter de gros efforts et aussi de trop grandes fatigues professionnelles. Il est également nécessaire de s'abstenir de café, de thé ou d'alcool, et même de les faire disparaître complètement de la liste des boissons pendant cette période de transition.

Le sommeil et l'état général seront favorisés par ces mesures de prévoyance. Les remèdes suivants peuvent agir de façon très fortifiante et très curative : Salvia, Ovarium D 3 et Ignatia, en outre, Sepia D 6 et Aconitum D 10, Lachesis.

En général, sous l'action de ces remèdes les troubles disparaissent. Puisque par là le sommeil devient plus calme et plus reposant, cela agit favorablement sur l'état des nerfs et sur l'humeur. Comme conséquence, les natures particulièrement disposées à la gaieté retrouvent leur équilibre moral et n'ont plus à souffrir de dépressions.

Il est certes réjouissant de pouvoir arrêter d'une manière si simple des troubles qui sont extrêmement pénibles. C'est pourquoi aussitôt que l'on connaît les remèdes et les conseils appropriés on doit les appliquer, car l'état de santé général peut également en tirer de grands profits.

Les reins

Si nous comparons notre corps à une usine de produits chimiques, l'appareil climatiseur serait en même temps éliminateur des gaz toxiques, en l'occurrence : nos poumons.

Si dans cette usine l'appareil chargé d'assainir l'air tombait en panne, les ouvriers pourraient en mourir. Il en est de même pour notre organisme lorsque les poumons ne fonctionnent plus. Dans l'usine, même si la vie n'était pas en danger, la santé s'en ressentirait par l'arrêt du climatiseur et il serait de première importance que les gaz nocifs soient éliminés. Dans notre organisme cette tâche est assurée en partie par le foie et en partie par les reins. Si les reins s'arrêtent de travailler pendant seulement 2 jours, l'urémie peut apparaître... On peut constater un grossissement de la prostate, qui enfle au point de boucher l'uretère. Ceci arrive fréquemment chez les hommes d'un certain âge. Il faut remédier à cela dans les 24 heures et appliquer des compresses chaudes de plantes ou procéder par sonde, ce qui est bien moins agréable ! Si l'on n'intervient pas rapidement, l'urémie peut se manifester et finalement mettre la vie en danger. Il en est de même pour les calculs rénaux, lorsqu'ils obstruent l'uretère. Des bains chauds réussissent admirablement dans ce cas, si on les accompagne de massages légers (sous l'eau) dans le sens reins-vessie. Le traitement qui s'est avéré le meilleur est jusqu'à présent la garance (Rubia tinctorum).

Quelques faits intéressants sur la structure des reins

La structure des reins est une vraie merveille. Les reins sont si parfaitement constitués, que les anatomistes anciens parlaient d'eux en leur donnant le titre de "viscus elegantissimum", c'est-à-dire entrailles élégantes. Les reins ressemblent à un énorme filtre, composé d'environ un million de filtres minuscules en forme de clochettes et de calices.

Une veine se faufile entre les doubles parois de ces filtres, l'urine contenue dans le sang de cette veine est filtrée par la paroi. 4 % de l'eau filtrée, soit environ 2 litres, passe des uretères dans la vessie et est ainsi éliminée. Le reste de cette eau filtrée est absorbée de nouveau par le sang de sorte que les reins peuvent filtrer environ 60 litres de liquide par jour.

La forme du rein est celle d'un haricot, les filtres se trouvent à l'intérieur de la partie convexe. Le bassinet, les calices et le début de l'uretère se trouvent dans la partie concave. Nombreux sont ceux qui croient que le bassinet est une cuvette où se trouvent les reins.

Les influences néfastes

A côté du cœur et du foie, les reins sont aussi les victimes de la vie moderne et de l'alimentation d'aujourd'hui. J'ai constaté que le sucre (industriel), particulièrement le sucre blanc, fait beaucoup de mal aux reins. J'ai souvent pu constater aussi que les maux disparaissent si tout aliment à base de sucre est évité. Si on tente l'expérience d'en absorber de nouveau, les douleurs réapparaissent. Ceci n'est valable que pour une alimentation à base de sucre industriel, car aussi bizarre que cela paraisse, le sucre non raffiné tel que celui des raisins, figues, bananes, ne provoque pas de troubles. C'est un fait établi que les sels sont mauvais pour les reins, ils devraient être réduits (gemme et marin) au minimum dans la cuisson, pour ménager les reins.

Les bactéries étant très nuisibles pour les reins, il n'y a rien d'étonnant que ces derniers soient très touchés par des maladies telles que rougeole, scarlatine, diphtérie et angine. Il est donc nécessaire de soutenir les reins pendant de telles maladies, en particulier par le remède efficace qu'est l'extrait de solidago ; nous le trouvons dans le Néphrosolid, préparation composée de : solidago (verge d'or), bouleau, renouées des oiseaux, prèle, genièvre, pensées sauvages ; ces gouttes ne devraient jamais manquer dans un foyer.

Il est bien connu que les poisons métalliques et surtout le plomb sont très dangereux pour les reins. C'est pour cette raison que les peintres, les fondeurs de caractères et typographes peuvent avoir des ennuis aux reins s'ils négligent certaines précautions. Une de celles-ci est de préserver les reins contre le froid. Prenons l'habitude de boire lentement les boissons glacées, par grandes chaleurs, pour que les reins ne soient pas atteints. Si nous nous baignons dans l'eau trop froide ou que nous frissonnons après avoir été mouillés par une grosse pluie, nous devrions si nous en avons la possibilité, prendre un bain ou une douche, ou encore faire des enveloppements à l'eau chaude, etc... afin de redonner au corps son équilibre, car les reins peuvent être atteints par ces "agressions".

Au secours des reins

Les reins ne manifestent pas toujours leur arrêt de fonctionnement par des douleurs, aussi nous devrions prêter une grande attention à cet organe. Si nous urinons avec difficulté pendant quelque temps, alors nous devrions faire analyser les urines, il en est de même si l'urine est très colorée ou d'odeur fade. Il ne faut pas traiter à la légère la présence dans l'urine de nuages blancs, de lambeaux de peau ou de sang. La présence de minuscules cristaux peut amener à conclure qu'on a tendance à former des calculs. Il faut y remédier immédiatement avant que les douleurs et les coliques ne se manifestent.

En regardant les dépôts urinaires au microscope nous pouvons observer d'intéressantes images : nous serons littéralement étonnés de ce que la nature peut faire même dans l'urine. Nous y verrons toutes les formes possibles, telles que celles de cristaux en aiguilles dans le cas de l'acide urique, sulfurique, ou benzoïque cristallisés.

Le sédiment des dépôts urinaires peut devenir un sujet d'étude. L'examen de l'urine révèle même si le patient a, ou non, tenu le régime prescrit.

Si on trouve de l'acide sulfurique, alors on saura que le malade a mangé, bien que défendu, des aliments riches en soufre, tels que œufs, haricots, petits pois, lentilles ou radis ; si l'urine contient des cristaux d'acide oxalique, c'est une preuve que le patient n'a pu se passer d'épinards, rhubarbe, salade, choucroute, tandis que si l'on trouve beaucoup de cristaux de créatine, nous saurons qu'il a mangé de la viande !

On peut donc savoir bien des choses sur le métabolisme, les maladies des organes, leur fonctionnement, beaucoup plus qu'on ne pourrait le croire. Ce ne serait donc pas un luxe de faire pratiquer une analyse complète une fois l'an. Quelquefois on a pu ainsi déceler, précocement, un diabète et justement chez des sujets qui pendant des années se sont plaints de fatigue et de soif sans qu'on n'ait pu penser qu'il s'agisse de cette maladie.

Dans les temps actuels, il est doublement convenable de contrôler son organisme, comme on le fait pour son automobile. Chacun de nous sait qu'il vaut mieux faire réviser sa voiture afin de limiter les frais de réparations. De même, notre corps apprécie un contrôle anticipé.

Coliques de la lithiase biliaire (calculs)

Bien des patients ont des calculs sans le savoir. Il en est de même pour les calculs biliaires. On ne s'en aperçoit qu'au moment où ils émigrent soit du rein dans l'uretère, soit de la vésicule dans le cholédoque (conduit biliaire) et s'y bloquent, sans plus pouvoir glisser ni en avant ni en arrière.

Un calcul pris dans l'uretère cause une douleur d'une telle violence qu'elle peut provoquer une sorte de délire. Le patient n'est plus maître de lui : il crie, gémit, ne tient pas en place et sème le désarroi autour de lui. La crise peut durer des heures et entraîne de grands risques si l'on ne sait comment intervenir.

Le malade doit prendre un bain très chaud. Par un léger massage de haut en bas, on tâchera de faire glisser le calcul de l'uretère dans la vessie, doucement, avec précaution. Dès qu'il sera entré dans l'eau, le patient éprouvera un soulagement bienfaisant. S'il présente des troubles cardiaques ou des tendances au Basedow, il faudra le soutenir avec des compresses froides. On fera usage d'un boyau qu'on applique en forme de cercle sur la région cardiaque et au travers duquel on fera circuler de l'eau froide. On peut encore, si c'est nécessaire, placer sur le front et les poignets des maillots froids qu'on aura soin de renouveler dès qu'ils ne rafraîchissent plus. Ainsi, le malade supportera le bain chaud pendant une demi-heure sans qu'on ait à craindre une syncope.

Comme médicament, on lui donnera tout de suite Magnésium phos. D 6 et Atropinum sulf. D 3. S'il ne peut garder ces remèdes et s'il les vomit, on les lui injectera au moyen d'un clystère.

Si le malade s'évanouit, il n'y a pas lieu de perdre la tête ou de s'inquiéter. Il ne tardera pas à reprendre connaissance et une syncope vaut mieux qu'une perforation, toujours à craindre.

Le bain durera une demi-heure ; on lui ajoutera constamment de l'eau chaude pour le maintenir à bonne température ; on renouvellera les compresses froides et on poursuivra le massage. Après le bain, on appliquera des enveloppements chauds et on administrera des clystères aux herbes, très rapprochés les uns des autres. S'il y a du sang dans l'urine, c'est signe que le calcul s'est fixé dans l'uretère et qu'il l'a blessé. Pour stimuler la fonction rénale, on injectera du Solidago au moyen de clystères car les vomissements sont fréquents en cas de crises néphrétiques.

Enveloppes et clystères se feront pendant une demi-heure puis on préparera un nouveau bain chaud avec massage et compresses.

Ce traitement se poursuivra jusqu'à ce qu'on ait réussi à faire glisser le calcul. Dès qu'il s'approchera de la vessie, la douleur diminuera peu à peu pour disparaître complètement dès que l'uretère sera dégagé. Le trajet du calcul à travers le canal peut durer plusieurs heures. Après la crise, c'est-à-dire quand le calcul aura atteint la vessie, on laissera le malade se reposer. S'il a soif, on lui proposera de boire du Molkosan dilué dans de l'eau, ce qui réhydratera l'organisme. Car celui-ci aura perdu beaucoup de son eau par transpiration dans le bain chaud ; de plus, il a besoin d'une certaine quantité de liquide pour éliminer les substances nocives dissoutes.

Le malade boira en outre une infusion de chicorée sauvage ; celle-ci a une action dissolvante certaine.

Après la crise, on poursuivra les bains de siège car le calcul ne doit pas séjourner dans la vessie où il provoquerait des irritations et des saignements.

Grâce à cette méthode simple, on parvient à éviter une obstruction de l'uretère et même une intervention chirurgicale. Ces avantages valent bien cette peine, d'autant plus qu'après cette cure, le malade reprendra relativement vite sa bonne forme tandis qu'une opération entraîne immanquablement toutes sortes d'inconvénients.

Si le calcul est trop gros et n'a pas été entraîné par la méthode naturelle, il sera toujours temps de recourir au chirurgien. Mais ces cas-là sont très rares. La plupart du temps, grâce à l'application minutieuse du traitement, on obtiendra gain de cause.

Une cure de Rubia

Il est incontestablement établi que Rubia rend de grands services dans les cas de coliques néphrétiques, sa réputation est liée à son efficacité à dissoudre les calculs rénaux. Tout d'abord le patient devrait surveiller à ne pas s'enrhumer, ni se surmener. Pendant et après la cure, il devrait continuer à pratiquer son régime ; il faut éviter le sucre blanc, la farine blanche et tout aliment mélangé en comportant. Il faut proscrire le sel, les épices, de même que les choux de Bruxelles, épinards, asperges, rhubarbe et par-dessus tout la viande de porc et la charcuterie. Comme c'est le manque de vitamine A qui favorise la formation de sables et de calculs, il faudrait absorber régulièrement des carottes râpées ou du jus de carottes. En cas d'anémie, aucune nourriture à base d'albumine (à part le fromage blanc) ne devrait être absorbée. La meilleure alimentation est dans ce cas du riz complet naturel, des légumes et des salades. Des compresses sont aussi un puissant auxiliaire. Le soir on peut faire des enveloppements tièdes à la fleur de foin ou à la camomille sur les reins, pendant une demi-heure ; les bains de siège sont également très bénéfiques. Si les calculs provoquent des saignements, le malade prendra : Millefolium, Hamamelis virg., Echinacea et Tormentavena, de même que Cantharis D 6.

Pendant que l'on observe ces conseils, on fera une cure de Rubia. Vous boirez très peu pendant la semaine où vous prendrez les comprimés de Rubia. La semaine suivante vous interromprez la cure et absorberez beaucoup de liquide pour laver les reins ; puis vous reprendrez des comprimés de Rubia pendant une semaine et très peu de liquide, en ajoutant cette fois-ci une tisane légère pour les reins additionnée de Nephrosolid ; puis, de nouveau une semaine, sans comprimés, mais avec boisson abondante ; puis vous reprendrez les tablettes et la semaine suivante : absorption de beaucoup de liquide, une troisième fois, et la cure est terminée.

Même si les calculs fondent, ce qui est en général le cas, on devrait, par précaution, recommencer la cure tous les trois mois ; de même il faut poursuivre le régime. Vous augmenterez le succès de la cure de Rubia en prenant en même temps le thé de Chanca Pietra, une plante venant des forêts vierges tropicales du Pérou.

La vessie

La vessie est un organe creux en fibres musculaires, tapissé de muqueuses. A l'état normal, la vessie absorbe 3/4 de litre de liquide. Les fibres étant très élastiques, elle peut donc se détendre sans aucun risque. La quantité de liquide exerce une tension sur les fibres musculaires, ce qui provoque le besoin d'uriner. Ce besoin est aussi provoqué par l'influence du froid ; les pieds refroidis ou bien la marche nu-pieds sur des sols de pierre ou de ciment exercent une rétraction des fibres : un besoin d'élimination se fait sentir, même si la vessie n'est pas pleine. Aussi l'inflammation de la vessie donne toujours envie d'uriner, parfois quelques gouttes, ce qui est désagréable et douloureux. La vessie est un des organes les plus sensibles, elle peut avoir des influences morales et physiques sur bien des personnes.

La cystite ou inflammation de la vessie

En général, une inflammation ou un catarrhe de la vessie est provoqué par un refroidissement. Ce que le froid a provoqué devrait disparaître par la chaleur. Cette vieille méthode qui consiste à guérir par les moyens naturels, est aussi valable pour la vessie : les enveloppements chauds aux herbes, les bains de siège chauds sont efficaces pour l'inflammation de la vessie. L'eau dont vous vous servez pour les enveloppements doit être aussi chaude que le supportent vos mains quand vous tordez des linges à cet effet. Votre bain de siège aura 37-38° afin qu'il n'y ait pas de congestion. Cette température est à respecter pour toutes les personnes qui ont de l'hypertension ou le cœur faible. Afin que le bain garde la même température, on peut ajouter de l'eau chaude ; le bain de siège doit durer une demi-heure.

Ce sont les microbes "déterrés" qui, généralement, occasionnent l'inflammation et très souvent on trouve (en auscultant le malade) des staphylocoques, streptocoques et parfois des colibacilles. La vessie peut, mais dans des cas très rares, être atteinte par la tuberculose, surtout si on a déjà la tuberculose dans les reins, de sorte que ces derniers envoient des colibacilles dans la vessie, d'où irritation et de là, formation d'un foyer. La cystite chronique devrait faire l'objet de soins tout particuliers.

La cystite se remarque par des douleurs aiguës, des lancers et des brûlures dans l'urètre, lors de la miction. Pendant la phase inflammatoire, l'urine contient des petits filets de globules rouges et blancs ; l'urine est trouble et laisse des dépôts visqueux.

Soins complémentaires

En plus des soins précédemment décrits, il faut aussi veiller sur la nourriture. L'aide efficace contre l'inflammation c'est l'échinacée (Echinaforce) à raison de 5 à 10 gouttes par heure. Nephrosolid s'ajoute aux soins et en même temps fait travailler les reins. Cantharis enlève l'irritation et les douleurs en urinant. Usneasan contient des antibiotiques, ce qui combat les bacilles. Aussi longtemps que l'inflammation ne diminue pas il faut rester au lit.

Si l'urètre se rétrécit et si une des glandes grossit ou que des calculs se forment, alors les soins appropriés doivent être donnés. Quand les muscles constricteurs (sphincters) sont faibles, il faut prendre des gouttes pour la vessie. De même pour les enfants qui se mouillent, utilisez Galeopsis, Sabal D 1 et tisane de Calendula (souci), mille-feuille et millepertuis.

L'incontinence d'urine

C'est un problème difficile aussi bien pour la mère que pour l'enfant. Il est possible que l'origine en soit une difficulté morale ; il faut alors soutenir le corps par des remèdes nécessaires, tel qu'un régime attrayant, de sorte qu'on peut mieux dominer les troubles moraux.

Chez l'enfant intelligent, mouiller le lit est très souvent dû à des conflits moraux consécutifs à la vie douillette dont il est l'objet ou au contraire à l'atmosphère désagréable, si bien sûr il ne souffre pas d'un refroidissement ou d'une faiblesse naturelle.

En tout premier lieu, il faut veiller à ce que nous ayons une vie paisible et agréable avec les enfants. L'ère de la précipitation dans laquelle nous vivons, ne devrait pas s'infiltrer dans les foyers. Avec tact, nous pouvons souvent constater que les conflits moraux sont provoqués par la détresse ; ils peuvent apparaître aussi par la peur, la jalousie, l'ambition, trop de travail, trop de télévision avec veillées tardives et programmes perturbants ou surexcitants.

Mouiller le lit présente un trouble aussi grand pour l'enfant intelligent que pour l'enfant handicapé. Il faudrait donc tout mettre en œuvre pour le libérer de ce traumatisme. Ceci est doublement difficile pour un enfant physiquement faible ou atteint de paralysie cérébrale car il est profondément touché par sa faiblesse. Il est donc absolument nécessaire de se procurer tous les bons remèdes naturels qui fortifient la vessie et les reins, principalement la chaux biologique et l'acide silicique (Urticalcin). Des tisanes spécifiques pour les reins, des gouttes pour la vessie, Galeopsis, Usneasan sont très efficaces. Il faut renforcer l'effet des médicaments en se nourrissant d'aliments sans sel et pauvres en graisse : du riz, du millet, avec des légumes et des salades. Il faudrait donner aussi tous les jours un verre de jus de carottes et le faire boire par gorgées en le salivant bien. Apprenez aussi à l'enfant à bien mâcher et bien saliver. Evitez, si possible, de lui faire absorber des liquides après 16 heures. Les soins physiques contribuent aussi à une amélioration. Faites quotidiennement des enveloppements chauds de fleurs de foin sur le ventre, de temps en temps faites prendre à l'enfant un bain de siège avec des fleurs de foin, tout en veillant à ce qu'il ne prenne pas froid ; il faut donc bien chauffer la salle de bain, sinon il faut mettre des couvertures sur la baignoire, afin que l'air ne puisse pas atteindre le petit corps nu. Evitez les pieds froids et humides. De bonne chaussures, des bas, des vêtements chauds devraient protéger le corps contre les intempéries ; les mouvements en plein air devraient donner une bonne circulation du sang afin que l'enfant ait bien chaud.

Respirer profondément pendant des excursions, si possible en forêt, fortifie l'enfant. On devrait toujours entourer l'enfant de chaleur et de calme. Une atmosphère joyeuse aidera l'enfant en contribuant à son équilibre moral, sans pour autant permettre un excès d'exubérance.

Il est d'autant plus important aujourd'hui pour notre santé de vivre calmement, si nous souffrons déjà d'une faiblesse.

Prostatite

On ne parvient pas toujours à guérir l'hypertrophie prostatique. Il est des cas où le traitement reste souvent sans effet s'il s'agit par exemple d'un cancer de la prostate. L'opération n'est pas toujours favorable non plus et on cherchera plutôt à l'éviter.

Nous avons obtenu d'heureux résultats grâce aux remèdes suivants : Sabal D 1, Staphisagria D 3, Populus D 2, Solidago, échinacée, complétés par des bains de vapeur aux plantes. L'émission d'urine peut redevenir normale à la suite de ce traitement. Il ne faut toutefois pas se fier à ce résultat car il est rare qu'une affection de la prostate guérisse définitivement sans qu'il y ait à craindre une récidive.

Le traitement peut réussir sans amener la guérison complète. Et puis, on vieillit plutôt qu'on ne rajeunit ! Quand l'hypertrophie a régressé et que la glande s'est amollie, il n'y a plus de difficulté à uriner mais la prostate restera toujours un peu distendue. Un léger refroidissement, une bière froide suffisent à la faire enfler, provoquant de nouvelles difficultés. Il faut alors recommencer le traitement. On doit se faire une idée juste de la difficulté de ce traitement afin de ne pas être trop déçu si tôt ou tard le mal s'installe à nouveau.

Mieux vaudrait prendre ces remèdes à dose réduite de moitié ou du tiers afin que la prostate bénéficie constamment de leurs effets.

Il en est de la prostate comme de l'artériosclérose : toutes deux sont des manifestations de l'âge et, du fait que l'homme vieillit, on ne peut espérer qu'une amélioration soit définitive pour le reste de la vie ! C'est pourquoi il faut sans arrêt seconder la nature en vue d'éviter de nouvelles difficultés.

Orchite

Par ce vocable on désigne l'inflammation des testicules. Etant donné que cette maladie est fréquente, que beaucoup de malades hésitent à aller consulter un médecin, je voudrais retracer brièvement l'origine de cette inflammation et les soins à lui apporter. Il ne faut jamais négliger cet état car il peut amener à la stérilité. Chacun devrait prévenir cette maladie, particulièrement les jeunes, pour lesquels cela représente un problème vital.

L'orchite se développe par des germes transportés dans le sang. Ces germes ne sont pas nécessairement dus à une maladie vénérienne. Par exemple, si le malade est atteint de tuberculose, l'orchite peut provenir d'un tubercule voyageur. Les oreillons peuvent avoir comme suite une orchite, ce qui met souvent de jeunes créatures dans une situation pénible. Mais d'autres maladies peuvent être à l'origine de l'orchite. En tout cas, il est nécessaire qu'il y ait des soins dès le début.

Pour le traitement interne : dose massive d'Echinaforce (10 à 20 gouttes toutes les heures). Il est conseillé d'appliquer, la nuit, des compresses chaudes à l'argile sur les parties douloureuses. On prépare ainsi l'argile : tisane "Zuiran" plus une cuillerée d'huile St-Jean pour activer la guérison. On peut alterner avec des feuilles de choux cuites et écrasées. Si toutefois il y a une réaction forte qui augmente la sensibilité, il vaut mieux continuer à faire des compresses d'argile, car elles sont très sédatives. De toutes manières, il faut faire attention aux intestins. Cela vaut la peine de suivre consciencieusement les conseils donnés.

Eczéma

Lichen

Pour traiter un eczéma, il faut commencer par en rechercher la cause initiale constituée très souvent par des troubles métaboliques. Le traitement devra tenir compte aussi d'une allergie éventuelle à certains aliments ou à d'autres substances irritantes. Un changement de régime radical s'impose. Les fonctions intestinale et rénale seront stimulées. En outre, il faut savoir s'il s'agit d'un eczéma chronique ou aigu. Certains agents extérieurs peuvent favoriser la dermatose et l'hérédité est un autre facteur de son étiologie.

Quant au traitement externe, j'ai toujours obtenu les meilleurs résultats grâce au Molkosan. Ce concentré de petit-lait est une préparation naturelle d'acide lactique qui détruit les bactéries, active l'irrigation épidermique et régénère la peau par l'action de ses ferments et de ses sels minéraux. En cas de psoriasis, les applications de Molkosan sont insuffisantes. Le traitement local doit être complété par l'emploi du complexe de calcium Urticalcin (réduit en poudre) et de crème Bioforce (crème grasse). S'il s'agit de lichen, on procédera comme suit :

Le matin, badigeonner les lésions avec du Molkosan pur. Si la réaction est trop vive, qu'il y ait douleur ou sensation de brûlure, on diluera le concentré avec de l'eau distillée ou bouillie. Les endroits malades sont ensuite saupoudrés avec de la poudre Urticalcin ; on aura soin de bien la répartir dans toutes les crevasses.

Le soir, nouveau traitement au Molkosan suivi d'un léger massage à la crème Bioforce (crème grasse contenant de l'huile de St-Jean) ou à l'huile de St-Jean, alternativement. On répète chaque jour la même opération. L'ichtyose, modification de la peau, qui devient sèche, écailleuse et se manifeste par une forte desquamation nécessite un traitement interne en vue de réaliser un changement humoral. Pour stimuler les reins, on fera usage de Solidago (verge d'or), de Nephrosolid et de Vitaforce : Viola tricolor (pensées sauvages) à prendre dans la journée en alternance. Traitement complémentaire avec Biocarottin par un apport de vitamines et une action sur le foie. Comme traitement spécifique on préconise une thérapie à l'acide formique qui devra se pratiquer sous forme d'injections sous-cutanées, car par voie buccale l'acide formique est partiellement transformé en acide carbonique dès qu'il arrive en contact avec les sécrétions gastriques. On utilisera les dilutions homéopathiques D 6 et D 12 en alternance. Au cours de la première quinzaine, on fera une piqûre tous les trois jours. Par la suite, on en fera une tous les quinze jours jusqu'à guérison complète.

Ce traitement viendra à bout des dartres les plus tenaces, à condition qu'on adopte un régime alimentaire judicieux, pauvre en chlorure de sodium et en protéines. Si l'on souffre de dermatose lichéneuse, le sel de cuisine est un poison. De même, les toxines métaboliques résultant d'un apport excessif de protéines sont très nuisibles, en cas de psoriasis surtout. S'il y a suppuration, on donnera Hepar sulf. D'autre part, si les dartres sont en rapport avec une hyperacidité de l'organisme, s'il y a éruption suintante des vésicules, le meilleur remède sera Rhus tox. D 4 ou D 6, Arsenicum alb. D 4 ou D 6 conviendra s'il s'agit de dartres sèches ou suintantes qui démangent pendant la nuit. En cas de dartres chroniques, il faudra faire usage d'un remède homéopathique à base de soufre, Sulfur D 6, par exemple ou Sulfur iod. D 4 ou D 6 ; ce dernier sera tout indiqué si les dartres sont d'origine scrofuleuse.

Si le malade a des tendances arthritiques, on lui recommandera Calcium carbon. D 4 alterné avec Lycopodium D 6. On n'oubliera jamais de prescrire une préparation calcique combinée avec des orties, si possible, Urticalcin, par exemple. Notons aussi les excellents effets de Viola tricolor (pensée sauvage).

Psoriasis

Certaines dartres parmi lesquelles le psoriasis sont très difficiles à guérir. L'acide formique D 30 a donné d'excellents résultats, de même que les applications de graphite en poudre. La médecine classique a classé le psoriasis parmi les maladies incurables. Toutefois, les traitements homéopathique et naturel provoquent parfois de bons résultats. Je me rappelle le cas d'une jeune fille dont tout le corps était presque entièrement couvert de squames. Tous ceux qui souffrent de cette dermatose savent à quelle épreuve est mis le système nerveux. Le prurit intense qui l'accompagne pousse les malades à se gratter jusqu'au sang. Tel était le cas de cette jeune fille atteinte d'un psoriasis si violent que je n'en avais jamais vu de pareil. Elle se grattait tellement au cours de la nuit qu'au matin le sang lui coulait sous la poitrine, le ventre et les jambes. Après trois mois de traitement intensif, la jeune fille fut guérie. Elle dut cependant suivre encore deux cures pour écarter tout danger de rechute, sa peau n'était pas trop marquée, bien qu'elle eût déjà été traitée auparavant. La peau guérit difficilement si elle a été traitée par des pommades au soufre, au goudron ou au mercure. S'il y a eu application de rayons X, la guérison est presque impensable et je voudrais mettre en garde les patients contre les risques de cette méthode.

Dartres et même psoriasis peuvent guérir si l'on poursuit jusqu'au succès un traitement poussé. Il peut y avoir danger de rechute si la peau entre en contact avec des terpènes (thérébenthine, encaustique et autres substances analogues).

Le psoriasis n'est pas contagieux mais l'hérédité peut jouer un certain rôle. C'est pourquoi il faudrait prendre des mesures préventives chez les enfants, en soutenant leur organisme avec des aliments riches en vitamines et en calcium, tout en observant une bonne hygiène de la peau.

Le régime naturiste lutte contre l'ichtyose

La lettre d'une malade souligne l'importance du régime naturiste dans le traitement de l'ichtyose. Voici ce qu'elle m'écrit :

"Pour le moment, je suis à B. où je fais une cure de diète végétarienne. Voici vingt-trois ans que je souffre d'ichtyose. J'ai fait des masses de cures sans obtenir aucun résultat. Ici, j'ai jeûné les sept premiers jours, après quoi on a commencé à me donner des jus de fruits, puis des fruits, des noix et du pain de maïs. Depuis plusieurs semaines, mon dîner comporte diverses salades crues et des pommes de terre. Matin et soir, je mange des fruits. Je me sens bien et je suis heureuse de pouvoir vous dire que les dartres ont disparu. De temps à autre, le soleil provoque encore quelques lésions mais elles ne sont pas grandes et disparaissent au bout de deux ou trois jours. J'en conclus que la guérison n'est pas encore définitive et que je dois poursuivre le traitement ; de toute façon, le régime me convient et j'apprécie les salades et les fruits. Je ne trouve pas de termes pour vous exprimer ce que représente pour moi la guérison définitive ; je retrouve mes forces et la possibilité d'aider et de servir les autres ! Je sais seulement que je suis pleine de gratitude et de reconnaissance."

La réponse à cette lettre fut la suivante :

"Je suis heureux d'apprendre que vous avez réussi à faire disparaître votre ichtyose grâce à ce simple régime diététique. La guérison n'est toutefois pas complète et vous devrez persévérer encore pendant un certain temps. La cure a stimulé les fonctions de l'organisme et lui a apporté les vitamines et les sels minéraux indispensables. Ceci prouve que l'alimentation est un des facteurs les plus importants dans l'étiologie de cette dermatose et que les fonctions organiques jouent, elles aussi, un rôle prépondérant. En général, on n'applique qu'un traitement externe. Il existe même des cliniques où l'on ne fait en premier lieu qu'un traitement local.

Point de vue erroné. Ce n'est pas le terrain extérieur qui conditionne l'apparition de l'ichtyose ou du psoriasis, la pire des dartres. Le traitement externe n'a qu'une importance secondaire. Certes, il est nécessaire de nettoyer les cellules épidermiques, d'appliquer suffisamment de matières grasses et de désinfecter la peau afin d'éviter une nouvelle infection. Le traitement interne, lui, est de première nécessité, ce que votre lettre me confirme d'ailleurs une fois de plus. Si vous soutenez aujourd'hui votre organisme dans ses efforts, vous ne manquerez pas d'obtenir la guérison tant désirée. Une tisane diurétique et le Solidago (verge d'or) ainsi que du calcium en suffisance vous rendront de réels services."

Triomphe sur la prédisposition à l'eczéma

Quand il existe chez les parents ou les grand-parents une prédisposition particulière à l'eczéma, cette disposition héréditaire peut provoquer des croûtes chez les enfants. Si celles-ci sont mal soignées, un enfant peut manquer de résistance et être sujet aux maladies infectieuses, on l'a vu par expérience. S'il attrape par exemple une coqueluche que l'on résorbe ou que d'une façon ou d'une autre on soigne mal, si bien que les poisons des bactéries ne seront pas rejetés, alors il peut en résulter des lésions cardiaques et de l'asthme, que souvent l'on ne pourra améliorer qu'avec beaucoup de peine.

D'où il est très important de bien traiter toutes les sortes d'eczémas et aussi les croûtes, afin qu'ils guérissent complètement et ne provoquent pas d'autres calamités. C'est la raison pour laquelle, dans mes livres, j'attire l'attention sur le fait de lutter scrupuleusement contre cette maladie par un traitement approprié du foie. Une diète pauvre en sel ou même sans sel est ici à sa place et dans l'esprit d'une diète pour le foie telle qu'elle est décrite dans mon livre "Le foie comme régulateur de la santé".

Règles alimentaires à observer et remèdes naturels éprouvés

Si l'on est prudent dans le choix des albumines, on pourra obtenir un succès rapide. Pour l'eczéma, l'albumine du lait est généralement bonne, à savoir sous forme de fromage blanc, de beurre et de lait aigre. Il est efficace de leur ajouter du raifort finement râpé car le raifort frais contient des substances antibiotiques. Il arrive souvent à un malade souffrant d'eczéma, d'éprouver des difficultés après avoir consommé du lait, il devra donc alors l'éviter. En cas de croûtes, l'albumine des noix sous forme de lait d'amandes donne de bons résultats. Egalement le lait de soja rend dans ce cas d'excellents services. Puisque les œufs, surtout les œufs cuits et les plats à base d'œufs produisent en cas d'eczéma de mauvaises réactions, il est opportun d'éviter totalement cette forme d'alimentation. La même recommandation est également valable pour l'ensemble des caséeux. Le seul aliment caséeux que l'on puisse employer est le fromage blanc et le fromage mou aigre, pour autant qu'ils n'occasionnent aucun trouble.

Ce que l'on doit encore considérer comme une solution de la question alimentaire en cas d'eczéma, c'est la diète au riz naturel liée à une nourriture riche en calcium. D'où il est très bon de consommer régulièrement de la salade de chou blanc ou de la choucroute biologique crue. Les feuilles de raves possèdent également une haute teneur en calcium, on ne doit donc pas les jeter négligemment mais au contraire les mettre à profit.

L'assimilation du calcium des denrées alimentaires peut être appréciablement améliorée par l'ingestion complémentaire de l'Urticalcin, une préparation biologique éprouvée du calcium. La médecine classique cherche en général à compenser le besoin de calcium en cas d'eczéma par des injections, ce qui, théoriquement, prend sa source dans une réflexion correcte. La forme de traitement choisi n'est cependant pas à recommander, car au lieu de celui-ci, il est préférable d'absorber suffisamment de calcium en denrées alimentaires. Les sucreries sous forme de pâtisseries doivent être foncièrement évitées en cas d'eczéma. L'expérience a d'ailleurs montré que le sucre blanc en particulier a une action très défavorable sur les malades de l'eczéma, il peut même en résulter une sensibilité allergique. On ne doit pas utiliser de farine blanche, même si elle n'a pas des effets aussi désagréables que le sucre blanc. Par mesure de thérapeutique alimentaire, il sera bon à tous points de vue de consommer constamment des produits naturels et pour cela ne prendre également que des denrées à base de blé complet.

Pour soutenir l'activité des reins on doit absolument absorber un remède simple comme le Nephrosolid et des infusions pour les reins. De plus, il sera également bon de boire un peu plus que d'habitude, et de se servir dans ce but de jus de fruits naturels et surtout de jus de myrtilles, de mûres ou de pamplemousses. Suivant les goûts on peut allonger ces jus avec de l'eau minérale pauvre en acide carbonique ou sans acide carbonique.

Le remède naturel le plus important pour lutter contre l'eczéma et les croûtes est par expérience la Viola tricolor, la pensée sauvage. Outre celle-ci, l'Urticalcin ne doit jamais manquer. Cette préparation biologique de calcium rendra aussi de grands services curatifs sous forme de poudre pour tamponner les endroits abîmés. Ce tamponnage peut également être fait avec du Molkosan et de l'Usneasan, car ces deux remèdes ne doivent jamais manquer pour les soins externes. Dans les cas d'eczéma ils agissent également favorablement en ingestions. Puisque dans tous les cas d'eczéma les glandes sébacées travaillent d'une façon déficiente, il faut graisser la peau, ce qui se fait le mieux avec de l'huile de St-Jean (millepertuis) et de la crème Bioforce qui contient de la graisse de laine.

Autres avantages notables

Comme dans la plupart des maladies, il est aussi nécessaire dans les cas d'eczéma de prévenir correctement les obsessions morales, puisqu'elles peuvent subir une aggravation par toute maladie en général. Pour cette raison il paraît dans ce livre également un chapitre "La santé par la joie". La même question a aussi été considérée comme il convient dans mon livre sur le foie, puisque le foie n'est pas insensible aux influences morales.

Qui a clairement conscience de la façon dont il doit prendre des mesures pour lutter contre sa maladie a gagné, car il apprendra à se rendre compte que ce qui lui est le plus indispensable est de préserver son équilibre moral. Il doit en outre être décidé à accomplir une thérapeutique naturelle au lieu de s'en rapporter à la chimiothérapie. Si en même temps il veille sévèrement et avec esprit de suite à maintenir un mode d'alimentation purement naturel, alors le succès est certain. Il est nécessaire pour la guérison de s'en tenir absolument à l'exécution de la thérapeutique pendant six mois ou un an. Puisque le traitement correct est surtout une question alimentaire, il ne coûte pas cher au patient. La plupart du temps les réactions sont réduites ou n'apparaissent pas du tout quand on sait les arrêter adroitement.

En résumé on doit donc souligner que, dans les cas d'eczéma, le foie doit obtenir des soins corrects et des ménagements. Ceci est également valable pour les reins qui doivent absolument être protégés du froid et surtout du froid humide. Il faut de plus veiller à ce que la peau n'entre jamais en contact avec des produits caustiques de nettoyage et de lavage, et non plus avec de la cire à parquets ou d'autres produits contenant de la térébenthine. Quand les reins et le foie fonctionnent bien cela soulage la peau et les démangeaisons gênantes et souvent insupportables régressent. En même temps, les phénomènes de caractère eczémateux disparaissent.

Il s'ensuit que celui qui a égard scrupuleusement aux conseils donnés ne restera pas sans succès, tandis que ceux qui croient pouvoir se tirer d'affaire uniquement avec des médicaments se donneront souvent, vainement pendant des années, beaucoup de peine pour une guérison. Plus un cas est opiniâtre et plus le malade doit faire preuve de patience.

Urticaire chronique

L'urticaire chronique est très désagréable, surtout s'il s'agit de celui qui se manifeste par des petits points rouges qui démangent horriblement. Il est souvent très difficile de connaître l'origine de cette maladie. En général, l'urticaire se manifeste par une grande sensibilité à certains aliments ; à vrai dire, c'est une sensibilité excessive qu'on dénomme "allergie". Cette allergie peut être provoquée par des aliments tels que : fraises, poissons, fromage, fruits de mer, viande de porc, salami et autres. C'est ainsi que certains médicaments même naturels provoquent l'allergie, par exemple l'arnica.

Que pouvons-nous faire ? Le plus simple serait d'éviter tout ce qui provoque l'urticaire. Quelquefois une longue observation est nécessaire pour détecter l'allergie, car il est possible que la sensibilité soit "héritée", ce qui rend l'effort pour en triompher beaucoup plus dur. On peut remédier à cette sensibilité en absorbant de la chaux ; un autre remède efficace est la "Viola tricolor" qui est un extrait de pensée sauvage fraîche. Cette petite plante croît dans les prairies de montagnes et le patient peut s'en préparer des lotions ou des bains.

Pour toutes les névrites, des aides invisibles

Les applications d'eau chaude sont excellentes pour toutes les névrites. Les compresses d'eau chaude font lâcher prise à la douleur. L'eau chaude sera avantageusement remplacée par une infusion. On peut préparer des sachets de plantes qu'on applique, une fois ébouillantés, à même la peau.

Une étoffe de laine imbibée d'huile St-Jean légèrement chauffée peut s'appliquer sur la place douloureuse. En mélangeant l'huile à de l'argile, on obtiendra une bouillie curative chaude à effet accru, qu'on posera à l'endroit malade avec une bouillotte chaude par-dessus pour maintenir une chaleur régulière le plus longtemps possible.

Une vieille méthode toute simple qui n'a rien d'agréable, consiste à tremper de la toile dans du pétrole avant de l'appliquer directement sur les endroits enflammés, dos, bras ou jambe et de la recouvrir d'une bonne couche d'ouate. Voilà une compresse simple et peu chère en dépit de son parfum un peu particulier ! Tous ceux qui vivent à l'écart et qui, peut-être, s'éclairent encore au pétrole, seront heureux de connaître cette recette au cas où ils en auraient besoin. Cette méthode étant toutefois assez drastique, on aura soin de retirer l'enveloppement dès que la peau sera irritée, c'est-à-dire chaude et rouge vif. Si le pétrole "travaille" trop longtemps, on peut craindre la formation de vésicules. Tel n'est pas le but proposé.

L'application d'acide formique donne également de bons résultats en cas de névrite ou de sciatique. Si vous souffrez de sciatique et que vous connaissiez l'emplacement d'une fourmilière, allez donc y introduire votre jambe malade. Accomplissant leur besogne, les fourmis vous feront l'injection d'acide formique la plus simple, la plus naturelle et la plus économique. Quiconque en a profité une fois reviendra toujours à cette ancienne méthode. Si vous connaissez un homéopathe, il vous fera des injections d'acide formique qui font disparaître presque toutes les névrites.

Si le mal est tenace, on peut combiner ces diverses applications.

La désintoxication de l'organisme se pratiquera avantageusement en même temps que les autres traitements. Au printemps surtout, il faut nettoyer le sang à l'aide d'une cure dépurative que l'on fera suivre d'une diète de jus qui débarrassera le corps de ses scories métaboliques. Simultanément on activera la fonction rénale, intestinale, cutanée, ce qui favorisera l'expulsion des toxines dissoutes. Après ces cures de sucs et de jus, on fera bien de s'en tenir à un régime sage afin d'éviter l'accumulation de substances nocives qui provoqueraient de nouvelles inflammations.

Qu'est-ce que l'allergie ?

La réponse est vite donnée : il s'agit d'une hypersensibilité. Cette sensibilité peut être si forte que la réaction ressemble à un empoisonnement. Par exemple, un jeune garçon, fils de droguiste, tombe réellement malade dès qu'il absorbe une petite quantité d'œufs dans les aliments. Un ami disparu réagissait de la même façon quand il absorbait du blé. Dès qu'il ingérait un bout de pain blanc ou une pâtisserie faite à base de farine blanche, il tombait gravement malade. Le professeur Abderhalden me raconta qu'il avait eu un assistant dont la tête enflait, chaque fois qu'il avait mangé des haricots blancs.

Les allergies aux odeurs de narcisses, de primevères, celles dues aux fraises, à la rhubarbe, aux myrtilles sont bien connues. Certaines fleurs donnent des éruptions, de l'urticaire et d'autres malaises aux personnes soupçonnées d'allergie. Certains fruits aussi donnent cette réaction tandis que d'autres font régulièrement vomir. Certaines graisses ainsi que certaines albumines animales peuvent donner des réactions allergiques. J'ai pu très souvent constater que des personnes ont failli mourir pour avoir consommé au bord de la mer, des crabes, des homards et autres fruits de mer. Mais je suis encore étonné qu'on puisse être allergique au blé et au seigle !

Que peut-on faire ?

Beaucoup de personnes m'ont posé cette question sans que j'aie pu leur donner une réponse me satisfaisant moi-même. On peut faire pratiquer des tests par des spécialistes ; les Américains sont très forts dans ce domaine. C'est très coûteux et les vaccins n'ont pas une efficacité certaine. Le mieux serait encore de se contrôler soi-même en faisant la chose suivante : à chaque manifestation allergique, regarder ce qui peut la provoquer : quelque chose que nous avons mangé ou senti. Si cela se répète, il faut essayer d'éviter ce qui provoque cette réaction.

Celui qui souffre d'allergie manque souvent de chaux et peut améliorer son état en absorbant des préparations qui en contiennent et des aliments qui en sont riches (préparation Urticalcin).

Guérison rapide du zona

Comme on le sait, le zona est souvent difficile et long à guérir. C'est pourquoi la méthode naturelle soutenue par des remèdes homéopathiques permet une action rapide. Pour être délivré en peu de temps de cette affection pénible, il suffira de quelques injections de Formisoton D 6 et de Rhus tox D 12 ; pour l'usage interne, on prendra Mezereum D 3 (bois-gentil) et, pour faire travailler les reins des infusions de Solidago et de cynorhodon. On conseille également les badigeonnages à l'extrait frais de Melissa off. (mélisse officinale) et de Calendula (souci). Le régime sera pauvre en sel et en protéines. On fera bien, si c'est possible, de supprimer œufs, fromage, viande. On peut manger des fruits, à condition qu'ils soient mélangés à des flocons de blé, de millet ou d'orge. Outre les légumes, on consommera du jus de carotte en abondance et des féculents naturels : blé, riz, orge, sarrasin. Recommandable est aussi Cal. phos. D 6, trois fois par jour. Après application de cette méthode, on obtiendra des résultats satisfaisants.

Des spasmes et des crampes

Il existe toutes sortes de crampes. Elles peuvent provenir des nerfs et d'une maladie cérébrale, l'encéphalite ; elles peuvent aussi provenir d'une infection, le tétanos ou encore d'un empoisonnement tel que l'urémie et l'éclampsie. Toutes ces crampes doivent subir un traitement spécial. Mais notre propos est de nous occuper de la simple crampe musculaire, qui bien que de courte durée, se répète très souvent et est connue sous le nom de crampe déformante ; la crampe de longue durée, provoquée par la contraction des muscles, s'appelle tétanie.

Les crampes simples sont très sensibles à l'eau, aux compresses de fleurs de foin ou de camomille et même tout simplement aux douches chaudes. Si nous ne disposons pas d'eau chaude, nous pouvons aussi, en été, faire des applications d'eau froide. Suivant le tempérament de l'individu, des crampes peuvent se faire sentir dans la région anale ; ce sont des crampes fortes. Elle peuvent être réellement si fortes que le patient ne sait rien faire d'autre que crier. Il a l'impression qu'il est atteint d'une maladie maligne et grave. Et pourtant il ne s'agit que d'une crampe momentanée qui peut passer rapidement si on douche 1 à 2 minutes l'endroit sensible par jet direct.

Les crampes spasmodiques sont les douleurs de la femme et de la jeune fille. Différents maux de tête peuvent être occasionnés par des spasmes, par exemple ceux provoqués par le vent chaud et qui laissent un raidissement du cou. On peut éliminer cette raideur par des massages appropriés.

Un remède efficace pour ces crampes, c'est le Pétadolor, produit à base de racines de pétasite. Des frictions avec teinture Arnica agissent comme antispasmodique, Cal. phos. D 6 soutient le système nerveux. Pétadolor, remède à base de plantes s'est toujours avéré excellent et n'a pas l'inconvénient de réactions secondaires.

Ce vilain système sympathique

Il est vrai que le téléphone automatique moderne est un miracle. Mais combien de pannes sont désagréables, car alors une installation simple serait plus utile, parce que plus vite réparée, ce qui n'est pas le cas pour nos installations actuelles complexes.

Notre système nerveux (dit sympathique) est un miracle plus grand encore. Si des troubles surgissent, ce peut être dramatique et on a bien raison de dire "le vilain sympathique".

Je n'avais jamais fait une expérience aussi désagréable que celle que j'ai faite récemment et qui m'occasionna bien des émotions et des contrariétés. Parti de St-Gall pour me rendre dans l'Engadine, en peu de temps je ressentis de si fortes crampes spasmodiques à l'estomac que je ne pus plus rester assis. Malheureusement je n'avais pas de Pétadolor. Le mal empira à tel point que j'eus des vomissements. Dès mon arrivée, je pus les stopper en prenant Nux vomica D 4 et pour le cœur Cratægisan. Malgré cela, les crampes continuèrent toute la nuit et ce n'est que le lendemain soir, après des jets d'eau chaude que les crampes diminuèrent. Je compris alors pourquoi un de mes amis avait dû être opéré d'ulcères gastriques imputables aux contrariétés consécutives à la vente de son magasin. Tous les médecins et physiothérapeutes disent que les ulcères gastriques proviennent de contrariétés, soucis et chagrins, et ils semblent avoir raison. Il n'est pas dit que la maladie se déclenche toujours par des symptômes brutaux et aigus, comme dans mon cas, cela peut aussi être provoqué par des spasmes continuels.

Mieux vaut prévenir que guérir

Nous devrions développer la maîtrise de nous-mêmes afin de devenir rapidement maîtres des contrariétés inattendues, des ennuis et des problèmes, au lieu de nous laisser dominer par eux. C'est surtout une question d'habitude et de force, il faut prendre la situation en main et raisonner calmement. Il est facile aux personnes pondérées de garder leur calme malgré un imprévu désagréable, cela ne l'est pas du tout aux personnes vives, en pensée et en action. Malheureusement le système sympathique est gouverné par nos sentiments et non par notre raisonnement ; il est donc nécessaire de faire une "réserve de calme" afin de pouvoir agir avec pondération quand l'imprévu tombe sur nous. Si Salomon nous conseille de "garder notre cœur plus que tout, car de lui viennent les sources de la vie", ce conseil ne nous a pas été donné en vain, car si nous pouvons dominer et contrôler nos sentiments avec un sang-froid raisonnable, nous en retirerons un grand avantage sur le plan santé, particulièrement en ce qui concerne notre sympathique.

Insomnie

Tout d'abord, saisir la cause des insomnies. Si l'on a eu coutume de boire du café très fort pendant des années, on le remplacera par un succédané de fruits et de céréales. Si cette transition est trop pénible - il est bien dur de se priver de ce plaisir... - on mélange les deux cafés et, graduellement, on diminue la ration de café en grains jusqu'à ce qu'on le supprime complètement. Le palais s'habitue inconsciemment au nouveau goût et le sommeil deviendra meilleur.

Un excellent somnifère, c'est le thé de feuilles de mélisse corsé d'un peu de houblon.

Avena sativa est le remède homéopathique par excellence dans ce cas. Ces trois plantes ont un effet certain. Elles constituent les gouttes Dormeasan composées de mélisse, d'avoine verte, de houblon, de passiflore et de valériane. Avec cette préparation ou certaines de ses composantes on pourra bien dormir. La valériane est souvent utilisée seule comme somnifère ; toutefois, c'est un narcotique à effet momentané.

Les guides grisons connaissent un autre remède souverain : l'huile de marmotte. Une cuiller à café, prétendent-ils, dispense un excellent sommeil. Le goût de ce produit n'ayant rien d'agréable, on le prend sous forme de capsules gélatineuses en buvant une boisson très aromatisée.

Se coucher de bonne heure, donner à son corps le repos et la détente nécessaires favoriseront le sommeil, à coup sûr.

Si nous avons l'estomac chargé, nous aurons de la peine à nous endormir et notre sommeil sera agité, peuplé de cauchemars. Tout dépend, bien sûr, de l'heure à laquelle nous mangeons, de la quantité de nourriture absorbée et de la nature de nos aliments. L'expression "repas du soir" est mal choisie car le souper, dernier repas de la journée, sans être trop copieux, devrait être pris vers 18 heures. On le ferait suivre d'une promenade "digestive" avec des respirations profondes. C'est le moyen de s'assurer un sommeil réconfortant.

Un bon soporifique, peu coûteux

C'est un supplice de ne pouvoir dormir malgré une grande fatigue ; ce qui est pire c'est que le sommeil nous fuit parce qu'il ne nous est pas possible de repousser la tension nerveuse de la journée, bien au contraire, car la nuit les soucis qui assaillent notre esprit grossissent démesurément. Très souvent, les contrariétés ne nous laissent pas dormir, nous mettant dans une angoisse sourde et la roue qui aurait dû s'arrêter pendant la nuit tourne encore davantage. Celui qui est tracassé se tourne et se retourne dans son lit jusqu'à ce que de guerre lasse, il prenne un somnifère, c'est le procédé le plus sot qui soit, car on ne se rend pas compte qu'on s'y habitue vite et on inhibe le corps dans ses facultés de réaction naturelle ; en conclusion on se fait beaucoup de mal. De ce fait, il serait plus intelligent de chercher l'origine de l'insomnie.

Quelques auxiliaires

Nous pouvons très souvent retrouver le sommeil interrompu en prenant une lecture édifiante qui divertit et redonne sommeil. Si les nerfs de la tête sont très tendus, il suffit quelque fois de masser manuellement la nuque douloureuse pour amoindrir la tension nerveuse. L'eau froide est aussi efficace, ainsi que les bains Kühne. Les bains d'air aident aussi à dormir. Tout ce qui fait circuler le sang est excellent, car cela dégage le cerveau ; en effet, en général c'est le trop grand afflux sanguin vers le cerveau qui provoque l'insomnie.

J'ai reçu une lettre d'Australie, dans laquelle une de mes patientes habitant Elwood, m'écrit son enthousiasme pour la cure Kneipp. Toute sa famille a fait cette cure d'eau froide. Le mari souffrait d'insomnies depuis des mois. Il fit cette cure de jet d'eau froide (sans s'essuyer) à la suite de quoi il allait se coucher ; il jouissait ainsi d'un sommeil profond et il en fut de même pour leur fille. Ce traitement leur permit donc de retrouver leur bonne humeur.

Cette expérience prouve que les livres d'hygiène sont de bons auxiliaires non seulement à l'intérieur du pays mais aussi à l'étranger où ils sont emportés par les émigrés. En ce qui me concerne, la pensée que mes ouvrages sont répandus dans le monde entier me donne un sommeil paisible.

D'autres applications à l'eau froide

Très connus aussi les "saunas" qui nous viennent du Grand Nord. On a pris l'habitude de prendre un bon sauna, en hiver, dans la neige fraîchement tombée, afin de rendre le corps plus résistant. Certains aiment marcher pieds nus dans la neige. Tous ces procédés chassent le sang de la tête et font bien dormir. Il est avantageux de connaître ces méthodes puisque cela élargit nos connaissances ainsi que la liste des remèdes.

Lorsque j'étais au Brésil, j'ai trouve un "sauna" dans une colonie finnoise et j'en fus bien étonné. Par 40 à l'ombre de quelle utilité pouvait être un "sauna" ? Mais ce à quoi nous sommes habitués, c'est ce dont on a besoin et c'est vrai aussi pour les Finnois qui avaient ainsi moins le mal du pays. Comme il fait frais le soir, sous les Tropiques, c'est alors que le bain "sauna" fait beaucoup de bien. Tout près de chez nous dans la jungle une rivière nous "invitait" à un bain, après lequel nous dormions merveilleusement bien, car la circulation était stimulée. Transpirer dans le sauna c'est autre chose que transpirer par la chaleur ambiante : nous étions délassés et cela nous permettait de bien dormir.

Il nous faut réfléchir : quelle méthode allons-nous employer pour dormir ? Quelquefois, il nous faut seulement le petit effort de sortir du confort de tous les jours et voilà notre moyen découvert pour avoir un bon sommeil.

Nouveaux aspects du traitement de l'épilepsie

Bien que depuis des milliers d'années déjà, le haut-mal ou épilepsie, malheureusement largement répandu, soit déjà mentionné dans beaucoup d'anciens écrits et même dans quelques récits bibliques, tout ce que l'on connaît aujourd'hui n'est en somme qu'un modeste combat des symptômes. Le bromure, qui trouve son utilisation dans différentes combinaisons, ainsi que le Luminal et le Cominal, ou quel que soit le nom de tous ces poisons employés à réprimer les crises, ne peuvent satisfaire ni le médecin ni le malade. Si le malade est assez intelligent pour éviter complètement l'alcool, la nicotine et d'autres excitants, il peut obtenir par là un meilleur succès.

Un traitement diététique avec beaucoup de crudités, donc une riche teneur en éléments vitaux, peut être très efficace. L'observation a d'ailleurs montré que les crises font une apparition plus rare et sont moins fortes pendant une diète correcte. Il semble donc qu'une nouvelle voie de succès s'offre par l'influence favorable sur le métabolisme. En général les épileptiques présentent un taux de calcium abaissé et éliminent souvent par l'urine beaucoup de calcium, surtout celui qui est combiné au phosphore. Pour cette raison il est opportun de commencer une thérapeutique au calcium puisqu'en plus d'une diète correcte, elle peut agir favorablement. En plus d'une nourriture contenant du calcium, le patient prendra encore régulièrement de l'Urticalcin puisque l'on peut compter par là sur un succès satisfaisant qui ne sera pas troublé par des réactions secondaires nocives. Le traitement au bromure n'a pas cette qualité puisqu'il peut, avec le temps, endommager gravement l'état moral et spirituel du patient.

Pot-pourri d'argumentations

D'Afrique du Sud arriva chez nous la nouvelle réjouissante d'un succès : les crises, qui apparaissaient auparavant presque quotidiennement, s'étaient réduites à une par mois et cette seule crise était très faible en comparaison des anciennes. Ce succès était survenu après que la malade eut absorbé la préparation de calcium Urticalcin en plus de Vitaforce, un fournisseur de vitamine D, et également des pilules de Kelp (Kelpasan), son poids étant trop élevé. C'est très probablement la teneur en iodure de potassium que contiennent ces pilules de plantes marines sous forme organique qui a pu exercer une action aussi forte sur les glandes endocrines. Il se peut qu'encore d'autres minéraux dont les plantes marines sont si riches aient agi conjointement.

On peut aujourd'hui, comme différents cas l'ont montré, influencer favorablement l'épilepsie par un traitement inoffensif. Pour cela il faut observer, comme il a déjà été noté, en plus d'une nourriture sans excitants excédentaires, l'ingestion d'une préparation biologique de calcium comme l'Urticalcin. L'absorption de Vitaforce également doit être observée parce que le calcium fourni au corps est mieux assimilé dès qu'il peut être pris avec la vitamine D. Le remède important se trouve principalement dans le produit qui contient des plantes marines, à prendre de préférence sous forme de pilules à raison d'une trois fois par jour (Kelpasan). Ce ne sont pas au sens propre des médicaments spécifiques mais bien plutôt un complément à l'alimentation qui donne au corps ce qui lui manque. Dans le traitement de l'épilepsie le gui du chêne, Loranthus emopæns, a montré des qualités éminentes. Il s'agit d'une plante qui se trouve dans les Balkans.

Aujourd'hui, on est malheureusement beaucoup trop fixé sur les médicaments spécifiques ; ces médicaments cherchent à supprimer les symptômes, c'est-à-dire les signes extérieurs du mal, sans en même temps tenir compte qu'il manque souvent au corps certains éléments sans lesquels la maladie ne peut être améliorée ou tout à fait guérie. On doit donc découvrir en quoi consiste la carence afin de la faire cesser.

Tout le monde n'a pas besoin de la même quantité de chaque élément. D'après chaque nature, chaque tempérament et surtout d'après chaque disposition héréditaire ou d'après certaines lésions, le besoin ou l'utilisation de certains éléments s'est montré supérieur à la normale, si bien que les vitamines, les sels minéraux et d'autres éléments sont nécessaires pour rétablir à nouveau l'équilibre perdu.

Cette constatation confirme également la communication d'une de nos connaissances en Amérique, qui souffre d'épilepsie depuis sa jeunesse. Elle écrit qu'elle connaissait la bonne action du Kelp en cas d'épilepsie, car elle-même en prenait depuis plus de dix ans. Mais elle mentionne encore que, d'après son opinion, une préparation biologique de calcium avait encore été plus efficace que le Kelp seul. Puisque les crises étaient très fortes chez cette malade et qu'elles se répétaient souvent, il est doublement réjouissant qu'elle ait pu les surmonter par le Kelp et par une nourriture riche en calcium soutenue par une préparation biologique de calcium (Urticalcin).

Les médecins acquis à la biologie, eux aussi, arrivent à la même conclusion que me confirmait la communication d'un bon ami de New York. Il me dépeignait la manière de voir tout à fait conforme à la nature d'un médecin connu, âgé déjà de 80 ans. Ce médecin également soulignait la bonne action que le calcium exerçait sur l'état de santé général, et en particulier en combinaison avec la vitamine D au cas où on ne pourrait pas s'exposer suffisamment aux rayons du soleil. Que l'épilepsie nécessite une nourriture sans excitants et pauvre en sel de cuisine, nous en avons déjà parlé brièvement, et voudrions mentionner ceci comme une considération sans réserve encore une fois corroborante. Tandis que beaucoup de malades se félicitent des possibilités d'un mode de traitement conforme à la nature, cela peut sembler pénible à d'autres qui désireraient suivre un chemin plus confortable, car beaucoup préfèrent renoncer à l'amélioration et à la guérison plutôt que de devoir subir des changements. Une telle opinion n'est cependant pas bien maligne, car alors que pourra-t-on faire pour que ça aille mieux ?

La tragédie de l'hérédité

Quand les jeunes se marient, en règle générale, ils pensent peu ou pas du tout aux conditions de santé qu'ils peuvent transmettre à leurs enfants. Le bonheur de s'être trouvé est, c'est bien compréhensible, davantage du domaine des sentiments que de la réflexion. Certaines considérations ne manqueront bien sûr pas, mais celles-ci sont pour la plupart plus matérielles que spirituelles. Même si en règle générale le sentiment a le dessus, la manière dont sont constitués les deux êtres qui se sont rencontrés est toutefois extrêmement importante, car à cette question est étroitement liée la santé de leurs descendants. Nous sommes tous imparfaits certes, et bien peu se sentent si sains et si forts qu'ils n'aient conscience d'aucune faiblesse, de même du point de vue moral et spirituel, ce qui est très significatif. Quand toutefois il existe une quelconque disposition héréditaire défavorable, il est alors préférable que l'autre conjoint ne fasse pas preuve des mêmes faiblesses, mais qu'il puisse compenser la carence par ses fortes dispositions. Que par exemple les parents des deux conjoints aient des nerfs faibles, de telle sorte qu'ils n'arrivent qu'avec peine à maintenir leur équilibre, il n'y aura souvent pas besoin chez les enfants d'un très grand tracas moral pour que déjà ceux-ci soient affectés. Si l'albumine sévit dans les deux familles du jeune couple, alors il ne suffit souvent que de quelques erreurs fondamentales dans l'alimentation pour que redoublent chez l'un ou l'autre des descendants les dispositions naturelles défavorables. Il en est de même pour le diabète, qui exigera un traitement par l'insuline. Une tendance à la tuberculose, aux ulcères, au cancer, à l'arthrite, aux rhumatismes et bien d'autres graves maladies, peut être transmise par hérédité. C'est pourquoi il ne serait pas superflu que les jeunes gens, avant qu'ils ne se lient plus intimement, se fassent un devoir d'observer et d'examiner de plus près ces dispositions, afin de pouvoir reconnaître si la fondation d'une famille est propice du point de vue de la santé et doit être prise en considération. Si l'on prend sur soi de courir un risque, il est doublement opportun de surveiller avec grande attention la question de santé, puisque par une attitude raisonnable et une manière appropriée bien des lésions peuvent trouver une amélioration. Mais si l'on est totalement inexpérimenté et pas instruit du tout des possibilités qui se présentent, alors on ne saura pas comment se garantir d'une manière préventive.

Conditions fondamentales

Beaucoup de jeunes gens, même s'ils sont bien élevés et raisonnables, ne réfléchissent malheureusement pas le moins du monde sur les conditions de santé fondamentales. Leurs thèmes de conversation s'étendent en général sur les choses simples, telles que la question urgente de l'installation de l'appartement, les jours de vacances et les promenades, l'organisation des loisirs et les effusions, peut-être encore aussi sur les questions d'éducation et de formation des enfants. Comme on sait, beaucoup d'entreprises, surtout d'État, ont préparé pour les candidats à un poste important par de grands questionnaires, car la réponse exacte à l'ensemble des questions doit faire connaître si les conditions nécessaires sont remplies. Le questionnaire des deux futurs conjoints pourrait également être révélateur, en tout cas il ne sera pas déplacé en ce qui concerne l'éventualité de fonder une famille. Un bon médecin et psychologue pourrait y discerner les dangers et les risques avec lesquels les deux jeunes gens auraient à compter au point de vue de la santé de leur descendance.

Si par exemple deux personnes souffrent d'un manque de fonctionnement des glandes thyroïdiennes, il est possible que leurs enfants soient typiquement myxœdémateux et mentalement diminués. En cas d'épilepsie les risques sont connus depuis longtemps, pour cette raison, il est à déconseiller aux épileptiques de mettre des enfants au monde. Il est interdit de se marier dans la proche parenté à cause de cela, parce que la transmission d'influences négatives par l'hérédité peut être d'autant plus forte qu'est plus grand le degré de consanguinité. Ce fardeau héréditaire n'existait pas à l'origine sans quoi les enfants d'Adam n'auraient pas pu se marier entre eux, pour se conformer à l'ordre divin ; les enfants de Noé également, qui étaient seuls survivants du déluge avec leurs parents et leurs femmes, n'auraient pas eu de bonnes conditions. Puisqu'en ce temps-là il n'y avait encore rien de défavorable, il ne résultait aucun inconvénient d'un mariage même entre frères et sœurs.

Celui qui a déjà une certaine maturité, et à cause de cela ressent vis-à-vis de ses descendants une réelle responsabilité, ne passe pas sans attention sur ce problème, mais au contraire lui accorde la réflexion nécessaire, car il peut par là s'épargner bien des peines et bâtir une famille saine ; il peut offrir pas sa manière d'être raisonnable un appui solide dans les temps si ébranlés d'aujourd'hui.

Affections psychiques

La notion d'âme

Pour bien comprendre la notion de psyché ou d'âme, il faut s'en référer au Livre des Livres, la Bible, et méditer ce merveilleux passage : "Dieu forma l'homme de la poussière de la terre - on pourrait dire des éléments de la terre - et il insuffla par le nez le souffle de vie et l'homme devint une âme vivante" ou selon une autre version : "l'homme devint un être sensible". Plus loin, nous lisons : "Il a rendu son âme"... ou "l'âme est dans le sang".

Si nous réfléchissons à tout cela, nous comprenons que l'âme ou psyché est constituée par l'ensemble des sentiments de l'homme. A chaque litre de sang que perd un homme, sa faculté sensitive diminue. Si lors d'un accident, le sang s'écoule sans interruption, cette faculté de sentir s'affaiblit de plus en plus jusqu'à cesser complètement. Dieu créa tout d'abord le corps inerte, ensemble de cellules, l'anima de son souffle de vie puis l'esprit de l'homme s'éveilla. Il prit conscience de lui-même, se mit à respirer et devint ainsi une âme vivante. Cette unité du corps et de l'esprit animée par le souffle de vie est donc, selon la Bible, l'âme vivante que l'on doit considérer comme un tout unique, inséparable. C'est ce point de vue que doit adopter toute thérapeutique visant à un succès complet.

Réciprocité d'action

N'importe quel trouble psychique a des répercussions sur l'organisme car la vie psychique est intimement liée aux conditions organiques. Si l'on veut guérir ces troubles, on doit traiter l'organisme. Inversement, par l'intermédiaire du système nerveux, toutes les fonctions corporelles exercent plus ou moins d'influence sur la vie psychique. Les psychothérapeutes le confirment. Certains troubles psychiques affectent en même temps l'organisme tandis que des perturbations organiques peuvent être à l'origine d'un déséquilibre psychique. On sait que l'hypofonction des ovaires peut avoir des conséquences semblables ; il suffit de rétablir une fonction ovarienne normale pour que ces troubles psychiques disparaissent.

Ce domaine pose encore des problèmes et des énigmes trop peu élucidés pour qu'on puisse établir des règles exactes. Mais l'observation des faits et l'expérience prouvent qu'un traitement partiel est tout à fait insuffisant, n'apportant aucune amélioration tandis qu'un traitement global sera couronné de succès.

Traitement naturel

Un changement de climat, des marches, la gymnastique respiratoire et la respiration abdominale surtout, la gymnastique, le chant, tous ces moyens peuvent exercer une influence salutaire. Les applications externes : bains, douches chaudes ou froides, bains de Schlenz (surchauffés), massages sous l'eau, sont excellents. On peut aussi conseiller aux malades de piétiner dans l'eau, de courir pieds nus à travers prés, le matin, surtout quand l'herbe est humide de rosée. Médecins et infirmières devraient tirer profit de ces moyens simples en procédant individuellement, avec beaucoup de tact. Selon l'état du patient, ils tenteraient l'une ou l'autre de ces méthodes en observant les moindres réactions qui pourraient résulter de ces applications extérieures dont les effets sont parfois remarquables, si le malade se trouve dans une atmosphère favorable.

Expériences personnelles

Alors que j'exploitais encore ma clinique, j'eus l'occasion de faire une expérience intéressante. Un de mes amis me pria de traiter sa fille, âgée de vint-quatre ans, qui souffrait d'un mal curieux : pendant des heures, elle enfouissait son visage dans des coussins et criait sans arrêt. Selon le diagnostic laconique d'un psychiatre, il s'agissait de schizophrénie et la sœur de la malade qui était médecin demeurait impuissante à son chevet. Je pris donc cette jeune fille en main et commençai à stimuler la fonction ovarienne par une dérivation de Baunscheidt pour tâcher d'augmenter des règles trop faibles. Au début, la malade se montra récalcitrante mais à peine l'élimination eut-elle commencé que la jeune fille changea de comportement. Redevenue lucide, elle déclara qu'il lui semblait qu'on venait d'enlever un voile de son visage. Une application unique avait suffi pour amener la guérison totale et, même après son mariage, elle n'eut aucune rechute.

Il me souvient d'un autre cas où les règles qui avaient cessé furent ramenées grâce à des bains de siège sinapisés, à l'Ovarium D 3, stimulant de la fonction ovarienne ; l'affection mentale fut ainsi guérie.

Voies nouvelles

Le problème complexe de la scission psychique n'est pas toujours facile à guérir. Il est des cas où la solution serait fort simple à condition de trouver la méthode voulue. Toute activation des fonctions organiques, ne serait-ce que l'amélioration d'une constipation, peut favoriser le succès ou même le déterminer. L'application de la thérapeutique externe ou physique ouvre des voies nouvelles dans le traitement des maladies mentales.

Le régime alimentaire revêt lui aussi une grande importance. Une nourriture saine et naturelle maintient le bien-portant en parfait équilibre et augmente ses forces. Pourquoi une thérapie alimentaire ne serait-elle pas applicable à un malade ? Il faut donc, dans ce domaine, écarter tout ce qui est dénaturé ou raffiné et garder ce que la nature offre de meilleur. Une nourriture pure, fruits et légumes non altérés par des traitements et des engrais chimiques, sera le meilleur adjuvant de la thérapie extérieure et du traitement psychique. Il faudra prévenir d'éventuels troubles circulatoires en prescrivant des remèdes naturels, Aesculaforce, Genaforce (Ginkgo biloba), par exemple et augmenter le taux de calcium avec un produit assimilable, Urticalcin.

Le comportement et l'entourage

Les personnes qui entourent les malades nerveux sont souvent trop faibles ou trop dures et sévères. La garde-malade a parfois de la peine à trouver le ton juste : les malades sont excessivement sensibles et leur système nerveux affaibli supporte mal la contradiction et les remontrances continuelles. On évitera de les irriter. Même si le malade a mal agi, il ne faut pas l'obliger durement à reconnaître son erreur car il se referme et se montre encore plus récalcitrant qu'auparavant. Il peut abuser de votre crédulité mais il faut conserver une attitude ferme qui ne le blesse ni ne l'irrite ni ne le vexe. On lui expliquera simplement qu'on veut l'aider, le soutenir dans ses efforts personnels. De la sorte, la confiance naîtra en lui. Si l'on s'oppose ouvertement à ses idées, en revanche, on ne fera qu'aggraver son mal.

Programme-type d'une journée

Pour ceux qui ont la possibilité d'organiser leur journée, voici un programme-type.

De grand matin, l'été, on commencera par marcher pieds nus dans l'herbe humide de rosée, selon la méthode Kenipp. Cet exercice, merveilleux décongestif, qui a pour but de "ramener le sang vers le bas" permet au corps de se charger d'énergie captée par les pieds. Si le temps n'est pas favorable, on remplacera cette marche par le piétinement dans l'eau et par la gymnastique en plein air, si possible. Mouvement rythmiques, chant et gymnastique, respiration dite vocale produiront une détente bienfaisante.

Le petit déjeuner se composera d'une nourriture naturelle, c'est-à-dire de fruits,d'un müesli complet, de pain complet, de beurre et de miel. On abandonnera le déjeuner traditionnel, café au lait et petits pains blancs pour lui préférer une nourriture qui a de la valeur et qui apporte à l'organisme les substances dont il a besoin.

Ce repas sera suivi d'une séance de thérapie du travail ayant pour but d'attirer l'attention du malade sur un centre d'intérêt extérieur à lui-même. Le divertissement est un facteur important : il faut que le patient sorte de son état de prostration, qu'il oublie ses idées maladives. Il faut avant tout le sortir de lui-même, de ses pensées et rêveries malsaines pour diriger son attention sur les réalités quotidiennes. Les travaux d'art sont tout indiqués si le malade a des aptitudes : ils jettent un pont attrayant vers la réalité et amènent distraction et satisfaction.

Le repas de midi comprendra des crudités, des légumes à l'étouffée et des pommes de terre, du riz naturel ou autre céréale complète. On évitera toute nourriture excitante. Après le dîner, ce sera de nouveau la thérapie du travail : le malade peut aider à essuyer la vaisselle, tout simplement. Au cours de l'après-midi suit une application externe, par exemple un bain de Schlenz et un enveloppement chaud ayant pour but de provoquer la sudation. Ce traitement peut se répéter deux ou trois fois par semaine selon les effets qu'il produit. On peut aussi faire usage des douches alternées, chaudes, froides. Si les règles sont insuffisantes, on fera prendre des bains de siège aux herbes, à la température de 37°, pendant une demi-heure.

Ce traitement sera suivi d'un temps de détente : promenade au grand air, à travers champs et forêts, ce qui sera divertissant pour l'esprit. S'il reste un moment avant le dîner, on le consacrera de nouveau à la thérapie du travail.

Le repas du soir aura lieu à six heures. On ne présentera que des aliments très légers afin que le sommeil ne soit pas troublé par une digestion laborieuse. Le mieux sera d'offrir un müesli complet ou une salade de fruits, du pain complet, du beurre et du miel.

La journée ayant débuté avec les premiers rayons du soleil, elle se terminera dès la tombée de la nuit. Si le patient a de la peine à s'endormir, on lui apportera des gouttes Dormeasan diluées dans une eau de miel. Ce remède calme les nerfs que nous prendrons soin de fortifier avec Ginsavena (Avena sativa et Panax ginseng). Dans les cas plus opiniâtres, on administrera Rauwolfavena, combinaison d'une plante des Indes et d'Avena sativa. Ces médicaments amèneront le malade à surmonter son état dépressionnaire : toute amélioration de la santé a des répercussions favorables sur la vie mentale.

Si ce programme proposé est adapté individuellement, il aidera plus d'un malade à se libérer et à retrouver son équilibre mental.

La nourriture sera riche en vitamines et en sels minéraux. Selon l'état du patient, on fera des essais de cure de jus ou de jeûne. Mais pour cela, il faudra bien tenir son malade en main, jouir de son entière confiance car de telles cures peuvent avoir de très fortes répercussions qu'un être normal en bonne santé aurait même de la peine à surmonter. Il faut soutenir moralement son patient, ne pas prendre son mal trop au sérieux et le diriger imperceptiblement vers une attitude positive, constructive. Alors il s'efforcera de suivre cette nouvelle ligne de conduite et, peu à peu, son raisonnement redeviendra sain, logique. Sa mauvaise volonté s'évanouira. Pour atteindre ce résultat, il faudra toutefois prendre garde de ne pas l'irriter ni le vexer pour empêcher le désespoir ou toute réaction maladive de reprendre le dessus. Car tout serait alors à recommencer, physiquement et psychiquement.

Tous ceux qui soignent ce genre de malades ont besoin, certes, d'une grande force nerveuse. Il faut beaucoup d'emprise sur soi-même pour cacher sa faiblesse, son impuissance, son dépit même. Hypersensible, le malade réagit très vite. S'il pressent notre indignation quand il a commis quelque sottise, notre déception de ne pas voir son état s'améliorer plus rapidement, il en sera malheureux, désemparé et ses progrès seront arrêtés.

Maîtrise de soi, sérénité, réserve nerveuse sont indispensables pour soigner et soulager les psychopathes. Sentent-ils une main ferme autour d'eux qui les guide et les soutient, une douce certitude montera alors en eux sur laquelle ils s'appuieront pour retrouver, graduellement, leurs facultés mentales normales.

Maigreur et obésité

On supposait autrefois qu'une maigreur excessive provenait d'une alimentation insuffisante et que l'embonpoint résultait d'une nourriture trop abondante. Il existe des êtres qui restent minces tout en mangeant beaucoup, tandis que d'autres engraissent même s'ils sont de petits mangeurs. "Tout leur profite" dit-on familièrement.

Les progrès de la recherche médicale ont démontré que les glandes à sécrétion interne peuvent exercer une influence déterminante sur ces phénomènes physiologiques. Il faut citer en premier lieu l'hypophyse, la thyroïde, les ovaires et les testicules. Tout déséquilibre de ces glandes se répercute sur le métabolisme des graisses. L'hyperfonction peut occasionner la maigreur tandis que l'hypofonction, généralement, conduit à l'obésité. On a souvent constaté une augmentation de poids après l'ablation des ovaires ou au cours des maladies affectant les fonctions ovariennes. C'est ce qui explique aussi pourquoi les femmes prennent de l'embonpoint au moment de la ménopause. Ce phénomène est typique dans les pays méridionaux. En Italie, par exemple, la différence entre la sveltesse et la souplesse des jeunes filles et la forte corpulence des femmes plus âgées est d'autant plus frappante que le retour d'âge, sous ce climat, est plus précoce. Le ralentissement de la fonction endocrinienne, le relâchement de la fonction ovarienne, en particulier, est cause de l'embonpoint confortable que l'on rencontre chez les aînées.

Les bains de siège et autres applications qui stimulent la fonction ovarienne sont très efficaces pour combattre la tendance à l'obésité. L'adiposité hypophysaire est plus malaisée à soigner : elle est en effet causée par des troubles de l'hypophyse et cette glande n'est pas aussi simple à soigner que les ovaires. Il existe des préparations glandulaires spéciales dont l'application est très délicate. Les réactions de l'hypophyse aux préparations organiques sont aussi moins promptes que celles des ovaires.

Tous les aliments contenant la vitamine E sont des remèdes simples, susceptibles de stimuler la fonction ovarienne. Le germe de blé occupe le premier rang. Mais bien des malades n'en veulent pas, craignant pour leur ligne, du moment qu'on prescrit le germe de blé pour faire prendre du poids. Il n'en est rien, cependant : la vitamine E règle l'activité ovarienne. C'est pourquoi on peut aussi bien réduire une hyperfonction ovarienne que stimuler une hypofonction. Le germe de blé permet de lutter contre l'obésité aussi bien que contre une maigreur excessive. Il est riche en outre d'autres substances nutritives telles que l'albumine végétale, les phosphates et le sucre naturel qui ne font pas engraisser. Répétons une fois encore que les personnes qui ont peur d'engraisser ne doivent pas craindre le germe de blé qui ne leur fera que du bien.

D'autres personnes craignent aussi d'absorber trop de vitamines. Ce danger n'existe que pour les vitamines synthétiques ou les produits vitaminés qui en contiennent parfois des doses excessives. Dans l'alimentation naturelle, les vitamines sont dosées harmonieusement selon les besoins de l'organisme : il n'y a donc pas à redouter d'hypervitaminose. Le corps utilise ce dont il a besoin et il lui est possible de stocker certaines vitamines. On peut affirmer que les vitamines synthétiques ne sont pas équivalentes aux naturelles. Comme l'explique le Livre des Livres, la science des sages est réduite à néant ! Notre savoir humain peut analyser toute chose, bien sûr, mais s'il s'agit de reconstituer un élément naturel, il manquera toujours à celui-ci l'étincelle divine ! Mieux vaut s'en tenir aux sources biologiques : ce que l'Intelligence Suprême a créé pour l'homme ne peut être surpassé par aucune entreprise scientifique, bien au contraire. A l'heure actuelle, les vitamines synthétiques sont en vogue, après avoir succédé aux sels minéraux. Dans ce domaine, heureusement, deux chercheurs acharnés, le docteur Hahnemann et le docteur Schüssler avaient établi en leur temps que les différentes substances minérales devaient se prendre en petites quantités, après trituration pour être assimilées et utilisées par l'économie humaine.

Autrefois, on croyait pouvoir fabriquer de l'or. Les alchimistes s'efforçaient de créer en leurs officines un homme artificiel connu sous le nom de Homunculus. On est redevenu plus modeste par la suite : la science ne cherche plus qu'à modofier les gènes et à fabriquer une pastille contenant les éléments constitutifs de l'homme et qui remplacerait la nourriture. Le jour viendra où les remèdes chimiques et les vitamines synthétiques seront laissés de côté : on s'apercevra qu'aucune de ces préparations ne contient le potentiel de puissance que le Créateur a placé dans le monde des plantes, c'est-à-dire dans notre nourriture naturelle. Si l'on se donne la peine de remonter aux sources, le problème de l'obésité, de la maigreur et d'autres échanges internes se résoudra de lui-même.

Contre l'obésité : bons et dangereux remèdes

Il faut éviter toutes les préparations qui font maigrir, celles à base d'iode en particulier, remèdes dangereux qu'on ne peut absorber que sous une forme homéopathique et avec la plus grande prudence. Le client qui achète des pastilles amaigrissantes ignore, en général, de quoi elles sont composées ; il doit se renseigner à ce sujet afin d'éviter toute préparation à base d'iode. Soyez sceptique et prudent devant ces remèdes miraculeux qui dissolvent la graisse. Un régime approprié et des applications naturelles vous conduiront au but désiré sans danger et sans dégâts !

Il est vrai que l'activité ovarienne perturbée est presque toujours cause d'obésité chez les femmes opérées ou après la ménopause. Il arrive que l'hypophyse entre en jeu mais les cas d'adiposité dite hypophysaire sont plutôt rares. De toute manière, il ne faut jamais prendre de mesures drastiques pour maigrir car elles font violence à l'organisme. Pour stimuler l'activité ovarienne, nous recommandons les bains de siège, Ovarium D 3, médicament homéopathique, ainsi qu'un régime étudié qui sera pauvre en protéines, évitant les produits raffinés, sucre, farine, mais riche en jus naturels. Une cure de jus de carotte sera excellente. Les jus de grapefruit, de raisin, d'orange font également grand bien. Dans ce domaine, chacun s'observera lui-même pour choisir les jus qui lui conviennent le mieux, les divers acides de fruit n'étant pas toujours bien supportés par tel ou tel. En résumé, seul un régime individuel peut assurer un succès complet. Soyez sobre quant à la quantité : usez mais n'abusez pas ! La même prudence s'impose même à l'égard des régimes naturels qui doivent faire maigrir.

Nous tenons cependant à redire qu'il faut éviter toute cure amaigrissante à base de produits chimiques : vous pouvez y perdre la santé ! On connaît des cas dont l'épilogue a été tragique. Si vous tenez absolument à perdre du poids, usez de remèdes naturels, uniquement. Les plantes marines sont efficaces, Kelpasan, à raison de 2 tablettes 2 fois par jour offre une diminution de poids lente mais sûre. On peut compléter avec Helianthus tuberosus (extrait de la plante topinambour).

L'obésité

Que l'obésité soit accompagnée de nombreux maux, c'est un fait connu de tous ceux qui en sont atteints.

J'ai lu dans un certain livre scientifique très connu que l'obésité a pour origine la suralimentation. Je ne suis pas tout à fait d'accord avec cette opinion quoique le fait se vérifie parfois. Dans ce cas, c'est le résultat d'un trop grand appétit ; toutefois il y a des personnes qui bien que mangeant très peu, grossissent ; restreindre leurs apports alimentaires ne les aide en rien à perdre du poids.

Troubles glandulaires

Dans ces cas-là, il s'agit surtout de troubles de sécrétion des glandes. J'ai pu constater que la glande thyroïde ou l'hypophyse sont à l'origine des malades graisseuses. Si ces troubles du fonctionnement existent dès l'adolescence, alors on peut diagnostiquer un développement incomplet de ces glandes ou une sécrétion insuffisante de leur activité et production d'hormones. La graisse se fixe électivement sur le tronc et non sur les membres, c'est pourquoi le diagnostic d'obésité est difficile à établir chez la femme dont les seins sont souvent très lourds de graisse sans que la glande mammaire soit très développée. Ces seins lourds révèlent souvent un mauvais fonctionnement des ovaires. A ce stade, l'obésité ne peut être réduite par un régime ou cure d'amaigrissement. Il faut soigner les glandes, par exemple avec le Kelpasan. L'alimentation peut être aussi un auxiliaire par les jus de carotte et de céleri. Il faudrait consommer tous les jours du raifort et des jeunes pousses d'orties. Des huîtres, des crevettes, de la seiche sont une thérapeutique efficace ainsi que les préparations à base de glandes animales. Les mouvements respiratoires profonds à l'air salin ou en montagne agissent efficacement sur le fonctionnement de ces glandes.

La boulimie

L'appétit joue un très grand rôle, aussi devons-nous y prêter attention. Ceux qui digèrent bien sont les plus en danger. C'est là qu'il faut croire au vieux proverbe : s'arrêter de manger au moment où on savoure le plus. Il est bon de faire un régime qui consiste surtout à remplacer les aliments riches par des crudités, salades et jus. Il faut éviter les pâtisseries et les produits à base de farine blanche. Celui qui aime la soupe devrait laisser les veloutés à ceux qui souffrent de "maigreur". La bière est particulièrement néfaste pour la graisse, elle peut être néfaste au gros aubergiste ! Il faut manger de la viande maigre et supprimer toute graisse animale, mis à part le beurre frais, qu'il faut pourtant consommer avec parcimonie. On peut utiliser des condiments tels que cresson, raifort, paprika, curry, extrait de levure tel que Herbaforce, qui sont stimulants pour les glandes.

Les médicaments pour diminuer "les graisses" sont très dangereux et ne devraient en aucun cas être absorbés, car la santé est plus précieuse que "la ligne". On peut prendre des produits à base d'algues d'eau douce, mais ils dégoûtent vite le patient. Les algues marines sont très indiquées, car elles contiennent des minéraux et de l'iode. Ces algues, non seulement stimulent les glandes et diminuent le poids, mais augmentent la sensation de bien-être. Les malades atteints de la maladie de Basedow sont très sensibles à l'iode, ils devraient absorber ce dernier à dose homéopathique.

Le Kelp est connu comme la plus riche des algues marines. Si le malade peut en prendre matin et soir, une à deux tablettes, cela suffira pour maigrir mois après mois et se sentir dispos pour travailler.

L'estomac

Comme tout autre organe, l'estomac est une vraie merveille de la technique divine. La muqueuse de l'estomac se compose d'un tissu élastique associé à un réseau d'artères, de veines et de nerfs. Les parois intérieures de l'estomac ne sont pas lisses mais plissées. Chaque grand pli est composé de petits plis. Environ 5 millions de petites glandes couvrent les muqueuses de l'estomac.

La pepsine et les ferments sont produits par les glandes ; leur quantité et leur dosage sont fonction de la qualité et de la quantité des aliments absorbés. La sécrétion de la pepsine et de l'acide chlorhydrique est interdépendante.

La faim et l'appétit

Quand nous avons faim, la sécrétion des sucs de l'estomac est doublée, mais inversement si nous mangeons sans appétit et si nous nous forçons à manger, il est sûr que nous digérerons mal et que nous aurons des troubles. Il faut veiller à avoir toujours bon appétit, ceci sera possible si au lieu de travailler sans arrêt nous nous réservons du temps pour l'exercice et l'hygiène respiratoire. A cet effet, nous nous rendrons à pied au travail, plutôt qu'en voiture. On peut aussi consommer des plantes amères telles que la centaurée commune ou boire de la teinture d'artichaut qui excitent l'appétit.

Notre état d'esprit peut augmenter ou couper l'appétit. La colère inhibe les sécrétions digestives et coupe l'appétit. Les personnes qui sont toujours de bonne humeur et joyeuses digèrent mieux que celles qui sont maussades et contrariées. Amener à table ses soucis et contrariétés et en discuter n'est pas bon pour la digestion. En période de surmenage il faut donc se reposer avant de prendre un repas. La préparation et la disposition des aliments ont aussi une grande importance. Une préparation bien faite, une disposition pleine d'amour favorisent certainement l'appétit et excitent les sucs gastriques, et aident aussi à la digestion et à l'assimilation. L'atmosphère de la table familiale contribue à une bonne digestion : chaque repas devrait être une fête de la reconnaissance.

Non moins importantes sont les épices. Il ne suffit pas de saler mais il faut employer les épices avec à-propos. Elles servent de stimulants pour la muqueuse stomacale et aident à la digestion. L'homme moderne ne sait plus ce qu'est une bonne table, car pendant le repas il lit nerveusement son journal, écoute les informations ou regarde la télévision Il n'est pas étonnant qu'il souffre de l'estomac et qu'il ait des ulcères.

Autres maux d'estomac

Les maladies d'estomac deviennent de plus en plus nombreuses. C'est surtout en Amérique que pour gagner du temps on mange debout pour retourner très vite au bureau ou à la Bourse.

Il est très néfaste de manger vite ou trop chaud, ou encore d'engloutir une glace pour le dessert. Tout cela occasionne des catarrhes des muqueuses et de l'estomac, et cela devient chronique ; alors des ulcères se manifesteront. Ces derniers ont parfois leur origine dans les soucis, la nervosité et se manifestent alors par des crampes. On voit souvent disparaître des ulcères quand le malade arrive à retrouver son équilibre et sa tranquillité. Avec des aliments naturels tels que le Gastronol, il serait bon d'absorber du jus de pomme de terre crue. Mieux vaudrait ne pas attendre que nous ayons des ulcères, mais plutôt lutter avant leur apparition, contre les inflammations des muqueuses stomacales. Prenons à cet effet, matin et soir, de l'huile de St-Jean (millepertuis), une cuillère à thé pleine. C'est un produit naturel qui fait beaucoup d'effet.

Le suc gastrique

Ce suc se compose de 50 % d'acide chlorhydrique. Mais par miracle il ne ronge pas les muqueuses. Cet acide est formé du chlore issu de la solution saline qui circule dans le sang. Des antiferments qu'on ne peut pas identifier protègent les muqueuses saines de l'autodigestion. Les antiferments peuvent ne plus jouer leur rôle en cas de blessures ou écorchures, alors le suc gastrique attaque les muqueuses et provoque des ulcères.

Troubles de l'estomac

L'estomac est souvent rendu responsable de nos embarras gastriques, alors que c'est le foie qu'il faudrait inculper. Si les acides de fruit et les acides gras sont mal digérés, c'est signe que les fonctions hépatiques sont défectueuses. Le traitement du foie fera disparaître ces troubles indirects de l'estomac. Pour cela, il faut instituer la "diète de ménagement", exempte de tout acide et riche en riz naturel. De digestion facile, celui-ci n'irrite pas le foie et constitue la base idéale du régime. Pour varier, il est permis d'utiliser les céréales complètes : millet, sarrasin, orge et blé. Les salades se prépareront au Molkosan et non au vinaigre, trop corrosif pour les muqueuses stomacales. Le vinaigre, rappelons-le, peut provoquer des brûlures mais il n'est pas seul en cause. Pour remédier à cet inconvénient, on prendra de la cendre de bois dans un peu d'eau chaude. Quiconque craint de la prendre sous cette forme la placera dans un sachet de toile, l'ébouillantera et boira le bouillon de cendre. Le charbon de bois neutralise également et on le trouve un peu partout. Le jus de pomme de terre crue dilué dans de l'eau chaude donne de bons résultats, de même que les flocons d'avoine mangés secs et bien insalivés. Toutes ces substances sont neutralisantes. L'infusion de petite centaurée ou mieux, l'extrait Centaurium pris en gouttes exerce une action calmante et curative. Le lait cru, favorable, lui aussi, n'a qu'une influence symptomatique. Toute brûlure sera traitée efficacement à l'aide de ces remèdes.

Les jus crus de pomme de terre et de chou sont à même de guérir les ulcères d'estomac. Le jus de carotte, très nutritif, s'emploie avec succès. Ces jus constituent d'excellents remèdes à la portée de chacun : il n'y a qu'à essayer ! Il existe d'autres remèdes, l'Hamamelis, par exemple, mais tant que les produits du jardin et de la cave vous rendent des services aussi appréciables, il est inutile de recourir à des médicaments plus coûteux.

Ulcères d'estomac

Le jeûne a fait ses preuves dans la guérison des ulcères, à condition que le malade ait des réserves de forces suffisantes.

Le jus de pomme de terre est un remède spécifique de l'ulcère. Son ingestion régulière a une excellente action curative. Le jus de chou a les mêmes vertus. Ceux qui n'aiment pas les jus crus peuvent les prendre dans une bonne minestra, à condition de les ajouter au moment où le potage n'est plus très chaud. Perdus, noyés dans la soupe, les jus perdent leur goût âcre tout en conservant leurs propriétés. Le concentré de myrtille rend d'éminents services de même que l'extrait de réglisse. On compte 20 à 30 g de ces concentrés par jour, mâchés longuement pour qu'ils soient bien insalivés.

Les ulcères d'estomac sont souvent d'origine nerveuse. Il faut absolument influencer favorablement l'humeur du malade. Avec de telles données, guérir un ulcère ne pose plus de problème. On peut combiner ces méthodes naturelles ou s'en tenir à une seule.

Intoxication de l'estomac et de l'intestin

Causes diverses

Il suffit d'un rien, aujourd'hui, pour s'attirer une intoxication. La cause doit être attribuée aux substances chimiques qu'utilise l'industrie alimentaire, aux produits antiparasitaires, etc. Les intoxications causées par la viande, plus précisément par la charcuterie ne sont pas rares. C'est surtout pendant l'été qu'il faut prendre ses précautions.

Ceux qui ont vécu dans les tropiques ou les régions subtropicales savent qu'il est dangereux de manger un fruit non lavé. Une salade de concombre peut parfois signifier la mort pour un colonial. Il est préférable, dans ces contrées, de ne manger que des fruits qu'on pèle : bananes, oranges et autres.

Le problème de l'intoxication me tracasse beaucoup car j'ai pu me rendre compte de tous les maux qu'il engendre.

Je parcourais les bois à la recherche de plantes médicinales. Tout à coup, je découvre dans une clairière quelques magnifiques exemplaires de belladone. La pente étant escarpée, je me retiens instinctivement à ces plantes hautes et solides. Un peu plus loin, je cueille une belle laitue vénéneuse pour l'examiner de plus près. Reprenant mon chemin, je tombe sur des fraises des bois et, oubliant que je n'ai pas lavé mes mains, je les savoure à cœur joie. De retour à la maison, je manipule encore un Rhus toxicodendron.

Tous ces détails me revinrent à l'esprit au cours de la nuit lorsque, réveillé par un violent mal de ventre, j'en recherchai la cause. En général, je ne suis pas sensible aux poisons. Le Rhus toxicodendron ne pouvait guère être suspecté car, chez des sujets sensibles, cette plante peut provoquer des éruptions cutanées, tout au plus. Peut-être les légumes étrangers que nous avions mangés avaient-ils leur part de responsabilité ? Par suite d'un printemps tardif et froid, nos propres légumes avaient du retard et nous devions nous contenter de produits étrangers. Quoi qu'il en soit, les suites de cette aventure devaient être très fâcheuses.

Traitement efficace

Grâce à une respiration abdominale intensive, je parvins à atténuer les douleurs. Mais elle ne tardèrent pas à réapparaître, me réveillant de nouveau. Dès l'aube, je sortis, espérant trouver un soulagement au grand air. Je cueillis quelques feuilles d'oseille géante et me les appliquai sur le ventre. Elles firent effet pendant un moment puis les douleurs reprirent peu après. Les selles matinales furent abondantes mais je fus surpris de constater une forte rétention d'urine. Je compris que l'organisme retenait le liquide parce qu'il en avait besoin pour se défendre et ce que j'attendais arriva : une diarrhée violente se déclara et je dus courir six ou sept fois durant la matinée. Mon corps s'en allait en eau ! Je tentai de travailler mais dus renoncer au bout de quelques heures. Par gorgées, j'avalai ma médecine composée de Lachesis D 12, d'Echinacea D 2 et d'argile. Plus tard, j'eus recours à Belladonna D 4 dont j'espérais la guérison puisque cette plante que j'avais touchée était à l'origine de mes troubles.

En effet, tous ces remèdes furent utiles : l'activité intestinale fut stimulée et, vers midi, je pus vomir. Chose étrange, j'expulsai le déjeuner de la veille. L'activité de mes organes digestifs étant parfaite, je n'avais plus de difficultés de ce côté-là. Malheureusement, je me sentis si exténué après cet effort que j'omis de prendre un remède calmant les nausées. Nux vomica D 4 et Ipecacuanha D 4 m'auraient soulagé. J'étais à bout de forces, ayant été surmené la semaine précédente. Toutefois, lorsque je me sentis atteint des premiers spasmes cardiaques, j'eus la présence d'esprit d'ajouter à ma médecine quelques gouttes de Tonique cardiaque. Cinq minutes plus tard, le cœur se calmait. A partir du moment où l'intestin fut complètement vidé, les médicaments purent exercer leur influence salutaire, je me sentis mieux. Au cours des exercices respiratoires, je ressentis encore une sensation désagréable à l'abdomen mais pour le reste, mon organisme sain de nature avait surmonté l'intoxication.

Quelques conseils particuliers

A la suite de telles intoxications, bien des gens tombent sérieusement malades parce qu'ils sont constipés et que leurs fonctions intestinales sont défectueuses. En pareil cas, il faut vider l'intestin afin d'éliminer toute substance toxique. Si ces fonctions sont ralenties et qu'on ne parvient pas à vomir, l'organisme doit chasser lui-même les matières en décomposition, ce qui peut avoir des suites très graves et même entraîner la mort.

Dès les premiers symptômes d'intoxication, il faut stimuler rapidement la fonction intestinale. Si les purgatifs ne sont pas tolérés par l'estomac, il faut administrer un lavement. Une purge énergique viendra à bout d'une éventuelle constipation. Il est possible que l'organisme cherche à chasser les poisons par des vomissements.

Si nous savons écouter notre corps, si nous l'aidons, il fera tout son possible pour nous tirer d'embarras. La diarrhée est un facteur symptomatique des intoxications. Si l'organisme n'a plus la force de la provoquer, nous devons lui venir en aide avec un laxatif ou un lavement. Après cette purge, il sera bon de jeûner. Si le cœur est faible, on donnera un tonique cardiaque. Après le jeûne, on commencera par manger des potages sous forme de crème. Pour soulager le foie, on boira du jus de carotte. Au bout de deux ou trois jours, on prendra de l'argile et on jeûnera encore si le cœur "tient le coup", bien sûr. Dès que la faim réapparaît, on supportera la nourriture.

Il en est des intoxications comme des maladies d'enfant : bien traitées, elles finissent par exercer une action salutaire. Fièvre et réactions intestinales violentes éliminent les substances nocives et augmentent ainsi la vitalité. De cette façon, le corps peut même tirer bénéfice d'une maladie, pourvu qu'on ait soin de le seconder dans ses efforts. Les muqueuses de l'estomac et de l'intestin sont nettoyées et tous les autres organes en profitent.

Quand l'acide ronge les ulcères, il provoque des crampes que l'on peut faire disparaître en buvant du lait ou en mangeant des flocons d'avoine.

Plus efficace encore est le charbon de bois ou la cendre de bouleau ou de vigne.

L'acide chlorhydrique désinfecte en tuant les bacilles qui provoquent des fermentations ou des putréfactions. S'il y a peu d'acide, les fermentations se font vite, donnent des gaz et une mauvaise bouche (haleine forte). Le cancer de l'estomac est très fréquemment provoqué par la grande rareté de l'acide chlorhydrique. On n'a pas encore trouvé une réponse satisfaisante à cet état de choses. Gastronol est un complexe homéopathique pour l'estomac, efficace contre les irritations de l'estomac ou des intestins, gastrite, hyperacidité de l'estomac, flatulence.

Qu'il est difficile à l'homme de sonder toute chose, de comprendre tout ce que Dieu lui a confié comme un don ineffable. Qu'il est donc stupide de se baser sur l'évolution pour tout expliquer. Mais il est vrai que l'insensé dit en son cœur : "il n'y a point de Dieu".

L'appendicite

En supposant que le nombril est le centre d'une horloge, la direction de l'appendice se trouve à l'endroit où l'aiguille de l'horloge marque 8 heures.

On confond souvent chez la femme une inflammation d'ovaire avec une inflammation d'appendice. On appuie fortement sur l'appendice puis on lâche précipitamment : la douleur irradie vers la droite : c'est l'appendicite ; tandis que l'ovarite donne une douleur locale. L'appendicite peut être constatée par examen rectal. Soudainement on ressent une douleur aiguë à droite du bas-ventre, accompagnée de malaises, puis de vomissements. En général, la langue est chargée et on a une température qui varie de 37,5° à 38°.

Dans les cas douteux, le médecin peut faire pratiquer une analyse de sang pour voir si les globules blancs ont augmenté. On trouve très souvent 15 000 globules au lieu de 6000 à 9000. Le pouls est très souvent à plus de 100.

Autrefois, l'opération de l'appendice était dangereuse et très souvent mortelle. Aujourd'hui, où la technique de la chirurgie est très développée, ce n'est qu'une opération bénigne et sans complications. S'il y a danger, il est dû à des complications imprévisibles. Si quelqu'un a des varices ou souffre de congestion veineuse, c'est là qu'il y a danger d'embolie ou de thrombose. Cet état peut être amélioré par des aliments naturels. Aesculaforce avant et après l'opération s'avère très efficace, Echinaforce (échinacée) empêche l'inflammation et aide à la cicatrisation. Dans les régions tropicales, le danger d'infection est très grand, c'est pourquoi il est très dangereux d'être contraint à une opération "à chaud". Il ne serait pas étonnant que l'on dise aux amis de celui qui doit se faire opérer dans ces conditions "Opération réussie, mais le patient a succombé". Celui qui souffre d'appendicite chronique ferait alors bien de se faire opérer avant de partir.

Soins à pratiquer pour éviter l'opération

Si on veut soigner l'appendice pour le garder, il faut en premier lieu faire une cure de jus et s'aliter. Jus de carottes, myrtilles et raisin, coupés de 2/3 d'eau de source sont les meilleurs. Il faut les boire par petites gorgées en salivant. Dans 1 dl, on met environ 20 à 30 gouttes d'Echinaforce, tandis qu'on essaie d'enlever l'inflammation en appliquant des compresses de lait froid. On soigne les nausées par Nux vomica D 4 en mettant 5 gouttes dans un verre que l'on boit par petites gorgées. Il faut veiller à bien vider les intestins. On peut prendre un simple thé laxatif ou un produit à base de plantes, tel que Rasayana 1 et Linoforce. Si cela n'est pas efficace, il faut faire un lavement avec de la camomille, ou du thé de sanicle en y ajoutant encore 20 gouttes d'Echinaforce.

Bien que l'on ait pu constater récemment que l'appendice n'est pas seulement un "reste inutile" mais qu'il tient vraiment une place, il est quand même plus sage de ne pas courir le risque d'avoir une perforation. De même si certains chirurgiens enlèvent un appendice sain uniquement parce qu'ils opèrent un autre organe, alors c'est incompréhensible, car chaque cicatrice sur le corps occasionne des troubles, des irritations. Celui qui vit très raisonnablement et qui veille à ce que l'intestin travaille toujours bien, qui guérit toujours radicalement de toute maladie infectieuse, pourra en général garder son appendice toute sa vie. On peut souvent constater que lorsque l'appendice a été ôté l'intestin fonctionne moins bien, il est plus fragile. Il faut donc recourir à l'ablation en ultime recours.

La diarrhée est-elle nocive ?

50 % des humains souffrent de constipation, et parmi eux, plus encore les femmes que les hommes. C'est le sujet de nombre de conversations et les bons conseils ne manquent pas sur ce problème. En opposition, bien peu de personnes souffrent de diarrhée. Il ne s'agit pas ici de la diarrhée qui s'arrête aussi brusquement qu'elle a commencé, mais de celle qui ne permet pas, et ce, pendant des années, de vider les intestins de matières solides. On écrit très peu sur ce cas, en général, bien que ce genre de diarrhée soit plus dangereux que la constipation.

La fonction de la glande salivaire

La salive est une solution alcaline sécrétée par la glande salivaire.

Les ferments sécrétés par la salive ont une grande influence sur la digestion. Peu de personnes savent que les différentes glandes, telles que la glande salivaire, les muqueuses de l'estomac, le foie et le pancréas sécrètent plusieurs litres de sucs par jour. Cette salive doit alors décomposer la nourriture, la transformer, la dépecer afin qu'elle puisse être acceptée par le corps. Ce travail fait, l'intestin reprend ces substances dans les circuits du corps, de sorte qu'elles soient de nouveau employées.

Lorsqu'il y a diarrhée, elles se perdent, ce qui enlève au corps des substances minérales qu'il ne pourra pas remplacer très vite par la nourriture et cela est très nuisible. Les suites inévitables sont : la faiblesse et la perte d'équilibre minéral. Ce qui ne veut pas dire que cela soit valable seulement après 2 ou 3 jours de diarrhée, non, mais si elle dure des mois, il faut la combattre.

Soins efficaces

En tout premier lieu il faut un changement radical de nourriture. Il faut éviter tout ce qui provoque des fermentations ou des gaz, tels que fruits, légumes crus, sucreries, choux crus ou cuits. Il faut, si possible, boire du lait cru et inclure dans le régime fromage frais, fromage doux, avoine, pain suédois, des biscottes, des pommes de terres en robe des champs et du riz naturel ; certains fruits ne sont pas interdits : les pommes, les myrtilles, les bananes qui sont astringents, donc curatifs.

Il faut éviter de consommer des fruits et des légumes au même repas. Cette précaution évite les fermentations. Il est essentiel de bien mâcher et de bien saliver. Jeûner de temps en temps est très efficace et curatif. Cela ménage l'intestin et permet à la flore bactérienne de se régénérer. Comme remède il y a en tout premier lieu la tormentille. On emploie la teinture de plantes fraîches avec du jus d'avoine "Avena sativa" qui calme les nerfs ; le tout est très efficace. Tormentavena est une préparation à base de plantes fraîches recommandée lors d'affections diarrhéiques, en cas d'entérites. Tormentavena est cent pour cent naturelle : potentille, galeopsis, renouée des oiseaux, avoine, pétasite.

Une diarrhée, même chronique, peut être jugulée en 1 ou 2 jours, si l'on prend toutes les heures 5 gouttes dans un peu d'eau et qu'on jeûne en même temps. Ces humbles plantes sont inoffensives et très efficaces, de sorte qu'on peut aussi donner ces remèdes aux petits enfants. Il est aussi bon (une fois en passant) de mâcher des flocons d'avoine crus, du charbon de bois de tilleul ou de l'argile.

Si nous traitons le fonctionnement de l'intestin avec négligence

"La mort réside dans l'intestin", c'est un axiome dont on devrait s'imprégner. Il est indéniable que la constipation est à l'origine de beaucoup de maux. Celui qui souffre de maux de tête pendant des années oublie très souvent que cela pourrait provenir de substances nocives dans les intestins qui, passant dans le sang, causent ainsi des troubles. Les troubles d'estomac, du foie, des reins peuvent être des conséquences de la constipation de même que l'apparition de dartres et de diverses affections de peau.

Il arrive même que tous les remèdes naturels échouent aussi longtemps que des infections dues à la constipation se renouvellent. La constipation qui dure, au fil des années, peut avoir de très graves conséquences. Une constipation de 30 ans de durée peut occasionner une tumeur cancéreuse et aboutir à une occlusion intestinale : un anus artificiel n'est certainement pas une solution agréable et joyeuse. Il ne faut jamais se négliger, mais au contraire donner une attention soutenue à la nature. Le meilleur des chirurgiens ne peut nous donner qu'une solution de remplacement à l'état de pleine santé de notre corps. Donc ne négligeons pas nos intestins.

Certaines personnes disent qu'elles dépensent des fortunes pour des remèdes contre la constipation ; il est vrai que certains remèdes chimiques n'agissent qu'une ou deux fois ; c'est pour cela qu'il faut des soins plus efficaces, plus naturels pour soulager vraiment. De même que les arbres doivent être taillés et recevoir de l'engrais, il faut soutenir le fonctionnement des organes, au lieu de le combattre.

Celui qui a une occupation sédentaire devrait faire de la gymnastique matinale, des massages abdominaux et des frictions avec une brosse en se douchant.

Maintenant, essayons de profiter de l'expérience d'un paysan. Cet homme comprend immédiatement que ses animaux ont des difficultés intestinales et il prépare alors une boisson à base de graines de lin. Ces mêmes graines sont excellentes pour les humains, ainsi que d'autres graines oléagineuses. Très agréable à prendre est le plantain, car sa graine est très petite et peut être consommée facilement, tandis que les graines de lin doivent être moulues. Ces dernières rancissent vite, il est donc recommandé de ne moudre que la quantité nécessaire à une prise plutôt que de la conserver moulue. Le Linoforce, lui, est plus fort. Si on mélange des graines de lin moulues au "Birchermüesli" ainsi que des noix, on aura un mélange très heureux pour l'intestin. Il est intéressant de savoir que noisettes et autres provoquent l'effet contraire. Quand certaines constipations ont leur origine dans le foie, il est bon de prendre des noix qui, en influençant favorablement l'organe, aident l'intestin. La constipation chronique est améliorée si l'on soigne le foie avec des remèdes tels que Rasayana n° 2, Chelidonium D 2, avec du Biocarottin ou avec Podophyllum D 3-D 4. Si la constipation est d'origine hépatique, après ces traitements tout rentrera dans l'ordre.

Il y a différentes origines à la constipation. C'est essentiellement l'alimentation qui en est la cause mais il faut penser aux crampes nerveuses, au foie, à l'insuffisance cardiaque. Chaque cas exige son traitement. Le paysan sait bien que ses bêtes ne peuvent rester tout le temps à l'écurie, car elles ont besoin de mouvement et parfois même d'un changement de nourriture. Nous pouvons en tirer une leçon. Il est bon que nous nous abstenions de chocolat et de friandises, même de fromage et d'œuf et que nous prenions à la place des carottes, choucroute crue, salades amères telles que pissenlit et chicorée amère. Il est bon de prendre le matin des pruneaux trempés avec des noix et du pain complet, puis de changer avec du Birchermüesli et des graines de lin moulues. Pendant la saison des fruits, il est bon de manger en guise de pain du "müesli" avec des baies. Il faut éviter les pâtes alimentaires et autres amidons, mais surtout les aliments à base de farine fleur. Par contre, il est bon de manger du riz naturel, car il est facilement assimilable ; les pommes de terre constipent.

Constipation chronique

La constipation chronique est une maladie dite de civilisation que les peuples primitifs ne connaissaient guère. Rien de plus logique, par conséquent, que d'en chercher les causes dans nos habitudes de vie, habitudes que nous croyons meilleures que celles des primitifs, mais qui, sous maints rapports, sont bien plus défavorables. Notre alimentation, le manque de mouvement, notre travail, notre respiration, nos vêtements et surtout les tensions psychiques doivent être rendus responsables de cette affection moderne. Si l'on s'efforçait d'élucider les causes profondes des diverses maladies, c'est-à-dire si l'on ne se contentait pas de rechercher la raison immédiate d'une affection, on serait étonné du nombre de cas où la maladie a une origine psychique. En dehors de la constipation, les raisons psychiques peuvent être incriminées notamment dans les ulcères de l'estomac et de l'intestin, ainsi que dans certaines affections cardiaques et dans les troubles hépatiques. De nombreux spécialistes se sont même efforcés de démontrer que le système nerveux qui commande nos organes internes a non seulement perdu toute utilité pour nous, mais qu'il a une influence nettement nuisible sur notre organisme. S'appuyant sur cette théorie, ils ont pratiqué chez beaucoup de patients la section des cordes nerveuses principales du système végétatif. Les résultats ont prouvé que ces nerfs étaient vraiment responsables des troubles en question. Nous préférons cependant vous conseiller une méthode curative moins héroïque et plus naturelle.

En cas de constipation chronique, il faut aussi envisager la possibilité d'une origine nerveuse.

La cause d'une constipation chronique ne doit pas être recherchée uniquement dans l'intestin. Le foie et la vésicule biliaire peuvent également jouer un rôle important dans cette affection. Pour combattre la constipation, on commencera donc par activer le travail des reins, du foie, de la vésicule biliaire, de l'intestin, du pancréas, afin de remédier à la paresse fonctionnelle de notre organisme. Les applications d'eau chaude comme des bains de siège émollients aux décoctions de plantes, les douches chaudes, le brossage, la gymnastique respiratoire rendent de réels services.

Parmi les aliments, il faut éviter tout ce qui peut favoriser la constipation. On réduira la consommation des féculents, on mangera peu, tout en mastiquant longuement et lentement. Les graines de lin et de psyllium sont très utiles, étant donné qu'en présence de l'eau, elles fournissent une grande quantité de mucilage et agissent mécaniquement en augmentant les dimensions et le poids du bol fécal qui, de la sorte, glisse plus facilement le long des parois intestinales lubrifiées par un abondant enduit mucilagineux. Il est contre-indiqué de vouloir gorger un organisme affaibli. La quantité alimentaire ne devrait être augmentée qu'au moment où la nourriture est de nouveau bien assimilée et la constipation guérie.

Une cause essentielle de la constipation réside dans le manque de cellulose de notre nourriture. Les produits provenant des céréales sont généralement privés de leur cellulose sous prétexte que nous ne pouvons la digérer. Mais on oublie que la cellulose indigeste a une action stimulante sur le mécanisme des parois intestinales et que c'est une des raisons pour lesquelles les peuples primitifs ne connaissent pas la constipation.

Il est recommandé de prendre, matin et soir, des prunes trempées. Les jus de carottes et de fruits sont également utiles. Il importe également de ne consommer que des produits naturels et d'éviter tout ce qui est dénaturé. Si votre profession vous contraint à la position assise, tâchez une fois votre travail terminé, de vous donner un peu de mouvement.

Il est profitable de prendre avant de se coucher un bain de fleurs de foin et de faire une cure de jus de fruits ou de légumes. Un médecin des Indes prétend que c'est excellent pour le métabolisme et aide les reins, le foie, l'intestin et le pancréas. En faisant des cures de Rasayana (se compose de produits naturels : dent-de-lion, chiendent, épine-vinette), principalement au printemps, des centaines de personnes se sont débarrassées de la constipation. Toutefois, il faut avoir un mode de vie où rien ne la provoque.

Pour éviter tout trouble fonctionnel, il faut éviter les plaisirs de la table. Il ne manque pas, à part cela, de friandises à base de produits naturels qui peuvent aider les intestins, alors pourquoi n'en pas user ? On ne peut manger et boire ce qu'on veut et prendre ensuite des pilules et des gouttes car cela ne peut être que néfaste. Il est donc nécessaire de connaître les exigences de la nature pour avoir un résultat.

Les aliments à base de fécule constipent-ils ?

Beaucoup de personnes souffrant de constipation prétendent que les aliments à base de fécule provoquent la constipation. A vrai dire cela est exact dans le cas où le pancréas ne fabrique pas assez d'enzymes. Cela concerne surtout la fécule de pomme de terre, il faut donc éviter les pommes de terre jusqu'à guérison du pancréas. Les malades ont tendance à ne pas voir ce qui leur fait du mal et n'évitent donc pas ce qui peut le provoquer. Au contraire, ils pensent qu'il faut à tout prix un remède qui leur évitera de renoncer à tel ou tel aliment.

En plus de la fécule de pomme de terre il y a aussi la fécule de céréales qui provoque de la constipation, dans le cas où elle est très blutée, c'est-à-dire quand on lui a enlevé le son. La fécule de riz est, de toutes les céréales, celle qui constipe le moins ; se digérant très facilement, elle est donc très bonne pour les enfants. Le riz blanc étant très pauvre en minéraux, on devrait utiliser seulement le riz naturel. La cuisson dépend du type de riz. Le riz italien est plus vite cuit que le riz asiatique. Le riz est très savoureux quand on le fait mijoter avec une gousse d'ail, du persil haché très fin, une tomate pelée et coupée en petits morceaux dans de l'huile. On peut le saupoudrer de fromage et le faire cuire au four. Le riz naturel est très nourrissant et en peu de temps le riz blanc paraîtra fade.

Les potages et la parésie intestinale

Voici la recette d'un potage que je vous conseille de consommer, le matin, avec un peu de pain suédois ou de pain de blé égrugé, pour remédier à la paresse intestinale : préparez une soupe en faisant cuire des grains de blé fraîchement moulus. Ajoutez-y un petit oignon coupé et une gousse d'ail écrasée et, quand la cuisson est terminée, du persil haché menu et une cuillère d'huile d'olive.

Ce petit déjeuner simple vous aidera à vaincre la paresse intestinale. Dans les cas très opiniâtres, on peut ajouter également des graines de lin ou de psyllium moulues.

Potage aux légumes

Cette recette est destinée à tous ceux qui souffrent de parésie intestinale et chez lesquels tout laxatif, même végétal, reste sans efficacité ; peuvent en bénéficier également ceux qui veulent normaliser leurs fonctions intestinales. On commence par préparer une infusion de plantes. Si vous êtes sensible, utilisez de préférence des tiges de manne ; autrement servez-vous des feuilles ou des gousses de séné ou de quelque autre plante jouissant de vertus purgatives.

Ajoutez au thé tamisé une petite pomme de terre crue non pelée, coupée en dés (1 pomme de terre par personne), une cuillère à café de son et une de graines de lin. Faites cuire le tout pendant 1/4 d'heure environ.

Cette soupe doit être consommée le matin, éventuellement aussi le soir. Si vous ne l'aimez pas telle quelle, vous pouvez, au début, la passer au tamis et boire le bouillon ainsi obtenu. Les résultats de la cure seront étonnants. Ce potage vient à bout de la constipation et de la parésie intestinale les plus rebelles, même dans les cas chroniques où tous les autres laxatifs ont échoué.

Ceux qui ne supportent pas la tisane de feuille de séné, n'en sont pas incommodés lorsqu'ils la prennent sous cette forme. Les alcaloïdes de la pomme de terre neutralisent certains acides et résines contenus dans la tisane ordinaire et qui normalement causent des coliques intestinales. La tisane de prèle est également plus efficace si on la prépare de la façon mentionnée ci-dessus. Il n'est d'ailleurs pas recommandé de prendre de la tisane de prèle pure, car elle est très active. Si vous voulez en boire régulièrement, n'en prenez que de petites quantités, afin d'éviter ses effets désagréables.

La dysbactérie

On a beaucoup écrit sur les aliments naturels : blé complet, fromage blanc... etc.

Que l'on mette une famille de cinq personnes à ce régime et on pourra constater des faits curieux. Un des membres se portera bien et sera en pleine forme, un deuxième n'aura pas de résultat et un troisième dépérira, sera sans forces et son anémie pourra aller jusqu'au point ultime. Un quatrième, décalcifié, souffrant de spasmes nous permettra de comprendre qu'il ne s'agit pas seulement de nourrir un corps mais qu'il faut encore que le corps absorbe, donc se serve des aliments qu'on lui procure.

La dysbactérie a mené des milliers de personnes à l'affaiblissement total. Il n'y a que deux médicaments, les sulfamides et les antibiotiques. On donne au malade du Boldocynara (préparation à base de plantes fraîches :

artichaut, chardon-Marie, pissenlit, radis noir) pour aider la bile à se déverser, et il devrait aussi prendre du Molkosan.

Parasites de l'intestin

Parmi les parasites de l'intestin, ce sont surtout les vers qui jouent un rôle important dans nos régions. L'élimination par les selles de segments blancs et plats, larges de sept à dix millimètres et longs de vingt à trente centimètres, et ressemblant à des nouilles, révèle la présence d'un ver solitaire (Tænia). Les segments éliminés ne sont rien d'autre que des parties de l'animal. Quand le ver est adulte, les segments postérieurs sont détachés et expulsés : ils contiennent les œufs. L'autre partie reste toujours en croissance. Un seul ver solitaire peut pondre des centaines de milliers d'œufs qui parviennent un jour ou l'autre dans la fosse à purin. Les œufs d'autres parasites comme les ascaris, les oxyures sont également éliminés par les selles. Si les jardins sont arrosés d'engrais humains, tous ces œufs s'accumulent sur la terre et, à la première averse, se trouvent projetés sur les légumes et un nouveau cycle d'infection recommence. Quand les prés sont arrosés de purin, le bétail absorbe les œufs du ver solitaire. Il existe d'ailleurs plusieurs espèces de Tænia : Tænia du porc, du bœuf, du chien, du poisson. Par l'ingestion de viandes peu cuites, les cysticerques ou grains de ladrerie pénètrent dans le corps et s'y développent sous forme de ver solitaire.

Tous les chiens ont l'habitude de nous lécher les mains ou même le visage. N'oublions jamais que pareille démonstration d'affection suffit pour nous transmettre le ver solitaire du chien (Tænia echinoccocus), si l'animal en question est infecté. Mieux vaut faire montre d'une prudence exagérée que de courir le risque d'accidents parfois sérieux. Dans ce cas, ce n'est pas le ver qui est dangereux mais les œufs qui donnent naissance à de petites bêtes qui perforent la muqueuse intestinale, parviennent dans le sang et sont ainsi transportées dans un organe ou elles se fixent, le foie, de préférence. Là, elles forment des vésicules qui, de la grosseur d'une tête d'épingle passent à celle d'une tête d'enfant. Il est clair que ce développement entraîne des accidents plus ou moins graves, pouvant conduire jusqu'à la mort.

Les autres vers intestinaux ne sont pas inoffensifs non plus. Lors de mes tournées de conférences, je me suis laissé dire que dans certaines contrées les parasites intestinaux constituaient un véritable fléau dont plus de la moitié des enfants sont atteints. Il s'agissait en l'occurrence d'oxyures et d'ascaris. En général, on ne se rend pas compte des préjudices que ces parasites causent à la santé : les produits toxiques de leur métabolisme assimilés par le corps peuvent causer toutes sortes d'accidents. Ils altèrent la formule hématologique et nuisent à la santé.

Les enfants chétifs et hypocalcémiques sont très souvent la proie des vers, ce qui fait empirer leur état.

Les ascaris, longs de vingt-cinq à quarante centimètres ressemblent à des vers de terre. Les œufs ingérés avec des légumes souillés et mal lavés pénètrent dans l'intestin ; les larves traversent les parois intestinales, remontent aux poumons, s'y fixent et se développent. Le patient se croit victime de bronchite chronique sans se douter qu'il a des vers. Ayant atteint leur forme définitive, les ascaris repartent par les voies respiratoires dans l'appareil digestif et, après soixante-dix ou soixante-quinze jours, on retrouve des œufs dans les selles. Cela ne veut pas dire que la pérégrination soit terminée ! Les vers adultes ne restent pas dans l'intestin. Ils ont le goût des voyages et on peut en trouver dans la bouche, le nez, au grand dégoût de celui qui les porte. Ils se faufilent dans les canaux biliaires, causant une grave jaunisse ou perforent la paroi intestinale, ce qui peut provoquer une péritonite. Très nombreux parfois - on en a dénombré des centaines - ils peuvent obstruer complètement les intestins, ce qui entraîne une situation des plus graves. On pourrait allonger la liste des méfaits causés par les parasites... mais ce qu'on en a dit doit suffire pour prouver que les vers ne sont pas inoffensifs et qu'il faut entreprendre un traitement immédiat.

L'évacuation du ver solitaire n'est pas facile. J'ai traité un jour un jeune homme chez lequel tous les remèdes chimiques avaient échoué. On avait finalement décidé de le mettre à l'hôpital pour tenter d'autres procédés. Je réussis cependant à chasser le Tænia, grâce au traitement suivant :

Alimentation : régime sans viande. Beaucoup de fruits et de légumes, de carottes crues surtout. Ni pain ni pommes de terre ni farineux.

Repas de midi : un plat unique, soit des lentilles, carottes, oignon et ail bouillis ensemble et assaisonnés avec du raifort cru râpé. Deux fois par jour, quatre à cinq fourchettes de choucroute biologique. Le matin, à jeun, prendre une poignée de grains de courge (citrouille) mondés et une poignée d'airelles. Bien mâcher. Une heure après, boire deux tasses de tænifuge non sucré. Le lait d'ail est indiqué, lui aussi.

Recette de tisane tænifuge : 5 g d'aloès, 20 g d'écorce de bourdaine, 20 g de feuilles de séné, 25 g de racine de valériane, 30 g de menthe. Une cuiller à soupe de ce mélange par tasse. Laisser infuser sur le feu pendant 10 minutes sans faire bouillir.

Quand le ver sera expulsé, il s'agira de repérer la tête. Si elle n'y est pas, on attendra deux ou trois semaines avant de répéter la cure. Si la première fois le ver n'est pas expulsé du tout, on recommencera le lendemain. Il est utile d'administrer chaque jour un lavement au lait d'ail. Dans les cas tenaces, on peut en outre prendre une demi-cuiller à café de poudre de Kamala.

Le Tænia expulsé ne sera pas jeté au fumier ! Il faudra le brûler ou l'enfouir profondément dans la terre.

Pendant la cure, la moindre constipation sera combattue énergiquement avec Rasayana n° 1. Biocarottin et les gouttes vermifuges peuvent se prendre comme adjuvant.

En ce qui concerne les oxyures et les ascaris, la nature a mis à notre disposition une plante, vermifuge exceptionnel ! Malheureusement, nous ne pouvons la cueillir dans nos prés ou nos forêts. C'est le Carica papaya. Cette plante tropicale est un arbuste dont les feuilles ressemblent à celles du figuier, bien que beaucoup plus grandes. Ses fruits sont pareils à des melons. De goût délicieux, ils peuvent atteindre un poids de deux kilos. Ce sont les fruits verts qui contiennent le principe actif utilisé dans la préparation des dragées Papayasan, vermifuge pour adultes et enfants.

En lisant ces lignes, certaines mamans qui n'ont pas obtenu de résultats satisfaisants lors de cures vermifuges administrées à leurs enfants se diront : "Mon enfant a été si affaibli par sa dernière cure que je n'ose pas risquer de le rendre malade une fois encore !" Afin de tranquilliser ces mamans, je précise que Papayasan est un remède végétal efficace, remarquablement supporté par l'organisme et qui ne cause aucun trouble. C'est ce qui le distingue de tous les autres vermifuges qui, en général, contiennent un poison qui intoxique les vers, les tue ; ils sont ensuite expulsés. Quant aux effets de Papayasan, ils sont dus, non à un principe toxique mais à un ferment, substance qui s'attaque aux protéines, donc aux vers, de sorte que ceux-ci sont digérés dans l'intestin même. L'estomac, le pancréas, la muqueuse intestinale produisent aussi des ferments qui s'en prennent aux protéines mais non aux vers. C'est à eux que le ferment végétal du Papaya s'attaque surtout. La muqueuse intestinale n'en est nullement irritée ou lésée, elle demeure indifférente à l'action des ferments végétaux. D'autres protéines animales peuvent être digérées par le ferment en question. Donc, tant que durera la cure, il vaudra mieux s'abstenir de viande, de charcuterie et d'œufs ; ainsi le ferment aura tout loisir de digérer les vers ! Papayasan est un vermifuge éprouvé, inoffensif. On trouvera des détails plus précis au chapitre "provenance et effets de la papaïne".

En ce qui concerne le traitement des oxyures, il faut encore tenir compte d'autre chose. Le vermifuge semble n'avoir aucun effet car, au bout de quelque temps, les vers réapparaissent. Ce n'est pas le remède qu'il faut incriminer : c'est nous qui faisons une nouvelle auto-infection. Le soir, après le coucher, les vers sortent par l'anus et les femelles pondent leurs œufs dans les replis anaux. Ceux-ci tombent dans le lit. Quand, sous l'effet de la démangeaison, on se gratte, les œufs se fixent sous les ongles et, à un moment donné, ils repartent vers le tube digestif par la bouche. Quand on secoue les draps, ces œufs microscopiques peuvent être entraînés par les poussières et on les aspire avec l'air ambiant. Il est même arrivé qu'on retrouve des œufs sur l'armoire de la chambre à coucher, parmi la poussière. C'est dire qu'une propreté minutieuse est de rigueur pendant la cure. On enlèvera chaque jour la poussière à l'aide d'un torchon humide. On changera fréquemment de linge. La personne infectée portera une culotte la nuit pour éviter surtout de se gratter.

N'oublions pas qu'une fois de plus, la nourriture joue un rôle important. Si vous avez par hasard avalé des œufs d'oxyures, cela ne veut pas dire que vous aurez des vers ! La force de défense naturelle du corps, une bonne digestion empêchent le développement de ces parasites.

Les dangers des tropiques

Depuis que l'avion a fait la conquête de l'air, les voyages sont devenus une habitude. Ne nous tentent-ils pas ces prospectus, que nous trouvons dans notre boîte aux lettres, qui nous invitent à visiter les tropiques ? Cela est d'autant plus tentant pour ceux qui ne connaissent que les neiges et les montagnes ; ils veulent connaître la chaleur douce, les palmiers, les promenades à l'ombre des bananiers ou des cocotiers, voir des crocodiles, suivre en jeep des troupeaux d'éléphants, observer les lions en liberté et apprendre les mœurs et les coutumes des habitants.

A côté de cet aspect engageant du voyage tropical il faut en voir aussi les dangers, même si les agences de voyages n'en disent rien sur leurs prospectus.

En plus des bêtes féroces, lions, tigres, crocodiles et éléphants, il ne faut pas oublier les serpents. Mais les initiés nous rassurent quant à leur réel danger. Moins visibles mais tout autant dangereux sont les parasites intestinaux des tropiques, totalement inconnus de l'Européen. Il faut citer les amibes, déjà connues en Italie du Sud, en Grèce et au Proche-Orient. En Afrique du Nord, Egypte, Ceylan, aux Indes, on peut absorber les ténias à crochets. Le professeur Nauck estime que plus de 500 000 000 individus en sont atteints, de sorte qu'une personne sur cinq nourrit ce parasite dangereux. Les raisons de la fréquence de cette amibiase sont surtout les installations sanitaires douteuses, le manque d'adduction d'eau, de contrôle vétérinaire des viandes malgré l'importance de la consommation. Ces vers peuvent donc proliférer à leur aise.

Précautions

1. Ne jamais manger de la viande crue ou à peine grillée. Eviter les poissons crus ou préparés à l'orientale dans une certaine fermentation très savoureuse, mais aussi très dangereuse.

2. Ne jamais manger des légumes crus et renoncer complètement à la salade.

3. Ne jamais manger les fruits que l'on ne peut peler. Il est particulièrement tentant de manger des fraises ou des cerises en janvier, mais il est plus sûr d'attendre d'être retourné sous nos latitudes pour satisfaire cette envie !

4. Il faut faire bouillir l'eau. Dans la forêt vierge, on peut boire l'eau du palmier qu'on recueille de la pulpe du fruit et c'est très bon. L'anti-alcoolique lui-même devrait satisfaire sa soif avec la bière et non avec l'eau qui peut toujours être souillée.

5. Il ne faut jamais marcher pieds nus dans ces régions, car les parasites peuvent se coller aux pieds et s'introduire dans le corps en passant à travers la peau, en particulier entre les orteils, là où la peau est tendre. De là, il atteignent rapidement le sang et la lymphe. Ceux qui aiment marcher pieds nus ne devraient le faire qu'à la plage, car le sable y est nettoyé par la mer. Cependant, à l'arrière, sur les dunes que l'eau n'atteint pas, les dangers subsistent ; en effet, on y dépose les excréments humains et ceci favorise le développement des parasites.

6. Il serait bon aussi de ne point serrer la main, mais il suffit de saluer par un mouvement de tête ; car quelle garantie avons-nous que notre interlocuteur ne soit pas porteur de germes ?

7. Une sage précaution c'est encore la moustiquaire afin d'éviter non seulement les moustiques mais encore les autres insectes. Respectons aussi les mesures préventives concernant la malaria, l'éléphantiasis, la maladie du sommeil et autres.

Tant de recommandations peuvent paraître fastidieuses et pourtant il est préférable de connaître les dangers auxquels nous sommes exposés plutôt que de courir le risque de contracter de graves maladies qui peuvent nous conduire à la mort.

Maladies tropicales

C'est certes une expérience inoubliable de pouvoir aller en pirogue à travers les régions touffues de la forêt vierge. Bien des jeunes gens et surtout bien des amis de la nature en rêvent. Le caractère original et vierge de la nature possède une force d'attirance particulière. Là, où les hommes n'ont établi ni ordre ni désordre, le paysage tropical dans la première joie de la découverte est une expérience unique. Le soir, quand le soleil laisse passer les dernières lueurs de ses rayons rouges et dorés, entre les palmes, quand les lianes, qui des arbres de la forêt vierge pendent jusqu'à terre, prennent des formes de fantômes, on se sent dans un autre monde. Si on est étendu la nuit sous une moustiquaire sur la natte de bambou d'une hutte indigène, on ne doit pas compter sur un sommeil paisible, car de la solitude s'échappent, toujours renouvelés, des bruits étranges et des cris d'animaux qui ressemblent à des cris d'effroi. Le sentiment inquiétant d'une aventure risquée se glisse dans notre sensation et nous conviendrons que ce que nous nous imposons là est plus intéressant qu'agréable. Mais finalement on s'habitue à tout. Et aussi ce qui nous semblait étrange et exotique au début devient familier avec le temps et nous commençons à déceler toujours plus de détails dans le monde animal et végétal, car la forêt vierge nous propose journellement de nouvelles expériences. Nous nous habituons relativement rapidement aux serpents et aux animaux sauvages, même au renoncement à l'hygiène et à tous les agréments qui y sont liés.

Dangers cachés

On ne voit des dangers que quand on est couché dans une hutte parce qu'une fièvre froide ou chaude nous a saisi et que la cholérine nous a abattu et affaibli de telle sorte que, après quelques jours, nous ne parvenons qu'avec peine à maintenir la force et la volonté de vivre. Les dangers des maladies tropicales ont beaucoup augmenté ces dernières années, particulièrement dans ces pays où le contrôle sanitaire est passé aux mains des indigènes bien que ceux-ci soient encore beaucoup trop peu instruits. Le Congo et d'autres États africains en sont des exemples typiques. Différentes villes d'Afrique Centrale qui étaient encore exemptes de malaria dernièrement, n'offrent plus aujourd'hui aux visiteurs aucune garantie de rester indemnes de cette maladie. Les principes de contrôle et de lutte contre les foyers ne sont pas encore satisfaisants chez ces peuples de couleur qui ont obtenu leur indépendance de jeunes États. Ce qui a été atteint dans ce domaine au travers de dizaines d'années se perd en partie dans les circonstances actuelles d'une manière dangereuse. Malheureusement ces derniers temps surtout la malaria, le typhus, le paratyphus, l'éléphantiasis, la dysenterie amibienne ont de nouveau augmenté et il est à prévoir que le danger d'infection augmentera encore dans beaucoup de régions tropicales. Il a été fait dans la politique coloniale de la race blanche beaucoup d'erreurs, mais en rapport avec la lutte contre les épidémies et l'hygiène, il a toutefois été fait beaucoup de bien. C'est souvent la faiblesse humaine, de "jeter le bébé avec l'eau du bain", en particulier là, où la naïveté enfantine domine ou là, où le nationalisme maladif joue un rôle.

Il est vraiment regrettable que tant de bien, qui avait été gagné par des dizaines d'années de combat se perde, en particulier si l'on réfléchit que de ce fait également les voyages pour Européens présentent des dangers accrus à cause des possibilités qui subsistent d'infection. Celui qui ne jouit pas d'une santé particulièrement bonne et donc ne possède aucune réserve, et qui de plus est très sensible, devrait aujourd'hui y réfléchir à deux fois avant d'entreprendre un voyage ou une excursion dans les pays tropicaux. Malgré toutes les vaccinations on n'est pas invulnérable. Il n'existe d'ailleurs pas de vaccins contre les périls et de plus la vaccination est déjà pour beaucoup un problème et souvent un grand affaiblissement de l'état général. On ne devrait jamais oublier qu'il n'existe pas de protection préventive contre beaucoup de graves maladies tropicales. Le plus beau et le plus attirant des prospectus en couleurs, avec la beauté des magnifiques plages et les palmiers somptueux, n'offre plus aucune consolation à celui qui attrape une infection pendant le voyage. Le plus souvent le traitement des maladies tropicales n'est une affaire ni simple, ni facile, ni sans danger non plus. Pour faire disparaître ces maladies de puissants médicaments doivent être employés, le foie surtout en est éprouvé et souvent même endommagé. A cause de cela maintes fois déjà les prospectus de voyage m'ont inspiré un effroi et non des moindres quand je peux y voir que les compagnies qui organisent et recommandent de tels voyages mènent les participants dans des régions contaminées, sans que ceux-ci, le guide non plus ne semblent avoir une idée des dangers existants. Cela m'arriva avec un programme de voyage qui menait les participants, après Ceylan, dans une région de Colombo au sud du mont Lavinia. Cette contrée n'est en outre pas encore exempte de la maladie tropicale éléphantiasis si redoutée. Malgré cela c'était justement cette région qui avait été choisie pour passer la nuit.

En réalité

L'éléphantiasis se transmet par des piqûres de moustiques. Chaque moustique femelle qui pique un malade en lui prenant du sang peut transmettre les parasites à un bien-portant par une piqûre ultérieure dans ses voie sanguines. Une fois que ces petits parasites, que l'on peut qualifier de petits vers, sont dans le sang d'un homme, ils se multiplient par millions et provoquent la fièvre et le gonflement des tissus. Avec le temps tous les membres peuvent enfler, si bien qu'ils deviennent deux ou trois fois plus gros qu'à l'état normal. C'est la raison pour laquelle on a donné à cette maladie tropicale son nom bizarre, car les jambes ont vraiment l'aspect de pattes d'éléphant. Au nom éléphantiasis est rattachée une grande souffrance, car il est difficile de lutter avec succès contre cette maladie.

Comme je l'ai entendu dire par un médecin spécialiste des tropiques, la malaria non plus n'a pas encore disparu de toutes les régions de Ceylan, et pour cette raison il n'est pas à conseiller d'y dormir sans moustiquaire et sans avoir pris de remèdes prophylactiques. Toutefois les régions montagneuses de Ceylan, avec leurs plantations de thé d'une beauté frappante, sont sans danger. Bien que les régions tropicales aient le pouvoir d'exercer un attrait tout particulièrement séduisant et offrent aussi en réalité beaucoup de beauté, à cause des dangers multiples et inaccoutumés, il faut absolument être circonspect. Les voyages là-bas ne sont réellement pas à recommander à tout le monde. Des gens affaiblis et maladifs et surtout aussi des gens âgés devraient s'en abstenir. Pour eux, il est préférable de voir un beau documentaire ou d'étudier un livre illustré sur les voyages aux tropiques et dans la forêt vierge. De cette manière, ils peuvent s'offrir par la pensée la jouissance d'un voyage sans danger, ce qui est assurément plus à recommander que de subir en réalité les fatigues du voyage avec tous ses périls.

Notre belle Suisse, et avec elle dans un sens élargi notre Europe, offre tant de belles possibilités de voyages qu'il est opportun de rappeler à beaucoup de ceux qui ont envie de voyager, le verset ancien : "Pourquoi errer au loin ? Le bonheur est si près !" Si moi aussi je recommande de prendre ces mots à cœur, c'est que j'ai rencontré dans mes nombreux voyages beaucoup d'Européens que les maladies tropicales avaient transformés en pauvres loques quant à la santé. Pour celui qui ne possède aucune notion des dangers existants, ces avis de mise en garde devraient être une indication et le préserver d'agir imprudemment.

Le foie

Ceux qui souffrent d'une maladie de foie savent combien il serait agréable d'avoir un foie en bon état ! C'est le genre de maladie que l'on ne découvre que lorsqu'il est trop tard, aussi faudrait-il apprendre à en déceler les signes précurseurs !

Dans les pays riches, tels que la Suisse, 50 % de la population est malade parce que la nourriture est très abondante. Les produits naturels nous aident à épargner notre foie.

Les vers sont responsables d'une grande partie des maladies de foie ; c'est le cas surtout en Extrême-Orient où l'eau potable n'existe pas. Le ténia à crochets tue beaucoup de personnes. Une autre espèce de ver s'infiltre dans le foie et peut provoquer la mort. En certains lieux, les amibes sont responsables de ces maux ; on introduit les amibes dans notre corps par la consommation de végétaux crus. Les déjections de ces malades contaminent à leur tour d'autres individus.

Autres symptômes

Nous trouvons un indice infaillible que notre foie est atteint d'une manière quelconque dans la répugnance insurmontable à l'égard des aliments cuits avec de la graisse. Si par exemple un plat de "Rösti" ne nous dit plus rien, bien qu'il comptât auparavant parmi nos plats préférés, alors nous pouvons taxer cette constatation de symptôme que notre foie exige des soins attentifs. Un autre indice que notre foie est menacé tient à une grande sensibilité en ce qui concerne la consommation des fruits. Les oranges et les jus d'oranges nous écœurent tout à coup. Les fruits à noyau nous occasionnent des difficultés. Notre foie ne peut plus assimiler les acides amniotiques. Un autre symptôme peut consister en une démangeaison désagréable qui peut se manifester d'une façon si intolérable que nous désirerions nous gratter la peau à vif. Egalement une sensation de soif inextinguible peut être qualifiée d'irritation du foie pour autant qu'elle n'indique pas une activité défectueuse des glandes pancréatiques ou même un diabète.

Il est très typique également qu'en cas de troubles du foie notre moral défaille. Nous nous sentons la plupart du temps déprimés et contemplons tout maussadement ; on voit même les choses en noir, sans savoir au juste pourquoi. Nous ne pouvons plus nous réjouir de rien et la plupart du temps nous sommes renfrognés et découragés. Toutefois, au lieu de chercher la faute chez nous, nous sommes plutôt d'avis que le monde entier est ligué contre nous de la façon la plus déplaisante. Dès que les membres de notre famille peuvent constater que nous sommes souvent très insupportables, alors nous avons certainement au foie quelque chose qui ne va pas.

Conditions de vie modifiées

Qu'est-ce qui a contribué à ce que nous soyons devenus beaucoup plus sensibles que nos prédécesseurs ne l'étaient ? Ne vivaient-ils pas avant le rapide développement de la technique tout autrement que nous ? Les deux guerres mondiales n'ont-elles pas eu pour effet de que notre vie soit moins paisible et moins sûre ? La guerre froide entre les deux puissances mondiales ne se charge pas elle non plus de propager des ondes paisibles. La pollution de l'air par les différents gaz n'améliore aucunement notre état de santé et de surcroît le danger d'une radio-activité augmentée est un tracas de poids.

Malgré un niveau de vie amélioré, beaucoup plus de soucis pèsent sur nous aujourd'hui et nous n'avons le temps pour rien, bien que la technique nous facilite ou même nous supprime tant de travaux de force. Depuis longtemps déjà la lampe à pétrole, à la clarté de laquelle on ne pouvait pas bien travailler jusqu'à la nuit, a dû céder la place. Jadis on jouissait des soirées, aujourd'hui on prolonge la journée. Jadis on allait se reposer à temps, pour commencer tôt la journée avec un plaisir neuf. Aujourd'hui on se surmène au travail ou au divertissement jusque tard dans la nuit. A un mauvais sommeil abrégé succède un réveil renfrogné et le mécontentement fait son entrée avec le jour nouveau. Ce n'est pas étonnant qu'une telle attitude ne soit pas très salutaire pour notre foie. Des irritations et des contrariétés, des soucis et des angoisses, des hâtes et des précipitations, tout cela est nuisible pour lui. Les mœurs et coutumes primitives, dont nous avons besoin pour rester en bonne santé, ont disparu. Nous n'avons même plus le loisir de pouvoir manger tranquille. Toutefois celui qui ne veut pas s'accorder le temps de manger, se verra contraint de le perdre en étant malade. Si nous n'apprenons pas, malgré la hâte tout autour de nous, à dominer notre agitation intérieure, nous nous nuirons très sensiblement. Au lieu d'écouter pendant les repas les nouvelles énervantes de la radio ou même de lire le journal, nous devrions nous détendre et faire de chaque repas une fête de famille. Au lieu d'avaler à la hâte la nourriture, nous devrions la consommer en toute sérénité, en mangeant lentement, en salivant bien et en mâchant à fond. Tout mangeur rapide devrait être condamné à manger avec des baguettes, comme il est de coutume dans les pays orientaux. Cela ne demande pas seulement de l'exercice et de l'habileté mais encore de la patience, car quand on est agité et remuant on aura de la peine à prendre même une petite portion sur les baguettes pour la porter à la bouche avant qu'elle retombe dans l'assiette. En tout cas les baguettes sont une merveilleuse méthode pour apprendre à manger doucement et contemplativement.

Par la politique, les soucis, les contrariétés et les angoisses nous nous mettons dans une agitation inutile et nous entravons ainsi la sécrétion correcte. Qu'il en soit ainsi, de simples observations le prouvent. Un chien qui mange renfrogné et contrarié ne pourra pas digérer correctement. Il traîne exténué, est insatisfait et mécontent, ne ressent aucune envie de manger à heures fixes et refuse de continuer à absorber de la nourriture. Son organisme se dirige tout de suite d'après la mauvaise humeur dans laquelle il s'est mis. Les terre-neuve peuvent perdre tout appétit à cause d'un grand chagrin. Mais au lieu, dans un tel cas, de chercher quelques friandises, l'animal se comporte beaucoup plus naturellement que l'homme en ce qu'il jeûne tout simplement jusqu'à ce que soit surmontée l'indisposition. Jadis de telles coutumes de jeûne étaient aussi usuelles chez nous. Aujourd'hui la plupart des gens croient que cela entraînerait leur mort s'ils ne pouvaient pas prendre leurs repas habituels. C'est seulement en temps de pénurie que de tels gens font la preuve qu'ils disposent d'une meilleure constitution qu'ils ne le croyaient. S'il n'en était pas ainsi, le grand flot des émigrés que nous avons pu rencontrer en maints endroits n'aurait pas pu subsister. Non, un jeûne raisonnable ne nous met pas, et de loin, à mort, mais au contraire est particulièrement favorable à notre foie.

Mais même si nous sommes très instruits dans l'hygiène alimentaire et qu'un jour de jeûne ne nous occasionne aucune difficulté, notre foie peut cependant défaillir si nous sommes constamment accablés de soucis, de peines et de contrariétés. Celui qui vit constamment dans la tension et l'inquiétude devient hépatique. Notre disposition intérieure est par conséquent décisive, après un examen raisonnable de notre alimentation. Il n'est certes pas toujours facile dans les temps si agités d'aujourd'hui, dans lesquels tant de choses ne se déroulent pas régulièrement, de rester le plus possible équilibré. Contre les nombreux énervements qui nous entourent quotidiennement, rien ne nous aide davantage que la réflexion mûrie, car par elle nous pouvons établir notre paix intérieure qui est un moyen merveilleux de protection de notre foie.

Le foie et sa physiologie

D'après ce qui précède, nous devrions donc soigner notre foie. Il lui faut donc une diététique appropriée.

Le foie et les graisses

Il est connu que si le foie a un mauvais fonctionnement cela est dû aux graisses et particulièrement aux graisses cuites. On devra s'abstenir de beurre, d'oignons, de viandes cuites dans la graisse, de rôtis cuits dans le beurre. Les salades devraient être consommées à l'huile de tournesol ou de sésame pressée à froid. Le foie digère très bien l'huile crue, donc cela résout le problème des corps gras. Ceci bien compris, il faut maintenant s'occuper du problème de l'albumine. On recommande les petits pois, haricots verts, lait et dérivés, en particulier yaourt. L'albumine sous forme de viande sera préparée au gril de préférence ; ce sera du veau ou du bœuf, mais le porc sera exclu. Par commandement divin, les Sémites s'abstenaient de port et s'en trouvaient fort bien.

Parlons de la chair du poisson. Les hépatiques ne consommeront que du poisson très frais et soigneusement, proprement préparé, car cette chair albumineuse provoquerait facilement un empoisonnement particulièrement dangereux chez ce type de malades. C'est dans le Midi qu'il faut surtout faire attention car le poisson "tourne" vite. Les considérations plus ou moins engageantes que l'on fait sur la voracité des poissons sont trop connues pour que nous insistions là-dessus, toutefois nous avons pu observer nous-mêmes des truites se précipiter sur un crachat rejeté au bord d'un lac ; par conséquent nous nous efforcerons de mettre en pratique des conseils d'hygiène culinaire en consommant au moins du poisson extrêmement frais.

L'œuf est aussi une source importante d'albumines. Pur ou en omelette il n'est pas très digeste pour le foie et il vaudrait mieux manger de la viande. Si on désire manger un œuf on devrait s'enquérir de sa provenance, propreté et nourriture de la poule entre autres. Arthritiques et rhumatisants devraient s'en abstenir absolument.

L'aliment le plus riche en albumine, c'est le soja, en albumines végétales bien entendu. En Chine, c'est la seule albumine consommable. Dans ces régions on a l'habitude de laisser grandir la pousse de la plante et de la préparer en légume. N'oublions pas que l'hépatique a besoin d'albumines, que les légumes et les céréales ne lui suffisent pas et qu'il peut compléter son alimentation avec le lait et les dérivés frais.

L'hépatique doit aussi s'inquiéter des aromates qu'il consomme, car ils sont de précieux adjuvants de la digestion. Tous les aromates que l'on peut planter ou semer dans le jardin sont digestibles. Il faut se méfier particulièrement de la noix de muscade et du poivre. Exceptionnellement, si on le tolère bien, on peut utiliser parcimonieusement le paprika ("Le foie, régulateur de la santé").

Les graines de sésame

La graine de sésame est un auxiliaire précieux pour l'hépatique. On peut en parsemer une tartine de beurre ; c'est un vrai délice. On peut aussi l'employer comme huile, très riche en vitamine E, très profitable pour les glandes. Ces graines contiennent aussi huit des acides aminés essentiels dont la vitamine B, laquelle a une heureuse influence sur le foie. La graine a un goût neutre et de ce fait peut être ajoutée à une foule de préparations.

On trouve ces graines de sésame dans les maisons de régime. Elles proviennent des tropiques du sud et sont riches d'influence solaire. Celui qui connaît l'effet de ces graines sur les intestins ne voudra plus s'en passer. En Palestine, on les appelle Sun-Sum.

Les petites graines oléagineuses de cette plante subtropicale sont encore relativement peu connues. Elles renferment tout un groupe de sels minéraux et de corps protéiques de haute valeur. Du fait de leur combinaison (partielle) avec des acides gras non-saturés, ceux-ci sont immédiatement assimilés. Les acides gras non-saturés favorisent également le transport de l'oxygène indispensable au métabolisme cellulaire et stimulent de ce fait l'élimination des déchets de la désassimilation. Les graines de sésame peuvent aussi être utilisées pour éviter la constipation. Dans les affections du foie et de la vésicule biliaire, l'huile de sésame crue et les graines de sésame peuvent être employées sans aucun inconvénient. Elles constituent en outre un tonique des nerfs et stimulent les fonctions du muscle cardiaque. Elles ont une bonne action sur les suppurations, les croûtes laiteuses et les eczémas ; elles permettent même à l'organisme de se défendre contre les végétations cancéreuses. De par leur teneur en vitamine E, elles sont à recommander aux femmes enceintes.

Etant donné l'utilité des graines de sésame et leurs indications variées, il faut se réjouir de constater que l'on trouve dans le commerce, à côté de semences crues, diverses préparations de sésame. Celles-ci constituent de vraies friandises pour les enfants ; elles ont d'ailleurs une bonne influence sur leur croissance. De ce fait, les graines de sésame peuvent être qualifiées d'aliment de haute valeur nutritive.

Les fruits oléagineux complets

Depuis 35 ans que j'exerce mon métier, j'ai toujours pu observer qu'il est avantageux de profiter des aliments complets. On ne devrait pas seulement extraire l'huile d'un fruit, mais également utiliser le résidu en le faisant entrer dans notre alimentation.

Un foie très sensible refusant certaines huiles, surtout les huiles raffinées, supporte normalement les huiles crues. Il est préférable cependant d'employer le fruit oléagineux complet, qui cause moins d'inconvénients encore. C'est là une observation qui s'est avérée exacte dans nombre de cas et dont l'importance sera sans doute, dans un proche avenir, prouvée par les recherches scientifiques. Dans l'intérêt de la santé publique, l'alimentation moderne devrait prendre en considération le rôle des fruits complets.

En attendant, les ménagères peuvent, dès aujourd'hui déjà, faire usage d'une combinaison de fruits oléagineux et de miel d'abeilles. Grâce à cette combinaison, que nous avons d'ailleurs déjà mentionnée, il est possible d'éviter une oxydation trop rapide et du même coup la destruction de substances précieuses. Il n'y a rien de meilleur ni de plus nutritif que des tranches de pain recouvertes de crème de pavot et de miel, de graines de tournesol fraîchement moulues et de miel ou d'un autre fruit oléagineux mélangé à du miel. Les malades du foie et tous ceux dont les fonctions hépatiques sont diminuées ne devraient pas manquer de profiter de ces aliments qui constituent, simultanément et au sens strict du mot, des remèdes très utiles.

Maladies infectieuses du foie et de la bile

Certaines affections du foie et de la bile sont d'origine infectieuse. Le patient se sent mal, il a des vomissements bilieux, des diarrhées et, dans certains cas, peut présenter les symptômes d'un subictère.

Il s'agit alors d'être très prudent. Si un tel cas se présente, il faut d'urgence faire boire de l'eau argileuse (blanche ou jaune) à laquelle on ajoutera quelques gouttes de Lachesis D 12 ou C 10. Ce remède agit comme contrepoison. Le malade jeûnera deux ou trois jours en ne buvant que de l'eau boueuse : une cuiller à café d'argile par verre d'eau tiède. Au bout de ce temps, il aura faim, peut-être. On commencera par lui offrir une pomme pelée finement râpée. S'il a soif, le malade boira de l'eau coupée avec du Molkosan, à raison d'une cuiller à café pour un décilitre d'eau ou des jus de fruit bien insalivés : orange, framboise, mûre, raisin, selon la saison. Dans certains cas, seul le jus de carotte frais pressé sera toléré. Mais, remarque importante, toute boisson sera avalée par gorgée. On évitera au début toute nourriture solide.

L'affection guérit plus vite si le malade jeûne : de cette manière le corps se régénère de lui-même. S'il y a vomissement de bile, on fera boire le malade tout de suite après. L'infusion de prèle est utile mais le thé de dent-de-lion, feuilles et racines, sera plus efficace. Taraxacum peut remplacer l'infusion, cet extrait de dent-de-lion (pissenlit) agit plus rapidement. Les potages veloutés sont déconseillés car ils contiennent toujours un peu de graisse et celle-ci pourrait provoquer une légère irritation du foie. Inutile de manger ce qui ne convient pas. Le jeûne absolu est indispensable. Lorsque la pomme ou les jus de fruit seront bien tolérés et que le malade aura faim, alors seulement on lui présentera matin et soir un Birchermüesli. A midi, une salade préparée avec du Molkosan ou du citron, sans huile, pour commencer. Plus tard seulement, on y ajoutera une huile végétale pressée à froid, non raffinée et non mélangée.

Sitôt après la guérison, on évitera les fritures car le foie demeure très délicat. Dès que le patient consomme une graisse animale ou un corps gras surchauffé, il ressent aussitôt une pression à la nuque ou sur le front, il a la nausée. Ce n'est qu'après élimination totale des bactéries et des virus, dont on ignore la nature, qu'il reprendra son régime normal.

Il ne faut pas plaisanter avec le foie ! Il convient de suivre strictement les indications sus-mentionnées. Pour stimuler l'activité rénale, on administrera toujours Solidago (verge d'or), de la prèle ou du chiendent. Il arrive que la fièvre monte jusqu'à 39°; on fera prendre du Ferrum phos. D 12, une tisane de houx très légère Aconitum D 4 ou quelque autre fébrifuge naturel. En outre, on donnera chaque jour une ou deux pastilles (au maximum) de Podophyllum D 4 ou Boldocynara (préparation avec artichaut, boldo, chardon-Marie, pissenlit).

On obtient aussi d'excellents résultats avec Biocarottin (concentré de carottes).

Traitement des calculs biliaires par les cures d'huile

Pour éliminer les calculs biliaires, on aura recours à l'huile. Elle donne d'excellents résultats, surtout si le patient est à même d'en prendre de 3 à 5 dl à la fois. L'huile n'entre pas dans la vésicule biliaire pour la nettoyer, comme on serait tenté de le croire. Son action est uniquement due à une forte stimulation de la vésicule. Celle-ci provoque une sécrétion biliaire abondante qui entraîne les calculs de taille moyenne.

Il faut utiliser une huile non raffinée, qui est beaucoup plus efficace que les huiles raffinées. On n'a pas encore pu constater si les acides gras hautement non-saturés contenus dans les huiles non raffinées exercent une influence. Mais cette hypothèse n'est pas à rejeter. Pour la cure d'huile, on emploie l'huile non raffinée d'olive, de noix, de tournesol ou de pavot.

Il est à conseiller de prendre, avant la cure, quelques remèdes végétaux naturels pour fluidifier la bile, tel que le Boldocynara, préparé avec des artichauts et d'autres plantes thérapeutiques.

La cure d'huile doit être précédée d'un nettoyage de l'intestin. On emploie à cette fin des pommes ou des figues trempées, des graines de lin fraîchement moulues ou du Linoforce ou du Psyllium. Si ces remèdes se révèlent inefficaces, il faudra administrer un lavement à la décoction de camomille. Quand l'intestin est nettoyé, on boit l'huile, et on reste tranquillement couché sur le côté droit pendant 2 heures. Si vous avez des difficultés à avaler l'huile, essayez de boire en même temps du café de céréales : prenez alternativement quelques gorgées d'huile, puis du café. Si cette méthode ne vous permet pas de boire une quantité d'huile convenable, il ne vous reste plus d'autre possibilité que d'en prendre des quantités réduites pendant plusieurs jours de suite. Cette cure prolongée n'est pas aussi efficace ; elle vous permettra cependant d'évacuer les petits calculs, de nettoyer le foie, et d'éviter ainsi, pendant un temps plus ou moins long, les inconvénients causés par les gros calculs.

Ceux qui peuvent boire au moins 3 dl d'huile à la fois réussiront à évacuer complètement leurs calculs, surtout quand il ne s'agit pas d'une vieille affection chronique et quand les calculs ne sont pas trop gros. Si, en cas de chronicité, les symptômes douloureux se font de nouveau sentir, s'accompagnant d'une forte température et d'une augmentation du nombre des globules blancs, il faut conclure à une inflammation suppurante. L'intervention chirurgicale devient alors obligatoire, bien qu'elle n'apporte pas une solution définitive ; car après l'opération, il n'y a plus de bile concentrée, ce qui constitue un énorme désavantage. La vésicule biliaire enlevée ne peut plus remplir ses fonctions ! Il en résulte qu'après son ablation, si l'on ne veut pas risquer de nouveaux troubles, il faut se contraindre, comme auparavant, à une cure pauvre en graisses et en protéines. La cure d'huile pratiquée à temps vous fera éviter l'intervention chirurgicale et ses conséquences.

Jaunisse

La jaunisse est bien plus dangereuse qu'on ne croit. Certains malades qui ont été atteints d'ictère s'en ressentent continuellement. Les fritures ne leur conviennent plus et les douceurs leur causent des troubles.

On distingue l'ictère par rétention et l'ictère infectieux. Il faut les prendre l'un et l'autre au sérieux. Comme nous venons de le dire, on évitera pour une période assez longue toutes les fritures et les graisses. Ici aussi, les purges jouent un rôle important. Pour fluidifier la bile, on donnera des médications naturelles : Chelidonium D 2 et Podophyllum D 3, Boldocynara ou Biocarottin.

On boira du jus de carottes frais, un décilitre au moins par jour. Les applications d'eau chaude soutiennent la cure : on douche la région du foie, on lui applique des compresses aux herbes. Plus tard, on préparera des compresses de chou alternées avec des maillots d'argile. Conjointement, on fera boire de la tisane diurétique ou du Solidago. D'autres herbes sont diurétiques : la prèle, le chiendent, les feuilles de bouleau, le cynorhodon. Même si le médecin constate la guérison, il faudrait poursuivre le traitement à tout prix. Pour ménager le foie, la diète s'impose pendant un temps prolongé, de même que les applications chaudes et les compresses.

Il faut, durant la jaunisse, soigner les intestins sans aucune négligence. Si leur fonction laisse à désirer, il faut sans tarder administrer des lavements aux herbes. La bile doit être écartée du sang aussi rapidement que possible car elle nuit à l'organisme. Ses effets sont d'autant plus graves que la concentration de la bile dans le sang est plus forte et qu'on met plus de temps à l'éliminer.

Pour traiter une jaunisse, il faut s'en tenir exclusivement aux remèdes naturels : écartons résolument les spécialités modernes dont les effets peuvent être nuisibles. La maladie doit suivre son cours normal. Il lui faut un certain temps pour guérir complètement. Les soins durent dans la plupart des cas de six à huit semaines. Si l'on s'en tient strictement à la médication naturelle, la guérison peut survenir au bout de quinze jours déjà. Le traitement se poursuivra tout de même. Car toute négligence peut causer des lésions définitives. Celui qui a eu la jaunisse fera chaque printemps une cure abondante de dent-de-lion. Les artichauts, la chicorée ainsi que tous les amers ont une influence bénéfique sur le foie. Le radis est un remède plutôt qu'un aliment. On le consommera en petite quantité. N'oubliez jamais que le jus de carotte est l'ami du foie !

Si vous suivez attentivement ces conseils et si vous persévérez dans les précautions à prendre après la maladie, vous obtiendrez la guérison définitive.

Le pancréas

Le pancréas est l'organe le plus important du tube digestif bien qu'il ne soit que le 1/20 du foie.

Il se trouve entre l'arrière de l'estomac et la colonne vertébrale, au-dessus de l'intestin grêle, du côté gauche, il est entouré par le diaphragme et le rein gauche. Très petit, mais très important, il a deux fonctions ; une fonction exocrine qui se déverse dans l'intestin et une fonction endocrine qui se déverse dans le sang. La fonction exocrine ne présente pas moins de quatre ferments qui se déversent pendant la digestion. L'un d'eux ou présure caille le lait. Un autre ou amylase agit sur les glucides pour donner du glucose et du maltose, un autre ou trypsine agit sur les protides pour les dégrader en peptones puis acides aminés, enfin la lipase agit sur les graisses (ou lipides) et aide la bile dans sa fonction. Mais ni la bile ni les ferments pancréatiques ne peuvent agir si les sucs intestinaux sont insuffisants, donc la digestion est un ensemble de facteurs complexes. Si l'homme en était plus conscient il ferait attention à son alimentation tant solide que liquide.

Le plus merveilleux dans ce fonctionnement c'est son automatisme. En effet, à peine sommes-nous à table que le cerveau envoie des sollicitations nerveuses aux organes et les aliments sont à peine arrivés dans le circuit qu'ils reçoivent déjà les sécrétions nécessaires à leur digestion.

Les sécrétions endocrines ou insulines, qui sont déversées dans le sang sont le produit des îlots de Langerhans. Dans le cas d'hyposécrétion, il y a diabète.

Soins

Celui qui ne digère pas bien devrait connaître le fonctionnement du pancréas. En premier lieu, il faut s'inquiéter de la circulation sanguine, car c'est primordial ; pour obtenir cette bonne circulation il faut pratiquer des bains-douches et des enveloppements d'herbes chauds. Il existe peu de médicaments pour cet organe. On peut trouver l'acide lactique sous forme de Molkosan. Notons encore le Carica papaya dont la vertu essentielle est de faire diminuer l'albumine. Il est bon de jeûner ou de faire une journée de légumes. Mon livre "Le foie, régulateur de la santé" contient toutes les prescriptions de diète concernant le foie et le pancréas. Entre autres, il faut s'abstenir d'albumines cuites ; l'association albumines-sucre cuit ou cru devrait être proscrite ainsi que les assaisonnements forts qui peuvent être remplacés par des fines herbes. Le fromage blanc est le seul apport albuminique qui soit toléré. Dans ce cas, les salades devraient être préparées avec des huiles pressées à froid et du Molkosan. Le jus de myrtilles ou de cassis devrait être bu en abondance ainsi que les infusions, le petit-lait, etc.

Ce qui soulage, c'est un jour de jeûne. Et de toute façon il faut manger peu à la fois, bien mâcher pour bien saliver. Si nous ressentons une douleur post-prandiale nous devons donc modifier notre rythme. Il faut aussi avoir une bonne hygiène respiratoire en inspirant de l'air frais, en soulevant fortement le diaphragme. En faisant tout cela, on peut éviter la chronicité de la maladie.

Régime

La base du régime des diabétiques c'est la connaissance parfaite des aliments, car ils doivent éviter les hydrates de carbone.

Les lacto-végétariens absorbent essentiellement les albumines du lait sous forme de lait, lait caillé, petit-lait et fromage blanc.

Voici quelques exemples de menus :

Matin : boissons : petit-lait caillé, café de céréales (Bambu). On peut varier avec un yaourt.

a) Canapés de pain du Valais, du knacker (spécial pour diabétiques) avec fromage blanc et Gervais, agrémenté de tranches de tomates, fines herbes et raifort.

b) Fruits : café (Bambu) avec crème fraîche et müesli aux fruits avec flocons de seigle, du riz ou de l'Albran (produit de céréales américaines) accompagné de fruits de saison, cassis, myrtilles, pommes, amandes, mais sans sucre.

Midi : Boulettes de soja et fromage blanc à la crème fraîche et raifort et légumes de saison (à l'étuvée ou au four). Le plus important c'est la salade, suivant la saison ; excellent le chou blanc, la choucroute crue de régime, la salade pommée, beaucoup de cresson. L'assaisonnement sera préparé au Molkosan et crème fraîche.

Boissons : Molkosan dilué. Bambu café à la crème. Eviter les boissons chimiques.

Exemples d'alimentation mixte. Veau ou bœuf grillé, légumes à l'étuvée, une salade.

Boisson : Molkosan dilué ou petit-lait aigre

Soir : repas léger, légumes ou soupe de sésame, légumes gratinés ou tomates à l'étuvée. Petit plat de salade ou choucroute crue de régime.

Variantes : pour rompre la monotonie : boulettes de son ou de sésame, oignons en canapés à l'Herbaforce. Le diabétique doit bien mâcher et bien saliver, il sera alors plus vite rassasié.

La sclérose en plaques évolutive

On frémit rien qu'en entendant ce mot. Cette maladie se révèle lentement mais elle évolue de façon terrible ; les gens qui mènent une vie près de la nature ne connaissent pas cette maladie, qui sévit dans les pays civilisés. L'origine semble due à un virus non identifié ou à une carence vitale.

Symptômes

Très différents surtout au début de la maladie, ils poussent à des diagnostics erronés. De toutes manières, on décèle généralement une dégénérescence du nerf optique. Sans aucun doute, cette maladie évolue dans le système nerveux central. On est rarement atteint avant 20 ans ou après 40 ans. Quelquefois les femmes sont atteintes après une naissance et les hommes après un accident ou une maladie infectieuse mal soignée. Le premier signe est la modification du pouvoir sensitif tactile, par exemple le malade a l'impression de marcher sur du coton. Sur un sol cahoteux il va donc trébucher. Peu de temps après, le malade traîne les jambes comme un pantin dans une démarche mécanique, et donne l'effet d'une paralysie. Les membres, la musculature de la face peuvent être atteints. La maladie devient tragique quand les muscles intestinaux ou la vessie sont atteints. Les cordes vocales et les muscles de la face, s'ils sont atteints, empêchent le malade de parler distinctement.

Les douleurs, quand elles existent, sont rarement violentes. Les améliorations ou aggravations de l'état surviennent sans raison. Cette maladie peut durer des années. Pour le malade et son entourage c'est une épreuve de patience.

Traitement

1. Régime. Crudités et légumes cuits inconsommables crus, riz naturel avec fromage blanc et salades. Œufs rarement et crus. A la place de la viande, l'albumine sera trouvée dans le lait et le soja. Aucun produit de froment blanc, remplacer par farines complètes. Très peu de pain, sinon pain complet et pain suédois. Aucune conserve, fruits de saison, crus ou en müesli, miel et sucre de raisin, raisins secs de Corinthe, de Malaga.

2. Thérapeutique chinoise par révulsions. On commence par la partie supérieure du dos pendant 10 jours, puis la partie inférieure pendant le même temps. On recommence après 20 jours de repos et ainsi 3 fois. Une amélioration s'est fait voir qui n'aurait pu être obtenue par un régime d'un an.

Un exemple vivant. Il y a des années j'ai soigné un militaire. Il avait perdu tout goût de vivre, car le diagnostic de son neurologue l'avait anéanti. On nous l'envoya et nous avons appliqué les deux différentes méthodes ; après trois mois il nous a quitté : je vois encore le visage heureux du jeune homme quand il retrouva la sensation tactile de ses pieds. Le malade nous montrait pendant les soins comment la vie et les forces lui revenaient de la même façon progressive qu'elles étaient parties. Peu après son retour, il s'est présenté à la visite médicale et a expliqué son cas. De jeunes médecins s'amusèrent tandis qu'un médecin d'âge mûr considéra que le traitement avait été un succès.

3. On a trouvé encore une autre méthode qui aide efficacement. Il s'agit d'une application d'hormones fraîches comme dans le cas de paralysie infantile. On achète dans une boucherie les testicules d'un animal jeune et sain : on enlève la peau et l'on hache finement la glande, puis on l'applique tout le long de la colonne vertébrale jusqu'au coccyx en massant. Ces massages se font toutes les semaines, une fois le soir, une fois le matin.

Exemple vivant

Un malade de Bruxelles nous a écrit le 31 mars 1964 qu'il souffrait depuis 16 ans de sclérose. Après un an de soins, il nous écrivit le 30 avril 1965, ce qui suit :

"Depuis un an je prends vos remèdes et j'ai fait de grands progrès, je prends donc régulièrement du Petasites, de l'Usneasan, de l'Echinaforce, de l'Aesculaforce, de l'Urticalcin et du Biocarottin, et chaque semaine on me masse avec des testicules frais de bœuf. Afin de me les procurer frais, mon infirmière attend à l'abattoir qu'un bœuf soit sacrifié. Les massages sont très bien supportés et je veux aussi vous faire connaître les progrès que j'ai faits. Tous les symptômes de cette maladie que je présentais, pieds froids, difficulté dans la défécation et la miction, vue mauvaise, engourdissement hémicéphalique, ont complètement disparu. Je ne peux pas encore marcher mais je peux rester debout et mon pied droit est mobile à 60 % ; mon pied gauche ne veut pas encore bien travailler. Je suis malade depuis 17 ans et depuis 1 an j'ai fait des progrès remarquables. Je voudrais ajouter encore qu'il m'est possible de participer de nouveau à une conversation assez longue sans me fatiguer. Je peux, sans fatigue, regarder des heures la télévision, participer à des conversations normalement et lire beaucoup."

De tels témoignages sont encourageants, car ils nous fournissent la preuve que le corps peut se régénérer, même s'il est atteint par des maladies graves. Le résultat du cas précité aurait été encore meilleur s'il n'avait pas été si ancien. Les remèdes employés ont amélioré le métabolisme calcique, la circulation et les spasmes. Mais seuls, ils n'auraient pu donner un si bon résultat. Il fallait appliquer les méthodes précitées consciencieusement.

Arthrite-goutte

Quatre à sept pour cent des hommes souffrent de cette cruelle affection : l'arthrite. En Suisse, deux à trois cent mille personnes en sont atteintes. Sept millions d'Américains peuvent en parler selon leur propre expérience. Certaines personnes en souffrent pendant des dizaines d'années. Ces souffrances assombrissent le bonheur humain et peuvent même signifier l'enfer. Les indications suivantes ont pour but de soulager le plus de souffrances possibles.

L'arthrite est souvent causée par un foyer d'infection chronique. Ainsi une amygdale infectée, un granulome dentaire déversent dans le sang des traces de toxines ou des produits toxiques provenant de la désintégration protidique et qui, par lui, se répandent dans le corps. Ce ne sont pas seulement les articulations qui sont atteintes mais encore le cœur, les reins et d'autres organes. L'arthrite est une maladie dite de civilisation, conséquence de notre nourriture et de notre genre de vie artificiels. Les Anciens la connaissaient déjà, mais il n'en étaient guère atteints aux temps où ils menaient une vie pastorale. L'arthrite provient donc d'un régime vicieux et les conditions actuelles de la vie moderne nous y prédisposent. De plus, c'est une affection héréditaire. Des parents goutteux transmettent à leurs enfants des prédispositions arthritiques. On vit mal. La goutte est une perturbation profonde de la nutrition. La nourriture doit respecter l'équilibre base-acide. Elle évitera les plus forts producteurs d'acides : viande, charcuterie, mets aux œufs, au fromage, bouillons de viande. Ceux qui n'arrivent pas à se passer de viande supprimeront du moins la charcuterie, les conserves, pour s'en tenir à la viande fraîche.

On évitera en outre tout ce qui est dénaturé, raffiné : sucre, farine, conserves, bref, tout ce qui a perdu sa forme première.

Pommes de terre, céréales, riz naturel, fruits et légumes frais ou séchés naturellement, voilà l'alimentation naturelle.

Plus notre nourriture sera simple et naturelle, plus nous serons en forme. Le jus de pomme de terre est le remède le plus utile pour combattre l'arthrite. Son action est due surtout aux principes basiques ou à d'autres facteurs encore inconnus. On devrait boire chaque jour le jus d'une pomme de terre. Dans les cas difficiles, cette quantité peut être augmentée. La pomme de terre est râpée, pressée et son jus se prend de préférence le matin, à jeun. On peut le diluer dans de l'eau chaude ou l'ajouter au potage. Ce remède est à la portée de chacun, la pomme de terre étant cultivée sur tout le globe. Il faut ensuite citer le jus de chou, très utile lui aussi, de même que le jus de carotte. A côté d'une alimentation simple et naturelle, ces jus constituent le facteur curatif numéro un. Leur ingestion quotidienne, ne fût-ce qu'en quantité minime, ne manquera pas de produire d'heureux effets. On peut mélanger ces jus aux légumes, à condition de les ajouter au dernier moment, sans les cuire. Leur effet sera, toutefois, plus complet si on les boit seuls, en les insalivant consciencieusement.

En usage externe, on peut appliquer sur les endroits douloureux de la racine de consoude (Symphytum) écrasée. La douleur se calmera peu à peu. La teinture de consoude est excellente aussi. Le Petasites off. complète heureusement ce traitement. On boira les infusions suivantes : feuilles de bouleau, imperatoire, bugrane, anis vert, verge d'or, dent-de-lion et reine des prés (Spirea ulmaria). Les extraits de plantes fraîches sont recommandés pour leur action plus rapide, on peut également mentionner : genièvre (Juniperus communis), épine-vinette (Berberis vulgaris), ortie

(Urtica), complétés par une dilution homéopathique de Colchicum et de sels radioactifs de source volcanique.

Ces remèdes peuvent se prendre de la manière suivante : trois fois par jour, avant les repas, cinq gouttes dans un peu d'eau chaude ou avec le jus d'une pomme de terre. On augmentera d'une goutte par jour jusqu'à vingt, éventuellement trente gouttes, tant qu'il n'y a pas réaction trop vive. Puis on redescend jusqu'à cinq pour remonter ensuite jusqu'à trente. Si les articulations ou les parties malades réagissent trop vivement, on diminuera le nombre de gouttes. Le dosage est individuel. Il se peut même qu'on abaisse le nombre de gouttes jusqu'à deux. En usage externe on prend quelques gouttes de Symphosan sur la main et on frictionne très légèrement les places malades.

Si l'arthrite est causé par un foyer infectieux, il faudra tout d'abord supprimer celui-ci, cela va de soi.

Les tomates : leur influence sur le cancer et l'arthrite

On lit parfois dans la presse que la consommation de tomates favorise le cancer ou, plus exactement, le développement de tumeurs cancéreuses. C'est même l'avis de certains médecins qui ont adopté les conclusions erronées fixées sur la question par les hommes de science. De nombreux patients, dont les parents ou les ascendants ont été malades du cancer, vous posent sans cesse cette question : "Que pensez-vous des tomates ? Puis-je en manger ?" Il n'existe aucun rapport entre la mortalité due au cancer et la consommation de tomates ! La recherche scientifique et même le simple observateur ont démontré que le cancer est beaucoup plus fréquent chez les peuples dont la nourriture est riche en protéines animales. Le livre d'Elis Barker traitant du cancer contient des statistiques intéressantes à ce sujet. Une nourriture trop riche en protéines serait une des causes principales du cancer. Une prédisposition héréditaire ou acquise en favorise également le développement. L'irritation constante des cellules est le troisième facteur étiologique. Ces irritations provoquant la prolifération des cellules peuvent être chimiques ou physiques. De même, des affections chroniques telles que la constipation peuvent contribuer à la dégénérescence cellulaire et, partant, provoquer le cancer.

Combien de femmes rapportent le fait qu'elles ont reçu un coup sur le sein ou sur n'importe quelle partie du corps. Elles ont remarqué un durcissement à cet endroit et c'est là que, beaucoup plus tard, une tumeur maligne peut se développer. Chaque coup, heureusement, ne va pas provoquer un cancer ! Si le terrain est sain, une telle lésion guérit sans histoire. S'il y a prédisposition, la question peut se poser. Mais la tomate n'a rien à voir là-dedans. Il existe des masses de cancéreux qui n'ont jamais mangé de tomates. Dans le sud de l'Italie, par exemple, où la tomate est pour ainsi dire la base de la nourriture, on devrait trouver un pourcentage élevé de malades, si elle est coupable ! Lors de nombreux séjours à Naples, j'ai observé très peu de cancers. La mortalité due à cette maladie est très faible et il y a certainement une raison à cela : à part le poisson, la nourriture de ces régions est pauvre en protéines mais riche en fruits, légumes, pâtes (hydrates de carbone).

De même, bien des goutteux n'osent pas non plus manger de tomates parce qu'ils ont entendu dire que ce fruit favorise l'arthrite. Affirmation gratuite de savant borné qui tire ses conclusions d'expériences de laboratoire au lieu d'observer la vie elle-même !

Les tomates vertes sont malsaines car elles contiennent des substances nocives qui disparaissent complètement à maturité. Tous les fruits verts, d'ailleurs, comportent des principes non élaborés qui, si on les absorbe, peuvent causer certains désagréments. Il est donc faux de prétendre que les fruits mûrs présentent les mêmes principes que les fruits verts. Les tomates sont saines et elles contiennent cinq sortes de vitamines, importantes pour l'organisme.

Polyarthrite

La polyarthrite appartient au groupe des arthrites rhumatismales. Ces affections sont parmi celles qui pèsent le plus dans les institutions sociales et dévorent chaque année des sommes énormes parce qu'une foule d'êtres se trouvent réduits à l'état d'infirmes. Comme j'ai examiné beaucoup de cas semblables dans ma carrière, je me sens obligé de parler de cette maladie.

La nature de l'affection

Son origine est très controversée. Elle peut donc être déterminée aussi bien par des micro-organismes, donc faire suite à une infection microbienne, que par des toxines. Le plus souvent, il existe dans le corps un "foyer" qui déverse sans arrêt des toxines ou des germes pathogènes dans le sang. Pour commencer, le malade ne ressent rien parce qu'il s'agit de doses minimes, mais à la longue, le corps devient hypersensible et réagit par une maladie grave. Bien que l'on constate des perturbations dans le système circulatoire, que de nombreuses expériences aient été faites à ce sujet et de multiples théories établies - le docteur von Brehmer et le docteur Isel prétendent avoir trouvé des virus dans le sang - il est impossible de tirer une conclusion définitive à la suite de ces hypothèses et observations, et l'origine de la polyarthrite reste mystérieuse. J'ai pu observer qu'en thèse générale, les malades avaient tous des parents atteints de quelques affections rhumatismales : goutte, arthrite, etc. Ce mal frapperait donc des sujets héréditairement prédisposés, comme c'est d'ailleurs le cas dans la plupart des maladies. Une infection chronique des dents ne conduira pas obligatoirement à la polyarthrite. Un sujet souffrira des reins, par exemple, un autre présentera une myocardite, un troisième des troubles vasculaires, le quatrième pourra être frappé de polyarthrite, tandis que chez d'autres sujets encore, le foyer d'infection n'aura aucune répercussion sur l'état général. Ainsi, chez les individus ayant le même mode de vie, le même régime alimentaire, une prédisposition déclenchera telle maladie, soit par des micro-organismes soit par des toxines.

C'est son mode d'implantation qui rend cette maladie inquiétante. Installée insidieusement, elle touche les articulations les plus diverses sans ordre apparent. Le cœur peut être touché. Suivant des périodes où elle semble vouloir guérir, le malade est soulagé mais brusquement, sans raison apparente, il y a rechute, aggravation du mal. C'est surtout pendant la saison froide, en arrière-automne, en hiver, au premier printemps, que les aggravations se font sentir, tandis que la saison chaude et sèche amène une amélioration sensible.

Les remèdes de la médecine classique

Jusqu'à présent, la médecine n'a pas encore découvert le remède spécifique de la polyarthrite, bien que le marché pharmaceutique soit inondé de remèdes antirhumatismaux. Les salicylates ont été et sont encore les plus utilisés. On croyait avoir trouvé en eux le remède spécifique d'un agent provocateur hypothétique, mais il n'en est rien, car il n'écourte pas la maladie ni ne diminue les complications cardiaques, la médecine classique le reconnaît d'elle-même. Il en résulte une certaine atténuation des douleurs, il est vrai, une régression des signes d'inflammation articulaire, résultats qu'il faut payer par des maux d'estomac, bourdonnements d'oreilles, vertiges qui peuvent aboutir à des états d'ivresse. L'aspirine et d'autres préparations à base de salicylate sont mieux supportées, mais elles n'ont pas l'efficacité de l'acide salicylique pur. Pour éviter ces inconvénients, Schottmuller eut recours au Pyramidon. Ce remède, hélas, peut occasionner chez certains malades des conséquences plus graves encore en affectant la production des globules rouges ou blancs, ce qui conduit à l'anémie générale (agranulocytose) souvent mortelle. Les sulfamidés peuvent combattre les débuts de l'infection ; ils sont inactifs contre la polyarthrite déclarée.

Cortisone

C'est alors qu'apparut la cortisone (extrait d'hormone du cortex surrénal) que l'on vanta à grands renforts de publicité dans toute la presse : on saluait en elle un remède miracle. C'est le cas de bien des produits nouveaux : ils sont portés aux nues, puis retombent peu à peu dans l'oubli pour n'avoir pas tenu leurs promesses. L'usage de la cortisone est basé sur une théorie nouvelle du déterminisme de la maladie établie au Canada par Selye. Ce remède paralyse les forces de défense, les empêche de réagir contre les agents d'agression. Ces forces de défense seraient donc incriminées dans le déterminisme de la polyarthrite. Injectée à un malade, la cortisone provoque presque immédiatement la disparition des douleurs et des signes inflammatoires. Le malade n'en est pas guéri pour autant, car dès qu'on lâche le traitement, les signes pathologiques reviennent. La durée de la maladie n'en est donc pas influencée du tout ! En outre, les expériences faites sur des animaux ont démontré qu'un traitement prolongé à la cortisone fait dégénérer le cortex surrénal. Cette dégénérescence a été également observée sur des individus qui sont morts au cours du traitement. Les injections répétées provoquent une atrophie, c'est-à-dire une diminution notable de la substance, voire même la disparition presque totale du tissu cortical. En apportant au corps des substances qu'il a coutume de produire lui-même, on risque toujours la dégénérescence de l'organe producteur. Il en est de même avec un muscle dont nous ne faisons pas usage ; il diminue de volume et de poids et c'est l'atrophie musculaire. Ceci est tout à fait normal. Un phénomène analogue se produit dans le traitement du diabète à l'insuline, on risque de provoquer la dégénérescence des cellules pancréatiques responsables de sa production. La médecine classique s'en rend compte et c'est ainsi que tout médecin avisé prescrira les doses les plus minimes d'insuline, afin de ne pas faire cesser le travail de production par les cellules encore saines. Tout traitement du diabète qui se passe d'insuline est nettement supérieur.

Les produits hormonaux ACTH

L'ACTH, nouveau produit américain, est un extrait hormonal de l'hypophyse, dont l'action est assez semblable à celle de la cortisone. Ce n'est toutefois pas l'hormone corticosurrénale qui est administrée directement ; sa sécrétion est stimulée par une action sur le cortex surrénal. Celui-ci ne dégénère pas ; il présente, au contraire, une hypertrophie, c'est-à-dire qu'il augmente de volume. L'effet thérapeutique n'est pas aussi spectaculaire que celui de la cortisone, son action étant indirecte : le cortex est stimulé par ACTH et c'est seulement par la suite qu'il y a production hormonale suffisante pour atteindre dans le sang le niveau nécessaire à l'amélioration des douleurs. L'interruption de la médication n'entraîne pas de suites fâcheuses, la capacité de production normale du cortex surrénal étant restée intacte. En fait, l'effet désastreux de la dégénérescence cellulaire n'a pas été évité mais déplacé. Cette fois, c'est l'hypophyse qui accuse des signes de dégénérescence et ce sont les cellules responsables de la production naturelle d'ACTH qui sont atteintes. Le fonctionnement endocrinien s'en trouvera sévèrement perturbé, l'hypophyse produisant elle-même un grand nombre d'hormones différentes et réglant par sa position-clé la fonction de la majorité des glandes endocrines. Ce déséquilibre hormonal peut avoir des répercussions plus difficiles à traiter que la maladie elle-même. En prescrivant des produits hormonaux, aussi intéressants que puissent sembler leurs effets immédiats, il faut se souvenir que toute médaille a son revers ! J'ai discuté de ce problème avec un médecin chargé de cours. Il a admis honnêtement qu'il ne ferait jamais usage pour lui-même de tels médicaments. Il s'en tiendrait à d'autres, plus anciens.

Je ne veux pas dénier toute valeur à ces médications mais je voudrais attirer l'attention des médecins et des malades sur leurs effets accessoires et sur les conséquences qui en résulteront à la longue, dans la majorité des cas. J'ai fait, pour ma part, des observations si particulières qu'elles me portent à la plus grande prudence vis-à-vis des produits hormonaux et organiques. Il ne faut les administrer ou en recommander l'emploi qu'après mûre réflexion.

Traitement combiné

Un traitement combiné peut donner de très bons résultats en cas de polyarthrite. En premier lieu, on adoptera un régime alimentaire naturel, ce qui est d'ailleurs recommandé également pour l'arthrite, la goutte ou les maladies cancéreuses. Les peuples primitifs ne connaissent pas ces maladies, je l'ai constaté souvent et je me permets d'affirmer que notre façon de vivre, notre alimentation défectueuse contribuent à la propagation de ces maux. Mais peu de gens sont de mon avis et bien des médecins ne semblent pas reconnaître en la nourriture un élément déterminant dans la thérapeutique.

Dernièrement, une malade schaffhousoise me racontait que son médecin qui, au demeurant l'avait très bien soignée - ne lui avait conseillé ni restriction alimentaire ni changement de régime. Selon lui, la nourriture ne jouait aucun rôle et le malade pouvait manger ce qui lui plaisait, même en cas de cancer. Une telle opinion est erronée. La thérapie alimentaire est arrivée à des résultats si réjouissants qu'il faut être rétrograde pour ne pas les apprécier. Pour le plus grand bien de ses malades, ce médecin devrait changer d'avis. Dans toute maladie, l'alimentation joue un certain rôle, soit par rapport aux organes ou à la sensibilité, soit par rapport à d'autres facteurs qui, pouvant avoir une influence sur la guérison, ne doivent pas être négligés : c'est là ma conviction profonde. Il faut tenir compte du facteur nourriture, même s'il n'exerce qu'un rôle de soutien.

La nourriture

En cas de polyarthrite, on commence par adopter un régime naturiste tel que je l'ai exposé dans le chapitre "Alimentation naturelle". Les aliments doivent être consommés tels que la nature nous les offre, donc non falsifiés. La préparation culinaire doit tenir compte de ce principe, elle aussi, de façon à respecter le plus possible l'état naturel des mets présentés. L'expérience m'a prouvé que les protéines animales sont défavorables une fois cuites. On s'en tiendra plutôt à une nourriture végétale comportant beaucoup de crudités. Le fromage blanc ou séré est une protéine animale saine. Si l'on veut à tout prix manger de la viande, que ce soit du bœuf ou du veau. Toutes les autres sortes, porc et charcuterie, sont proscrites d'emblée. Quant aux graisses, on accordera la préférence à celles qui sont non raffinées et on les consommera à l'état cru plutôt que cuites ou surchauffées. Nous faisons allusion aux huiles végétales pressées à froid : olive, tournesol, pavot, lin. Le sucre blanc, produit dénaturé, sera banni de la table du polyarthritique. On le remplace avantageusement par le miel, le sucre de raisin, les raisins secs. Passés à la machine à hacher, ces derniers sont un excellent édulcorant. La pulpe crue du cynorhodon travaillée sans sucre blanc remplacera avantageusement la confiture. Tous les produits à base de farine blanche seront écartés à leur tour. On les remplacera par de petites quantités de germe de blé. Les salades se préparent toujours au Molkosan, au citron et à l'huile, sans sucre et sans sel ; les légumes seront mijotés à l'étouffée dans un soupçon d'eau. La cuisson à l'eau dissout les sels minéraux.

Pour les assaisonnements, on évitera le chlorure de sodium et les condiments âcres au profit des herbes culinaires et d'un extrait de levure.

Remèdes naturels

Parmi les remèdes internes qui soignent les reins, il faut citer Nephrosolid, contenant du Solidago ou verge d'or. Pour le traitement de la polyarthrite, je prescris volontiers un extrait frais de plantes composé de Petasites off., de Polygonum avic. (renouée des oiseaux), de Betula (bouleau) et de Viscum album (gui), pour ne citer que les principales. Pour supprimer les troubles circulatoires, les stases veineuses, le remède-type sera Aesculaforce composé d'herbes favorables au système veineux : marron d'Inde, mélilot, arnica. Avena sativa (avoine verte) compense l'apport minéral des aliments et augmente le taux d'hémoglobine. Echinaforce (échinacée, herbe et racine) lutte contre les états inflammatoires. Les remèdes ci-dessus complétés par le tandem bien connu Petasites-gui donneront d'excellents résultats et prennent une part active à la régénération des cellules malades. S'il y a trouble respiratoire, on aura recours à Usneasan, préparation à base de lichen. Prolongée par des frictions au Symphosan, extrait mucilagineux de plantes telles que la consoude, cette méthode obtiendra grand succès. Ces frictions peuvent également se pratiquer avec une huile onctueuse : Toxeucal où l'on trouve du camphre, d'autres drogues contenant de l'essence d'eucalyptus et un extrait frais de feuilles de Rhus toxicodendron. Pour la nuit, les compresses d'argile alternées avec des applications de chou seront très utiles. Des compresses de jus de carottes râpées calment la douleur. Certaines injections biologiques peuvent rapidement améliorer les algies et des remèdes homéopathiques à haute puissance auront une action rapide en injections sous-cutanées. Tels sont Acide formique à la 12e dilution, Lachesis D 10 et Urtica D 6 ou Plenosol, produit à base de gui. On commence à 0 et on augmente lentement jusqu'à 1. Cette manière permet de lutter avec succès contre la polyarthrite.

Cures de fango

Parmi les cas de polyarthrite qui m'ont été soumis, j'ai rencontré plusieurs formes graves où le traitement naturel a dû être complété par une cure de fango. Là où des professeurs et des médecins de cliniques suisses ne parvenaient pas à vaincre la maladie, une telle cure, combinée au traitement biologique, obtint le plus franc succès. Des malades presque incapables de marcher purent retourner à leurs occupations après cette cure. S'il faut la pratiquer à Abano ou à Montegrotto, elle constituera une assez forte dépense. Mais si l'on songe qu'il s'agit là d'une question vitale, on préférera renoncer à des choses moins importantes, afin d'obtenir la guérison et de retrouver ses capacités de travail. Le traitement biologique qui accompagne la cure de fango favorise la guérison et contribue à stabiliser les résultats obtenus. Vous emporterez donc les remèdes naturels et quelques ampoules pour les avoir sous la main. La cure de fango elle-même doit se pratiquer avec grande prudence, sans exagération aucune. Après quatre ou cinq applications, on fera bien d'observer un jour de repos. Pour changer, on peut profiter d'un bain de vapeur dans une grotte. Tout est à votre disposition pour suer, dans ces stations ! Il est dangereux de prendre un bain de vapeur un jour et un traitement au fango le lendemain. Ce programme pourra sembler pénible à suivre à plus d'un malade. Mieux vaut supporter ces légers ennuis plutôt que de s'exposer aux suites graves de cette perfide maladie. Le problème de la nourriture étant malaisé à résoudre dans les stations d'Abano et de Montegrotto, il vaudra la peine de se procurer du pain suédois, du sucre complet, du miel et des carottes crues.

Autres indications pour guérir

Quiconque veut guérir devra strictement tenir compte des exigences de la nature et suivre les conseils donnés ci-dessus. Il faudra se méfier de toutes les spécialités pharmaceutiques promettant une guérison rapide. On ne l'atteint pas si facilement après quelques piqûres ! Bien au contraire, pour venir à bout de la polyarthrite, patience et persévérance sont de rigueur, tant de la part du médecin que de celle du malade. Ce qui compte, c'est la possibilité de guérir ! Ceux qui désirent maintenir les heureux résultats obtenus auront avantage à suivre un régime naturel et à reprendre, de temps en temps, mais à dose restreinte, les médications mentionnées pour prévenir toute rechute. Ceux qui en ont les moyens feront chaque année une cure à Abano pour combattre toute prédisposition à la polyarthrite. En suivant tous ces conseils, on peut nourrir l'espoir de se maintenir en forme.

Les cellules

La cellule est une unité, petite, étrange et représentative des beautés de la nature. C'est une merveille. De même qu'un État a plusieurs citoyens, le corps comprend aussi un grand nombre de cellules. Nous pensons que la planète terre est habitée par 3 milliards d'habitants, ce qui n'est rien à côté des trente billions de cellules qui composent le corps. La cellule a un diamètre de 0,02 mm. Pour nous représenter cela, il faut penser à un œuf mollet : la peau, puis le protoplasma qui protège le noyau central, l'organe le plus précieux et le plus important de la cellule.

Métabolisme de la cellule

Les savants ont souvent trébuché sur le métabolisme de la cellule. On sait déjà qu'une cellule se compose d'albumine, d'une solution sucrée et d'une solution salée et de tous genres de minéraux qu'elle absorbe, tandis que d'un autre côté elle rejette des déchets. Jusqu'à aujourd'hui on n'a pas pu découvrir pourquoi certaines cellules absorbent telles ou telles matières alors que d'autres les repoussent. Comment est-il possible à ces individus de réaliser cette sélection ?

La cellule malade

Le fonctionnement de la cellule dépend des matériaux mis à sa disposition. S'il y a carence en quoi que ce soit, la cellule est obligée de puiser dans sa réserve ; cette dernière étant épuisée, la cellule tombe malade ; exemple : le manque de vitamines déclenche une avitaminose. C'est du ressort du médecin de déceler cette carence et d'y remédier.

La cellule dégénérée

La cellule dégénérée agit comme un cambrioleur vis-à-vis de ses congénères. Elle ne se plie à aucune loi sociale et ne fait que ce qu'elle veut sans tenir compte de son entourage.

Pour former un cambrioleur impénitent, il faut parfois 2 à 3 générations ; car cela dépend de l'instruction totale de sa conscience. Il en est de même pour la cellule cancéreuse. Elle vit comme un parasite qui se nourrit au détriment d'autrui, en détruisant ce qui le dérange. Mais quelle est donc la raison qui fait d'une cellule saine une cellule cancéreuse ? Quelles sont les différentes influences néfastes qui ont conduit à cette dégénérescence ?

Bien que l'on ne connaisse pas toutes les origines qui conduisent à cette mutation, on a pu noter les différents changements survenus à une cellule pour devenir finalement cancéreuse.

Les différentes causes connues

Je suis convaincu qu'il faut nécessairement des motifs pour qu'une cellule saine devienne une cellule dégénérée.

1. La disposition naturelle joue un grand rôle quand la cellule tombe malade, sans vouloir dire que le cancer soit héréditaire.

2. Les erreurs alimentaires troublent l'équilibre biologique du corps et portent atteinte à l'intégrité des cellules.

a) un des facteurs déterminants est la surabondance en albumine de deuxième choix.

b) les graisses animales jouent un rôle important dans le problème du cancer, quand elles sont non saturées.

c) les troubles du métabolisme occasionnés par des aliments dénaturés figurent parmi les facteurs de dégénérescence des cellules.

d) les avitaminoses semblent prédisposer au cancer, mais les recherches ne sont pas définitives sur ce point.

e) la constipation chronique et les fermentations intestinales dues à la dysbactérie sont des facteurs prédisposant au cancer.

3. Le manque d'oxygène prédispose aussi à la maladie. On a constaté que ceux qui travaillent au dehors n'ont pas le cancer, tandis que ceux qui travaillent intellectuellement ou dans des airs pauvres sont facilement cancéreux. Il serait donc bon de délaisser la voiture et d'aller faire des marches dans la forêt, au lieu de s'intoxiquer pendant des heures devant la télévision.

4. Les gaz nocifs et la radio-activité sont des facteurs à considérer dans l'apparition du cancer.

5. Les colorants et les parfums chimiques, les produits pour conserver les aliments sont cancérigènes. C'est pour cela que certains États ne permettent pas l'emploi de ces produits.

6. Les médicaments employés en chimiothérapie, tels que les dérivés du goudron sont des facteurs actifs de la dégénérescence de la cellule.

7. Les produits utilisés pour protéger les plantes contiennent des poisons à base de plomb, d'arsenic et de cuivre et sont hautement redoutables.

8. Les engrais troublent l'équilibre biologique des plantes. Celui qui s'en nourrit continuellement peut subir aussi un déséquilibre biologique.

9. Les crampes et les durcissements ralentissent le métabolisme et favorisent l'apparition du cancer.

Il faut donc se détendre, cela fait partie des soins prophylactiques.

De plus, les cicatrices et les verrues, si elles doivent être observées, ne devraient pas être irritées.

10. Un facteur cancérigène important, c'est un état mental dépressif, négatif, nourri par les soucis et les angoisses. Les contrariétés ont des influences fâcheuses sur le foie et cela a déjà poussé des milliers d'individus sur la voie du cancer. Une pression morale qui revient constamment agit sur l'état d'âme et inhibe la vie de la cellule plus que toute autre chose. Elle empoisonne même les sucs vitaux et fait empirer l'état de la cellule plus que tous les autres facteurs réunis.

Le problème cancéreux

Tous les facteurs que nous venons d'envisager jouent un rôle dans le cancer et quand la maladie atteint 100 % la cellule ne sait plus faire marche arrière et l'issue fatale est à craindre.

S'il y a une grosseur cancéreuse, seule l'opération est à envisager, mais le danger sera définitivement écarté si la raison qui a déterminé l'apparition de la grosseur est écartée, elle aussi. On ne peut se satisfaire des paroles encourageantes du chirurgien sans chercher à connaître la genèse du mal. Un traitement aux hormones ou aux rayons n'écarte pas définitivement le danger. L'état d'esprit joue un grand rôle dans la guérison, et ici l'entourage du malade est primordial.

Le spectre du cancer

Tandis que les savants se querellent sur l'origine du cancer, il meurt chaque année toujours davantage de millions d'êtres par cet ange exterminateur de l'humanité. Quelques chercheurs rendent un virus responsable de l'origine de la maladie. A cause de cela ils considèrent le cancer comme une maladie locale qui se déroule dans certains groupes de cellules. D'autres défendent tout aussi hardiment le point de vue qu'il s'agit, dans le cas du cancer, d'une maladie généralisée. Certes les virus peuvent jouer un certain rôle dans cette maladie, mais toutefois les chercheurs qui qualifient le cancer de maladie généralisée semblent approcher plus près de la vérité que les autres. Le point de vue que le cancer est une maladie de civilisation trouve un solide soutien dans l'examen de la situation chez les peuples primitifs, ceux-ci montrant que dans une certaine mesure le cancer est inconnu chez eux. D'après mes observations, le cancer n'a pas seulement une origine, mais il s'agit bien plutôt d'un jeu d'ensemble de nombreuses origines, d'un complexe d'événements.

Une question sans réponse

Il est vrai que déjà des milliers de pages ont été écrites sur le cancer, mais toutefois on n'en sait encore que relativement peu sur la question cruciale. Jusqu'à présent, ni une histologie ni le plus moderne des supermicroscopes ou des microscopes électroniques n'ont pu résoudre le problème de savoir comment, à partir d'une cellule saine, peut se former une cellule cancéreuse. C'est la raison pour laquelle il est également très difficile de faire un diagnostic précoce. Par suite d'informations et de conférences qui font souvent apercevoir comme simple et facile le problème du cancer, des femmes, surtout de plus de 40 ans, vont chez leur médecin d'une façon réitérée pour faire faire un examen. Pendant des années, elles sont débarrassées de la peur du cancer parce que leur médecin leur renouvelle l'assurance qu'il n'y a aucune raison de se faire des soucis, car elles n'ont rien d'atteint. Mais malgré ces assertions apaisantes, un endurcissement peut cependant faire une apparition soudaine et la femme concernée se précipite immédiatement chez le spécialiste qui demande avec un léger reproche : "Pourquoi n'êtes-vous pas venue plus tôt ?" La réponse lui montre que le médecin habituel pratiquait déjà depuis des années un contrôle régulier, ce qui cause au spécialiste de l'embarras et de la préoccupation. Oui, le cancer est aussi pour le médecin consciencieux un très grave problème, et trop souvent il se donne en vain de la peine pour prolonger quelque peu le chemin de croix des malades.

Autres énigmes

Souvent le médecin scrupuleux se trouve devant une énigme qu'il ne peut pas s'expliquer. Il peut arriver qu'un cas qui paraissait grave tourne bien à l'improviste. Mais le cas contraire peut également se produire, dans lequel des perspectives apparemment favorables changent si bien que la maladie avance à pas de géant et qu'aucun savoir-faire ni aucune peine ne peuvent l'arrêter. Même le meilleur chirurgien, un maître dans son art, doit souvent goûter l'amertume tragique de voir l'impitoyable ange exterminateur lui arracher précocement son meilleur ami, sa mère, sa sœur ou même sa femme. Oui, il peut arriver que le spectre du cancer s'adresse à lui pour le saisir de son horreur et laisser infructueux les efforts des collègues apportant assistance avec les remèdes les plus récents.

Tout cela représente des événements graves, qui accablent de soucis notre sensibilité, car comment faire pour éviter avec certitude ce mal et aller heureusement à son encontre ? Cela serait certes un grand soulagement pour nous s'il existait, parmi ces nombreux remèdes, un qui repose sur une base naturelle et puisse guérir certainement. Mais le spécialiste expérimenté lui-même n'en connaît pas un pareil. D'accord, il y a quelques bons médicaments qui ont déjà pu porter secours à beaucoup de gens, malheureusement nous n'avons pas encore trouvé de remèdes spécifiques du cancer qui agissent sûrement dans tous les cas. Il semble bien que l'on ne pourra jamais en trouver un. Cela aussi est une perspective tragique et sans cesse le malade, l'infirmière, le chimiste et même le médecin, se trouvent devant une énigme non solutionnée, car ne s'efforce-t-on pas scrupuleusement, ne dépense-t-on pas des millions et ne sacrifie-t-on pas d'interminables heures de recherches et tout cela en vain ? Est-ce qu'il n'est pas vrai que qui cherche peut aussi trouver ?

A une plante il peut manquer suffisamment de terrain et le sol adéquat. Par suite ses fruits peuvent être attaqués par une maladie cryptogamique qui les endommage. Une autre partie peut être abîmée par les insectes. La situation peut être également défavorable à l'encontre de l'exigence en obscurité et ombrage ou au contraire à une bonne exposition aux rayons du soleil. Si en plus l'arboriculteur néglige les soins et les engrais corrects, alors il n'est pas à présumer que le jardinier appelé puisse faire disparaître toutes ces carences avec un seul moyen breveté. Cela nous tombe sous le sens, et en conséquence, nous devrions aussi comprendre qu'il en est de même dans le cas du cancer. Pour aussi excellent que soit un remède, il ne sera jamais qu'un expédient. Nous pouvons employer une préparation de plantes qui agisse favorablement sur le foie, nous pouvons utiliser l'épine-vinette de l'Himalaya ou notre pétasite, qui comme traitement a également déjà accompli beaucoup de bien ; toutefois aucune d'entre elles isolément ne pourra résoudre l'énigme du cancer. Les douleurs peuvent peut-être par là disparaître, et même l'évolution de la tumeur être stoppée ; il n'est également pas exclu que l'état général du malade ne s'améliore appréciablement, même un appauvrissement du sang peut être favorablement influencé et d'autres avantages atteints, mais aucun de ces remèdes ne dispensera une guérison totale. Sur le pourquoi, un autre article donne des éclaircissements.

Le cancer est-il une maladie de l'état général ou une atteinte locale ?

Cette question a été mise en évidence lors d'un procès en Allemagne. Le juge a été bien embarrassé pour rendre un verdict juste alors que les spécialistes n'étaient pas d'accord. Un éminent professeur défendait la théorie de la localisation de la maladie et préconisait chirurgie et radium. A l'opposé, deux autres praticiens tout aussi éminents défendaient la thèse de la maladie généralisée et n'approuvaient évidemment pas les mêmes méthodes.

L'issue mortelle constatée un an après l'intervention fait pencher l'opinion en faveur de la deuxième thèse.

Que des époux soient morts du cancer, cela a amené certains à conclure que le cancer est contagieux. Mais cette hypothèse est osée, si on imagine que des conjoints ont nécessairement la même nourriture, les mêmes habitudes, le même foyer, donc vivent dans un même milieu capable de donner naissance au cancer.

On est arrivé à provoquer l'apparition d'une tumeur cancéreuse chez les animaux, mais cela n'est pas une preuve de contagion. De plus, souvenons-nous de ce professeur japonais qui s'est donné le cancer en enduisant régulièrement un de ses bras avec du goudron.

Des faits complexes

Nous sommes certainement d'avis que le cancer a une origine complexe puisque l'alimentation, le mode de vie, l'activité professionnelle, le manque d'oxygène et de mouvement, l'humeur de l'individu jouent un rôle dans sa genèse. Les thérapeutes sont unanimes à reconnaître la valeur du "terrain hérité" et la nullité de certains traitements.

Aucune maladie n'offre autant de surprises au spécialiste que le cancer ; il peut obtenir d'excellents résultats dans des cas désespérés et n'en obtenir aucun dans des cas jugés très simples.

On devrait donc tirer la leçon suivante :

A l'âge de quarante ans il faut commencer à prendre des mesures de précaution ; tout d'abord éviter les influences cancérigènes : d'abord la nicotine, la plupart des médicaments chimiques, les colorants et les parfums synthétiques dans les aliments et les boissons. Puis éviter les fatigues accumulées et les surcharges psychiques, contrariétés, abattements, etc.

Le cancéreux du poumon ou du larynx devra obligatoirement cesser de fumer.

Les rhumatisants et arthritiques devraient éviter les traitements par radio-activité car à la longue cela pourrait donner naissance au cancer.

Ne soyons pas craintifs, mais sages et avisés en sachant prendre les précautions nécessaires.

Le cancer est-il contagieux ?

Bien qu'il semble qu'il ait été réussi en expérimentation sur les animaux, d'un animal expérimental malade sur un animal sain, on n'a trouvé chez l'homme aucun indice que le cancer soit transmissible. Et cependant on observe toutefois souvent dans un couple que quand l'un des conjoints est mort du cancer, l'autre succombe par la suite également à cette maladie maligne. Cette observation prend cependant sa source à une autre origine et ne révèle pas une possibilité de contagion.

Dans un couple, en général, la nourriture est la même pour les deux conjoints, de même que des habitudes semblables. Souvent la capacité de travail est la même, ainsi que la manière de voir la vie avec des tracasseries morales analogues. Suivant les dispositions physiques les conditions bioclimatiques peuvent accabler de la même façon. De toutes ces constatations il s'ensuit que le cancer auquel succombe un des conjoints ne se transmet pas à l'autre par contagion directe, mais la même maladie repose sur la somme des mêmes motifs. Agissant ensemble ceux-ci peuvent également provoquer le cancer chez le deuxième compagnon. Très souvent les soins donnés et la profonde participation aux souffrances de l'autre grèvent l'état de santé et la réserve des forces si fortement que, de toutes façons, la mort impressionnante et le dommage qui en résulte sont difficiles à supporter. Le sentiment d'abandon après les dizaines d'années de vie commune, et de même qu'une joie fortifie et fait surmonter une maladie, une douleur inconsolable peut contribuer à l'enflammer et à conduire sans obstacle au dépérissement et à la mort.

Nous ne devons jamais oublier que tous les gens ne sont pas intérieurement suffisamment forts pour surmonter vaillamment les pertes et les difficultés, c'est pourquoi cette circonstance peut encore augmenter la somme des motifs à charge. Si le cancer était réellement contagieux, il ferait encore plus de victimes et serait encore beaucoup plus dangereux qu'il ne l'est déjà.

Le cancer en dépit d'une vie saine

Il est fréquent d'entendre dire par les végétariens que leur mode de vie ne peut engendrer le cancer. Or, on comprend le drame que cela représente quand le cancer apparaît chez un de ces pratiquants de la vie naturelle. Il est exact que le cancer se développe plus facilement chez les grands consommateurs d'albumines animales que chez les consommateurs d'une alimentation naturelle.

Cependant, les végétariens absorbent quand même des produits cancérigènes. Il serait possible d'obtenir une nourriture absolument saine à condition de travailler comme biologiste. D'autre part, nous avons pu remarquer que le cancer ne dépend pas seulement de la nourriture, mais aussi du mode de vie. Par exemple, si nous vivons la plupart du temps dans nos locaux d'habitation, il faut compenser ce manque d'oxygène par de l'exercice en plein air.

Dans le même ordre d'idées, il est mauvais de prendre insuffisamment de repos sous prétexte de calmer une conscience trop exigeante, car ainsi nous arrivons à une tension trop grande qui conduit au déséquilibre moral. Si le moral atteint le physique, cela irrite les cellules et avec le temps, le cancer trouvera son nid. Les joies et les espérances sont d'excellents aliments tandis que les soucis, les fatigues sont encore plus mauvais qu'une alimentation irrationnelle. "Les soins psychiques" vont donc de pair avec l'alimentation.

Les taches de naissance : un danger

On a souvent constaté qu'il faut prendre soin d'une tache de naissance et non l'irriter ou la gratter dans l'espoir de la faire disparaître.

Si on veut faire disparaître une de ces taches qui sont très disgracieuses, il faut le faire pendant l'enfance et par un chirurgien renommé.

Une personne que je connais avait une tache en bas du dos et se la fit enlever. Un an et demi après apparurent des grosseurs granuleuses qui furent identifiées comme étant des métastases. Il existe aussi des taches de naissance absolument inoffensives pendant de longues années de la vie et qui vers 50 ans se révèlent dangereuses.

Précautions

Celui qui s'est décidé à subir une opération de ce genre devrait suivre préventivement un régime anticancéreux. Il devrait prendre du pétasite pour éviter les métastases. Avant l'opération il sera sage de faire pratiquer une biopsie.

Comme dit précédemment, il faut chercher le facteur cancérigène et éviter tout ce qui serait susceptible de donner la maladie.

Le cancer des fumeurs

Les monopoles d'Etat qui régissent la vente du tabac exercent une telle pression qu'il est peu probable de voir un jour toute la propagande antitabac arriver à un but.

Le tabac est responsable du cancer des lèvres, de la langue, de la gorge, des bronches et des poumons. On ne peut imputer cela à la seule nicotine ; mais le phénol est impliqué dans le développement du cancer ; un fumeur n'est pas automatiquement atteint du cancer. Car le phénol ne suffit pas à développer le cancer ; il faut encore ici trouver le "terrain". Si les parents ont eu un cancer ou de l'arthrite, c'est une disposition naturelle à ne pas négliger.

Les cancers précités se trouvent surtout chez les fumeurs et les hommes qui travaillent avec le goudron.

Il est notoire que chaque jeune qui fume pour la première fois est dégoûté, mais par vanité, pour être comme les adultes il continue, au lieu de montrer sa supériorité dans une œuvre quelconque, à s'intoxiquer par le tabac et l'alcool.

L'amertume de la bouche, répugnante au début, devient vite une friandise pour le palais. Ceci nous montre que nous devrions prendre l'habitude de sucer quelque chose de bon pour nous passer ce vice ; par exemple des raisins de Malaga que nous pouvons garder dans notre poche.

Les dangers de l'eau

Mon expérience passée aux Tropiques m'a appris que l'eau non bouillie peut être un milieu pathogène de premier ordre. Il peut en être malheureusement de même sous nos latitudes comme le montre la "National Zeitung" n° 178 du 19 avril 1964 sous le titre : "Microbes pathogènes cancéreux aquatiques". Cet article contenait un rapport sur les recherches analytiques faites dans le lac de Constance. On aurait trouvé dans ses eaux des facteurs cancérigènes.

Le rédacteur ne donne pas beaucoup de détails ; cependant, nous en comprenons assez pour avoir la chair de poule ! En effet, nous ne pouvons ignorer que les industries déversent leurs déchets dans les rivières qui se jettent dans le lac. Les paysans utilisent des bouillies traitantes, les routes sont souillées par l'essence et les huiles lourdes ; lors des pluies ou de la fonte des neiges, ces produits se retrouvent dans les lacs. Les eaux profondes des lacs révèlent par analyse la présence d'éléments de pollution.

Méfiez-vous des cancérigènes

Depuis que nous connaissons la présence de substances cancérigènes, il faut faire attention à ce que nous absorbons. Il s'agit surtout de préparations à base de goudron ; il nous faut y inclure les médicaments (produits pour la migraine, l'insomnie, etc.), les colorants et parfums synthétiques et les produits de conservation ainsi que les produits de beauté. Malheureusement l'habitant des grandes villes ne peut se soustraire à l'air rempli de gaz délétères, de même que nous ne pouvons empêcher la radio-activité de "coller" à tous nos aliments, tant à l'eau qu'au lait.

On pourrait donner comme preuve ce paysan qui vint me trouver pour me montrer une grosseur cancéreuse. A ma demande sur l'origine probable de cette grosseur, il répondit sans sourciller, qu'il mangeait probablement trop de viande de porc et de viandes fumées. Ces dernières, nous le savons, contiennent des goudrons cancérigènes. Bien des jardiniers et des paysans ne savent probablement pas que les produits employés pour les plantes peuvent donner le cancer.

Qu'il est loin le plaisir simple de déguster un gâteau naturel dans un cadre rustique : la Deuxième Guerre mondiale nous a donné le goût des ersatz et nous l'avons gardé. Qui penserait en dégustant une cassata aux éventuels colorants et parfums chimiques peut-être cancérigènes qu'elle est susceptible de contenir ? Ainsi en est-il de beaucoup d'aliments, il faut donc choisir sagement son alimentation.

Les sept lois pour éviter le cancer

Il est nécessaire de connaître les sept règles suivantes qui nous donnent un aperçu des précautions sages à prendre pour nous garder du cancer.

1. Il faut garder un équilibre qui ne se laisse abattre par rien, ce qui ne veut pas dire être indifférent, au contraire, il faut être joyeux, courageux dans le travail, pour venir à bout de nos soucis. Si nous avons la force d'enlever les soucis qui dépendent de nous, notre esprit devient fort, nous mangeons avec appétit, nous nous réjouissons de tout notre entourage et nous avons goût à la vie.

2. La nourriture ne doit pas être prise à la légère. Il nous faut consommer tout ce que la nature nous donne à l'état brut sans additions chimiques.

Il faut veiller à manger sans surabondance, au bon fonctionnement de la digestion, et éliminer les aliments à gaz.

3. Il faut éviter tout ce qui contient du goudron, de la nicotine ; comprimés et narcotiques agissent fâcheusement sur l'équilibre psychosomatique. Fumeurs, n'oubliez pas les dangers du phénol, du goudron et de la nicotine !!!

4. Veillons à prendre de l'exercice. Nos cellules doivent être nourries par l'oxygène et l'ensemble de notre corps restera souple et élastique.

5. Pensons à notre foie. Plus qu'à tout autre organe, il faut veiller à notre foie car il est le meilleur filtre de notre corps et fait barrière contre le cancer.

6. Méfions-nous de certains rayons : non seulement le radium et les rayons X, mais aussi la radio-activité, les rayons cosmiques qui sont nuisibles par l'exposition longue et répétée.

7. Les glandes endocrines ont aussi une très grande importance. Il faut donc les surveiller, car elles provoquent des irritations et des crispations qui peuvent être dramatiques.

Autres conseils

Même celui qui aurait une prédisposition héréditaire pour la maladie se trouverait bien de suivre ces conseils, bien qu'il soit difficile aujourd'hui de baser sa vie sur de telles restrictions.

Celui qui s'appliquera à suivre ces 7 règles dans sa vie n'aura plus à craindre d'avoir un jour le cancer.

Ceux qui sont déjà atteints du cancer ne devraient pas abandonner et devraient essayer de trouver une aide dans les préparations de pétasite.

Il en est tout autrement pour celui qui est déjà atteint par une maladie de foie, car en général ce n'est pas seulement une petite bataille mais plutôt une grande guerre. Ce n'est plus la peine de tracasser le malade avec un régime. Il est vrai qu'il y a eu de très rares cas, où l'on a pu quand même stabiliser la maladie.

Il vaut toujours mieux prévenir que guérir, et l'on peut toujours à titre préventif faire le traitement pendant trois mois.

Remèdes anti-cancéreux

S'il n'existe pas vraiment de remèdes spécifiques contre le cancer, il existe cependant des plantes qui peuvent faire le plus grand bien.

Les pétasites

Le Pétasite "officinalis" a aidé dans bien des cas :

1. C'est un très bon remède antispasmodique qui ôte les crampes et adoucit les douleurs.

2. Il est anticancérigène. Il n'est pas étonnant d'entendre les chirurgiens se réjouir de ne pas trouver de métastases lors d'une opération, lorsque celle-ci a été précédée d'un traitement au pétasite. Ce dernier est une plante non toxique qui peut être assimilée à doses massives.

Le gui

Cette plante influence l'ensemble du métabolisme. Ce dernier est perturbé dans les cas de cancer ou d'arthrite, et le gui améliore de façon remarquable tous les fonctionnements, qu'on le prenne en gouttes ou en piqûres.

Chélidoine et autres

La chélidoine ou les préparation à base d'épine-vinette (Berberis vulgaris) sont connues comme très efficaces pour le foie. Lors de l'apparition d'un cancer on peut constater un ralentissement de la fonction hépatique, il est alors bon de faire un traitement à la chélidoine.

L'Echinacea purpura

Comme cette plante est efficace pour les inflammations intérieures, elle est particulièrement indiquée pour les usages tant internes qu'externes.

La consoude (Symphytum officinalis)

Excellente pour le cancer de l'estomac et de l'intestin sur lesquels elle agit comme émollient.

Les préparations à base d'acide lactique

Les nouvelles découvertes nous ont montré que l'acide lactique est bon pour les cancéreux. Le Molkosan, l'eau de choucroute, le jus Biotta peuvent être alternativement donnés au malade afin d'améliorer son état en calmant les brûlures.

PROBLÈMES DIVERS

Nos dents

On ne reconnaît pas encore assez unanimement qu'il est indispensable d'avoir de bonnes dents pour garder sa santé. On est d'accord sur ce point, seulement quand on les a perdues. Nous pouvons comparer les dents à une tour forte qui garde la santé. Si notre mère n'a pas eu de troubles minéraux, nous avons des dents qui ont une couche de fluorure de calcium assez résistante pour durer 60 à 70 ans. Sous l'émail se trouve la dentine, qui est donc bien protégée. Chaque racine de dent a un canal qui s'élargit à la base, dans laquelle nous trouvons une matière spongieuse appelée pulpe, constituée par un réseau nerveux. La dent est irriguée par le système sanguin et le système lymphatique. Le nerf de la dent fait office de guetteur et avertit des agressions bactériennes.

Les dents mortes

Les dents mortes sont des tours sans guetteur, donc qui ne remplissent plus leur office. Pour conserver de bonnes dents il faut consommer une nourriture solide qui permette l'entraînement permanent des dents et une bonne vascularisation. Les bouillies et les soupes ne remplissent pas cette fonction.

Les dents mortes ne sont pas toujours sensibles. Si on les radiographie, on peut trouver au bout de la racine une petite bulle de pus appelée granulome ou kyste. Ce sont des foyers infectieux qui donnent des maux de tête, des vertiges, des troubles, des nausées et des rhumatismes, des névrites et autres. Certaines personnes ont des malaises constants, la nourriture saine ne les aide que très peu et les troubles reviennent très vite ainsi que la mélancolie. Ces mêmes symptômes peuvent aussi venir du foie. Mais ce dernier peut être troublé par ces foyers infectieux. Le mieux est donc de les faire extraire, car l'expérience montre que nombre de personnes se sont senties bien libérées après de telles extractions. Les gens des pays très civilisés devraient porter grande attention à leurs dents et avoir un très bon dentiste.

Une bonne nourriture pour les dents

Les dents ont besoin d'aliments solides mais aussi d'aliments naturels, car le sang ne peut régénérer les tissus que lorsqu'il est fort. En effet, si le sang manque de calcium, de vitamines D, de fluorure ou autres vitamines, la carie peut se développer, ainsi que certains signes de dégénérescence de la mâchoire. De nombreux pays ne connaissent pas le dentiste et les habitants ont de très bonnes dents. Il faut veiller à ce que les enfants mangent une nourriture riche en calcium, enrichie d'Urticalcin ou calcium d'ortie. Dès que la sensibilité au froid ou au chaud ou à la mastication se fait trop prononcée il faut donc aller chez le dentiste. D'ailleurs, nous ne devrions pas attendre de souffrir pour le faire, mais il faudrait y aller régulièrement. Cela éviterait de devoir soigner nos nerfs puis d'avoir des dents mortes qui sont un danger pour notre santé.

Les économies mal placées

Souvent on choisit un dentiste à bas prix. Mais il peut arriver que les soins soient défectueux ; par exemple, des couronnes mal ajustées provoquent des inflammations de la racine. Beaucoup de dents se perdent parce qu'elles sont mal soignées. Nombre de personnes réagissent défavorablement à l'emploi de certains métaux pour les couronnes et les plombages. En effet, ces métaux font catalyseurs dans la bouche et provoquent des pressions. Certains dentistes font attention à cela, mais d'autres considèrent comme superflu le prix à demander pour un meilleur amalgame. Pourtant, cela en vaut la peine surtout pour les enfants.

L'hygiène dentaire

Les désavantages de la civilisation

L'hygiène dentaire a plus d'importance pour notre santé que tous les soins de beauté et du corps. Je dois avouer que dans mon enfance, cela ne m'enchantait guère d'être obligé de me brosser les dents tous les jours. N'avais-je pas assez à faire déjà à me laver chaque matin et à me moucher plusieurs fois par jour ? Pourquoi me charger encore d'un autre travail que de toute façon je jugeais superflu ? Les dents, ne pouvaient-elles pas se nettoyer d'elles-mêmes ? J'avais en effet entendu parler de peuples primitifs qui, grâce à leur mode de vie naturel, avaient des dents superbes sans être obligés de les nettoyer ni de leur prodiguer des soins spéciaux. Mais j'ignorais que du fait de notre alimentation, nous ne jouissons plus des avantages des peuples primitifs. Mes parents m'apprirent que les bactéries s'installent entre les dents, puis les rongent et finissent par les abîmer complètement. Les bactéries en effet pénètrent dans les plus petits coins, s'y développent et viennent en troupes attaquer et détruire notre garniture dentaire. Mais que font les peuples primitifs de ces bactéries ? Comment procèdent-ils pour garder leurs dents saines et belles ? Pour quelles raisons les bactéries n'ont-elles pas prise sur eux ?

Les avantages des peuples primitifs

Chez les hommes primitifs, les bactéries pénètrent dans la bouche tout comme chez nous. Mais elles ne trouvent pas de fentes où elles pourraient s'installer, car leur émail dentaire est plus dur que le granit, il ne laisse rien pénétrer. Les dents restent saines et résistantes. comment expliquer qu'ils peuvent avoir une aussi bonne dentition ? Rien de plus simple ! L'alimentation des peuples primitifs est naturelle, contrairement à la nôtre qui est dénaturée, raffinée, presque sans valeur. Ce ne sont pas seulement nos dents qui en souffrent, mais notre système osseux tout entier. Les primitifs consomment leur nourriture telle qu'ils la reçoivent de la nature ; ils mangent les fruits durs comme les tendres, et leurs dents se trouvent nettoyées par cette mastication énergique. Le pain de blé complet, de maïs complet et autres mets de consistance dure qui figurent sur leurs menus, supposent une dentition solide ; plus ils mâchent, plus leurs dents deviennent fortes. La mastication énergique de substances dures remplace avantageusement les soins externes que nous devons donner à nos dents ; de plus, la nourriture saine qu'ils absorbent garantit l'entretien interne de leur denture.

L'alimentation naturelle et l'hygiène dentaire

La nourriture naturelle et saine apporte à l'organisme du calcium, du fluor et d'autres substances nécessaires au développement et à l'entretien de la dentine et de l'émail dentaire. Il ne faut donc pas s'étonner si les hommes primitifs ont de belles dents saines, étant donné que leur nourriture répond à toutes ces exigences. La nôtre, au contraire, est sérieusement insuffisante. Une belle denture n'est donc pas un privilège de race ; elle dépend entièrement du mode d'alimentation. Les Nègres de l'Amérique du Nord nous en donnent un exemple frappant ; depuis qu'ils vivent parmi la population blanche civilisée et qu'ils ont adopté les mœurs et coutumes de cette dernière, leur denture a perdu énormément de sa santé et de sa robustesse. On peut faire de semblables observations dans les quartiers noirs de Chicago et en Virginie. Les hommes de couleur qui n'ont pas conservé une nourriture naturelle doivent, comme nous, soigner et nettoyer leurs dents. Tous ceux qui adoptent le mode de vie et d'alimentation de l'homme blanc s'exposent également aux dangers de sa civilisation.

Devons-nous donc nettoyer nos dents ? Mais bien sûr que nous devons le faire ! Nos dents n'étant plus assez résistantes, il faut leur venir en aide en éliminant les bactéries. Mais nous leur rendons un plus grand service encore en revenant à une alimentation naturelle, condition sine qua non d'une dentition saine. Etant donné l'état de dégénérescence de notre organisme, les soins buccaux sont indispensables afin de ne pas laisser le mal s'aggraver. Mais il ne suffit pas, pour avoir de belles dents saines, de manger de temps en temps un peu de pain noir et sec. Toutefois, il y a parmi nous des sujets jouissant encore d'une denture robuste et saine. On trouve même dans notre continent certains peuples qui bénéficient de cet avantage. Mais ce ne sont que ceux qui ont gardé un mode de vie naturel. Chez nous, en Suisse, ce sont les habitants des montagnes valaisannes qui ont encore des dents superbes. Mais nous savons que là-haut on ne mange que du pain de seigle noir ! La consommation de ce pain dur soumet les muscles masticateurs à des efforts considérables ; il en résulte un massage naturel, qui active considérablement la circulation.

A l'âge de 18, 19 et 20 ans, j'avais moi-même des dents assez mauvaises, ce qui m'incita à changer complètement mon régime alimentaire. Trois ans après, le dentiste constata que la dentine s'était consolidée. Après 6 ans, il me félicita de mon changement de régime : la dentine était de consistance très dure. Et aujourd'hui, 35 ans plus tard, j'ai toujours les mêmes dents saines. Revenons donc à la nourriture naturelle ; c'est la seule façon d'améliorer peu à peu les conditions de base et, du même coup, notre état de santé.

Le sucre raffiné et la farine blanche devraient être mis au pilori ! Chez le dentiste ainsi qu'à l'école, il faudrait, par des caricatures, stigmatiser les effets nuisibles de la farine blanche et du sucre raffiné. De telles images rappelleraient continuellement à la jeunesse les méfaits que causent à notre denture ces deux aliments. Et qui sait ! peut-être qu'avec le temps cette jeunesse bannirait de ses menus la farine blanche et le sucre raffiné.

Règles de l'hygiène dentaire

Voici quelques règles d'hygiène dentaire qui peuvent servir à tout le monde :

Nettoyez régulièrement vos dents avec un bon dentifrice qui ne contient pas de substances chimiques trop fortes. Vous pouvez aussi employer de la cendre. Faites immédiatement réparer les moindres dégâts de votre denture. Négligés, ceux-ci s'aggravent et un beau jour, il ne reste plus d'autre solution que de tuer le nerf de la dent. Mais les dents sans nerf sont des dents mortes ; elles se comportent dans l'organisme comme des corps étrangers qu'il faut sans cesse surveiller, car ils constituent des foyers dangereux sur lesquels se développent facilement des granulomes. Ceux-ci sont de véritables nids de bactéries, qui ne cessent d'envoyer leurs toxines dans tout l'organisme. Ils sont souvent indolores et les dents semblent intactes ; mais on souffre de rhumatismes articulaires dont on ignore la cause déterminante. Ces granulomes sont souvent à l'origine de maladies graves. Ils peuvent provoquer des arthrites ou polyarthrites, des douleurs et des crampes du muscle cardiaque, des battements de cœur (au moindre effort), des troubles du foie, des reins, bref, de tous les organes. Ce sont des médecins américains qui, les premiers, ont attiré l'attention sur ces faits morbides. A la suite de cette découverte, on s'est livré à de folles pratiques : dès l'apparition de douleurs articulaires rhumatismales, on fit arracher non seulement les dents mortes atteintes de granulomes, mais encore, sans autre formalité, les dents saines. Pendant quelque temps, cette méthode stupide fut pratiquée un peu partout dans le monde. Quand on se rendit compte de l'erreur commise, des milliers de gens avaient déjà perdu leurs dents saines.

Je connais un employé des chemins de fer que l'on a contraint à arracher ses belles dents parce qu'on les croyait responsables de son affection cardiaque. Afin de n'être pas exclu de la caisse de maladie, le pauvre se vit dans l'obligation d'accepter ce sacrifice. Ses dents furent arrachées et l'affection cardiaque persista. Il eut plus de succès avec la thérapeutique naturaliste, qui parvint à guérir ses troubles cardiaques, sans pouvoir malheureusement lui rendre ses belles dents saines.

Les soins du dentiste

Ne négligez donc jamais les petits dégâts causés à votre denture. Faites régulièrement contrôler vos dents et surtout les dents mortes. Ayez soin de choisir un bon dentiste et ne vous laissez pas uniquement guider par des questions d'honoraires.

Un dentiste expérimenté doit faire une radioscopie des dents, si vous souffrez de douleurs articulaires ou de troubles cardiaques ; s'il trouve des granulomes, il faudra sans attendre les faire disparaître.

Les plombages d'amalgame ne conviennent pas aux dents gravement atteintes. Ils peuvent en effet, dans certains cas, engendrer des troubles accessoires fâcheux : des troubles fonctionnels du cœur par exemple ou des engourdissements ou des céphalalgies, qui peuvent nous contraindre à réduire nos activités intellectuelles.

Pour plomber les canaux des racines, il faudrait employer une substance semblable à la dentine ; on utilise souvent l'ivoire qui est également tout à fait indiqué pour plomber les racines des dents mortes. Les couronnes d'or aussi ont fait leurs preuves ; tout le monde cependant ne les supporte pas. Il y a des personnes chez lesquelles l'or provoque des réactions se traduisant en général par de légers troubles cardiaques, des sensations d'oppression notamment. Ces personnes ne doivent jamais avoir recours aux plombages métalliques. L'argent engendre des réactions plus fortes que l'or. Chacun d'entre nous réagit au contact des métaux, mais les réactions sont plus ou moins prononcées suivant les individus. La sensibilité est tout à fait individuelle ; elle dépend de la base constitutionnelle et surtout du système lymphatique.

Un bon dentiste aura toujours soin de bien ajuster les couronnes. Il veillera surtout à ne laisser aucun espace entre le collet et la couronne, ce qui pourrait occasionner un nouveau foyer d'infection. Les couronnes, d'autre part, ne doivent pas monter trop haut, sinon elles donnent lieu à des irritations et à des inflammations. Tout dépend en somme de l'habileté du dentiste.

Une couronne insuffisamment ajustée, laissant une place découverte, peut engendrer des inflammations ou des foyers infectieux susceptibles de former des abcès. Si l'on ferme l'endroit découvert, sans avoir eu soin d'évacuer le pus, des douleurs affreuses peuvent en résulter, causées par les gaz enfermés sous le plombage. Une infiltration bactérienne peut en outre se produire et compromettre sérieusement la santé. Il faut alors avoir recours à un traitement naturel très habile pour réparer les dégâts causés par l'infiltration des bactéries et de leurs toxines. En général, le cœur est affecté, et peut même s'arrêter passagèrement. Ces difficultés ne sont donc pas à prendre à la légère ! Il ne faut pas hésiter à consulter le dentiste, même si l'on est surchargé de travail et si l'on estime qu'il est regrettable de sacrifier son temps à une dent rebelle. Un bon dentiste connaît toutes les difficultés possibles et sait nous en préserver ; un dentiste maladroit, par contre, peut nous exposer à des risques graves.

L'importance des dents saines

Nous avons besoin de dents saines pour pouvoir mâcher convenablement. Or, nous savons quel rôle important est dévolu à la mastication. Une nourriture bien mâchée est à demi digérée, dit-on.

Nous tirons d'autant plus de profit de la nourriture qu'elle est mieux mélangée avec la salive. Notre cavité buccale est munie de 6 grandes glandes et de multiples petites glandes salivaires qui sécrètent un liquide alcalin. Elles exercent une influence importante sur la digestion. Si nous avons bien mâché la nourriture et que le bol alimentaire est bien humecté de salive, la digestion est à moitié faite. La mastication d'ailleurs entretient les dents. Nous ne devons donc pas seulement consommer des bouillies ou des müesli, qui ne demandent presque aucune activité à notre appareil masticateur, il faut croquer dans les pommes pour faire travailler nos dents qui seront du même coup nettoyées par l'acide végétal que contiennent ces fruits.

Une alimentation naturelle, nutritive, et des dents fortes, saines, constituent les deux conditions essentielles d'une santé robuste.

La paradentose

Pour un bon médecin, cela représente un grand effort que de lutter contre la paradentose, surtout que cet effort donne en général un piètre résultat. Il est vrai que si le malade est atteint d'une inflammation chronique des gencives, il peut perdre les dents ou elles se déchaussent. Une des solutions préconisées consiste à masser la gencive avec de l'Echinaforce, alternativement avec de la teinture de myrrhe ou de ratanbia ou encore avec une solution végétale. De plus, il faut fournir au corps une alimentation riche et le soutenir en vue de l'apport calcaire par l'Urticalcin.

La paradentose n'est pas une maladie infectieuse mais plutôt une avitaminose. Les Indiens et les Noirs ne connaissent pas ces problèmes car ils ont une nourriture fruste. L'alimentation devrait être débarrassée des aliments raffinés, sucreries et pain blanc en particulier. Un changement d'alimentation ne montrera pas immédiatement ses bienfaits, pourtant il faut persévérer, car il se feront jour.

Les cheveux : une parure naturelle

Quelle belle parure que les cheveux, quelle que soit leur couleur, blonde, brune ou rousse.

La constitution anatomique est un chef-d'œuvre merveilleux. Quoique nous n'ayons aucune sensibilité, le cheveu n'est pas un matériau mort mais c'est une racine de 3 à 5 mm de la surface de notre peau. C'est là que les cheveux puisent les sources de leur croissance. Ils poussent chaque jour d'environ 1/4 à 1/2 mm. Autour des racines s'enroule un réseau lymphatique. Cette lymphe salée est sans doute l'électrolyte du cheveu, c'est-à-dire le bain qui rend le cheveu électrique. Des cheveux très électriques, peignés dans le noir, se couvrent d'étincelles. Chez les personnes qui sont très émotives ou qui tombent en extase, les cheveux brillent dans l'obscurité de telle manière que sur un négatif l'effet obtenu fait penser à une auréole. Une telle émotion est visible par les cheveux examinés au microscope. Les ouvrages médicaux disent que les cheveux sont le baromètre de l'âme. A la suite d'une violente émotion les cheveux deviennent blancs ; cela peut être le fait aussi de l'avitaminose comme j'ai pu le constater au Guatemala, sur un enfant. Les cheveux sont aussi le reflet du physique ; ainsi pendant la grossesse, les cheveux peuvent être extrêmement gras et le rester malgré tous les traitements ; ils redeviennent normaux d'eux-mêmes, après l'accouchement. Même chez l'animal à poils brillants, comme le cheval ou le chien, le système pileux est considéré comme un symptôme de l'état général.

Les dartres et les croûtes du cuir chevelu peuvent détruire les racines des cheveux et le patient peut devenir rapidement chauve ; pendant la fièvre typhoïde, le malade perd tous ses cheveux, car les racines sont attaquées ; ce n'est qu'après la guérison que le fonctionnement normal revient.

La couleur des cheveux

La teinte des cheveux est héritée, car chaque racine a un corpuscule pigmentaire qui détermine la teinte du cheveu. Ces corpuscules contiennent chacun plusieurs nuances ; c'est ce qui explique les grandes variétés dans les nuances. Naturellement, de nos jours on peut changer la teinte de nos cheveux pour suivre la mode et là s'exerce tout l'art du coiffeur. Toutefois, rien ne remplace la beauté naturelle du cheveu.

Les cheveux gris semblent devoir leur couleur au fonctionnement des glandes. De même la production des hormones baisse avec l'âge, ainsi la couleur des cheveux se modifie-t-elle.

Autant le cheveu gris sur une tête jeune paraît insolite, autant le cheveu gris pour une personne mûre est une heureuse parure !

Les soins

Pour avoir des cheveux très beaux il faut les soigner. Cela dépend de plusieurs facteurs : l'alimentation, le mouvement, l'air et le soleil. Les cheveux sont composés de certains minéraux, tels que l'acide silicique, le fer, l'arsenic, le manganèse et le soufre ; il faut donc veiller à ce que le cheveu soit approvisionné pour garder sa santé. Laver les cheveux avec de la camomille ou de l'eau d'oignon est très bon. Pour les teintes foncées, l'eau de bouleau ou d'ortie convient mieux. Mettre 3 cuillerées à soupe de Molkosan par litre d'eau de rinçage, cela rendra le cheveu brillant. Pour le cuir chevelu, il est bon qu'il soit massé après lavage avec la crème Bioforce qui contient du suint et de l'huile de St-Jean. Si l'on est atteint d'une maladie à champignons, on tamponnera les parties atteintes avec un coton trempé dans le Molkosan ; quand les cheveux sont secs, on saupoudre avec l'Urticalcin.

Il arrive que les cheveux soient trop gras pendant la formation des jeunes filles et ils sont signe chez la femme adulte d'un fonctionnement anormal des ovaires. On peut modifier cet état en faisant tous les soirs un bain de siège chaud et en portant des sous-vêtements chauds.

La plupart des gens apportent beaucoup de soin à leurs cheveux, mais oublient que les soins externes ne sont efficaces que s'ils sont secondés par des soins internes.

La compensation de certaines carences a une influence décisive sur l'apparence extérieure. C'est ainsi qu'après avoir absorbé une préparation d'acide silicique et de calcium biologique, de nombreux patients constatent, avec étonnement, "que leurs cheveux sont devenus plus beaux".

Les cheveux profitent sans doute des soins que vous leur prodiguez et des lotions capillaires. Mais les meilleurs traitements externes sont appelés à échouer si les conditions internes laissent à désirer. Dans bien des cas pourtant, il est extrêmement simple de remédier au mauvais état de la chevelure qui est souvent causé par un manque de calcium et d'acide silicique. Il y a bien entendu d'autres causes qu'il faut s'efforcer de déterminer. C'est ainsi par exemple que des cheveux gras chez les femmes dénotent une hypofonction des glandes hormonales. Il est nécessaire de procéder à un traitement de ces glandes. Ovarium D 3 rend en la circonstance de bons services. En outre, il est recommandé de prendre régulièrement des bains de siège pour activer l'irrigation sanguine. Pour remédier aux stases, on utilisera avec succès Aesculaforce. Ce traitement exerce une influence indirecte très favorable sur les cheveux, étant en même temps de la plus grande utilité pour l'état de santé général, étant donné que de nombreuses autres fonctions organiques dépendent également de l'activité des glandes hormonales.

Lotions capillaires

Les annonces publicitaires nous recommandent toutes sortes de lotions capillaires. Il est bien possible qu'elles aient toutes une certaine valeur. Néanmoins, le meilleur remède pour favoriser la croissance des cheveux et qui est à la portée de tout le monde, c'est l'oignon. Il renferme du soufre, et l'action sur le cuir chevelu de ce soufre naturel est excellente. Si vous voulez remédier à quelque trouble du cuir chevelu ou des cheveux, vous utiliserez avantageusement l'oignon ordinaire. Il suffit, avant le shampooing, de bien frictionner le cuir chevelu avec un oignon cru coupé en deux. Pour augmenter les effets de cette application, vous emploierez simultanément une bonne substance nutritive contenant de la vitamine F, le suint (graisse de laine de mouton). Vous pouvez user de suint ou de quelque crème à base de lanoline. La lanoline est une graisse qu'on extrait de la laine des brebis. Chez le mouton, cette graisse sert à l'entretien de la fourrure et de la peau ; on en a donc conclu qu'elle pouvait aussi être utile à nos cheveux et à notre peau, et les expériences ont confirmé cette supposition.

Si vous ne voulez pas employer l'oignon naturel, vous pouvez avoir recours à la lotion d'oignons.

Le suint, l'Adeps lanæ, ne peut être mis en usage à l'état naturel et pur. Il est trop visqueux. Il faut le mélanger avec une huile. La crème Bioforce est une excellente préparation à base de lanoline.

La décoction d'orties et l'extrait d'orties fraîches rendent également de bons services, et plus particulièrement s'il y a éruption cutanée. Le bouleau lui aussi n'est pas à négliger. Je suis persuadé cependant qu'aucun de ces remèdes n'est aussi efficace que l'oignon (Lotion à l'ortie, Lotion au bouleau).

L'oignon et la lanoline sont les deux remèdes que je vous recommande pour obtenir un cuir chevelu sain et une belle chevelure.

La peau

La peau est un organe vital au même titre que les reins ou l'estomac, je dirais même autant que le foie. Sans un bon fonctionnement de la peau, la créature peut mourir en quelques heures, encore plus vite que si elle était privée à la fois de l'estomac et des intestins. Un tiers du sang de l'homme se trouve dans les vaisseaux fins de la peau dont la superficie chez l'homme normal est 2 m^2 ; par ce fait la peau est l'un des plus grands organes du corps. Sur 1 cm il y a 3 millions de cellules. Sur ce même cm on trouve environ 2 à 3 corpuscules tactiles qui enregistrent le froid et 6 fois plus qui enregistrent les sensations chaudes. C'est pour cela que nous ressentons plus intensément la chaleur et que nous souffrons plus des brûlures que des gelures. Toujours sur ce même cm de peau, on trouve 10 à 20 pores, 12 à 15 glandes sébacées et 90 à 120 glandes sudoripares. Si nous mettions bout à bout toutes les veinules contenues dans ce cm, nous aurions une longueur totale de 1 m et les nerfs atteindraient une longueur 4 fois plus longue.

Quand nous touchons, du bout des doigts, de l'étoffe pour l'identifier, nous faisons travailler 25 de ces différents corpuscules.

Si nous pinçons le bout du doigt nous avons une sensation de douleur parce que 200 points nerveux reçoivent la sollicitation et la transmettent au cerveau.

Nous constations que l'épiderme ne saigne pas, quand nous avons une "ampoule" ; c'est donc que la couche supérieure de la peau ne contient pas de veines. Cet épiderme a 20 couches de cellules. Certains travaux usent cette couche : matériaux abrasifs, lessives, etc., mais le lendemain nous avons encore les 20 couches. Si cette fonction est troublée, nous avons des durillons ou des écailles.

Les glandes sébacées

Ces glandes servent à graisser naturellement la peau. Si la peau est sèche, elle est sensible aux changements de température et la personne peut prendre froid rapidement ou au contraire peut souffrir plus facilement d'insolation. En nous savonnant, nous donnons à ces glandes, en les libérant des poussières, la possibilité de bien fonctionner. En hiver nous aidons la peau avec un corps gras et jusqu'à présent le meilleur est l'huile de St-Jean. Quand les glandes sébacées sont malades, la peau devient sèche, il faut donc l'adoucir avec une pommade, telle que Bioforce. Elle contient en plus du corps gras, de l'arnica et d'autres plantes curatives. Cette pommade est spécialement recommandée contre les insolations.

Le bronzage

C'est s'exposer au soleil ou à l'action de la lumière. Si nous étions parfaitement conscients de l'importance du soleil, nous pourrions doser efficacement notre bronzage. En effet, sous l'action des rayons ultraviolets, les ergosténils contenus dans notre peau se transforment en vitamines D, donc nous devrions exposer nos enfants à l'air et au soleil. Les rachitiques et les scrofuleux, atteints à la fois de manque de calcium et de vitamine D pourraient éviter ces maladies par des cures.

La beauté et le bien-être dépendent en grande partie de l'élasticité du corps. Ce tonus est obtenu par l'exposition à la lumière naturelle. La peau est comme une antenne qui absorbe ou rejette les rayons solaires. Il est remarquable de considérer l'influence du soleil sur la peau ; les sens eux-mêmes en sont aiguisés ; on entend et on voit mieux.

La transpiration

Nous avons environ 2 millions de glandes sudoripares qui ont respectivement la longueur approximative d'un demi mm. Ces glandes excrètent 1 litre à 1 litre et demi d'eau quotidiennement sans transpirer à proprement parler.

Si nous activons cette fonction par des bains de vapeur, les saunas, un séjour en atmosphère chaude, notre corps sécrète 10 à 15 dl d'eau par jour.

Si l'on transformait les glandes sudoripares en un seul tuyau, celui-ci aurait 25 à 30 cm de diamètre, d'où une grande évaporation. La sueur a une saveur salée. Si on emploie le papier de tournesol, la réaction donne un produit aigre (acide). La sueur contient des sels de soude, de la potasse, de l'acide sulfhydrique, du fer, du phosphore, de l'acide lactique et de l'acide urique. En ce qui concerne ce dernier la fonction de transpiration a fait nommer la peau le troisième rein. La peau peut aussi éliminer de l'arsenic et autres poisons et cela donne de l'eczéma ; dans ce cas, il faut faire des soins internes et externes.

Les glandes sudoripares sont des agrégats de climatiseurs, qui rendent la vie possible sous des atmosphères tropicales.

Ma visite aux ruines de l'ancienne Babylone, en Mésopotamie, m'a convaincu que l'art du maquillage est connu depuis longtemps. Les récipients gardés dans un musée de cette région prouvent que les femmes de cette époque employaient des onguents à base d'herbes pour s'embellir. Les Arabes, les Indiens emploient des végétaux pour se maquiller.

De nos jours, l'art cosmétique est tout aussi florissant. Toutefois, nous recommandons l'emploi de produits biologiques pour affirmer ou rehausser la beauté.

Si la peau a un mauvais fonctionnement, cela peut retentir sur la santé. Si nous ne transpirons pas assez, nous devrions boire de la tisane chaude de sureau, de la menthe et autres, et prendre une fois par semaine un bain de vapeur. Certaines parties du corps, mains, pieds, aisselles peuvent avoir une transpiration surabondante. Pour la combattre, il faut solliciter les reins par exemple en prenant du Solidago et du Néphrosolid. Les Chinois prennent de la tisane de sauge et des gouttes de sauge fraîche. Pour faire disparaître l'odeur de la transpiration, on emploie un savon à base de thym et d'hamamélis. Pour les pieds on peut employer ce savon tous les jours et les frictionner avec la crème Bioforce ; cette crème s'avère excellente pour les pieds secs ; on les soigne aussi alternativement avec de l'huile de St-Jean, du Symphosan, lequel est composé de consoude et d'autres plantes à mucilages. Pour l'usage interne, nous préconisons la Viola tricolor à base de pensées sauvages. Les dartres doivent être soignées par des tampons de Molkosan. La peau qui racornit révèle une maladie glandulaire liée à une avitaminose. Cette maladie doit nécessiter des soins particuliers.

Pour traiter et soigner la peau, il faut veiller en tout premier lieu à la circulation sanguine et ensuite lui assurer une bonne aération. Pour ce faire, il faut éviter les produits cosmétiques qui bouchent les pores tels que les fards, les poudres, certaines crèmes.

Pour régénérer la peau, il y a de très bonnes plantes telles que l'Hypéricum (millepertuis) qui a une action révulsive sur le système pileux ; d'autres plantes à mucilages agissent sur les rides et rajeunissent les traits. On peut donc après la toilette du visage, le tamponner avec du Symphosan (alterner avec Molkosan). Ceux qui ont tendance à avoir la peau sèche et des dartres devraient se laver tous les jours avec de la tisane de pensée. Dans le cas où nous employons des crèmes, celles-ci devraient donner à la peau ce qui lui manque ; les pommades à base de vaseline se sont avérées néfastes. La crème Bioforce est très bonne, il est conseillé d'user de cette crème grasse avec discernement. La peau assimile les crèmes grasses plus facilement par temps froids. Les parfums des cosmétiques devraient être des essences naturelles et non des produits synthétiques. Une peau saine n'a besoin d'être aidée que contre le soleil, le vent, l'eau, le froid. Donc, n'exagérez pas la consommation des cosmétiques.

Les jeunes ont souvent à combattre les impuretés de la peau. Bien qu'un régime ne soit pas à tout prix indispensable ici, nous suggérons de laisser pour un temps les graisses animales cuites et de réduire les sucreries. Les œufs et les préparations à base d'œufs sont à déconseiller fortement. Dans le fromage, nous ne conseillons que le fromage blanc. Il est bon de manger des crudités, riz complet, pommes de terre en robe des champs, fromage blanc et raifort qui contiennent de nombreuses vitamines ; il faut aussi éviter les épices trop fortes.

Traitement externe : tamponner avec Echinaforce, alterner avec Molkosan. Quand il s'agit d'une peau sèche, il faut appliquer une pellicule de crème Bioforce.

Traitement interne : gouttes de Viola tricolor et d'Echinaforce. Il ne faut pas écraser "les points noirs" (comédons) car cela peut développer des bactéries. Les ouvriers qui travaillent avec la térébenthine, la cire, les peintures et produits détergents modernes devraient porter des gants de caoutchouc pour éviter le contact. Il est quelquefois préférable de délaisser le savon au profit de l'huile et de l'alcool pour nettoyer la peau. L'alimentation saine a aussi une grande importance pour garder une belle peau.

Hygiène protectrice de la peau

Il est aujourd'hui véritablement opportun de faire attention à une hygiène de la peau, qui ne l'abîme pas mais au contraire la protège. La raison de cet avertissement c'est le grand nombre des produits cosmétiques qui sont vantés par des réclames prometteuses ; car dans cette ribambelle de belle apparence il n'y a que très peu de véritables remèdes pour les soins de la peau. Sous la notion "hygiène de la peau", on doit seulement entendre ce qui soigne véritablement la peau et par là la maintient saine et même si c'est nécessaire la guérit et la rajeunit. Ce n'est qu'une peau qui fonctionne bien qui peut rester saine et dans ces conditions fraîche et même rayonner de jeunesse. En première ligne, cela comprend une bonne circulation du sang, car seulement une peau bien irriguée sera nourrie correctement. Second facteur important, la respiration de la peau doit être favorisée ou du moins ne pas être entravée. Tous les cosmétiques qui bouchent les pores de la peau empêchent la peau de respirer. Cela comprend la poudre, certains maquillages et les crèmes de toutes sortes qui contiennent des corps gras, couvrants et des stabilisateurs, que la peau ne peut pas tolérer. Une peau mal traitée se fane à la longue et vieillit prématurément.

A côté des stimulations physiques pour favoriser l'irrigation sanguine de la peau et sa régénération, il existe des plantes excellentes. L'herbe de St-Jean est bien connue à cette fin, sa partie huileuse soluble favorise l'irrigation sanguine de la peau puisqu'il en résulte un effet activant sur les fins vaisseaux capillaires. Des herbes qui contiennent du mucilage, telle que la consoude et différentes sortes de mousses rajeunissent la peau et empêchent même à la longue les rides ; par elle les tissus de la peau retrouvent une tonicité juvénile. Si par conséquent, après avoir lavé le visage nous le tamponnons avec de l'ouate préalablement imbibée de Symphosan (ou application de crème à la consoude), ce sera en ce cas une bonne ressource pour les soins de la peau du visage. Qui a tendance à avoir des dartres et une peau sèche se lavera tous les jours avec de l'infusion de pensées sauvages.

Si les glandes sébacées fonctionnent mal, de telle sorte que la peau est plutôt sèche, alors on doit utiliser une crème grasse qui est composée d'essences végétales, en combinaison avec de la graisse de laine et suffisamment de vitamine F. Les crèmes doivent en tout cas apporter à la peau ce qui lui manque. Celles qui sont basées sur la vaseline se sont révélées défavorables puisque c'est une mauvaise graisse saponique que la peau ne peut pas tolérer. Pour les peaux sèches et même pour les peaux gercées, la crème Bioforce présente une excellente ressource. Il est à conseiller d'employer très parcimonieusement toutes les crèmes grasses. Par temps froids, la peau est plus réceptive aux corps gras que pendant les jours chauds.

Les crèmes sans corps gras qui ne sont pas à base de mucilage contiennent en règle générale des substances qui bouchent les pores de la peau. Si un tel traitement dure, la peau souffre et perd sa tension. Il est à propos d'huiler la peau en particulier après le bain et les ablutions au savon, car le savon enlève la graisse répartie sur la peau par les glandes sébacées. Une bonne huile fonctionnelle pour la peau est indispensable en hiver et également après les baignades (huile de massage à l'orange ou au citron).

Le parfum que l'on ajoute aux pommades, huiles et crèmes doit absolument être constitué d'essences volatiles naturelles car tous les parfums qui sont fabriqués avec des substances chimiques peuvent avoir des effets nuisibles sur la peau. On ne doit pas oublier qu'en principe il n'est pas bon pour la peau de la traiter trop avec toutes sortes de cosmétiques. Une peau saine n'a besoin d'assistance qu'en cas de forte exposition surtout au soleil, à l'eau, au froid et au vent. "Le trop nuit. Un peu c'est bien, trop c'est trop" est un sage petit dicton qui s'applique également avec avantage aux soins de la peau et aux cosmétiques.

Impuretés de la peau

Une peau impure est pour chacun de nous chose très indésirable. Les jeunes filles ont souvent à lutter contre cela, à savoir principalement pendant la période de la puberté. Quand tous les emplâtres et les pommades n'y changent rien, une peau du visage impure peut même provoquer un complexe d'infériorité, ce qui est une raison de plus de lutter contre le mal et surtout sa cause. Il n'est certes pas toujours souhaité de se montrer prudent et de commencer une diète déterminée, cependant c'est nécessaire et opportun si les causes fondamentales se trouvent dans l'alimentation. Les patientes qui voudraient se débarrasser des impuretés de leur peau doivent en premier lieu réduire la consommation de graisses de moitié jusqu'aux trois quarts. De plus il faut faire strictement attention à ne pas absorber de graisses chauffées. Les graisses animales ont une action tout à fait défavorable. Egalement l'absorption de confiseries et sucreries doit être ou tout à fait arrêtée ou au moins considérablement limitée. Les œufs et surtout les œufs cuits et les mets à base d'œufs agissent en de tels cas comme du poison. De tous les caséeux, ce n'est que le fromage blanc et le fromage mou frais qui sont salutaires. Des légumes crus, du riz naturel, des pommes de terre en robe des champs, du fromage blanc et du raifort peuvent être d'excellents remèdes parce que riches en substances vitales. Les épices fortes aggravent l'état. Comme remède externe le tamponnage alterné quotidiennement d'Echinaforce et de Molkosan a donné de bons résultats. En cas de peau sèche on la graisse légèrement avec de la crème Bioforce. En emploi interne on se sert de Viola tricolor, qui est extrait de la pensée sauvage. On peut également prendre de l'Echinaforce par voie orale.

Il faut éviter de presser les impuretés de la peau et les points noirs, si en même temps on ne désinfecte pas avec du Molkosan, sans quoi on véhicule les bactéries, car celles-ci se fixent en général dans les pores enflammés de la peau. Donc si l'on veut prévenir une aggravation, on doit être très prudent. On doit de même éviter le travail avec l'essence de térébenthine, la cire à parquets, les peintures et les lessives modernes ou alors se protéger du contact direct avec des gants de caoutchouc. Si la peau a des pores larges et est en même temps flasque, le Symphosan aide par le mucilage naturel à l'affiner et à la régénérer. Le lavage au savon n'est pas toujours bon. Souvent le nettoyage avec de l'huile suivi par une friction à l'alcool est beaucoup plus salutaire pour une peau abîmée. Il est très important d'améliorer l'état de santé général par un mode de vie naturel, car la peau en tirera également un riche profit.

Les huiles se prêtent-elles aux soins de la peau ?

La nature veille à ce que notre peau dispose toujours d'une quantité de graisse suffisante : elle confie ce soin aux glandes sébacées. J'ai pu observer que, bien qu'ils ne s'enduisent pas d'huile, les hommes primitifs ont une peau bien plus grasse que la nôtre. J'en ai trouvé l'explication dans leur mode de vie et d'alimentation qui, contrairement au nôtre, est demeuré tout à fait naturel. Il est certain que les fonctions diminuées de nos glandes sébacées dépendent pour une large part de nos vêtements, ainsi que des salles fermées et surchauffées dans lesquelles nous passons la plus grande partie de nos journées.

Il convient donc de compenser ce manque de matières grasses et de soigner notre peau avec une bonne huile de toilette. Avant de prendre un bain de rivière, dont l'eau est assez froide, il faudrait toujours huiler convenablement la peau. Cette méthode permet d'éviter les fortes pertes de chaleur si bien que nous sommes moins sensibles au froid, même si la température de l'eau est assez basse. Ce sont là des observations que j'ai faites sur moi-même ; je dois ajouter toutefois que je suis assez endurci au froid. Mais ce sont justement les sujets sensibles qui devraient faire usage d'une huile et tout spécialement après le bain, afin de prévenir tout risque de refroidissement.

Il n'est pas indiqué cependant d'abuser de l'huile et de faire briller la peau comme une couenne de lard. Une telle pratique n'a rien à voir avec les soins de la peau. Les onguents et les huiles de toilette ne doivent être appliqués qu'en quantité minime. Evitez les huiles parfumées qu'on sent à un kilomètre de distance. L'huile d'olive pure, mélangée à un peu d'huile de citron, constitue une huile de toilette excellente et très économique.

Si toutefois vous préférez vous servir d'une huile de toilette toute prête, choisissez-en une à base d'huile de St-Jean. Cette dernière exerce une excellente action nutritive sur la peau grâce à sa teneur en lipoïdes. Vous trouverez cette huile dans les magasins d'alimentation naturelle et de produits diététiques.

Les soins de la peau ne doivent pas se borner à l'emploi d'une huile de toilette. La lumière, l'air frais, le soleil jouent également un rôle. L'activation des fonctions épidermiques améliore en même temps les fonctions de la glande et constitue une condition importante du bien-être général.

L'impétigo

On rencontre souvent des jeunes personnes qui ont le visage couvert d'impétigo. En maillot de bain, leur dos apparaît plein du même mal : cela est dû à une erreur de sécrétion en particulier des glandes de l'endoderme. En même temps on peut déceler une infection à staphylocoques et streptocoques. Le patient tourmenté par ses complexes essaie d'arracher ses croûtes avec les ongles, ce qui a pour effet d'agrandir le mal et même de le porter ailleurs. Quand les plaies sèchent elles deviennent des croûtes disgracieuses.

L'Ecole de médecine préconisa longtemps l'usage des pommades au mercure. Aujourd'hui nous disposons de la pénicilline et des sulfamides. Nous pouvons combattre ces maux en employant de l'acide lactique dilué à 15 % que nous trouvons dans le Molkosan. Toutes les 5 minutes on tamponne alternativement avec le Molkosan et l'Echinaforce. Le Molkosan tue les bactéries et l'Echinaforce enlève l'inflammation. Si du pus arrive à se former, on l'enlève au fur et à mesure avec ces tampons. Nous ne prendrons pas de savon mais de l'alcool à 45° auquel nous aurons ajouté quelques gouttes d'arnica. Il est rare qu'on ait une peau sèche dans un tel cas, néanmoins on utilisera utilement la crème Bioforce, une fois par semaine. Il faudrait aussi se mettre à la diète. Le livre "Le foie, régulateur de la santé" nous donne des modèles de diète. Il faudrait aussi prendre régulièrement de l'Echinaforce. Pour arrêter la purulence on peut prendre Hépar Sulf. D 10, si on veut l'activer on prend le même remède, mais 4 fois plus. Pour accélérer les glandes il faut prendre au moins une tablette de Kelpasan.

Soins pour la mycose

C'est une maladie difficilement guérissable comme toutes les maladies de peau.

On sera aidé par du petit-lait frais. Celui-ci étant difficile à se procurer, on pourra faire appel au Molkosan. Une malade qui souffrait de cette maladie depuis 12 ans guérit en 15 jours avec ce traitement. C'est un résultat absolument merveilleux après tant d'années de souffrance !

Les ongles malades

N'est-ce pas une merveille de la nature que les ongles ? Mais très souvent l'emploi de la laque et des procédés de manucure déforment les ongles et attaquent les racines. Les ongles et les cheveux sont le reflet de la santé ; les personnes qui ont un métabolisme perturbé déplorent d'avoir les ongles faibles et de vilains cheveux.

C'est une très grave maladie que d'avoir des champignons aux ongles des pieds et des mains. On peut être contaminé sur une plage ou par contact direct avec un malade.

Pour combattre ceci, il faut couper les ongles très courts, enduire de Bioforce le jour et les imbiber de Molkosan la nuit.

Le docteur Devrient, de Berlin, m'a écrit pour m'exprimer son admiration pour ce produit, dont il a eu connaissance par le docteur Keller, chez lequel il avait passé des vacances. Ce succès est dû à l'acide lactique associé aux ferments lactiques contenus dans ce produit.

Une inflammation ongulaire peut être traitée par Bioforce, Molkosan et Echinaforce. Quand les ongles se dédoublent, il faut employer de la teinture de raifort. L'alimentation devrait apporter beaucoup de calcium et d'acide silicique, et il faudrait y ajouter de l'Urticalcin et du Galeopsis.

Les pieds

Avez-vous déjà réfléchi aux services que vous rendent vos pieds ? Nous en avons tellement l'habitude que nous oublions que, toute la journée, ils doivent nous porter, où que nous allions. Nous ne pensons pas non plus à les laver tous les jours, bien que ce soient là des soins qu'ils méritent pleinement et dont ils ont besoin. Car les pieds nous permettent non seulement de marcher et de nous tenir debout pendant toute la journée, mais ils ont encore à remplir une fonction de sécrétion, ignorée par bien des gens. Nous connaissons tous cependant la transpiration des pieds qui est un phénomène assez désagréable, que nous voudrions pouvoir supprimer, sans nous rendre compte des suites fâcheuses qui peuvent en résulter. La transpiration des pieds certes n'est pas agréable du tout, surtout si elle donne lieu à de fortes émanations. Elle a même déjà été à l'origine de divorces.

Mais n'oubliez pas que la transpiration des pieds constitue en quelque sorte une soupape de sécurité de l'organisme. Vous pouvez l'améliorer en activant les fonctions épidermiques et rénales. N'essayez jamais de la supprimer de force ; une telle pratique engendrerait d'autres maux causés par les toxines retenues dans le corps.

C'est ainsi que je n'ai jamais observé de fortes transpirations des pieds chez les tuberculeux. Cette constatation m'a été confirmée par des spécialistes. On serait donc tenté d'en conclure que les affections pulmonaires peuvent être favorisées par la cessation forcée de la transpiration des pieds ou encore par une sécrétion défectueuse !

Il importe de soigner nos pieds et de les laver au moins une fois par jour. Les pieds peuvent être considérés comme des organes de sécrétion, qu'il faut tous les jours débarrasser des substances sécrétées. Par rapport au bien-être général, ce nettoyage est d'une grande importance. Bien que le lavage des pieds, dont nous parle la Bible, soit plutôt un acte symbolique, sa valeur thérapeutique ne doit pas être négligée. En Orient, le lavage des pieds constitue un bienfait non seulement parce qu'on marche avec des sandales, mais encore pour des raisons hygiéniques. Pendant 4 semaines, lavez vos pieds régulièrement tous les jours, et vous constaterez une amélioration considérable de votre bien-être.

Pour faire cesser les maux de tête, il suffit tous les 2 jours de prendre un bain de pieds de simples. Le serpolet, le thym sauvage, les aiguilles de genévrier et d'autres herbes aromatiques sont également très utiles.

Après le bain, il est recommandé de frictionner les pieds avec une bonne huile activant les fonctions épidermiques. On peut aussi tout simplement employer l'huile de millepertuis ou d'olive. Ces frictions sont très efficaces, même si on ne les pratique que 2 fois par semaine (huile Juniperosan, pour les soins des pieds).

Les soins des pieds, qui ne demandent que quelques minutes par jour, peuvent nous éviter bien des honoraires de médecin.

Soins pour les pieds

1. Avoir toujours de très bonnes chaussures (sans tenir compte de la mode).

2. a) Laver les pieds tous les jours en les massant avec de l'huile, par exemple le Juniperosan.

b) Les rhumatisants et arthritiques devraient faire des bains de pieds de plantes : température 37°, rester 15 à 30 minutes.

c) Pieds douloureux : les baigner dans de la tisane de sanicle.

3. La transpiration des pieds ne devrait pas être combattue par un produit fort. Il est préférable de prendre une tisane qui fait travailler les reins, de baigner les pieds dans la sauge et de les masser avec du Juniperosan.

4. Les dartres et les champignons devraient être baignés dans la pensée sauvage. Puis tamponner les parties malades avec du Molkosan pur. Ensuite enduire de crème Bioforce.

5. S'il y a des taches bleues qui proviennent de la dilatation des capillaires on soigne les varices avec de l'Aesculaforce externe et interne.

6. Les pieds froids. On fait un bain chaud de thym. On y trempe 3 minutes les pieds, puis on les trempe 3 secondes dans l'eau froide ; on fait cela pendant 20 minutes en prenant soin que la température du bain chaud soit régulière.

7. Les fourmillements dans les pieds relèvent du précédent traitement.

Il est toujours recommandé d'observer aussi le bien-être de tout le corps, car on sait que les pieds froids font beaucoup de mal aux reins et au bas-ventre.

La marche pieds nus

La marche nu-pieds se pratique de moins en moins. On pense d'ailleurs qu'il s'agit là d'une habitude méprisable. Essayez une fois de faire une promenade les pieds nus et vous verrez les regards compatissants, incompréhensifs ou dédaigneux des passants, qui vous prouveront que tous ces gens ignorent la valeur de la marche pieds nus. Naturellement, ceux qui n'en ont pas l'habitude ne sauraient marcher nu-pieds sur un sol pierreux. Mais profitez une fois de l'heure matinale pour courir dans les prés humides de rosée ; vous serez étonné du bienfait que vous procure cette course. Lorsqu'on se sent surmené à la suite de grands efforts intellectuels, cette marche peut régénérer les forces. On a l'impression qu'une force vitale émane de la terre et que nos fonctions glandulaires s'en trouvent améliorées. Il est incompréhensible que l'homme surmené, tracassé ne profite plus de ce moyen régénérateur si simple dont l'action est si efficace sur nos glandes endocrines. C'est surtout en été, quand le sol est bien chaud, que nous devrions profiter de notre temps libre pour courir nu-pieds à travers le jardin, les prés et les bois. Efforcez-vous cependant de ne faire ces courses que sur un sol naturel. Plus une terre est primitive, naturelle, plus l'organisme bénéficie de ses forces magnétiques. Ne vous attendez pas à de semblables avantages sur le béton, le ciment, les routes goudronnées. Mettez tranquillement vos souliers pour y marcher, car vous n'en tirerez aucun profit.

Par temps froid et humide, efforçons-nous de ne pas nous refroidir. Dans certaines régions de la montagne, on voit les enfants courir nu-pieds pendant tout l'été, même s'il fait un temps pluvieux et légèrement froid. Il est d'usage de cacher les souliers et les bas dès les premiers beaux jours de printemps et de ne les ressortir qu'au début de l'hiver. Cette pratique est un peu exagérée, car si le temps pluvieux se prolonge, la température peut sensiblement baisser même au beau milieu de l'été.

Pratiquée raisonnablement, la marche nu-pieds a des vertus thérapeutiques appréciables, dont devraient profiter les surmenés souffrant de troubles fonctionnels. Les Grecs, bien que moins asthéniques que l'homme moderne, semblent avoir connu et apprécié les effets tonifiants de la terre. La fable de Gaia nous en fournit la preuve. Elle prétend en effet que le géant Antée, fils de Neptune et de Gaia, la Terre, devait ses forces herculéennes à sa mère, la Terre. Il fut tué par Hercule. Le héros Hercule, s'étant aperçu, au cours de sa lutte contre le monstre, que celui-ci reprenait de nouvelles forces chaque fois qu'il touchait terre, le souleva et parvint ainsi à lui ôter la vie. Quelque fabuleux qu'il soit, ce conte semble quand même témoigner d'une observation des effets de la nature ; car, sans nul doute, la terre renferme dans son sein des forces régénératrices réservées à l'homme. Un simple essai vous permettra de confirmer cette hypothèse. Bien que la science n'ait pas encore réussi à démontrer l'origine de ces forces primaires, l'expérience quotidienne est là pour les prouver.

Gymnastique matinale et courses nu-pieds dans l'herbe humide de rosée

On ne saurait demander aux citadins de s'adonner chaque matin à la culture physique au grand air, bien que ce soient eux précisément qui en auraient le plus besoin. La plupart d'entre eux habitent des rues étroites au milieu des villes, loin des gazons et des prés verts. Ils perdraient trop de temps s'ils voulaient, chaque matin, courir dans la verdure pour y faire leur gymnastique matinale, avant d'aller respirer l'air malsain des bureaux et de la ville. Qu'ils sont à envier, tous ceux qui sont encore en contact étroit avec la nature et qui, de grand matin, se rendent dans les prés et y font leur gymnastique matinale en foulant l'herbe humide de rosée ! Ils ignorent les services inappréciables qu'ils rendent à leur organisme en vaquant ainsi à leur besogne au grand air. Si nous passons quelque temps à la campagne, nous avons nous aussi l'occasion de bénéficier des privilèges dont jouissent les paysans à longueur d'année. En nous retrempant dans la nature, nous pouvons rétablir notre santé plus ou moins affaiblie par la hâte et les obligations quotidiennes. Et si nous écoutons la nature, nous apprendrons d'elle bien des choses qui nous affermiront dans nos idées raisonnables.

La gymnastique matinale nous contraint à une respiration profonde qui chasse les dernières sensations de fatigue. Si en même temps nous courons nu-pieds dans la rosée, nous pourrons nous remettre à notre tâche journalière bien rafraîchis et de bonne humeur.

Le pasteur Kneipp a déjà prôné l'action bienfaisante de la rosée. Si notre profession nous contraint à habiter la ville, où nous sommes privés des avantages de la vie de campagne, il faudra profiter de toutes les occasions pour revenir à la nature, suivre ses conseils et bénéficier de tout ce qu'elle nous offre pour nous aider à surmonter les difficultés engendrées par la nervosité et la précipitation de notre vie moderne.

Suppression de la transpiration des pieds

Convient-il de supprimer la transpiration des pieds ? N'est-elle pas la conséquence d'une fonction naturelle qui se débarrasse ainsi des toxines qu'elle ne peut éliminer d'autre façon ?

La transpiration des pieds paraît tout à fait normale et même nécessaire. De nombreux cas prouvent que sa suppression peut avoir des suites fâcheuses.

Une dame de Zurich m'apprit dernièrement que son mari était atteint de dartres depuis qu'on lui avait supprimé la transpiration des pieds au service militaire. Il n'y a guère avantage à se débarrasser de cette transpiration, normale, répétons-le. Sa suppression peut avoir des répercussions fâcheuses sur les poumons, engendrer des dartres ou quelque autre mal. Il ne faut jamais vouloir supprimer un phénomène naturel : c'est une intervention contre-nature. Si vous voulez éviter des suites fâcheuses, il ne vous reste qu'à provoquer à nouveau la transpiration des pieds, ce qui n'est pas facile.

Un médecin berlinois a su remédier à cet inconvénient en mettant dans ses chaussures des semelles saupoudrées de carbure en poudre. A la moindre humidité, le carbure dégageait de la chaleur qui, à son tour, provoquait la transpiration. On prétend que, grâce à cette méthode, ce médecin a pu guérir de nombreuses maladies, y compris des affections pulmonaires dans lesquelles tout autre traitement avait échoué.

De toute manière, il est ridicule de vouloir supprimer la transpiration des pieds. Si elle est trop désagréable, on appliquera des méthodes naturelles, bains de pieds répétés et surtout bains aux herbes. Après le bain, une bonne friction à l'huile aromatique ravivera la circulation. Et puis, il faudra changer fréquemment de chaussettes ou de bas. De toute manière, les fonctions naturelles du corps ne devraient pas être supprimées de force.

Entorses et foulures, distension de ligaments

Pour guérir rapidement ces traumatismes, pour soulager le patient en un temps minimum, on aura recours à la méthode suivante : prendre le blanc de 3, 4 ou 5 œufs et le battre en neige ferme. On y ajoute une substance active qui stimulera la circulation sanguine et humorale. Dans le Midi, on hachera très fin des feuilles d'eucalyptus ou de camphrier. S'il s'agit de feuilles sèches, on les pilera finement dans un mortier. On peut aussi se procurer de l'eucalyptus ou du camphre en poudre. On en prendra 20 ou 30 g qu'on mélangera délicatement aux blancs d'œufs, poudre ou bouillie. A défaut de ces plantes, on prendra des bourgeons de sapin, des aiguilles de sapin, de pin ou de n'importe quel autre conifère. La bouillie obtenue sera travaillée avec les œufs. On étalera cette neige sur les endroits sensibles ; on les recouvrira de bandes d'étoffe avant de fixer le tout par une bande élastique maintenue fermement. Le blanc d'œuf durcit. Deux jours plus tard, on renouvellera l'application si c'est nécessaire. A la suite de ce traitement, on fera des frictions à la teinture de consoude, des compresses de chou, de pommes de terre ou de fromage blanc.

Au lieu de supporter ces douleurs pendant des semaines et des mois, appliquez cette méthode qui vous les fera disparaître en quelques jours.

On peut soutenir le processus de guérison par de légers massages dans le sens de la circulation veineuse.

En cas de contusions, distorsions ou autres traumatismes internes, il faut tenir au chaud les membres atteints.

Douleurs dorsales

Après une journée de travail ménager, les femmes ont très mal au dos. Mais il est impossible de dire qu'il s'agisse toujours de fatigue. Ces douleurs proviennent des reins, si on les ressent vers le haut ; de la vessie, si on les ressent vers le bas. Si la matrice change de place, elle peut donner aussi de grandes douleurs dans le dos. Les rhumatismes musculaires font de même. Quelquefois, c'est un début de sciatique, ou un début d'arthrite déformante.

Traitement

Masser avec Symphosan, alterner avec une huile pour massage. Faire des compresses chaudes de fleurs de foin ou camomille et appliquer sur les points douloureux. Si les douleurs ne cessent pas, consulter un médecin.

Hernie

On a constaté qu'une hernie survient à la suite d'une opération quand l'abdomen n'est pas assez fort ou bien cela peut être aussi héréditaire. Parfois une déchirure peut se produire par un accès de toux ou un effort violent. Le péritoine se déchire et l'intestin sort par cette ouverture. Si l'on ne peut remettre aussitôt l'intestin en place, cela deviendra une hernie étranglée qui nécessitera une rapide intervention chirurgicale.

Soins préventifs

- Massages après toutes interventions chirurgicales, avec Symphosan, pour fortifier la musculature abdominale.
- Eviter les excès graisseux sur l'abdomen.
- Faire un bain de siège avec de l'écorce de chêne, une fois par semaine.
- Pratiquer de la gymnastique abdominale, mais raisonnablement. Même chose pour le sport.

Traitement interne

Prendre des plantes riches en acide silicique comme la prèle, ainsi que du Galeopsis. La préparation Urticalcin ne devrait jamais manquer.

BREF COUP D'ŒIL
AU MONDE DES PLANTES

Comme ce champ est très vaste, je me contenterai de quelques brefs aperçus.

La préparation d'un bon remède

Pour reconnaître l'action d'un remède végétal ou naturel, le don d'observation est indispensable. De tout temps, il y a eu des êtres qui, doués d'une intuition particulière en observant sur eux-mêmes ou sur d'autres les effets de tel produit, sont parvenus à en reconnaître vertus et principes curatifs.

Pour apprécier les effets d'un remède, il est bon de jeûner pendant deux ou trois jours car, à jeun, ces effets se manifestent beaucoup plus nettement : le corps réagit en toute liberté. Ces expériences, bien sûr, ne seront tentées qu'avec des herbes ou des substances dont on est sûr qu'elles ne sont pas toxiques. En prenant telle ou telle plante, nous pourrons établir si elle active la fonction intestinale ou rénale. Il se peut qu'elle soit stomachique, c'est-à-dire qu'elle stimule l'appétit ou n'importe quelle autre activité du corps. Un organisme à bon fonctionnement enregistre facilement les principaux effets de ces produits. C'est l'épreuve des remèdes par un organisme sain.

Médecins et thérapeutes peuvent aussi entreprendre leurs observations auprès du malade. Si le patient constate d'autres réactions après avoir pris un remède dont les effets sont connus, le médecin les notera soigneusement. Si d'autres malades font des constatations identiques, le praticien pourra faire état de ces nouveaux effets. C'est ainsi que peuvent naître des remèdes de premier plan dont les vertus principales n'avaient pas encore été découvertes. Dans la préparation de remèdes combinés, on s'évertuera à mélanger des plantes dont les effets de l'une complètent et intensifient ceux de l'autre.

Préparations combinées

Dans le traitement d'une hypocalcémie qui s'accompagne d'un manque de silice, il convient d'administrer en même temps les deux substances. Si l'on veut par-dessus le marché combattre des sueurs nocturnes, on y ajoutera de la sauge (Salvia). En cas de toux, on prescrira un extrait de bourgeons de sapin ou de plantain lancéolé. C'est ainsi que le médecin combine les remèdes nécessaires pour traiter simultanément des affections différentes. Il faut toutefois se montrer prudent et se souvenir des incompatibilités de certains remèdes entre eux. Les uns intensifient les fonctions tandis que d'autres les ralentissent. Normalement, le choix des remèdes et leur combinaison supposent des connaissances pharmacologiques. Par observation attentive et par comparaison des résultats obtenus, les médecins d'autrefois ont su découvrir d'excellentes médications, sans avoir la formation actuelle. Grâce à d'heureuses combinaisons, ils sont parvenus à augmenter considérablement les effets respectifs de leurs remèdes si bien que l'action globale en était parfaite. Une combinaison malheureuse, au contraire, réduira un effet au lieu de l'accentuer.

L'étude des vitamines nous apprend comment intensifier une réaction favorable grâce à une combinaison réussie. C'est ainsi qu'un calcium assimilable ne profite pas à l'organisme s'il y a carence en vitamine D. Le calcium a besoin de vitamine D pour son assimilation et, inversement, la vitamine D reste sans effet si le calcium fait défaut.

Notre corps fournit des exemples analogues. L'acide chlorhydrique et la pepsine se trouvent étroitement liés dans l'estomac. Les aliments ne peuvent être attaqués par la pepsine que si le milieu ambiant a un certain degré d'acidité grâce à l'acide chlorhydrique. Sans quoi la pepsine demeure impuissante. C'est ainsi qu'il existe des rapports qu'il faut connaître exactement si l'on veut que les remèdes soient capables de rendre des services éminents !

Il n'est donc jamais permis de combiner au hasard des plantes et des extraits dans le vague espoir d'avoir la chance de réussir quelque chose d'intelligent ! Pour certaines plantes ou remèdes naturels, il existe diverses combinaisons dont les composants sont plutôt perturbateurs que guérisseurs. Il faut beaucoup d'intuition, une dose d'observation subtile pour constater les diverses actions et pour les combiner en juste proportion. On ne peut pas toujours se fier à la teneur en substances connues car il existe encore bien des facteurs inconnus qui agissent et dont on se borne à constater les effets. Voyons un peu les combinaisons naturelles au Moyen Age. Il y en a qui, ayant fourni leurs preuves, sont encore en honneur de nos jours. Leur efficacité s'explique par le fait qu'elles sont riches en vitamines et en certains ferments, deux facteurs essentiels qu'on ne connaissait pas à ce moment-là. L'observateur de cette époque avait constaté l'excellente action des vitamines et des ferments en ignorant tout de leur existence.

L'expérience pratique dans un cas pareil a autant de valeur sinon davantage que la connaissance chimique exacte !

Facteurs inconnus

Les effets salutaires d'une plante sont ramenés à certains principes actifs qu'elle renferme : alcaloïde, tanin, carbonate, etc. Dès qu'on isole ces substances pures, leur action symptomatique reste souvent la même tandis que l'effet global est un peu changé. Dans l'action générale d'une plante, il y aura toujours un facteur important mais inconnu que ne peut expliquer nul chimiste. Il est indispensable pour tout remède naturel de respecter l'intégrité de la nature et de la considérer comme un tout. Dans n'importe quelle préparation végétale, il ne suffit pas de tenir compte d'un facteur isolé rendu responsable de l'action totale de la plante. Si l'on extrait l'arnicine de l'arnica, par exemple, cette substance isolée n'aura pas sur le cœur et les vaisseaux l'action qu'exercera l'extrait frais tiré de la racine entière.

Il en est de même pour le jus de carotte. Le carotène, une provitamine, ne donnera pas les mêmes résultats que le jus complet. Nous pouvons faire la même observation pour la choucroute. Son acide lactique aura d'autres effets que l'acide lactique pur. La choucroute renferme encore d'autres principes curatifs résultant de la fermentation. Comme le prouvent ces exemples, la nature nous livre toujours les meilleurs médicaments. Elle demeure notre pharmacie la plus authentique. Si, bon observateur, vous avez le talent de reconnaître ces valeurs, puisez largement dans ces trésors offerts car cette pharmacie ne décevra ni le savant dans ses recherches ni celui qui se laisse conseiller par elle.

Sur la préparation des plantes médicinales

Chaque plante possède une multitude de différents composants minéraux, vitamines, ferments, enzymes, essences, résines et mucilages qui, en raison de leur rapport, exercent sur notre corps certaines actions spécifiques.

L'infusion

Encore aujourd'hui, il est d'usage en beaucoup d'endroits d'avoir recours aux infusions en cas de troubles de santé. Il s'agit là de la forme la plus ancienne de préparation des plantes médicinales. Malheureusement dans l'infusion ce n'est que la partie des plantes soluble dans l'eau qui est mise à profit.

La teinture

L'emploi de la teinture a plus d'avantages, car outre les agents solubles dans l'eau, elle a le pouvoir de retirer également les agents solubles dans l'alcool. Cela concerne surtout les résines et les essences et également différents agents spécifiques tels que l'arnicine, la pétasine et encore d'autres. La solution d'alcool est en plus une forme pharmaceutique stable qui convient en même temps très bien à la confection de dilutions. L'assimilation des substances est meilleure également dans la solution alcoolique que dans la solution aqueuse. Jadis on n'employait que des plantes séchées pour la préparation de teinture, tandis qu'aujourd'hui on donne la préférence au suc de plantes fraîches parce qu'elles contiennent davantage d'agents.

Le procédé spagirique

Il y a de nombreuses années, le docteur Zimpel a élaboré le procédé spagirique. Celui-ci fait fermenter les plantes par un ferment de levure. De cette façon, les hydrates de carbone fermentent et se transforment en alcool. Certaines substances curatives se transmuent également. De nouveaux ferments se forment qui augmentent l'effet général d'efficacité de quelques-unes des plantes, chez d'autres le diminuent, comme par exemple les plantes à mucilage. La méthode de fermentation a comme chaque préparation ses avantages et ses inconvénients. Depuis peu de temps, le docteur Strahtmeier s'inspire comme on sait à nouveau de la méthode de fermentation avec succès.

La fermentation de l'acide lactique

En Chine, en Corée et au Japon, la fermentation de l'acide lactique est en usage depuis des siècles. Non seulement les herbes médicinales mais également les légumes sont traités par la fermentation à l'acide lactique pour donner de puissants condiments. Ils sont toutefois aussi préparés comme chez nous la choucroute, comme nourriture à base d'acides, ce que l'on appelle Kimchi. En Europe, la fermentation à l'acide lactique des plantes n'a pas encore été adoptée en grand, bien qu'elle ait de grands avantages par l'activation des agents chez différentes plantes. En particulier pour les plantes qui trouvent leur emploi dans la thérapie ou la prophylaxie du diabète, de l'arthrite, des rhumatismes et du cancer, la préparation de médicaments par la fermentation à l'acide lactique d'après la pratique d'Extrême-Orient peut offrir de grands avantages. C'est pourquoi le Molkosan et les jus Biotta sont à considérer non seulement comme des denrées alimentaires mais aussi comme des remèdes. Il semble que les préparations contenant de l'acide lactique acquièrent une importance encore plus grande par les temps présents de radioactivité accrue. S'il en est ainsi, le docteur Kuhl n'aura pas tort avec sa méthode.

Poudres et comprimés

De la totalité de la plante séchée on peut également fabriquer de la poudre qui servira en même temps à la préparation de comprimés, et même avec l'avantage que poudres et comprimés contiennent toutes les substances de la plante, donc également les parties résiduelles. Par le séchage des plantes médicinales, il est vrai que certains agents délicats disparaissent, toutefois les composants minéraux, les essences et les résines sont encore pleinement efficaces. Comme laxatifs, pour les régimes intestinaux, comme constipants ainsi que comme ferments digestifs et remèdes contre les vers, les préparations sous cette forme sont très utiles.

Le broyage de plantes fraîches

Les plantes que l'on ramasse fraîches dans les jardins ou dans les champs, sont travaillées avec de la lactose, du glucose ou un autre agent. L'expérience a montré que cette préparation des plantes médicinales fait partie des formes les meilleures et les plus efficaces. Malheureusement cette manière de préparer est trop peu employée et surtout sans doute parce qu'elle est pénible et minutieuse. Dans l'Urticalcin, cette méthode a fait ses preuves, puisque par là le calcium est beaucoup plus facilement assimilable.

Préparation des huiles

Pour l'huile de St-Jean et pour l'huile à frictionner on emploie les plantes fraîches en préparation essentielle. Celle-ci a l'avantage de dissoudre les résines et les agents solubles dans l'huile, afin qu'ils puissent être facilement introduits dans le corps au travers de la peau. Pour les nerfs par exemple le produit tinctorial rouge soluble dans l'huile de l'herbe de St-Jean est beaucoup plus efficace sous la forme d'essence que sous la forme de teinture.

Les plantes fraîches écrasées en application

Il est connu que l'application de plantes fraîches écrasées est une forme éprouvée d'utilisation et pour cette raison elle s'est beaucoup fait estimer dernièrement chez nous. De nombreuses personnes connaissent déjà les succès obtenus par les applications de feuilles de chou. Par l'emploi correct de cette méthode on peut accomplir beaucoup de bien et remplacer par là des médicaments coûteux. Cependant non seulement la feuille de chou peut dans cette perspective être recommandée pour son action mais encore beaucoup d'herbes médicinales sont propres à être appliquées fraîchement écrasées afin que de cette manière leurs forces curatives passent au travers de la peau. La Rumex alpina, l'oseille géante, convient également très bien pour le traitement quand elle est appliquée écrasée sur la nuque pendant la nuit, à savoir pour les maux de tête et les crispations nerveuses. Sous les tropiques on applique avec succès le plantain sur les abcès. En cas d'inflammation des feuilles d'échinacée pressées ont une action merveilleuse, tandis que les feuilles de consoude pressées peuvent alléger les douleurs arthritiques.

Il ressort de cela que l'emploi des plantes médicinales est extrêmement varié et absolument digne de confiance, car comme on le sait, la plante est l'intermédiaire entre le règne minéral anorganique et le corps de l'homme et des animaux. Puisqu'elle a cette propriété de ne pouvoir assimiler et transformer que de fines substances minérales, c'est pour le corps un grand bénéfice que la plante accomplisse pour lui ce travail préparatoire ; en effet elle absorbe et assimile les éléments du règne minéral anorganique pour que nous puissions les mettre à profit par l'intermédiaire de la plante.

Les plantes alpines ont-elles plus de valeur que celles de la plaine ?

Pour répondre à cette question, il faut prendre en considération plusieurs points. J'ai observé par exemple que des fraises cultivées à Teufen (950 m d'altitude) contenaient un peu moins de sucre que celles de la même espèce qui avaient mûri en Engadine, à 1600 m environ. Je me suis demandé si cette teneur en sucre plus élevée provenait de la terre noire des hauts marais grisons ou de l'ensoleillement plus fort de la montagne. D'autre part, j'avais remarqué que les fraises de Teufen étaient bien plus sucrées par temps sec et chaud. J'en suis donc arrivé à la conclusion suivante : chaleur et soleil sont responsables de la teneur en glucose des fruits. En outre, l'amendement de la terre par un engrais de calcium organique est de première importance car on obtient alors des fraises plus sucrées que celles qui poussent dans un sol non amélioré.

Il faut donc étudier diverses circonstances avant de porter un jugement. Les carottes aussi prospèrent mieux en Engadine et donnent des récoltes supérieures à celles de Teufen. Elles ont une saveur plus douce, plus aromatique, ce qui s'explique par l'ardeur du soleil. Mais le soleil ne fait pas tout. L'Engadine jouit d'un climat favorable, d'une altitude idéale et sa terre fertile enrichit les plantes qui y croissent.

Toutes les altitudes ne présentent pas les mêmes avantages. Le versant sud des Alpes est plus ensoleillé que le versant nord. C'est pourquoi les plantes se développent moins bien à l'altitude, au revers septentrional, qu'en plaine. On rencontre même dans certaines régions mal exposées des végétaux rabougris.

Les plantes médicinales sont influencées à leur tour par ces facteurs favorables ou défavorables. C'est ainsi que j'ai pu observer que le Solidago d'Engadine a une action diurétique plus prononcée que celle de la verge d'or de Teufen. Toutefois, les effets de cette plante sont encore supérieurs à ceux des herbes qui croissent à moins de 500 mètres.

Expériences scientifiques

Toutes ces observations furent récemment discutées par Monsieur le Professeur Flueck, lors d'une réunion de pharmaciens. Se basant sur ses propres expériences, l'orateur démontra l'influence de divers facteurs sur les principes actifs des plantes médicinales. Ces tests qui se firent simultanément en plaine et à des altitudes diverses, dans une terre identique, prouvèrent que les meilleurs résultats n'étaient pas toujours dus à l'altitude.

Dans les vallées chaudes et ensoleillées, bien abritées du vent, les plantes offraient une plus forte proportion de principes actifs que celles qui croissaient à une altitude plus élevée et qui, tout en jouissant d'autant de soleil, étaient plus exposées au vent. C'est pourquoi certaines plantes cultivées en altitude moyenne sont plus actives que celles qui poussent plus haut. Seuls font exception à cette règle les végétaux qui croissent à l'ombre.

La teneur en substances actives ne dépend pas seulement de l'altitude mais encore de l'espèce végétale, de la durée de l'insolation, de la chaleur et des vents. Il n'est guère étonnant que les plantes croissant à l'abri, dans les vallées alpestres, contiennent plus de principes actifs que celles qui vivent en plaine. Comme nous venons de le mentionner, le rendement dépend de l'espèce végétale ; tel genre prospère mieux à haute altitude tandis que tel autre préfère les altitudes moyennes.

Types alpestres

Les types alpestres de certaines plantes renferment plus de principes actifs que les types de même famille croissant en plaine. J'ai pu observer que l'achillée des terres basses est moins riche en huiles éthériques, donc moins aromatique que celle de l'Engadine, de la Basse-Engadine, surtout. Ici encore, il faut voir l'influence du sol, du soleil, de la chaleur et, jusqu'à un certain point, celle des rayons ultra-violets.

En ce qui concerne les expériences du Professeur Flueck, les résultats ne dépendaient guère des rayons ultra-violets. On aurait pu en déduire que ces rayons jouent un rôle très accessoire dans le développement des plantes, du moins en ce qui touche les principales substances actives connues. Mais les végétaux renferment d'autres principes essentiels, même si on ne les connaît pas encore. Ceux-ci et plus particulièrement les oligo-éléments semblent tirer des ultra-violets plus de profit que les autres substances actives. L'orateur finit par avouer que l'influence de ces rayons et de l'altitude sur les oligo-éléments n'était pas encore prouvée : il faudrait bon nombre d'expériences coûteuses pour élucider la question ! Pour nous, il n'y a guère que la pratique qui soit décisive. Ainsi, nous savons aujourd'hui que le type alpin du millepertuis est bien plus riche en agents actifs que le type d'altitude moyenne ou de plaine. La teinture qu'on en tire est plus foncée, plus rouge, ce qui prouve que la matière colorante, substance active, s'y trouve en plus grande quantité. Ce type alpin se distingue nettement de l'Hypericum perforatum du Plateau ou des altitudes moyennes : la plante y est plus petite et n'offre pas de ramifications. Comme on ne la trouve que dans les Alpes, on l'appelle Hypericum alpinum. C'est elle qui renferme le plus de principes actifs et c'est aussi ce qui explique que les types alpins sont plus précieux que ceux de la plaine.

Il en est de même pour la verge d'or dont le type alpestre est de petite taille. Mais sa courte racine supporte tout de même douze à quinze tiges ! Plus aromatique et plus riche en huiles essentielles, la verge d'or de montagne a une action diurétique plus énergique.

Autres influences remarquables

Les plantes croissant en altitude moyenne, comme la belladone, par exemple, se prêtent moins bien à ces diverses expériences que les plantes qu'on rencontre dans les régions élevées. La composition du sol est très importante pour le développement des plantes. La terre de la plaine dont la flore bactérienne a subi plusieurs changements après addition d'engrais chimique est naturellement moins équilibrée que la terre vierge d'une vallée alpestre où les conditions biologiques ne sont aucunement modifiées par l'homme et où l'humus amené par les avalanches constitue un engrais des plus naturels. Ce sol est propice à la croissance des plantes médicinales qui, dans les vallons, sont à l'abri du vent. Elles fournissent alors d'excellents extraits aromatiques.

Pour le phytothérapeute, ces recherches scientifiques sont passionnantes, instructives et utiles, sans aucun doute. Mais l'expérience décisive se pratique auprès du malade. L'extrait pur, obtenu à partir de la plante entière, contient un complexe de facteurs connus et inconnus. C'est pourquoi l'expérience pratiquée sur l'homme permet seule de juger des résultats plus ou moins satisfaisants. Hommes de science et thérapeutes devraient travailler la main dans la main pour puiser dans l'immense trésor naturel ce qui peut soulager le malade. C'est à cela que devrait tendre toute recherche scientifique.

L'ail aux ours (Allium ursinum)

Cette plante médicinale pleine de vertus fut négligée pendant longtemps, bien à tort. Certains manuels d'herboristerie l'ignorent complètement. Le grand ouvrage du docteur Losch, un des meilleurs qui existent, mentionne l'ail ordinaire. L'ail des ours s'appelle aussi ail sauvage à cause de son odeur caractéristique. On utilise les feuilles qui ressemblent à celles du muguet. Croissant toutes deux dans les forêts ombragées, ces plantes sont souvent confondues. Toutefois, l'ail préfère un sol humide et sain ; c'est au bord des ruisseaux qu'on le trouve à profusion : on pourrait souvent le faucher. Très riche en soufre, l'ail des ours est utile pour la peau, les os et les bronches surtout si celles-ci sont embarrassées de mucosités. Cette plante permet de lutter contre les flatulences accompagnées de douleurs au ventre, les mictions fréquentes avec irritation de la vessie. Le catarrhe intestinal, les muqueuses sensibles de l'intestin et de l'estomac sont traités avec succès par cette plante.

Mais avant tout, l'ail des ours lutte contre le durcissement des artères ; il parvient à prolonger la vie des vieillards et les tire d'affaire en cas de besoin. Le suc ou le vin à l'ail peut prévenir une attaque ; si elle a déjà eu lieu, cette modeste plante fera plus de bien que la médication la plus coûteuse. Les personnes âgées, hypertendues et menacées d'apoplexie devraient faire usage des trois remèdes végétaux suivants :

1. Ail des ours
2. Gui (gouttes Viscum album)

3. Aubépine et arnica.

A quoi bon risquer une paralysie qu'on pourrait prévenir en usant de ces simples plantes qui exercent en outre une double action sur le cœur et les vaisseaux sanguins, offrant du même coup une cure naturelle de rajeunissement ?

On prépare d'excellentes salades avec les feuilles d'ail des ours. Etuvé dans de l'huile, il offre un légume qui rappelle l'épinard mais dont une partie des vertus est perdue par la cuisson. Empressons-nous d'ajouter, d'ailleurs, qu'il a davantage de valeur, même cuit, que bien d'autres légumes.

Le vin d'ail est excellent, de même que l'extrait frais qui contiennent tous deux les principes actifs stabilisés.

L'armoise (Artemisia vulgaris)

Gmelin et Pline prétendaient qu'on pouvait introduire des feuilles d'armoise dans les chaussures pour préserver les pieds d'une trop grande fatigue. Les légions romaines, à ce qu'on raconte, auraient atteint l'Helvétie avec facilité, grâce à l'armoise fixée dans leurs sandales.

Quiconque a passé ses vacances au Tessin connaît à coup sûr l'armoise, une des mauvaises herbes les plus tenaces. Selon le sol où elle pousse, elle peut atteindre 1,75 m de hauteur. Son odeur et son goût feraient dire à un connaisseur qu'ils se rapprochent de celui de l'absinthe.

Ceux qui prétendent que l'armoise ôte la fatigue n'ont pas tort : après une longue marche, essayez de prendre un bain de pieds à la décoction d'armoise ; vous en éprouverez un réel soulagement.

Outre une huile volatile et des principes amers, elle contient de l'inuline, substance du type amidon, bien tolérée par les diabétiques. Il est donc possible d'amener à l'organisme un genre d'hydrates de carbone qui ne fatiguera pas le pancréas, c'est-à-dire les îlots de Langerhans. Les diabétiques feraient bien de s'intéresser à l'armoise. Les jeunes feuilles, finement hachées, s'ajouteront à la salade en guise d'aromates. Les vieux cordons bleus se souviennent du temps où l'on n'aurait jamais rôti une oie sans ajouter de l'armoise à l'assaisonnement (ce qui se fait aujourd'hui encore dans certaines contrées).

L'armoise s'emploie avec succès dans le traitement de diarrhées chroniques, de catarrhes de l'estomac et de l'intestin ; elle peut à l'occasion servir de vermifuge.

L'extrait frais d'armoise est un des seuls remèdes vraiment efficaces pour combattre la névrose hystérique, forme d'épilepsie causée par des troubles ovariens. Le docteur Zimpel qui travaillait selon les données de Paracelse a ajouté de l'armoise à son remède contre l'épilepsie.

L'armoise a une action diurétique et provoque les règles. Il suffit d'en verser 5 gouttes dans un verre d'eau qu'on boit par gorgée, tout au long de la journée.

Le boucage (Pimpinella saxifraga)

Au Moyen Age, tout comme aujourd'hui, les femmes se rassemblaient pour échanger de bons conseils et des recettes précieuses ! Le médecin vivait parfois très loin du bourg, du château et les châtelaines ne disposaient pas encore du téléphone ! Lorsqu'une jeune dame avait mis au monde un petit chevalier et qu'elle constatait que son lait ne lui suffisait pas, il se trouvait toujours dans l'enceinte du château une vieille dame expérimentée et de bon conseil. Et l'on dut voir, plus d'une fois, de gentes demoiselles franchir le pont-levis avec mission spéciale d'aller déterrer des racines de boucage. Bien frottées, celles-ci étaient appliquées sur la poitrine de la jeune mère et, au bout de six ou huit heures, il y avait tant de lait à disposition qu'il fallait enlever les racines au plus vite.

C'est ainsi que la tradition raconte les effets miraculeux de cette petite plante. Nous disposons aujourd'hui de lactogènes moins compliqués à préparer : Lactobano, Ricinus communis D 3. Rien n'empêche cependant les accouchées d'expérimenter une fois encore les vertus du boucage pour vérifier si elles sont toujours aussi rapides qu'au Moyen Age.

Un fait est certain : le boucage a une excellente action sur les cordes vocales lors d'un catarrhe ou d'un mal de gorge. Sa racine mâchée quotidiennement agit plus sûrement que les remèdes les mieux présentés en pharmacie, munis d'étiquettes et de prospectus mirobolants ! Il faut pourtant avouer que le goût de cette racine n'est pas très engageant. Elle sent, comme son nom l'indique, un peu trop fort le bouc ! Mais c'est en hiver, au temps des catarrhes, qu'elle est utile. Si l'on est enroué par-dessus le marché, on mâchera alternativement de la racine de boucage et des graines de sorbier qu'on trouve en droguerie. Dans les cas les plus graves, on ajoutera un autre remède efficace, Santasapina, sirop de bourgeons de sapin frais.

On faisait jadis un usage fréquent de boucage pour guérir les dartres et les calculs. Nos aïeux le considéraient comme une protection contre les maladies contagieuses. Un vieux dicton, chanté par les nains et les oiseaux, dit-on résume le crédit qu'on lui accordait autrefois :

"Mange de l'ail et du boucage

Tu deviendra vieux et ne mourras pas de si tôt !"

L'ortie (Urtica ureus)

Quand la neige a disparu, quand les souffles printaniers ramènent la chaleur vers le sol, la vie renaît au sein de notre mère la terre. Alors surgissent les pousses finement ciselées des orties sur les pentes ensoleillées, le long des talus et des ornières. Personne ne prend garde à ces herbes qui, le plus simplement du monde, mélangent leurs sucs, préparent une médication susceptible de rendre la santé ou de sauver la vie de ceux qui sauraient l'employer à bon escient. Plus d'un tuberculeux serait encore en vie s'il avait fait appel à l'ortie dédaignée ! Bien des enfants ne seraient pas scrofuleux et auraient repris leurs bonnes couleurs si leurs parents avaient connu le secret merveilleux de l'ortie ! Et l'argent durement gagné n'aurait pas passé à la pharmacie si, chaque printemps, les jeunes orties pouvaient apporter leur secours !

Aucune herbe n'arrive à la cheville (façon de parler) de l'ortie dans le traitement de l'anémie, de la chlorose, du rachitisme, de la scrofulose, des affections des organes respiratoires et, avant tout, des ganglions sympathiques.

Ce n'est pas sans raison que la nature a doté les feuilles de poils brûlants car, sans ce manteau protecteur, nous ne serions plus à même de profiter de leurs bienfaits : les bêtes guidées par leur instinct vers tout ce qui est bon les mangeraient toutes ! Comme les ruminants broutent quantité d'herbes aromatiques, la nature a peut-être réservé l'ortie à l'homme pour qu'il bénéficie de ses principes curatifs et vitaux.

L'ortie est riche en calcium, phosphore, fer et en bien d'autres substances minérales et, fait important, elle est l'une des rares plantes qui contiennent beaucoup de vitamine D. Indispensable à la formation des os et à l'assimilation du calcium alimentaire, cette vitamine agit rapidement dans les cas de rachitisme quand on absorbe l'ortie sous forme de suc frais ou hachée.

Lors d'une conférence que je fis à Winterthur, voici bien longtemps, je relatai quel auxiliaire merveilleux pouvait être l'ortie dans le traitement d'une tuberculose menaçante. Un an plus tard, alors que je parlais dans le même local, un auditeur demanda la parole et, devant l'assemblée, raconta qu'après avoir entendu ma précédente causerie, il avait expérimenté la puissance curative de l'ortie. Sa femme était à l'époque gravement atteinte aux poumons. Les médecins étant plutôt pessimistes, il s'était mis à rechercher des aliments riches en calcium. Tous les jours, il offrit à la malade du suc frais d'ortie ou des potages additionnés d'orties hachées. Un an plus tard, au grand étonnement de la Faculté, sa femme était guérie. Je fus aussi surpris de ce récit que les trois cents auditeurs de la salle.

J'admets que c'est une corvée que d'aller chaque jour cueillir des orties pour les hacher et les presser ensuite ! Mais le jeu en a valu la chandelle... puisque cet effort a permis de rendre la santé à une malade, non ?

Finement hachée, l'ortie s'ajoute aux potages comme les herbes culinaires. Le suc frais n'ayant pas très bon goût, on peut l'ajouter à une soupe aux légumes, à l'avoine, aux pommes de terre. Comme médicament, une cuiller à soupe quotidienne suffit pour un adulte ; pour les enfants, la ration sera de une demi à une cuiller à café et pour les bébés, on se contentera d'ajouter quelques gouttes (5 à 10) aux biberons et aux bouillies. Ceux que la valeur curative de l'ortie laisse indifférents, mais qui la mangeraient pas gourmandise, n'ont qu'à étuver de jeunes orties délicates et saines avec un peu d'oignon dans de l'huile ou du Nussella. Ce légume qui rappelle l'épinard accompagnera de la purée de pommes de terre ou des pommes sautées (rösti). Recherchons donc un coin où nous pourrons cueillir l'ortie ; en coupant régulièrement les jeunes pousses, nous aurons loisir de puiser dans notre cachette des mois durant car, plus on coupe l'ortie plus elle recroît rapidement. Plus d'un lecteur songera sans doute qu'il n'a pas le temps de récolter et de presser l'ortie et qu'il vaut mieux se procurer du suc tout préparé ! Il existe effectivement dans le commerce des sucs d'ortie mais rien n'est aussi avantageux et efficace que celui qu'on prépare soi-même avec les plantes récoltées le long des talus.

Urticalcin, le complexe de calcium renferme aussi de l'Urtica, nom latin de l'ortie. Urticalcin comprend différentes sortes de calcium et leurs combinaisons auxquelles on a ajouté de l'extrait d'ortie fraîche. Dans le chapitre "Homéopathie", sous la rubrique "Urtica", le lecteur apprendra comment l'homéopathie tire parti de l'ortie.

Angélique (Archangelica)

Quand la "mort noire", la peste, sévissait au Moyen Age, les hommes pris d'angoisse et de terreur parcouraient les bois et les marais à la recherche de l'angélique qui croît le long des ruisseaux et dans les clairières humides. En elle, chacun avait mis son espoir.

Avec le Petasites, l'angélique constituait le remède le plus efficace contre la peste et l'on peut lire dans le chroniques de l'époque les récits les plus miraculeux. Celui qui gardait un morceau d'angélique (racine) dans sa bouche échappait à la peste, y lit-on. La saveur aromatique de la racine est due à une huile volatile et à l'acide valérianique et malique qu'elle contient.

L'extrait frais de la plante est un excellent remède contre toute difficulté digestive, contre les muqueuses irritées et les crampes d'estomac. Si les bronches sont embarrassées en cas de catarrhe chronique, on en prend quelques gouttes ajoutées à du miel. En cas de troubles digestifs, on administre 10 gouttes dans un peu d'eau, 3 fois par jour, une demi-heure avant les repas.

On utilise également les graines. Voici, à titre documentaire, l'antique recette permettant de préparer Vespétro, la véritable liqueur d'angélique :

60 g de semences (à défaut, on peut utiliser la racine coupée)

8 g de graines de fenouil, 8 g de grains d'anis, 6 g de graines de coriandre.

Légèrement pilées au mortier, ces graines seront versées dans 200 g d'alcool pur. Au bout de huit jours, on fera fondre une livre de sucre, du dextrose de préférence, dans un à un litre et demi d'eau. On ajoutera l'alcool filtré. Agréable à boire, Vespétro est connu pour ses vertus stomachiques et carminatives. Ainsi, dans les couvents, les moines avaient coutume, au Moyen Age, de s'offrir un petit verre de cet élixir chaque matin. Quand survenait un voyageur frigorifié et "mal dans son assiette", une gorgée de Vespétro agissait plus vite qu'une pilule chimique !

L'alchémille (Alchemilla vulgaris)

L'alchémille dont les alchimistes récoltaient la rosée pour en faire de l'or est un auxiliaire utile en gynécologie. Approchons-nous de cette herbe précieuse pour l'étudier de plus près. Pas besoin d'aller très haut dans les Préalpes ; à six ou sept cents mètres, nous la trouvons déjà. Sa véritable patrie, toutefois, ce sont les pâturages alpestres où elle prospère en compagnie de l'alchémille des Alpes, sa sœur, plus distinguée et élégante dans son manteau d'argent. Très modeste quant à sa nourriture, elle croît dans les sols arides, pierreux, tandis que l'alchémille vulgaire préfère un terrain plus fertile. On la rencontre fréquemment aux côtés du fier Aconit (Aconitum napellus) dans les vallées riches en substances azotées. Aux alentours des chalets, elle dispute le terrain à l'oseille géante.

C'est en premier lieu la femme qui bénéficie des vertus curatives de cette bonne herbe. Très utile en cas de fragilité du tissu conjonctif, elle écarte la tendance aux hernies. Pour supprimer toute prédisposition, il faut boire du thé d'alchémille pendant une année, au moins.

En usage externe, les feuilles fraîches écrasées constituent un puissant vulnéraire. La flore alpine nous offre d'ailleurs bon nombre de plantes capables de guérir les petites blessures.

Si vous vous faites une écorchure à la montagne, vous avez toutes les médications sous la main ! Quelques fleurs de millepertuis écrasées, une racine d'arnica broyée, deux ou trois feuilles d'alchémille formeront un pansement curatif bon marché. Il faut cependant veiller à cueillir des plantes propres et ne pas les choisir dans le voisinage des chalets ou au bord des sentiers.

Autrefois, on préparait des onguents à l'aide de feuilles d'alchémille et ces pommades s'appliquaient sur les blessures et les hernies. Chez les enfants, l'alchémille calme les diarrhées sans causer d'effet secondaire.

L'avoine (Avena sativa)

Nul n'ignore que c'est l'avoine qui rend les chevaux vigoureux. Elle constitue une nourriture fortifiante pour l'homme également. Les personnes qui ont l'estomac détraqué doivent se mettre au régime de la crème d'avoine. C'est un aliment excellent aussi bien pour l'homme que pour l'animal. La plante verte est en outre un remède précieux. Dès que sa tige porte des épillets en fleurs, on peut bénéficier des propriétés tonifiantes de l'avenine qu'elle renferme et qui est un médicament nervin de première force.

On peut ainsi, chez soi, préparer un excellent tonique des nerfs en hachant fin quelques plantes d'avoine en fleur. On arrose d'eau chaude la bouillie obtenue, on laisse tirer deux minutes, on passe, on édulcore le liquide avec du miel, du sucre de canne ou mieux, avec du jus ou du concentré de raisin. Procédant d'une autre manière, on peut passer à la machine à hacher l'avoine et des raisins secs. Arroser d'eau chaude et passer. Le jus sera déjà sucré.

Dans l'agitation actuelle, cette boisson à l'avoine est bienvenue pour chacun. Prise en cure, elle calme et régénère les nerfs surmenés et leur octroie une puissance nouvelle.

Après la moisson de l'avoine, nous ne serons pas pris de court ! La paille servira à préparer une tisane qui, sans avoir l'efficacité de l'avoine fraîche, soulagera catarrhe, toux, état fébrile. Pour activer la fonction de la peau, on baignera les enfants dans une décoction de paille d'avoine.

Ne croyez pas que nous ayons déjà épuisé les ressources de cette plante à surprises ! Les grains d'avoine non décortiqués servent à préparer une boisson fortifiante et stimulante que l'on sucre à volonté. C'est un calmant très agréable en cas d'inflammation des muqueuses stomacale et intestinale.

Dès qu'elle atteint quarante à cinquante centimètres de hauteur, l'avoine peut être utilisée. C'est toutefois au moment de sa floraison qu'elle a le plus de vertus. Tant que les grains sont encore laiteux, on peut préparer la boisson d'avoine. Celui qui tentera cette cure verra son système nerveux lui en être reconnaissant toute l'année durant !

En homéopathie, on utilise Avena sativa, extrait de plante verte, excellent tonique des nerfs.

Pour le diabétique également, la boisson à l'avoine est très saine.

Le muguet (Convallaria)

En parcourant les forêts de hêtres, au mois de mai, nous rencontrons çà et là de belles feuilles en forme de glaive rappelant celles de l'ail des ours. Mais il en émerge de courtes tiges portant d'exquises clochettes blanches à la vue desquelles notre cœur se réjouit.

Quelque promeneur avisé, peut-être, saura que le muguet n'est pas seulement un plaisir pour l'œil : il fortifie le cœur, lutte contre les spasmes et les battements grâce à ses principes cardiotoniques. Au Moyen Age déjà, le muguet était connu comme remède pour le cœur. En revanche, dès le dix-huitième siècle, il fut détrôné en faveur de la digitale, plus efficace. Celle-ci prit place dans la pharmacopée en 1785, après les travaux de Withering. Ce médecin anglais l'avait découverte dans un thé de bonne femme, conseillé contre l'hydropisie. On reconnut plus tard qu'on avait eu tort de négliger le muguet ; en effet, l'action de la digitale occasionne certains désagréments qu'on n'a pas à redouter avec le Convallaria ou muguet. C'est ainsi que la digitale adhère au tissu cardiaque. Si on l'administre trop longtemps, on expose le malade à certains troubles cardiaques dus à cette accumulation. Les glucosides (principes actifs) du muguet sont, au contraire, assimilés en quatre heures mais leurs effets physiologiques se prolongent bien au-delà de ce temps.

La préparation standard à base de plantes fraîches est efficace. En cas d'insuffisance cardiaque, ce médicament produit un redressement du myocarde et exerce en outre une action secondaire des plus heureuses sur les vaisseaux sanguins. A dose égale, l'effet de Convallaria n'est ni aussi fort ni aussi prononcé que celui de la digitale et n'en offre pas les désavantages.

Excellents résultats dans le traitement cardiaque après les maladies infectieuses, telles que la grippe, la pneumonie ou d'autres affections pulmonaires. Il en est de même après les angines où la digitale reste sans effet. Grâce à son action tonicardiaque, on l'emploie avec succès dans les traitements pré- ou post-opératoires. Les cœurs surmenés des sportifs bénéficient de ses propriétés régulatrices ; leur musculature cardiaque s'en trouve bien.

J'ai pu constater l'efficacité incontestable de cette médication en cas d'affections rénales s'accompagnant de troubles cardiaques ainsi que dans l'artériosclérose où la tension est trop forte et au moment de la ménopause.

On l'administrera également s'il y a hyperfonction de la thyroïde amenant les troubles cardiaques bien connus ; la digitale, dans ce cas, est à déconseiller formellement.

La combinaison d'extrait frais de muguet et de scille maritime est intéressante.

La scille maritime (Scilla maritima)

En se promenant sur les rivages de la Méditerranée, ou en Grèce, dans le Péloponèse, on rencontre une plante curieuse qui dresse une tige longue de plus d'un mètre couronnée d'une inflorescence blanche en forme de cierge. Elle n'a pas de feuilles et si d'aventure on s'amuse à la déterrer d'un sol aride, on trouve un bulbe volumineux qui peut atteindre quinze centimètres de diamètre et peser plus d'un kilo. Il s'agit de la véritable scille maritime qui s'accommode parfaitement bien de la sécheresse et de l'âpreté maritime. Outre une huile éthérique, elle renferme de la scilline, de la scillipicrine, de la scillitoxine et d'autres principes intéressants. Les habitants des côtes l'utilisaient déjà dans les temps anciens, en usage externe ou interne. Ils louaient son action en cas de troubles cardiaques divers : pouls dur et court, difficultés respiratoires, rétention d'urine d'origine cardiaque, catarrhe à expectoration laborieuse, prurit.

Les observations les plus récentes ont confirmé pleinement le crédit que lui accordaient les Anciens. La recherche scientifique ayant mis en lumière la constitution chimique et les propriétés physiques de la scille, il en résulte que l'extrait frais de cette plante constitue un excellent remède naturel pour toutes les affections où elle fut employée dans l'Antiquité. Cet extrait se prend à dose restreinte : 5 gouttes d'une dilution d'un millième de la teinture primaire provoquent une action favorable et suffisante.

En combinant les propriétés du muguet et celles de la scille, on obtient une préparation idéale qui remplace avantageusement la strophantine, sans exercer sur le cœur l'action un peu trop forte de celle-ci. La strophantine donne au cœur un coup de fouet, si l'on peut dire, tandis que l'association muguet et scille exerce une action plus modérée mais de longue durée.

Le gui (Viscum album)

Lorsqu'au temps de Noël et de Nouvel-An, le gui surgit dans les vitrines et sur le marché, on ne songe guère que cette plante aux feuilles d'un vert brunâtre, avec ses superbes baies blanches renferme les plus merveilleux principes curatifs ! De toute tradition, le gui a été l'ami des artères prématurément vieillies. Aujourd'hui encore, il représente le remède le plus sûr en cas d'artériosclérose et d'hypertension. Les atteintes dues à l'âge si tragiques parfois peuvent être atténuées sinon supprimées, sans aucun risque avec la préparation Artérioforce qui contient de l'ail, de l'ail des ours, de l'aubépine. En combinant le gui avec Rauwolfia serpentina, drogue des Indes, on obtient une excellente médication contre l'hypertension. La préparation Rauwolfavena est une association de Rauwolfia et d'avoine verte (Avena sativa) indiquée en cas d'hypertension.

Si l'on veut tirer grand profit de ce remède, il faut restreindre l'apport en sel de cuisine et en protéines.

En Allemagne, 170 000 à 190 000 kg de gui servent à la préparation de ces médicaments. Ces chiffres éloquents prouvent la valeur thérapeutique du Viscum album.

Les gouttes Viscum album ne sont pas seulement prescrites contre l'hypertension ; elles soulagent les maux de tête avec sensation de vertige, les étourdissements avec tendance à tomber en arrière, l'agoraphobie avec démarche chancelante, les fourmillements, les pieds froids. Antispasmodiques, tonicardiaques, les mêmes gouttes atténuent les battements de cœur avec spasmes circulatoires, la sensation d'étouffement, les crises d'asthme nocturnes. Cinq gouttes 3 à 5 fois par jour suffisent amplement. Le gui nous apporte son aide dans d'autres maladies encore. Il exerce une influence salutaire dans les affections cancéreuses, aux côtés du pétasite. Tous ceux qui ont tendance aux proliférations malignes devraient adopter ce médicament. On recommande vivement, outre l'extrait frais, les injections homéopathiques de produits à base de gui.

On a signalé la guérison de douleurs articulaires suite d'arthrite chronique ou d'arthrose grâce à des injections homéopathiques de gui.

Papaya (Carica papaya)

Quand je vois exposés dans un magasin de fruits et légumes des fruits de Papaya, cela me rappelle toujours mon séjour à Lagunas de Maranon, car là j'avais pris l'habitude, après chaque repas, de chercher aux alentours une plante de Papaya afin de pouvoir me munir prudemment d'une feuille, car celle-ci me servait de remède préventif et pour la digestion. Un morceau de la grandeur d'une pièce de cinq francs était bien suffisant à chaque fois. La mastication régulière de telles feuilles peut bien avoir contribué à ce que dans mes nombreux voyages sous les tropiques je sois resté indemne de toutes sortes de parasites même si j'en ai peut-être absorbé avec les aliments. J'étais certes très prudent mais de toute façon cela grouille là-bas de dangereux amibes, ténias, oxyures, ascarides et vers solitaires et d'autres encore, car tous ces parasites funestes se multiplient par des millions d'œufs. Certains sucent le sang sur les muqueuses des intestins, d'autres engendrent des inflammations et même des abcès et des ulcères. Ils s'introduisent jusqu'aux parties du foie et des milliers de leurs victimes dépérissent lentement des suites directes ou indirectes.

Un remède avantageux

Mais partout où les dangers guettent l'homme, il est possible de trouver un moyen de protection ou un remède. Le papayer est une plante qui ne prospère pas que sous les chauds et humides tropiques. C'est justement à Lagunas de Maranon que j'ai trouvé les meilleurs exemplaires de cette plante. Les arbres vigoureux et feuillus avaient environ 3-4 mètres de haut et le diamètre du tronc mesurait environ 20-25 cm, à l'enfourchure des feuilles et du tronc pendaient de 20 à 25 fruits. En bas se trouvaient les jaunes, mûrs et vers le haut ils devenaient toujours plus petits, plus verts et moins mûrs. Leur forme ressemble à celle d'un melon, ce qui n'est pas étonnant car ils peuvent être qualifiés de melons arboricoles. Le fruit mûr a à l'intérieur une cavité qui est remplie de petites boules humides d'un noir brillant. Ce sont les graines. C'est seulement dans les fruits verts que se trouve l'agent proprement actif, tandis que dans les fruits mûrs il se trouve dans l'écorce que toutefois l'on ne mange pas mais que l'on jette. La chair du fruit est jaune ou rosée et a un goût curieux auquel on s'habitue lentement en l'adoucissant avec un peu de jus de citron. Puisque le fruit est également digestif, cela devient avec le temps un besoin pour beaucoup d'entre nous de manger encore après chaque repas une grosse tranche de Papaya. Dans les salades de fruits d'ananas, de bananes et de mangues, le goût assez prononcé du Papaya se perd également. Si on mélange de l'ananas et du Papaya on obtient un nectar délicieux à boire particulièrement sous les climats tropicaux. Malheureusement ce n'est pas dans les fruits mûrs que se trouve le grand pouvoir curatif quoique une firme allemande de remèdes recommande ses préparations comme exclusivement fabriquées avec des fruits complètement mûrs. Cela peut reposer sur une opinion erronée car les substances fortement curatives, et surtout celle appelée papaïne, sont contenues dans les fruits verts, les graines et les feuilles. La papaïne brute peut à cause de cela être extraite également des fruits verts. Si l'on fend légèrement le fruit vert, un lait blanc s'écoule de la blessure, de même que cela se passe avec l'arbre à caoutchouc. Si ensuite on fait sécher ce lait, il se forme une masse jaunâtre de consistance caoutchouteuse, que l'on peut dénommer papaïne brute.

Cette papaïne brute est un excellent remède qui a deux effets tout à fait spécifiques. Premièrement il tue, ou plutôt, il digère tous les parasites intestinaux, donc tous ceux à sang froid qui aimeraient bien coloniser le gros intestin ou l'intestin grêle. Pour cette raison celui qui mange après chaque repas un morceau de feuille de Papaya, comme je l'ai toujours fait chaque fois de façon préventive (on peut aussi mastiquer et avaler une cuillerée à café de graines noires, même si elles n'ont pas bon goût), sera débarrassé des parasites, donc du tourment fatigant des vers. Celui qui accomplit régulièrement cette mesure de prudence est également préservé des infections.

Remèdes pour le pancréas

Le Papaya révèle encore d'autres qualités, car il a une action favorable sur le pancréas et aide à digérer l'albumine. Pour cette raison, celui qui consomme du Papaya après des aliments riches en albumine se sent rapidement soulagé puisque la sensation de malaise disparaît après quelques minutes. A cause de cela il n'est pas étonnant que le Papayasan qui est fabriqué avec les feuilles et le jus des fruits verts, rende de grands services en qualité de produit naturel pur. Si le pancréas souffre de troubles, même dans les cas typiques de pancréatite, le Papayasan s'est révélé excellent, en combinaison avec le Kelpasan en particulier, à cause de la teneur en iodure de potassium de celui-ci. Il n'est également pas étonnant que de même le diabétique trouve dans le Papayasan un secours remarquable, parce qu'il peut rendre de grands services dans la transformation des graisses et des albumines. En cas de mauvaise digestion et de fatigues occasionnées par la protéolyse, on doit prendre après chaque repas deux comprimés de Papayasan et l'on sera enthousiasmé de ce remède naturel.

Celui qui voyage dans les pays du sud ou les tropiques, même si ce n'est que pour quelques jours de vacances, doit en tout cas avoir sur lui du Papayasan puisque deux comprimés après chaque repas protègent de nombreux dangers. Il est certes mieux d'accorder à son corps, et par là à sa santé, des petites prévenances que d'avoir ensuite à lutter contre une dysenterie amibienne ou bien une opiniâtre maladie due aux vers.

Le Petasites

Au cours de ces dernières années, le Petasites a fait ses preuves comme médicament naturel. C'est une sorte de panacée universelle. Son action étant violente, on ne peut pas toujours l'administrer en teinture primaire ; on prépare ainsi les dilutions D 1, D 2 et même des concentrations plus faibles encore. S'il y a réaction trop vive en cas de tumeur ou d'affection cancéreuse traitée au Petasites, il faut absolument adopter une préparation moins concentrée. Les réactions violentes sont un signe favorable, d'ailleurs. Elles indiquent que le remède a été bien choisi mais qu'il faut encore trouver la dilution voulue. Au lieu de s'en tenir au mode d'ingestion habituel, on peut diluer une goutte de Petasites dans deux dl d'eau qu'on boit par gorgées au cours de la journée. Au bout d'une semaine, l'organisme s'étant accoutumé au remède, on pourra le prendre sous forme plus concentrée, c'est-à-dire en diluant une goutte dans un dl d'eau. Après quinze jours, on ne prendra plus qu'un demi dl d'eau pour une goutte et ainsi de suite. Petasites exerce une action très forte en cas de tumeur, de prolifération, végétation ou de modification pathologique des cellules. Dans tout ce qui touche les affections des voies respiratoires, on ne prend le remède qu'à dose très faible. Ces observations m'ont été confirmées dernièrement par un professeur de médecine allemand qui a coutume de prescrire le Petasites. Je lui en avais laissé un flacon à titre d'échantillon. Il m'a déclaré que chez des malades très sensibles, une goutte était encore trop active. Inoffensive et non toxique, cette médication provoque des réactions étonnantes. Bien des médecins soutiennent que les remèdes naturels sont trop faibles et que leurs facteurs curatifs sont trop peu actifs : ils feraient mieux de les examiner de plus près !

Nombre de médicaments (les extraits frais de plantes, en particulier) ont une action si prononcée qu'ils égalent les produits chimiques, sans toutefois être toxiques, preuve que la nature cache bien des trésors médicinaux dont pourraient profiter nos malades.

J'ai reçu d'Ascona, voici quelque temps, une information concernant le traitement d'un fox-terrier qui souffrait d'une tumeur du mamelon : l'administration de Petasites avait permis une forte régression de la grosseur.

Petasites est l'un des meilleurs remèdes naturels sinon le meilleur pour combattre les tumeurs (spécialement celles qui semblent être de nature cancéreuse) et les cancers eux-mêmes. Les résultats qu'on obtient dépassent souvent tous les espoirs. En prescrivant simultanément les gouttes Viscum album et Petasites, on peut espérer une action favorable même dans les cas où la chimiothérapie n'a pas réussi. Quand, ayant fait de son mieux, le médecin ne peut plus donner d'espoir, il faut continuer à administrer les gouttes Viscum album et Petasites. Combinée à une diète naturelle (jus de fruits et de légumes), cette médication peut encore donner de bons résultats. En tout cas, elle soulagera le malade.

Nouvelles recherches sur le Petasites

Le Petasites a offert aux humains jusqu'au Moyen Age, et peut-être plus longtemps, ses bons offices. Plus on s'occupe de cette racine étrange et plus on est impressionné par ses nombreuses possibilités d'utilisation, ou pour s'exprimer d'une manière professionnelle, par l'ampleur de ses agents thérapeutiques.

Comme calmant des douleurs, il semble que le Petasites remplisse une grande fonction. En cas de maux de tête, de migraines, de crampes pendant les règles, et même pour les douleurs des nerfs dentaires, de blessures ou d'autres états douloureux, le Petasites sous forme de dragées Petadolor a apporté d'excellents résultats. Souvent il s'ensuit non seulement une délivrance partielle ou même totale des douleurs, mais encore une guérison totale.

Si l'on songe au grand nombre de personnes qui avalent des comprimés chimiques pour calmer les douleurs et avec cela deviennent toxicomanes, on comprend qu'un calmant exempt de poison soit le bienvenu chez les médecins et les malades. Un fait qui s'est produit récemment montre que le Petadolor est complètement inoffensif. Un malade du canton des Grisons était fatigué de la vie et avala quelque 80 comprimés de Petadolor dans le but de mettre fin à sa vie de misères. Comme le malade n'était pas satisfait de sa résolution, il se mit en rapport avec son médecin habituel. Celui-ci nous téléphona comme étant les fabricants de Petadolor, pour se renseigner sur la composition et la toxicité du remède. Nous lui déclarâmes qu'il était entièrement exempt de poisons et nous lui donnâmes encore, pour le tranquilliser, l'adresse d'un pharmacologue qui avait déjà effectué de nombreux examens de la préparation. Ce professeur lui confirma de même la totale innocuité de ce remède. A cause de cela le médecin n'a pas eu besoin, malgré la grande quantité de comprimés absorbée, de faire pratiquer un lavage d'estomac. Par téléphone il nous fit savoir ensuite que le malade n'avait eu seulement que des urines très abondantes et qu'en un temps très court il avait perdu beaucoup de poids ; par ailleurs il se sentait bien et il était également guéri de sa décision irréfléchie. Le médecin observa en outre que ce remède pouvait être efficace contre l'hydropisie et l'obésité.

Petadolor n'agit, il est vrai, pas toujours aussi rapidement que les remèdes chimiques, toutefois ce petit désavantage est compensé par l'avantage qu'il est exempt de poisons. Chez environ 50 % des malades l'effet calmant est relativement rapide, tandis que chez environ 30 % il est plus lent, si bien que particulièrement en cas de crampes pendant les règles et de migraines, il commence après une heure. Chez environ 10 % d'autres malades, en particulier chez les cancéreux, il agit après trois jours, mais alors souvent plus fort que la morphine. Il se peut qu'avec le temps, même pour ceux-ci, il se trouvera une solution. Puisque Petadolor dénoue très bien les crispations, donc les spasmes, le patient se sent après son absorption les nerfs relaxés et fortifiés. L'effet le meilleur et le plus rapide s'obtient quand on laisse Petadolor fondre sur la langue, de telle sorte que les agents peuvent déjà en partie être dissous et assimilés par les glandes salivaires et les muqueuses.

Suppression de la toxicomanie

Aujourd'hui que la toxicomanie par les comprimés calmants et les somnifères augmente d'une façon si effrayante, ce n'est certes pas négligeable que l'absorption régulière de Petadolor puisse dans une certaine mesure délivrer facilement de la toxicomanie. A cet égard, ce simple remède végétal sera un véritable bienfait pour des milliers de femmes au foyer qui souffrent de ce mal. Qui prend toutes les heures un comprimé peut en quelques semaines se désaccoutumer entièrement de la toxicomanie. Même dans les cas de graves crises de migraines, avec les vomissements de bile caractéristiques, contre lesquelles ont été employés des années durant toutes sortes de médicaments chimiques, le Petadolor peut soulager, même après un temps relativement court, ce que certaines malades reconnaissantes nous ont confirmé. Il est vrai que la dose normale de 3 x 2 comprimés par jour ne suffit souvent pas. Dans des cas si graves on doit, ainsi qu'il a déjà été mentionné, faire fondre toutes les heures, souvent même toutes les demi-heures, un comprimé sur la langue, jusqu'à ce que s'amorce l'action du comprimé.

Effets favorables pour les crampes pendant les règles

En cas de dysménorrhées, c'est-à-dire de crampes pendant les règles, le Petadolor secourt presque sans exception ce qui peut être un grand soulagement pour les femmes et les jeunes filles. Nous avons communications de cas dans lesquels les plus forts remèdes avaient failli et où ce simple remède végétal avait eu la vertu de secourir. Pour cette raison il doit faire partie de chaque pharmacie familiale, du sac de voyage, être dans le tiroir du portier d'hôtel et d'usine, et dans le bureau du chef du personnel de tous les grands magasins. A Bâle récemment, dans un grand magasin, environ une quarantaine de jeunes filles ont employé le Petadolor selon leurs besoins, et ce remède naturel qui rend service sans la moindre réaction secondaire, était le bienvenu de toutes.

Effets favorables sur l'asthme

Nous trouvons une autre indication pour Petasites dans les cas d'asthme. Petadolor permet souvent d'agir dans des cas pour lesquels les plus forts remèdes chimiques pouvaient à peine suffire. Le médecin-chef d'un établissement Kneipp nous dépeignit un cas d'asthme où le malade aurait étouffé sans assistance médicale. La préparation de Petasites agissait dans ce cas mieux que les puissants remèdes, que le médecin n'avait employés qu'à regret. Il est extrêmement satisfaisant que ce remède végétal ne représente pas seulement une aide momentanée, mais au contraire, avec le temps, il apporte même une guérison.

Puisqu'il y a différentes sortes d'asthme, l'action de Petasites off. ou Petadolor n'est pas toujours aussi puissante. Souvent comme appui une thérapie au calcium avec une bonne préparation biologique comme l'Urticalcin est nécessaire. Un autre asthmatique qui chaque fois qu'il y avait du föhn ou des basses pressions atmosphériques avait à souffrir de crises presque insupportables, a pu nous communiquer que par l'ingestion de Petasites il avait presque été délivré de son mal. Celui qui utilise ce remède peut par là non seulement obtenir un bienfait apaisant, mais encore avec le temps et suivant les circonstances, une guérison.

Echinacea purpura

Traitement des plaies chez les Indiens

Au Mexique, un Indien m'a narré l'histoire suivante : en maniant la machette, instrument dont on se sert pour abattre les broussailles dans la jungle, un de ses compagnons s'était gravement blessé à un pied. Après avoir nettoyé la plaie dans l'eau du fleuve, sans prendre la précaution d'appliquer un pansement, il se remit en route avec ses camarades. Ils s'étaient engagés comme bûcherons et emmenaient des chevaux et des mulets. Il y avait donc sur le sentier, selon toute vraisemblance, du crottin qui pénétra dans la blessure du malheureux. Au bout de quelques heures, celui-ci fut pris d'une crampe ; sa jambe se raidit et il ne put plus avancer. Ses compagnons l'emmenèrent au camp mais, le lendemain, il était mort. Les Indiens crurent à une infection causée par de la terre toxique. D'après ce que nous savons, la mort fut provoquée par les bacilles du tétanos.

Tous les Indiens ne sont pas aussi maladroits. Il y en a qui, instinctivement, font saigner la blessure et, sans la nettoyer à l'eau, y appliquent un pansement. Quand on n'a pas d'antiseptique sous la main, l'écoulement du sang protège pour un certain temps du moins contre l'infection. Le bandage empêche des bactéries de pénétrer dans la plaie. Excellents botanistes, les Indiens savent prendre d'autres précautions encore : ils recouvrent la blessure de feuilles fraîches ; ils connaissent des plantes qui ont des vertus hémostatiques et cicatrisantes.

Lors de mon dernier séjour au Mexique, je me suis livré à d'instructives observations. Il existe là-bas une plante très commune que les indigènes connaissent bien et qui prend une certaine importance. Il s'agit de l'échinacée qui, depuis longtemps, a attiré l'attention des spécialistes d'Europe et d'ailleurs. Ennemie de l'inflammation, cette plante se fait beaucoup d'amis parmi les disciples des méthodes curatives biologiques. On l'emploie avec succès pour combattre les effets secondaires de la pénicilline et avant tout, la résistance à cet antibiotique.

Expériences personnelles avec l'échinacée

J'ai pu faire sur moi-même une expérience enrichissante. Un matin que j'étais en train de faucher l'herbe humide de rosée, je glissai sur la pente et me blessai sérieusement au pied gauche. La plaie saigna abondamment, une petite artère ayant dû être touchée. En règle générale, je désinfecte les blessures au Molkosan pur, l'acide lactique ayant une action favorable. Cette fois-ci, voulant essayer l'échinacée, j'appliquai un tampon d'ouate imbibé de teinture sur le pied. Je l'enveloppai de quelques feuilles d'échinacée avant de fixer le pansement avec une gaze. Le bandage fut bientôt trempé de sang mais, avec prudence, je pus néanmoins poursuivre mon travail en plein air. Quand le sang cessa de couler, je nouai un vieux mouchoir autour du pansement, ce qui me permit de mieux circuler. Puis je n'y touchai plus. Au cours de la nuit, je m'attendais à tous les désagréments ordinaires. Mais à mon grand étonnement, je n'éprouvai pour ainsi dire aucune douleur. Les "coups de marteau" qu'on ressent d'ordinaire quand la plaie est grande ne se manifestèrent pas. Je fus très content de l'action merveilleuse de cette simple plante. Le troisième jour seulement j'ôtai le pansement avec grande prudence, sans déranger la plaie longue d'au moins cinq centimètres. Le bout du gros orteil avait été coupé ; il ne tenait plus que par un petit lambeau de peau. Grâce au traitement subi, il adhérait encore au pied. Je le recouvris à nouveau d'un tampon d'échinacée et de feuilles fraîches, tout comme font les Indiens. L'action de cette plante me surprit : la plaie guérit sans inflammation et pour ainsi dire sans douleur. Par malchance, lors de travaux en forêt, un de mes employés me marcha sur le pied, juste à l'endroit de la blessure, avec ses gros souliers. La douleur me fit voir trente-six chandelles. La plaie se rouvrit légèrement et se mit à saigner un peu. Une nouvelle application d'échinacée calma bientôt la douleur et arrêta l'écoulement du sang.

Je fus enthousiasmé des propriétés curatives de cette herbe subtropicale et je suis sûr qu'elle ne tardera pas à jouer un rôle important dans la médecine biologique. Fait réjouissant, l'échinacée s'acclimate très bien chez nous. J'en ai planté à Teufen et en Engadine où elle se développe très bien.

Le règne végétal offre des remèdes précieux mais inoffensifs en quantités énormes : les milieux professionnels, malheureusement, ne veulent pas toujours l'admettre. Il serait vraiment souhaitable que la science renonçât dans une certaine mesure aux recherches purement chimiques pour s'occuper davantage de la biologie végétale. On ferait bien aussi d'examiner de plus près les connaissances des peuples non civilisés dans le domaine de la botanique. L'étude approfondie de ces connaissances empiriques pourrait, à coup sûr, nous être utile.

La consoude (Symphytum off.)

La consoude est une plante peu connue qui croît dans les alentours des fermes. Ses qualités mériteraient pourtant une notoriété plus grande. Le mot "consoude" signifie plante qui soude ! Les Anciens lui attribuaient en effet la vertu d'arrêter les hémoptysies, de cicatriser les blessures et les ulcères, de consolider les fractures, celles des jambes avant tout. C'est un fait que la racine de consoude favorise la guérison des fractures en stimulant la formation de nouvelles cellules osseuse. Cette action est due sans doute à l'allantoïne que contient la racine, 0,8 à 1 % environ. Cette substance favorise la formation de cellules épithéliales et la granulation au cours de la guérison de certaines affection cutanées. Elle contient encore de la choline et d'autres principes inconnus qui hâtent la guérison. L'expérience pratique, dans ce domaine, est supérieure à l'explication scientifique !

La teinture de consoude (Symphytum officinalis ou Wallwosan) s'est révélée très efficace dans le traitement de lésions du périoste, de tumeurs suppurantes difficiles à guérir, d'ulcères aux jambes. Contre la goutte, il n'existe pas de meilleur remède que la racine de consoude râpée et appliquée aux endroits douloureux. Si l'on ne dispose pas de plantes fraîches, on se servira de teinture. Celle-ci permettra de lutter avec succès contre les douleurs névralgiques faciales avant tout.

Seule, la racine est utilisée, les autres parties de la plante renfermant des corps vénéneux. Ces alcaloïdes exerceraient une action nocive sur le système nerveux. Les racines sont appliquées fraîchement râpées ; on peut également en préparer des onguents et une excellente teinture mentionnée plus haut.

En cas de goutte, les endroits sensibles seront massés doucement avec de la teinture de consoude (Symphytum officinalis). On évitera les massages trop vigoureux s'il s'agit de périostite ou d'autre lésion du périoste. Après le massage, on appliquera une compresse d'argile, de feuilles de chou, d'oseille géante ou de verge d'or. On peut appliquer légèrement la teinture de consoude sur les cicatrices.

Pour favoriser la guérison de blessures et pour éviter de nombreux désagréments post-opératoires, il est bon de donner au malade l'eau de cuisson des légumes (pomme de terre et poireau, avant tout) ainsi que du jus frais de chou. En combinant de la sorte tous les moyens mis à notre disposition, on ne fera que multiplier les facteurs de guérison.

Le Symphosan

Le Symphosan est une teinture visqueuse qu'on extrait des racines crues et fraîches du Symphytum officinal (grande consoude de la famille des borraginées).

Son action externe

Maintes expériences ont confirmé les excellents effets de la grande consoude dans les affections arthritiques et dans les troubles circulatoires.

Ses applications externes sont plus importantes encore. L'usage externe (frictions) de la grande consoude donne d'excellents résultats dans l'arthrite et les douleurs articulaires. Ces maux constituent souvent des symptômes de dégénérescence qui se traduisent également par un bruit grinçant des articulations.

Le Symphosan donnera des résultats encore meilleurs si ces applications externes sont accompagnées d'un régime alimentaire naturel. Il a une grande efficacité même dans les cas d'arthrite et de goutte. Il peut arrêter l'évolution d'affections arthritiques ou goutteuses qui ont auparavant résisté à toutes les autres méthodes thérapeutiques.

Le Symphosan rend des services non moins appréciables dans les névrites. On l'applique avec succès sur tous les endroits douloureux à la pression.

C'est grâce à sa propriété de favoriser la croissance de nouveaux tissus que le Symphosan est employé pour combattre les rides, les pattes d'oie, et pour régénérer une peau fanée par un usage exagéré de cosmétiques. Il peut ainsi être qualifié de cosmétique, c'est-à-dire de "remède de beauté", car la vraie beauté s'identifie avec une bonne santé et non avec un maquillage plus ou moins bien fait. Cet usage du Symphosan est avantageusement complété par une bonne huile de toilette.

Les algies faciales, quelle que soit leur origine, bénéficient des effets calmants et curatifs du Symphosan.

Son application locale rend des services appréciables dans le traitement d'écorchures et de plaies difficiles à guérir. Il est très efficace dans les affections se traduisant par des pertes de substances plus ou moins étendues du derme, par le retard ou l'absence d'épidermisation.

D'autres observations enfin ont confirmé l'efficacité du Symphosan dans les inflammations veineuses, où son action externe est favorablement complétée par l'usage interne d'Aesculaforce. Si, lors d'un ulcère variqueux, l'attouchement direct provoque des douleurs trop fortes, il suffit de badigeonner au Symphosan les bords de la plaie variqueuse.

Les huit composantes du Symphosan

Le Symphosan n'est pas un extrait pur de la grande consoude. Dans le but d'augmenter l'action thérapeutique de ce produit, on a fait entrer dans sa composition d'autres extraits de plantes fraîches :

L'Hypericum perforatum réputé comme vulnéraire et connu comme hémostatique.

L'hamamélis, employé déjà comme vulnéraire par les Indiens et qui, depuis longtemps, a pris pied dans la médecine moderne.

La sanicle qui possède les qualités d'un bon topique astringent. Depuis des siècles, elle est employée à la campagne dans le traitement des plaies contuses et des ecchymoses ; ses effets hémolytiques et cicatrisants sont fort appréciables. Malheureusement, on ne la trouve pas dans toutes les régions.

Le Solidago virgaurea, c'est-à-dire la verge d'or, dont toutes les parties renferment du tanin, du mucilage et une résine odorante, grâce auxquels il peut rendre de réels services non seulement comme diurétique, mais encore comme astringent. Il a des propriétés bactéricides et favorise la cicatrisation.

L'Arnica montana, dont l'extrait (provenant de la racine) a la réputation d'un vulnéraire puissant. Elle est efficace contre les épanchements ecchymotiques, vu qu'elle stimule la circulation dans les capillaires.

La septième composante est la joubarbe des toits, plante très répandue à la campagne où, jadis, elle prospérait sur les toits, spécialement sur les chaumes et les toits couverts de bardeaux. Elle s'y répandait au désavantage des toits, mais au profit des habitants qui bénéficiaient de cette plante en l'employant crue contre les inflammations des yeux, ainsi que pour guérir les brûlures, les tumeurs, et pour calmer l'érythème.

C'est de tous ces principes actifs, auxquels s'ajoutent ceux du Symphytum off., qu'est constitué le Symphosan. C'est un remède précieux qui ne devrait manquer dans aucune pharmacie domestique.

La prèle (Equisetum arvense)

Bien que l'on parle communément de la prèle des champs, cette plante ne s'y rencontre que rarement ; elle préfère les prés marécageux, les tourbières, les lisières de bois humides.

La famille des Prèles était florissante à l'époque de la pierre taillée. Les plantes atteignaient facilement la hauteur d'un arbre, à en croire les pétrifications.

Aujourd'hui, nous devons nous contenter d'une petite plante dont la forme rappelle celle d'un sapin en miniature, souple, flexible et vivace. Une inondation peut tout emporter, tout arracher, la prèle ne tardera pas à se redresser. D'où lui viennent cette ténacité et cette flexibilité ? En considérant les cendres de la plante, on constate qu'elles contiennent 60 à 65 % de silice et 15 % de chaux, si bien qu'il ne reste que 20 % pour les autres minéraux. C'est certainement à cette forte teneur en silice que la prèle doit ses propriétés médicinales. Elle mérite une place d'honneur dans l'arsenal du phytothérapeute à cause de sa triple action diurétique, hémostatique, et reminéralisante.

L'acide silicique et le calcium sont indispensables à la régénération des tissus malades. Les troubles des voies respiratoires (poumons, bronches, plèvre) ne se guérissent qu'avec l'aide de la silice. L'infusion ou l'extrait frais produisent alors d'excellents effets. Le Galeopsis ochroleuca est la seule plante connue chez nous qui puisse rivaliser avec la prèle grâce à ses 72 % de silice.

Les plantes riches en silice ont une influence salutaire sur la peau, d'où l'importance des bains de prèle pour tous les traitements de la peau.

FRUITS SAUVAGES

Cynorrhodon ou églantier (Rosa canina)

Non content de nous offrir ses belles fleurs appelées à tort "roses de chien" (Rosa canina), l'églantier nous fournit encore un fruit précieux, le cynorhodon que le langage populaire a baptisé "gratte-cul" à cause des poils raides qui surmontent ses graines. Le beau ton rouge des petits fruits les fait luire dans le paysage automnal comme des fleurs attardées. On les voit encore en hiver : le capuchon de neige qu'ils ont revêtu les fait ressembler à de gentils lutins. Les oiseaux s'en régalent quand neige et glace ont pétrifié la nature. Excellente aubaine pour eux car le cynorhodon bien mûr contient beaucoup de sucre. Aliment nourrissant car, outre le sucre, des minéraux : calcium, silice, magnésium, phosphore s'y tiennent cachés. Le phosphore alimente les cellules cervicales : nos amis ailés ont certainement de graves problèmes à résoudre tout au long de l'hiver et qui sait si le phosphore de l'églantier n'est pas responsable du brillant parfait qu'offre le plumage de l'oiseau, à moins que ce ne soit la silice. Le calme des oiseaux, en dépit de leur mobilité extrême, leur est accordé par la vitamine C qui exerce une action apaisante sur les nerfs.

Nous savons maintenant pourquoi le cynorhodon nous est si précieux. La nature nous ouvre sans cesse des voies nouvelles. La science tant vantée peut tout au plus nous expliquer pourquoi il en est ainsi. Même ses explications parfois erronées doivent être révisées et rectifiées.

Nous savons aussi que l'églantier est notre fournisseur numéro un en vitamine C. La pulpe du fruit permet de préparer une confiture légèrement acidulée qui n'est pas seulement une gourmandise mais un remède, une nourriture pour les nerfs qui répond au vieil adage : "Que ton aliment soit ton remède et que ton remède soit ton aliment". Il ne faut pas oublier que, pour dispenser tout ce trésor, la pulpe ne doit pas être cuite.

Tous les jours, une tranche de pain recouverte d'une épaisse couche de purée : voilà couvert votre besoin normal de vitamine C. Edulcorée avec du glucose ou du fructose, cette marmelade contient les sucres les plus assimilables.

Préparation de la purée crue : on cueille les fruits bien mûrs, on les étale dans un endroit sec, ombragé, jusqu'à surmaturation. On aura soin de les disposer en une seule couche sinon ils moisissent. Lorsqu'ils sont à point, on les passe au presse-purée. Cette bouillie d'un beau rouge est passée au travers d'un tamis assez fin qui retient les grains. Cette purée rouge est très riche en vitamine C. On y ajoute du miel pur ou du concentré de raisin (de consistance fluide) dans la proportion de 1/2 kg de miel par kg de pulpe. On obtient ainsi la confiture crue qui est à la fois délicatesse et médicament. Une cuiller à café de ce produit couvre notre besoin quotidien en vitamine C. Si nous sommes surmenés, cette confiture nous fera plus de bien que toutes les vitamines en comprimés.

Thé d'églantier : le résidu de la confiture préparée à la maison, les graines, les restes de pulpe et les enveloppes sont séchés, mis de côté et, l'hiver venu, on en fera du thé. Pour relever l'arôme de cette infusion, on peut y ajouter quelques gouttes de citron ou un peu de lait. L'action salutaire de cette boisson sur les reins est due peut-être à l'acide silicique. On peut en tout cas la présenter aux grands malades qui ne supportent plus d'autres infusions.

L'épine-vinette (Berberis vulgaris)

Quiconque parcourt en automne les vallées richement colorées du Tessin ou du Valais n'y rencontrera pas que des haies d'églantiers mais bien d'autres arbrisseaux ornés de grappes rouges : l'épine-vinette.

Combien de promeneurs passent devant ces fruits sauvages sans savoir qu'ils recèlent une force curative merveilleuse ! Ces branches terminées par des grappes de petits raisins allongés sont décoratives dans un bouquet automnal, pour sûr ! Mais qu'on les mange parce qu'ils sont un tonique des nerfs étonnant, très peu de gens le savent. Aucun fruit sauvage de nos régions n'est aussi riche en vitamine C que l'épine-vinette.

Le promeneur nerveux qui parcourt les vallées ferait bien de cueillir quelques-unes de ces grappes et de les mâcher longuement. Les oiseaux en sont très friands mais il serait souhaitable de voir les hypernerveux profiter à leur tour des avantages de ce végétal. Nous avons d'ailleurs presque tous besoin d'une médication calmante, de nos jours.

La pulpe qu'on prépare avec des baies très mûres est riche en vitamines mais surtout en acide ascorbique, c'est-à-dire en vitamine C. Afin qu'elles demeurent intactes, il ne faut ni cuire ni travailler la purée dans des récipients en cuivre, ce métal catalyseur détruisant la vitamine C.

Pour obtenir une purée ou une confiture à la fois aliment et remède, on procédera comme pour le cynorhodon. Les baies fraîchement cueillies sont passées au hachoir ou au presse-fruit puis au tamis qui retient grains et peaux. On ajoute 100 grammes de sucre de canne à 500 grammes de pulpe crue et on mélange délicatement. Quand le sucre est fondu, on ajoute encore 200 grammes de miel pur et enfin 200 à 250 grammes de sucre de raisin pur fluide. Une fois qu'elle est bien mélangée, cette purée devenue confiture est mise en jattes. Si elle est trop claire, on peut remettre un peu de sucre de canne. Dans la fabrication en gros, le sucre de raisin est concentré par vide d'air et ajouté peu à peu à la pulpe.

Expériences et observations ont prouvé que ce remède naturel agit heureusement sur les nerfs fatigués, sur les reins et qu'il combat efficacement les symptômes scorbutiques (saignement des gencives). Toutes les fois que notre organisme manque de vitamine C, nous sommes beaucoup plus exposés aux maladies infectieuses. C'est surtout au printemps qu'il faut remédier à cette carence. Cynorrhodon et épine-vinette vous y aideront de même que les baies d'Hippophæ (argousier) qui sont, elles aussi, très prodigues en vitamine C. Durant la saison froide, pauvre en légumes frais et lorsque les fruits conservés ont perdu une partie de leurs principes vitaminés, on aura recours au Vitaforce ou comprimés Bio-C. L'organisme ne pouvant stocker que de très petites quantités de vitamine C, il doit se contenter de l'apport quotidien. On trouve cette vitamine dans les glandes endocrines en forte proportion, dans les surrénales et l'hypophyse, avant tout, ce qui permet de conclure qu'elle joue un rôle important dans le fonctionnement de ces glandes.

Chez les cancéreux, on constate presque toujours un manque de vitamine C ; cette découverte devrait servir d'indication à ceux qui sont prédisposés à cette maladie : ils doivent à tout prix avoir recours quotidiennement à une nourriture riche en acide ascorbique.

Pour se maintenir en bonne santé, l'homme a besoin de 50 mg de vitamine C par jour. Il peut se les procurer en mangeant des framboises, de l'argousier, du citron, du cynorhodon ou de l'épine-vinette.

L'argousier (Hippophæ rhamnoides)

Rarement un buisson fructifère a été aussi répandu que l'argousier. Du nord du Portugal à travers les Pyrénées, le long de la crête des Alpes, au sud, au-dessus des Balkans, au-delà vers la Turquie et plus loin vers l'est par la Russie centrale, par-delà la Mongolie, la Corée et le Japon, nous trouvons cette plante curieuse. Si toutes les baies de l'argousier pouvaient être récoltées et transformées, cela suffirait à combler le besoin total de l'humanité en vitamine C. Si notre corps présente une carence en vitamine C, alors nous serons très réceptifs aux maladies infectieuses ; pour cette raison on doit faire cesser cette carence, en particulier au printemps. Outre la pulpe d'épine-vinette, la pulpe de cynorhodon joue également un rôle, et non des moindres, dans la suppression de la carence mentionnée. La baie d'argousier est toutefois particulièrement précieuse, et a une teneur exceptionnellement haute en vitamine C. Dans les périodes pauvres en vitamines, quand les légumes frais sont rares, et que les fruits ont subi une perte de vitamines par l'entreposage, beaucoup se serviront volontiers de Vitaforce ou comprimés Bio-C pour surmonter cette restriction dans l'approvisionnement en vitamines. La vitamine C ne peut être emmagasinée par le corps qu'en quantité minime et doit donc pratiquement être apportée à nouveau chaque jour. Puisque dans les glandes endocrines, et surtout dans la glande surrénale et l'hypophyse, il y a énormément de vitamine C, il est plausible que celle-ci joue un grand rôle pour le fonctionnement normal de ces glandes importantes.

Chez les cancéreux on peut constater en général une carence marquée en vitamine C, ce qui doit être une indication et une incitation à la consommation d'une nourriture riche en vitamine C pour ceux qui ont des prédispositions à cette maladie ainsi que pour ceux qui en sont déjà atteints.

Si nous voulons rester en bonne santé, nous avons besoin de 50 mg de vitamine C par jour. Nous pouvons satisfaire ce besoin avec les baies d'argousier, les framboises, le jus de citron, la pulpe de cynorhodon et d'épine-vinette, ou avoir recours aux comprimés Bio-C qui contiennent du citron, de l'argousier, du cynorhodon, de l'acerola, du cassis, etc.

Cependant ce n'est pas encore tout ce que l'argousier peut nous offrir, car en association avec la vitamine C sous forme végétale, ses baies contiennent encore d'autres vitamines, ainsi la vitamine B soluble dans l'eau, la provitamine A soluble dans les lipides et même la vitamine E. De cette façon, ce fruit modeste possède la forme biologique de substances vitales, telles que le corps en a besoin pour le maintien de sa santé et de sa capacité de rendement. Egalement les acides liés au calcium tels que les acides tartriques, se découvrent dans les baies de l'argousier.

Même les graines des baies d'argousier peuvent nous être utiles, car elles contiennent une essence grasse à laquelle on ne peut contester une importance diététique.

Celui qui a à lutter constamment contre les infections et souffre de saignements des muqueuses et des gencives, peut se servir avantageusement des produits à base de baies d'argousier puisqu'elles sont pour lui une aide diététique. Puisque les baies d'argousier contiennent tant de sortes de substances vitales et des oligo-éléments, il est facile de concevoir que, pour les enfants comme pour les adultes, les produits à base d'argousier peuvent être recommandés comme aliments fortifiants et d'appoint.

Celui qui chez nous en Suisse aimerait faire une ample moisson de baies d'argousier, n'a qu'à aller faire un tour dans la vallée supérieure de l'Inn.

Au Tessin aussi, l'argousier est présent à profusion. Là il se propage très bien dans la vallée de la Maggia. A l'époque de la récolte, ses baies d'une couleur rouge orangé luisent entre les feuilles vert olive et enjolivent également les ruisseaux et les fleuves des plaines ainsi que le versant des collines. En hiver elles sont pour les oiseaux une nourriture complémentaire bienvenue.

Les baies de sorbier (Fructus sorbi)

En automne, le sorbier des oiseleurs est orné de fruits rouges qu'on peut recueillir et sécher. Ces baies, une fois séchées, combattent l'enrouement, à condition qu'on les mâche longuement et lentement. Il arrive qu'on en fasse des confitures à la campagne.

Les baies de genévrier (Fructus juniperus)

- Eh bien, me direz-vous, ces baies-là sont bonnes à être reléguées sur le bord de l'assiette quand on mange sa choucroute !

Les livres de cuisine les mentionnent comme épice et l'on se rappelle que le grand-père en mâchouillait souvent le matin. C'est à peu près tout ce qu'on sait de ces petites boules dédaignées.

Les anciens traités de "Thérapeutique par les plantes" prétendent que si les aigles atteignent un grand âge, c'est aux baies de genévrier qu'ils le doivent ! Riches d'une huile éthérique très fine, elles contiennent du sucre en quantité mais, à cause de leurs principes amers, elles n'ont guère de saveur douce.

L'usage de ces baies est excellent en cas de rhumatisme et de goutte. Grâce à leur vertu diurétique, elles favorisent l'élimination des sels uriques. Il faut toutefois prendre certaines précautions en administrant les baies ou leur extrait : une dose exagérée risquerait d'irriter les reins. En cas de néphrite, le remède se prescrit sous forme homéopathique seulement (Juniperus communis D 1 ou D 2) et par gouttes.

L'extrait de genièvre combat les séquelles de l'asthme ; il est bon alors d'alterner ce médicament avec des baies d'épine-vinette et de sorbier.

Les baies de genièvre se prescrivent sous forme d'infusion, d'essence ou d'extrait en cas d'œdème, de catarrhe aigu de la vessie. En croquant chaque matin, à jeun, une baie, le lendemain deux et ainsi de suite jusqu'à vingt puis en redescendant jusqu'à une, on retrouvera l'appétit et cette cure aura d'heureux effets sur l'estomac et sur les glandes.

L'aubépine (Cratægus oxyacantha)

Dardant leurs longues épines, les rameaux de cet arbrisseau se couvrent en automne de magnifiques baies rouges dont on prépare le Cratægisan, remède au pouvoir merveilleux, composé d'aubépine, de mélisse, de valériane, etc. recommandé contre les troubles cardiaques d'origine nerveuse, le vieillissement du cœur, les palpitations. Quand nous étions enfants, on nous racontait que "le pain aux oiseaux" comme on appelle parfois ces baies était sain. Nous mangions ces grains rouges, faute de mieux, sans nous rendre compte le moins du monde que le Cratægus tonifie le cœur et qu'il constitue un médicament dont nous n'avions nul besoin à l'époque.

En effet, le Cratægus est un fortifiant efficace en cas d'asthénie cardiaque. Il s'est révélé comme le remède le plus inoffensif et le plus sûr contre l'artériosclérose, l'hypertension et dans le traitement des vaisseaux coronaires rétrécis et indurés. Si on veut augmenter son action, on lui adjoindra de l'arnica. On obtient alors un complexe qui réunit les vertus antispasmodiques et hypotensives du Cratægus et les propriétés sédatives de l'arnica. Ce remède a redonné courage à plus d'un malade âgé !

La teinture-mère de Cratægus est employée avec succès pour combattre les symptômes de l'angine de poitrine, c'est-à-dire les spasmes cardiaques temporaires accompagnés de douleurs aiguës précordiales, de difficulté respiratoire, d'angoisses, de pouls irrégulier. Tant que dure la crise, on administre toutes les demi-heures 5 à 10 gouttes de teinture. Après l'accès, il suffira d'en prendre 5 gouttes 3 fois par jour. En cas de dilatation du cœur, Cratægus D 2 est un bon adjuvant des hormones cardiaques.

EN EXPLORANT
LE DOMAINE HOMÉOPATHIQUE

Ce domaine étant beaucoup trop vaste pour être traité à fond, nous nous contenterons d'en donner un bref aperçu.

Aconitum napellus (aconit tue-loup)

Fière et belle, cette plante est aussi dangereuse que salutaire. Fort répandu dans toutes les Alpes et les pâturages à terre grasse, croissant au milieu des buissons, dans les clairières et les terrains humides en compagnie du dernier conifère, le Pinus mugo, l'Aconitum a été baptisé de plusieurs noms : casque de moine, char de Vénus, casque de Jupiter.

Toutes les parties de la plante sont très vénéneuses. Pour extraire la teinture employée en homéopathie, on utilise toute la plante, y compris le bulbe. Administrée à trop forte dose, la teinture amènerait à coup sûr une paralysie du cœur, des lésions à la moelle épinière et la mort. Mais ses dilutions au millième ou au cent millième permettent d'obtenir un des meilleurs et des plus fidèles remèdes homéopathiques. Dans toute maladie de caractère inflammatoire susceptible de provoquer de la température, Aconitum est la médication de premier secours. En cas de maladie infectieuse, si la peau est sèche et brûlante, Aconitum D 3 ou D 4 agira prestement en dérivant vers la peau les agents pathologiques et provoquera de ce fait la sueur. Aconitum D 10 est le remède parfait contre les "vapeurs", bouffées de chaleur si fréquentes chez les femmes au moment du retour d'âge. Aconitum D 10 alternant avec Belladonna D 4 sera prescrit au stade premier des maladies débutant brusquement par des frissons, des palpitations et d'autres manifestations de ce genre. Dès que la transpiration commence et que le malade se calme intérieurement, on abandonnera Aconitum D 10 pour ne plus donner que Belladonna D 4 ou d'autres remèdes appropriés.

Aconitum et Belladonna sous forme homéopathique devraient toujours figurer dans chaque pharmacie de maison. Ce sont des remèdes de première urgence. L'application de la teinture d'aconit est très dangereuse. Il vaut mieux l'écarter. Certains médecins en font usage pour calmer les névralgies causées par des refroidissements. On la prescrit aussi pour soulager le rhumatisme, la goutte, mais d'autres médicaments plus inoffensifs conviennent tout aussi bien. Introduite dans l'œil, l'aconitine (substance toxique d'aconit) provoque une dilatation de la pupille tout comme l'atropine et la belladone. Les dilutions d'aconit les plus courantes sont D 4 et pour les personnes robustes D 3. Cinq gouttes par heure dans un peu d'eau suffisent à provoquer les réactions désirées.

Atropa belladonna (belladone, morelle furieuse)

Avec sa tige épaisse et haute, ses feuilles étales, cette plante élégante rappellerait le tabac. Dès que les fleurs d'un rouge brunâtre et verdâtre sortent du cœur des feuilles, on comprend immédiatement qu'il ne s'agit pas d'un pied de tabac mais de la célèbre et fameuse Atropa belladonna.

De tout temps, les baies luisantes et noires ont tenté les enfants et cette envie assouvie a causé plus d'un malheur. Mais laissons de côté le revers pour ne considérer que la médaille ! Les plantes sont comme les gens : si elles ont de grandes qualités, elles n'en cachent pas moins de graves défauts. C'est le cas de notre belladone qui, si elle peut provoquer la mort, est capable de sauver la vie humaine et c'est ainsi que son prestige va croissant.

La belladone est dans une certaine mesure responsable de la loi des analogies. Le docteur Hahnemann, père de l'homéopathie, se trouvait un jour, désemparé, au chevet d'une malade très gravement atteinte. On lui amena encore un enfant sans connaissance dont le visage était d'un rouge bleuâtre. Le célèbre médecin allemand comprit bien vite de quoi il retournait lorsque le père lui fit voir les baies noires qu'il avait trouvées dans la main de l'enfant. Il s'agissait bel et bien d'un empoisonnement à la belladone. Mère et enfant présentaient des symptômes d'une ressemblance frappante : ils offraient tous deux ce visage d'un rouge bleuâtre. Causes différentes, effets analogues ! Subitement, le médecin songea au vieil aphorisme d'Hippocrate : "Similia similibus curentur" dont la justesse n'est véritablement reconnue que de nos jours. Après avoir administré un vomitif à l'enfant, le docteur sortit en compagnie du père, cueillit une tige de belladone portant fleurs et fruits, l'écrasa dans de l'eau, dilua de plus en plus le liquide d'un jaune verdâtre qu'il avait obtenu. A un certain moment, à la dilution 4 environ, il administra à la malade la première dose de ce médicament. La réaction fut bienfaisante. Après un certain temps, il redonna une dose et ainsi de suite jusqu'à ce que la femme fût hors de danger. Ainsi l'empoisonnement de l'enfant sauva la vie de la mère en vertu d'une antique loi naturelle.

La belladone combat avec succès les empoisonnements d'origine externe ou interne touchant le cerveau et accompagnés de céphalées, de congestion cérébrale avec pouls accéléré et dur, de délire, bref, dans tous les cas où le moindre mouvement des yeux aggrave l'état. Quand tous les symptômes surgissent brusquement, quand le malade est sensible à la lumière, que ses pupilles sont dilatées et ses muqueuses desséchées, brûlantes et enflammées, qu'il est fébrile, on aura recours à Belladonna D 4.

Cette dilution est un remède merveilleux pour tous les êtres, les jeunes gens à l'intelligence vive, surtout, qui fournissent un gros effort cérébral.

C'est aussi le médicament par excellence des crampes musculaires et des constrictions de l'anus, en particulier, qu'il calme en quelques minutes.

Belladonna D 4 exerce une heureuse influence en cas de maladies infectieuses : rougeole, scarlatine, coqueluche, conjonctivite, panaris et même en cas de pneumonie, à condition toutefois d'être administré dès le début de la maladie.

La belladone est un autre remède indispensable dans la pharmacie familiale qu'il faut toujours avoir prêt à l'usage. Craint-on une méningite, le grand-père présente-t-il une face écarlate qui ferait prévoir une attaque, la tante est-elle soudain atteinte de névralgies, le frère ou la sœur se plaignent-ils de coliques ou de douleurs viscérales, cinq gouttes de Belladonna D 4 dans un demi-verre d'eau et tout ira mieux : on aura paré au plus pressé ! Dans certains cas d'incontinence d'urine où d'autres médicaments demeurent sans effet, Belladonna a permis de jolis résultats.

Dosage : la dilution D 4 est la plus courante. On a très rarement recours à D 3. Dans des cas tout à fait particuliers, on s'en tiendra à D 6.

Coccus cacti (cochenille)

Il s'agit là d'un excellent remède contre la coqueluche qui agit très rapidement quand il est employé avec Drosera. Il constitue une des principales substances actives des gouttes Thydroca. Administré à temps, il peut même prévenir une coqueluche naissante.

Fait curieux, la roselle ou rosée du soleil est une plante carnivore et Coccus cacti est un remède ayant peu d'affinité avec le règne végétal. Etudions de plus près cette matière première. Il nous faudra partir au loin, en Algérie, aux Canaries ou en Amérique centrale où nous trouverons les cactus qui hantent les régions désertiques. Nous en examinerons tout particulièrement une espèce, l'Opuntia coccinellifera et nous y découvrirons une petite bête longue de trois millimètres qui s'est collée à la plante nourricière. Recouvert d'une petite carapace, cet insecte laisse une trace rouge quand on l'écrase sur un papier blanc. C'est la femelle de la cochenille qui, ne vous effrayez pas, fournit la matière première de cet excellent remède homéopathique qui lutte contre la coqueluche. Les élèves et les disciples du docteur Rademacher lui attribuent une bonne influence sur les reins. Des expériences tentées à Vienne ont prouvé son efficacité contre la toux des phtisiques. Dans son "Répertoire homéopathique", l'Américain Kent mentionne Coccus cacti comme l'un des médicaments les plus forts permettant de soigner les maladies du système nerveux central.

Autrefois déjà, les médecins faisaient usage de Coccus cacti sous forme de teinture-mère dans les cas d'affections rénales. L'homéopathie utilise ses concentrations moyennes, de D 4 à D 6.

Guajacum (gayac)

Du vivant de Paracelse, les commerçants rapportaient des Indes occidentales et de l'Amérique du Sud une espèce de bois tout à fait nouvelle contenant une résine médicinale. Les médecins de l'époque se jetèrent sur ce produit comme des femmes sur les nouveautés à la mode. Bois curieux, en effet, puisque, plus lourd que l'eau, il s'immerge complètement : on n'avait jamais vu ça ! Venu d'outre-mer, ce bois laissait couler dès qu'on le chauffait une résine pure qu'on disait être de bon secours dans les maladies des poumons.

Aujourd'hui encore, le Guajacum D 1 constitue l'un des remèdes les plus actifs contre les pharyngites aiguës. On en prend 5 gouttes sur un morceau de sucre toutes les heures et, en un temps très court, l'atteinte peut disparaître. Après une ou deux doses déjà, on sentira une amélioration sensible. Il s'agit bel et bien d'un remède spécifique !

En dilution moyenne, Guajacum est susceptible d'améliorer les sécrétions épidermiques défectueuses, les sueurs malodorantes, les expectorations nauséabondes. On en prend 3 fois par jour. Ce remède combat avec succès les douleurs articulaires aiguës causées par des dépôts goutteux dans les grosses articulations. C'est ce qui explique sa présence dans les onguents et liniments. Combiné au Lachesis, il guérit rapidement l'angine tonsillaire.

Kalium jodatum (iodure de potassium)

La médecine classique abuse du Kalium jodatum qu'elle prescrit à dose massive. C'est au Professeur Bier que ce remède doit sa réputation. Ce savant a démontré par expérience que les dilutions D 4 et D 6 constituent une médication active en cas de catarrhe de toute espèce ; il favorise également l'expulsion des mucosités.

Les rhumatisants, prédisposés aux maladies de refroidissement, bénéficient du Kal. jod. D 4, même lors d'une affection catarrhale des bronches et du poumon. Il a aussi une bonne influence sur les cas chroniques, mal guéris. C'est surtout après les pneumonies, quand le malade présente encore des expectorations qui semblent venir du fond du poumon et qui font craindre une tuberculose, qu'on aura recours au Kal. jod. D 4. Pour augmenter ses effets, on l'administre alternativement avec du sirop de bourgeons de sapin cru (santasapina sirop et bonbons) ou avec Imperatoria (impératoire).

Lachesis muta (venin du trigonocéphale)

Ne vous effrayez pas, cher lecteur, en apprenant qu'il s'agit ici d'un venin de serpent, et d'un serpent dont la morsure est inévitablement mortelle (Lachesis muta = serpent à sonnette). Sous forme homéopathique, c'est-à-dire dilué "au milliardième", ce venin constitue un excellent remède.

C'est au docteur Constantin Hering que nous devons la découverte de ce grand médicament qui a sûrement sauvé plus de vies humaines que le serpent à sonnette n'en a tuées.

Le Lachesis est employé avec succès dans les septicémies veineuses, les affections septiques, les fongus, les tumeurs chroniques, les furoncles, la petite vérole, la scarlatine et autres maladies graves. C'est surtout lors d'affections caractérisées par la coloration bleu foncé typique des téguments que l'on administre le Lachesis D 12.

Il n'est pas moins utile dans les affections du bassin, surtout au niveau du côté gauche, et en première ligne chez les femmes (ménopause et ses troubles).

Après une maladie grave, quand les toxines ne sont pas encore éliminées de l'organisme, ce médicament rend également de réels services.

Dans la fièvre typhoïde, le Lachesis constitue un des meilleurs remèdes.

Il donne aussi de bons résultats dans les abcès du poumon, la gangrène pulmonaire et les angines tonsillaires graves, même quand tous les autres remèdes habituels ont échoué. Une injection de Lachesis D 10 vient à bout des angines sans qu'on ait à craindre la moindre suite fâcheuse.

Toutes les affections de la gorge de nature grave bénéficient de cette médication.

C'est un remède que chaque ménage devrait avoir sous la main, vu qu'il constitue une aide précieuse dans toutes les affections susceptibles d'engendrer une septicémie veineuse générale.

Les formes homéopathiques les plus usuelles du Lachesis sont D 10 et D 12.

Mezereum daphné (bois gentil)

Les derniers restes d'une neige sale recouvrent encore la terre quand apparaissent les belles fleurs rouge clair du bois gentil. C'est de l'écorce de cette plante vénéneuse que nous obtenons la teinture primaire servant à la préparation de notre remède homéopathique Mezereum.

C'est un médicament qu'on fait entrer dans le traitement du zona, de l'érésipèle de la face, des éruptions vésiculeuses sur fond rouge accompagnées de prurit que le malade aggrave en se grattant. Il est meilleur que n'importe quel autre remède dans le traitement des ulcères profonds de la partie inférieure de la cuisse.

Le Mezereum donne aussi d'excellents résultats dans les affections bronchiques caractérisées par des muqueuses irritées, une toux sèche et pénible et des spasmes bronchiques nocturnes, une soif exagérée et importune avec des sensations du brûlures au niveau du pharynx, et des sécrétions nasales abondantes.

Même dans les cas aigus, on utilise une concentration de D 3 tout au plus.

Sepia (seiche)

Vous rechignerez peut-être en apprenant que ce remède provient de la seiche. Mais vous serez enthousiasmé des avantages de ce précieux médicament homéopathique que la médecine classique ne connaît pas.

Tous ceux qui ont fait un séjour au bord de la mer Méditerranée ou d'une autre mer septentrionale connaissent ces drôles de bêtes au bras de polypes et savent qu'elles sécrètent une matière colorante rappelant une encre foncée. Autrefois, les peintres utilisaient cette matière colorante qu'ils extrayaient directement de la seiche ; aujourd'hui encore, dans l'industrie chimique, une certaine matière est désignée sous le nom de "sepia".

La plupart des femmes ignorent que la Sepia est un des meilleurs remèdes gynécologiques. Les femmes asthéniques, facilement fatiguées, présentant des sueurs abondantes et pénibles bénéficient de ce médicament. En Amérique, il est considéré comme le "remède des blanchisseuses". L'expérience lui a reconnu une action remarquable dans le surmenage dont souffrent tant de femmes ; il trouve son emploi chez toutes celles qui se sentent fatiguées, épuisées, atteintes de vertiges, d'amnésie, d'insomnie et souffrant de douleurs lombaires ou peut-être même d'éruptions cutanées chroniques, prurigineuses, avec formation de vésicules au niveau des articulations. Dans tous ces cas, l'emploi prolongé de la Sepia fait merveille.

C'est sur le degré de réceptivité propre à chaque sujet qu'on se réglera pour l'administrer. Les sujets robustes prendront des concentrations plus fortes, tandis que les patientes plus sensibles s'en tiendront à des dilutions plus faibles.

Tarantula cubensis (araignée de Cuba)

La dilution homéopathique du venin de l'araignée velue de Cuba constitue un remède très actif. On l'emploie avec succès contre les furoncles, les abcès des ongles, spécialement quand les endroits atteints prennent une couleur bleuâtre et accusent des douleurs aiguës. Dans ces affections, aucun autre médicament ne réussit aussi bien que le Tarantula cubensis. C'est le meilleur remède homéopathique des furonculoses ; sous forme d'injection, il apporte une amélioration presque instantanée.

Les abcès aux doigts et aux ongles, qui causent, la nuit, d'affreuses douleurs, seront rapidement guéris par ce remède extraordinairement efficace. Il en sera de même, pour les panaris et autres petits abcès des mains et des pieds.

Le Tarantula cubensis ne doit être utilisé que sous forme très diluée, c'est-à-dire qu'il ne faut employer que les préparations homéopathiques D 8 - D 12.

Ne pas confondre ce remède avec le Tarantula hispanica (araignée espagnole).

Urtica (ortie)

En homéopathie, l'extrait frais d'ortie est désigné sous le nom de teinture d'Urtica primaire. A côté de glucosides, de tanin et d'acide formique, il contient de l'acide silicique (40 g par 100 g de cendres), du calcium, du phosphore, du fer, du sodium, un peu de soufre.

L'Urtica est à conseiller dans les affections arthritiques, les inflammations goutteuses des articulations, dans les oliguries avec urine graveleuse et irritation de la vessie.

Ces affections témoignent d'une hypofonction rénale ; les sécrétions sont âcres et il y a souvent transpiration désagréable à odeur pénétrante. A la longue, cet état maladif peut engendrer un exanthème lichéneux qui, pendant la nuit surtout, occasionne un prurit pénible. Dans ces cas, la teinture d'Urtica est particulièrement utile. On la prend à la dose de 10 gouttes diluées dans un verre d'eau qu'on boit par gorgées au cours de la journée. On aura intérêt à administrer en même temps du Solidago (verge d'or) pour stimuler les fonctions rénales. Les deux médicaments se prennent alternativement et par gorgées.

QUELQUES EXEMPLES DE BIOCHIMIE BIOLOGIQUE

Quatre exemples de la riche source biochimique :

Calcium fluoratum (fluorure de calcium ; spath fluor)

Si en mangeant, vos dents vous font mal ou commencent à branler, si l'émail dentaire devient cassant et permet aux bactéries de pénétrer et à la carie de se développer, vous aurez sans plus tarder recours au Calcium fluoratum. Ce remède biochimique combattra la cause originelle de tous ces inconvénients, c'est-à-dire qu'il compensera la carence saline. Il faudra administrer conjointement du Silicea (acide silicique), vu que celui-ci joue également un rôle essentiel dans le développement des dents et des os.

Si les paysans du Valais ont une denture étonnamment saine et forte, ils le doivent à leur pain de seigle complet qui contient du Calcium fluoratum.

Le Calcium fluoratum n'est pas seulement indispensable au développement et à l'entretien du système osseux ; c'est lui également qui permet de garder en bon état le tissu conjonctif. Son emploi avant et après les interventions chirurgicales rend de réels services ; il active en effet la cicatrisation.

Son influence sur le tissu conjonctif explique également son rôle dans les hernies. N'oublions jamais que la nature fait tout son possible tant qu'elle dispose des matières premières requises. Si nous en tenons compte dans notre alimentation, nous éviterons bien des désagréments.

De récentes observations font ressortir l'importance du Calcium fluoratum dans le traitement des tuméfactions dures des tendons et des ligaments, des ganglions synoviaux et des kystes durs. Dans toutes ces affections assez graves, le Calcium fluoratum constitue un excellent adjuvant. Mais il est certain que ce remède ne peut amener la guérison à lui seul, vu que le plus souvent les maladies s'accompagnent d'autres carences qui doivent également être compensées.

Le Calcium fluoratum joue en outre un rôle essentiel dans la cataracte lenticulaire ; administré alternativement avec le Kalium chloratum, il rend de réels services dans cette affection. De même, il est efficace dans la sclérose de l'oreille moyenne engendrant des dépôts calcaires au niveau du tympan et, de ce fait, une diminution du sens de l'ouïe.

L'ulcération suppurante si douloureuse du sillon de l'ongle et les eczémas prurigineux bénéficient largement du Calcium fluoratum.

Administré simultanément avec le mille-feuille, il peut, en augmentant la tonicité des parois veineuses, donner de bons résultats dans le traitement des hémorroïdes, des varices et des phlébites.

Chez les nourrissons dont la dentition est difficile, l'emploi alternatif de Calcium fluoratum et de Calcium phosphoricum est à recommander.

N'oublions pas de mentionner les services que ce remède peut rendre aux femmes en empêchant la formation de bourrelets abdominaux à la suite des couches. Pour éviter ce relâchement désagréable et pénible de la musculature du ventre, on prendra, pendant plusieurs mois avant l'accouchement, soit du Calcium fluoratum, soit le complexe de calcium Urticalcin qui contient également ce sel de calcium si important.

Le plus souvent, on emploie le Calcium fluoratum D 12, rarement D 6. La dose quotidienne normale est de 3 fois 2 tablettes à 0,125 g.

Natrium muriaticum (sel de cuisine)

Les sujets auxquels il convient d'administrer du Natrium chloratum présentent les caractéristiques suivantes : ils sont boursouflés, œdémateux ou maigres (malgré leur bon appétit) ; ils ont facilement froid, surtout dans le dos le long de la colonne vertébrale ainsi qu'aux mains et aux pieds ; le moindre travail corporel ou intellectuel les épuise ; ils ne supportent guère la chaleur du soleil et sont enclins aux maux de tête et aux migraines ; un rien les irrite. Si l'on essaye de consoler ces patients, ils s'impatientent ou se fâchent. Leurs fonctions intestinales sont défectueuses, ils souffrent de constipation et ont des selles dures, sèches. Chez les femmes, ces maux s'aggravent avant et après les menstrues, qui d'ailleurs sont irrégulières. Souvent ils montrent un dégoût typique pour le pain. Vis-à-vis du sel de cuisine, ils éprouvent soit un vif désir, soit une réelle répugnance. Les personnes présentant la plupart de ces symptômes, auront recours avec succès à ce remède si simple et si inoffensif qu'est le sel de cuisine.

Chez les nourrissons et les petits enfants, l'emploi prolongé du Natrium muriaticum est efficace pour combattre les vers intestinaux.

Les Basedowiens se sentent immédiatement soulagés par le Natrium muriaticum. Il a de bons effets dans les troubles vasomoteurs, les palpitations cardiaques accompagnées d'une sensation d'évanouissement et d'un pouls irrégulier, intermittent. On peut l'employer également dans les éruptions cutanées avec sécrétion aqueuse, les eczémas, l'acné et les impuretés de la peau, surtout dans les cas où parallèlement les muqueuses sont desséchées.

Dosage : en cas de constipation, on utilisera avec succès la dilution D 3. Pour toutes les autres affections, on emploiera de préférence des dilutions moyennes, D 6, ou mieux encore D 12, ou même D 30. Ces dilutions faibles se prescrivent surtout s'il s'agit de sujets très sensibles.

Natrium sulfuricum (sulfate de soude)

C'est en 1658 que le médecin allemand Glauber découvrit ce sel, d'où son nom allemand "Glaubersalz" (sel de Glauber). Bien que soluble dans l'eau, ce sel n'est guère absorbé par l'intestin. Ce n'est qu'à l'état biochimique, c'est-à-dire lorsqu'il est très finement pulvérisé, et sous la forme D 6, que le Natrium sulfuricum est complètement assimilable et efficace.

Une de ses principales actions consiste à stimuler la sécrétion biliaire et partant à faciliter la digestion des graisses, c'est-à-dire la digestion en général. Il a aussi une bonne action sur le sang, spécialement dans l'hémophilie, maladie qui se rencontre assez souvent. Dans cette affection, le sang ne se coagule pas, de sorte que la moindre blessure, ne serait-ce qu'une petite incision, peut entraîner une hémorragie mortelle, si l'on n'intervient pas efficacement. Le natrium sulfuricum doit dans ce cas être pris pendant une assez longue période avec le Millefolium (mille-feuille). En combinaison avec l'extrait de plantes fraîches de tormentille, ce remède simple est très utile aux diabétiques.

Il est très efficace dans les affections du foie ; on le recommande tout spécialement après les jaunisses et en cas d'inflammation des voies biliaires ou d'infection de l'intestin grêle.

On l'utilise avantageusement pour combattre les diarrhées matinales accompagnées de flatuosités ; à ces fins, il est recommandé de le prendre alternativement avec de la terre curative. Toutes les perturbations métaboliques d'origine hépatique sont améliorées par l'ingestion de Natrium sulfuricum D 6 à la dose de 2 tablettes 3 fois par jour. C'est un remède simple dont l'effet est rapide. Il convient également de l'employer dans l'obésité, dans les cas légers d'hydropisie, dans certaines formes d'asthme, dans la malaria dite chronique, ainsi que dans les éruptions cutanées du printemps affectant surtout les adolescents.

Les femmes ne devraient pas utiliser le Natrium sulfuricum pendant l'allaitement au sein. Il diminue la sécrétion laiteuse, action qui justifie son emploi lors du sevrage.

Les sujets qui ont le teint ou le blanc de l'œil jaunâtre et qui sont enclins à la mélancolie, feraient bien de prendre de temps à autre du Natrium sulfuricum.

Silicea (acide silicique)

C'est un remède très apprécié tant en biochimie qu'en homéopathie, et dont je vais brièvement expliquer l'importance.

Le Silicea est utilisé dans toutes sortes de suppurations. Il faut retenir toutefois qu'on ne doit l'utiliser qu'au moment de la phase aiguë et au stade décroissant. Au début de la suppuration, et pour la faire aboutir, on emploie l'Hepar sulf. D 4. Dans les pays nordiques, le Silicea constitue un remède populaire contre les suppurations et spécialement contre les furoncles. Il agit lentement mais sûrement dans les inflammations suppurées des os, les caries, les abcès des amygdales et les fistules (aussi les fistules dentaires).

Il se révèle très efficace contre les abcès des ongles, les affections des racines des cheveux et dans les troubles de la croissance des cheveux et des ongles.

Il est employé avec succès dans le traitement des enfants scrofuleux. Ces enfants sont généralement maigres ou boursouflés et ils ont un gros ventre ; ils n'ont pas d'appétit, manquent de résistance et sont d'humeur changeante.

Dans les affections pulmonaires et la scrofulose, Silicea est un adjuvant des préparations calciques. Il a également une bonne influence sur la peau et le tissu conjonctif ; il est à recommander contre la transpiration des mains et des pieds et surtout contre les sueurs malodorantes et les sécrétions qui occasionnent des excoriations entre les orteils. Pour combattre les troubles causés par la suppression de la transpiration des pieds, on aura aussi recours au Silicea ; il se peut cependant qu'à la longue cette transpiration, artificiellement supprimée, réapparaisse. La transpiration des pieds ne doit jamais être supprimée de force ; en stimulant les fonctions épidermiques et rénales, on arrive peu à peu à vaincre cet inconvénient, voir même à le faire disparaître sans avoir à craindre de suites fâcheuses, étant donné que la peau et les reins pourvoient à l'élimination nécessaire.

Aux sujets frileux, qui ont froid même quand ils se donnent du mouvement, il faut prescrire le Silicea ; il active la combustion de l'oxygène, fait disparaître la lassitude et remonte le moral.

Silicea constitue un bon remède contre les indurations qui se produisent au niveau des glandes mammaires ; il est même à recommander contre les cancers. On peut l'employer sous forme de poudre et le répandre directement sur les plaies difficiles à guérir. Cette application externe s'est révélée utile aussi en cas d'ulcères variqueux des jambes (le Silicea pour le traitement externe, Hypericum perforatum et Aesculaforce pour le traitement interne).

Après ce court exposé des propriétés curatives du Silicea, mentionnons encore qu'il peut aussi être employé à des fins esthétiques : son ingestion prolongée embellit les cheveux et le teint.

Silicea est administré sous la forme D 6 ou, le plus souvent, D 12. Maints thérapeutes l'emploient avec succès sous la forme D 30. Le dosage normal est de 2-3 tablettes par jour. Pour l'application externe en forme de poudre, il faut piler les tablettes.

CONDIMENTS

Les plantes condimentaires sont des remèdes

Les plantes condimentaires renferment une richesse extraordinaire, si nous savions les planter et les cultiver. Si en outre nous réalisions qu'elles peuvent non seulement rendre nos mets stimulants et agréables, mais qu'elles sont en même temps de bons remèdes, il ne serait que raisonnable de mettre leur vertu curative à notre profit en les utilisant dans notre cuisine quotidienne. Un assaisonnement végétal est sain. Malheureusement, on connaît mal les qualités curatives des condiments frais et pour cette raison on ne sait pas les estimer. Il nous faudra non seulement connaître les petits et obscurs aides du règne végétal qui pourtant sont pourvus de qualités d'assaisonnement précieuses, mais aussi apprendre à appliquer correctement leurs valeurs salutaires. Pour cette raison nous allons examiner quelques plantes condimentaires de plus près.

Le persil

Cette plante condimentaire bien connue n'est souvent utilisée que pour garnir un plat. Mais elle est un remède excellent pour les reins. Finement hachée, elle peut accomplir un agréable enrichissement du goût dans des potages, des sauces, du séré, des salades, des mets de pomme de terre et d'autres plats. Des recherches récentes ont prouvé que le persil contient de la vitamine B 12, vitamine importante du groupe B qui joue un rôle considérable dans la formation des globules rouges du sang.

Le céleri

Le céleri est le condiment idéal pour les malades souffrant de rhumatisme ou de goutte et pour ceux qui ne veulent pas en souffrir. Celui qui utilise souvent les tubercules et les feuilles du céleri comme condiment souffrira rarement de la gravelle et du calcul rénal. Pour les malades souffrant d'hydropisie, le céleri est un remède considérable.

La marjolaine

Ce condiment nous vient d'Afrique du Nord où il est utilisé comme tonique léger mais sûr. Comme la marjolaine est diurétique, elle facilite le traitement des maux urinaires. En outre elle est propice contre la constipation.

Le thym

Cette petite herbe est très appréciée pour sa finesse. Elle a aussi une qualité désinfectante et, pour cette raison, une influence sur les microbes de la bouche.

Le romarin

Grâce à Isabelle, reine de Hongrie, le romarin est considéré comme un moyen de rajeunissement. Etant un condiment et un remède ancien, le romarin est connu partout. Cette plante a un effet bienfaisant surtout sur le système nerveux des vaisseaux sanguins et les nerfs cardiaques. Cette herbe aromatique devrait donc prendre une place primordiale à la cuisine aussi comme condiment, car celui qui connaît sa valeur veut en profiter. Encore aujourd'hui des chefs éminents utilisent le romarin pour des sauces, des rôtis et spécialement pour assaisonner des poissons de mer. Toutefois, on l'emploie de même dans la cuisine végétarienne.

Si nous faisons macérer du romarin frais dans du vin vieux, nous obtenons un bon cordial influençant surtout favorablement l'hypotension, très recommandable pour les gens anémiques et d'une santé délicate, et pour les gens âgés. Après une grippe ou une autre maladie grippale, un petit verre de vin de romarin aidera à récupérer plus vite. Le modeste mais beau buisson constitue aussi avec ses feuilles et ses fleurs une plante condimentaire et un remède populaire.

La sarriette

La Satureja hortensis, nom de la sarriette en latin, continue à occuper une place d'honneur dans notre jardin d'épices, car comme ancienne plante condimentaire et médicinale elle ne manqua dans aucun jardin de couvent du Moyen Age. L'abbesse Hildegarde de Binningue, dont la renommée est parvenue jusqu'à nous pour sa connaissance des plantes, a beaucoup recommandé la sarriette.

Le nom allemand (Bohnenkraut) de cette herbe aromatique indique qu'elle a quelque chose à faire avec les haricots (Bohnen) et il est vrai qu'aucune cuisinière ne saurait mieux assaisonner les haricots qu'avec de la sarriette. Tout légume assaisonné avec de la sarriette perd son effet flatueux. Les cordons bleus utilisent l'herbe aromatique aussi en préparant des mets de viande et des poulets rôtis. Celui qui souffre d'hypotension utilise avec avantage - outre l'hysope - la sarriette. Au Moyen Age cette herbe fut très demandée, car on lui prêta une stimulation des glandes sexuelles. Pour cette raison, comme elle est tout à fait inoffensive et non nuisible, elle fut employée comme un soi-disant aphrodisiaque.

La mélisse-citronnelle

La mélisse-citronnelle ne manque que rarement dans notre jardin d'épices. Son arôme agréable attire non seulement les humains, mais aussi les abeilles et les bourdons qui y trouvent leur pâture. On en prépare un thé aromatique. Celui qui doit calmer ses nerfs trouve surtout le soir un bon remède dans le thé de mélisse, qu'on devra dulcifier en outre avec du miel afin d'augmenter encore son influence favorable comme bon somnifère. Les femmes surtout aiment ce thé, car il est aussi actif contre les maux périodiques et les crampes. Jadis on employait le thé avec succès aussi pour combattre les empoisonnements par le tabac. Il est bien connu qu'au dix-septième siècle, les Carmes de Paris préparaient une excellente essence, fameuse et appréciée. Outre la mélisse-citronnelle, les moines utilisaient aussi pour sa préparation la bétoine, des écorces de citron, un peu de coriandre, des clous de girofle et de la cannelle.

Il se peut que chez nous la mélisse-citronnelle ne soit presque connue que comme thé, mais elle peut aussi être utilisée comme condiment. De même, peu de gens savent que l'herbe fraîche a le même effet guérissant que les feuilles de lierre qu'on broye sur les piqûres d'abeilles et de guêpes. L'effet est calmant et guérissant.

Le basilic

On dit que la patrie de cette ancienne plante cultivée fut l'Inde, le basilic étant désigné en sanscrit par le mot arjaka. L'herbe aromatique est non seulement une bonne nourriture pour les abeilles, mais est aussi estimée comme épice et remède. En Egypte ancienne déjà, l'herbe était connue comme un remède excellent contre les morsures de serpent et les piqûres de scorpion. On utilisa même l'herbe broyée contre les maux des yeux et le rhumatisme. Le basilic doit son succès au fait qu'il contient du rhymole, de l'eugénole et du camphre. Pline recommanda le thé de basilic contre la neurasthénie, les maux de tête et aussi les évanouissements. Les Grecs employaient le basilic pour des bains aromatiques et toniques, ainsi que pour aromatiser le cidre, le vin et la liqueur. En Allemagne septentrionale l'herbe fut employée pour assaisonner les soupes, par exemple la soupe hambourgeoise aux anguilles bien connue, et aussi pour mariner des concombres. On trouve souvent le basilic dans les jardins de l'Italie méridionale, où on l'apprécie comme excellente épice, les mets devenant fort appétissants par son assaisonnement.

La livèche

Cette herbe peut atteindre 2 m de hauteur. On l'utilise à peu près comme le céleri. Il est probable qu'elle provient de l'Asie, où on en prépare des sauces substantielles. L'effet diurétique de l'herbe est bien connu. Il est probablement dû à son huile essentielle. La livèche stimule aussi l'appétit et calme les fermentations et les flatuosités.

Le cerfeuil

Cette herbe s'appelle en latin Antriscus cerefolium. Elle est surtout cultivée dans les jardins du canton de Berne à cause de son effet bienfaisant. Son odeur est forte, douceâtre, aromatique, rappelant un peu l'anis. L'herbe a un effet digestif et diurétique. Au printemps on prépare, avec de la dent-de-lion et de l'achillée, un thé de cure qu'on emploie contre les scrofules, l'hydropisie et les eczémas.

Cumin, anis, coriandre, fenouil et aneth

Ces cinq noms désignent des graines chauffantes qui ont un effet guérissant sur l'estomac et les intestins en cas de refroidissement, d'inflammation et d'autres dérangements.

On connaît de même l'effet bienfaisant de l'anis et du fenouil comme thé chez les bébés lorsqu'ils souffrent d'embarras gastriques et intestinaux. L'aneth aide la sécrétion lactée de la mère allaitante.

Le poireau

Quelques-unes parmi les espèces nombreuses de poireau - il y en a 250 environ - sont des plantes médicinales et des épices. Elles contiennent toutes l'huile d'ail, dont l'élément principal est un sulfure, l'allyle sulfurique. Ce dernier donne au poireau son odeur typique. Toutes les espèces de poireau sont bonnes pour les artères, car elles conservent leur élasticité et empêchent ainsi le vieillissement prématuré. Si à la cuisine on emploie beaucoup de ciboulette, d'ail et au printemps d'ail des ours, on chasse les vers des intestins.

La ciboulette

De toutes les espèces de poireau, c'est la ciboulette ordinaire (Allium schœnoprasum) que nous utilisons vraisemblablement le plus. On la trouve dans toute l'Europe, en Asie orientale, dans l'Orient, au Caucase et jusqu'en Sibérie. En ajoutant de la ciboulette finement hachée aux salades, aux mets en purée, au séré, aux pommes de terre et aux légumes, la saveur, mais aussi la valeur nutritive est améliorée. Celui qui n'a pas de jardin peut facilement planter la ciboulette dans un pot et le placer devant la fenêtre de la cuisine ou sur le balcon. En hiver on lui trouvera aussi une place claire dans la cuisine.

L'ail des ours

Lui aussi est désigné par le mot latin Allium, mais avec le surnom ursinum. L'ail des ours peut être utilisé comme condiment, salade ou légume étuvé. Nous le hachons finement pour l'ajouter à une autre salade ou préparons une salade entièrement à l'ail des ours.

Si nous le préparons comme légume, nous pouvons l'étuver avec des feuilles d'épinard dans un peu d'huile. Sans cette addition, il demeure un légume excellent. Au printemps, l'ail des ours est un moyen très efficace pour purifier le sang, la bile et le foie des impuretés de l'hiver. Pour les personnes souffrant d'hypertension et d'artériosclérose, l'ail des ours est une vraie nourriture curative. Ces personnes devraient en faire usage souvent, même si elles n'ajoutent que régulièrement chaque jour un peu d'ail des ours finement haché à leur salade.

Ail et oignon

Les grandes pyramides du temps des pharaons excitent encore notre enthousiasme ; nous nous faisons transporter à travers le désert, sur le dos chancelant d'un chameau, dans une voiture élégante, pour admirer ces chefs-d'œuvre de l'architecture. Mais il est presque impossible de nous imaginer les problèmes et les difficultés que les intendants des pharaons eurent à résoudre et à surmonter, tant pour amener les outils et les blocs de pierre que pour assurer le ravitaillement du personnel. L'historien grec Hérodote raconte que lors de la construction de la pyramide de Chéops, 1600 talents d'argent (environ 8,5 millions de francs suisses) furent dépensés uniquement pour des oignons, des aulx et des radis. Comme toutes les plantes bulbeuses, l'ail et l'oignon étaient fort en honneur chez les Egyptiens qui les avaient consacrés à leurs dieux et leur attribuaient des vertus miraculeuses pour combattre les démons. Chez les Grecs et les Romains également, l'ail jouissait d'une grande réputation comme épice à propriétés curatives. Les Juifs, d'après la Bible, l'avaient en grande estime. Il en est d'ailleurs encore de même aujourd'hui. C'est peut-être à l'ail qu'ils doivent leur ténacité. L'artériosclérose et les troubles lymphatiques sont bien plus rares chez les peuples sémites que chez nous, descendants de Japhet.

Comme tous les aliments à odeur et à saveur fortes, l'ail ne doit être pris qu'en petites quantités, vu que l'ingestion exagérée peut être nuisible, surtout aux reins. L'action pharmacodynamique de l'ail et de l'oignon est due à l'huile sulfureuse très fine que renferment ces plantes. Cette huile a une action très nette sur la peau et tout spécialement sur le cuir chevelu. (On l'emploie contre la formation des squames et la chute des cheveux.) C'est également à cette huile que l'ail doit ses propriétés vermifuges. Le lait d'ail a des effets anthelminthiques prouvés. Il suffit de broyer deux gousses d'ail (hachées menu) dans 1 dl de lait. Le produit ainsi obtenu constitue un excellent vermifuge qu'on peut administrer par voie buccale ou sous forme de lavements. Il est à noter que le lait peut être remplacé par une infusion d'absinthe.

Pour calmer les maux de dents, on applique une demi-gousse d'ail entre la gencive et la muqueuse de la joue. Pour améliorer ou même faire disparaître les maux d'oreille ou les céphalalgies, on met des compresses d'aulx ou d'oignons sur la nuque.

Lait d'ail

Le lait d'ail s'est révélé un remède excellent pour dissiper les douleurs provoquées par la sciatique. Par son emploi prolongé, l'on parvient à supprimer sans inconvénient la transpiration des pieds.

Un mécanicien longtemps tracassé par des algies dues à la sciatique que les médecins ne parvenaient pas à soulager, m'a déclaré que le lait d'ail avait amené une amélioration considérable de son état au bout de quelques jours et qu'après quinze jours les douleurs avaient complètement disparu.

Le lait d'ail se prend cuit ou cru. Il est cependant plus efficace à l'état cru. On n'aura recours à la cuisson que pour atténuer ses provocantes exhalaisons. Le lait d'ail cuit donne d'ailleurs des résultats fort appréciables.

Pour préparer le lait, l'ail doit être réduit en pulpe. On trouve actuellement dans le commerce de petits appareils fort maniables, qui permettent d'écraser la gousse en un tour de main. Ils se vendent dans les maisons d'alimentation naturelle et dans les magasins d'articles de ménage. Cette méthode est à recommander pour la préparation du lait d'ail cru. La pulpe d'ail est incorporée au lait cru ; le breuvage ainsi obtenu se prend tel quel ; mais, comme nous venons de le mentionner, l'ail peut également être cuit dans le lait.

Il faut au moins boire 2 dl de lait d'ail par jour pour obtenir une action nettement marquée.

Les réactions sont individuelles, et les résultats varient d'un sujet à l'autre. En cas de douleurs sciatiques violentes, ce remède fort simple est à recommander. Suivant les prédispositions du sujet, les meilleurs résultats seront obtenus soit par l'application d'acide formique, soit par la chiropratique, soit encore par l'ingestion de lait d'ail.

L'échalote (Cepa ascalonicum)

Outre l'oignon, nous utilisons la petite échalote aromatique pour assaisonner nos plats. Son nom latin rappelle l'ancienne ville philistine Ascalon qui a été rebâtie de nos jours au bord de la mer Méditerranée. Ainsi les Croisés ont-ils connu l'échalote en Palestine, d'où elle est originaire, et n'ont pas manqué de la rapporter en Europe. Quant à son application comme condiment, elle se place entre l'oignon et le poireau.

Le cresson (Nasturtium)

On utilise quelques espèces de cresson, ainsi le cresson alénois et de fontaine, la capucine et la renoncule alpestre.

Dans la zone septentrionale tempérée, on connaît toutefois 50 espèces de cresson différentes. Quelques-unes d'entre elles sont des épices, et une grande partie de toutes les espèces de cresson possèdent un effet curatif plus ou moins grand. Selon les recherches récentes le cresson contient, comme le raifort, une sorte de pénicilline et aide ainsi à améliorer la flore bactérienne de la bouche et des intestins. Comme la plante contient en outre un peu d'iode, elle constitue une aide diététique en cas d'affections thyroïdiennes. Le cresson est très recommandé comme agent antiscrofuleux. La disposition aux maux d'épiderme diminue si on prend régulièrement du cresson. On constate en même temps un bon effet dans les affections rénales et les calculs, qui peuvent être ainsi souvent évités.

Le cresson est excellent en salade. En tout cas, on devrait l'ajouter aux autres salades, car il est important que nous profitions régulièrement de ses valeurs. Si nous préparons du jus de légumes afin d'avoir un supplément quotidien de vitamines, un peu de cresson ne devrait pas y manquer. Le sel aromatique Trocomare contient diverses espèces de cresson qui lui confèrent son goût fin et aromatique.

Le raifort

Le raifort n'est pas assez connu. Il constitue un condiment agréable, malheureusement trop peu utilisé en cuisine. Il y aurait avantage à le mélanger à une salade de carotte crue, dont le goût fade et sucré rebute les palais masculins.

Les vertus salutaires du raifort sont encore trop ignorées. Cette plante énergique fournit une teinture très utile dans le traitement des plaies nécrotiques. Il n'amène pas seulement une amélioration instantanée mais favorise et hâte également la guérison.

Voici une recette de teinture de raifort : râper une racine fraîche de raifort, ajouter de l'alcool, laisser macérer et presser le tout. Le jus ou, plus exactement, la teinture ainsi obtenue, exerce une action des plus favorables sur les plaies gangréneuses. Les douleurs disparaissent rapidement. L'application de la teinture sur les plaies fraîches est un peu douloureuse, mais très efficace.

Dans les cas où les compresses d'oignons sont sans effet, il convient d'employer le raifort qui opère une dérivation cutanée. Les cataplasmes de pulpe froide de raifort exercent une action révulsive bien supérieure à celle des oignons et de la moutarde. Appliqués sur la nuque, ils donnent d'excellents résultats en cas de céphalalgies aiguës.

Sirop de raifort

Le raifort, dont l'action principale est d'exciter les muqueuses rend d'appréciables services dans la tuberculose pulmonaire à forme torpide, dans les bronchorrhées chroniques et, de façon générale, dans toutes les affections des voies respiratoires. Le sirop se prépare de la façon suivante : râper la racine de raifort, ajouter du sucre de canne non raffiné ou du miel, bien pétrir le tout, puis presser. On obtient alors le sirop cru. Faire cuire le résidu dans un peu d'eau additionnée de sucre de canne, presser encore, et ajouter le liquide ainsi obtenu au sirop cru.

Le raifort râpé administré pendant une assez longue période et en petite quantité guérit la toux, l'enrouement tenaces et protège efficacement contre les maladies causées par des refroidissements. Il est recommandé d'en ajouter régulièrement aux diverses salades.

Etant donné ses qualités hypotensives et régénératrices, le raifort constitue, combiné avec l'ail, un excellent remède des affections veineuses de la vieillesse. Quand on a dépassé la quarantaine, on aurait tort de ne pas vouloir profiter des effets salutaires de ces deux épices.

Radis noir (Raphanus sativus)

Le suc du radis noir est préconisé dans la lithiase biliaire et autres hépatopathies. Toutefois, on ne doit le prendre qu'en petites doses et à plusieurs reprises, car l'ingestion exagérée peut causer des ennuis.

Sirop de radis

A des radis finement râpés, on ajoute du sucre de canne et on laisse macérer, de façon à obtenir un jus sucré ; ce jus constitue le meilleur sirop contre les bronchites. Afin d'éviter des pertes de sucre, on peut presser la pulpe du radis et ajouter au liquide obtenu du sucre jusqu'à consistance sirupeuse. De cette façon, il se conserve pendant des semaines et on peut en prendre un peu tous les jours. Ce sirop est aussi employé pour guérir la coqueluche. On trouve du sirop de radis cru tout prêt dans le commerce.

Dans les affections de la bile, il suffit de prendre 3 fois par jour 10 gouttes d'extrait de radis cru (Raphanusperkolat) dans une cuillère à soupe d'eau. Contre la coqueluche et le catarrhe des bronches, cet extrait rend les mêmes services que le sirop ; on en dilue 10 gouttes dans un verre d'eau sucrée avec du miel pur ; boire par petites gorgées.

Le sel - un remède

Le sel peut même servir de remède, mais pas sous sa forme habituelle. C'est ainsi qu'on ne peut nier les effets salutaires des bains de sel marin dans les troubles fonctionnels des glandes, troubles qui se traduisent souvent par le l'obésité. La thyroïde bénéficie également de ces bains. Dans l'hyper ou l'hypofonction de la thyroïde, avec goitre, les bains de sel marin rendent d'excellents services. Si votre porte-monnaie ne vous permet pas de faire une cure au bord de la mer, les enveloppements de sel secs ou humides vous aideront à faire disparaître l'eau des tissus. Si vous souffrez d'œdèmes, vous obtiendrez également de bons résultats avec les enveloppements de sel.

L'eau salée est un excellent gargarisme. Si vous ne voulez pas dépenser de l'argent pour acheter une bonne eau dentifrice aux simples, vous pouvez utiliser à cette fin un peu d'eau salée.

Dans les catarrhes et les inflammations des muqueuses, rincez le nez régulièrement avec de l'eau salée en aspirant celle-ci par le nez. Il faut ensuite rincer à l'eau claire. Cette méthode simple vous permettra d'augmenter votre résistance aux catarrhes et aux inflammations de la gorge. Les personnes qui habitent au bord de la mer n'ont qu'à prendre de l'eau de mer. Quant aux autres, elles peuvent utiliser le sel de cuisine ordinaire.

Le sel est aussi employé avec succès pour l'usage interne. Il convient toutefois de n'utiliser dans ce cas que du sel marin, et non du sel de cuisine ou même du sel iodé. Les glandes à sécrétion interne sont favorablement influencées par les oligo-éléments du sel marin ; cette médication normalise l'hypofonction aussi bien que l'hyperfonction glandulaire.

Dans l'obésité, causée par une hyperfonction des glandes endocrines, le sel de cuisine est à déconseiller ; il contribue à faire augmenter le poids. Le sel marin produit un effet contraire : les personnes obèses peuvent se débarrasser de bien des kilos superflus en employant régulièrement le sel marin diététique Herbamare. Le Trocomare est un autre sel diététique, qui contient à la fois les oligo-éléments du sel marin et de précieux principes végétaux. Le sel constitue un excellent moyen de conservation dont on fait également usage dans les extraits de plantes fraîches pour stabiliser les principes actifs. Le Trocomare est une combinaison de 8 plantes fraîches différentes à action bactéricide. Si vous êtes sujet aux infections ou que vous désirez prévenir une inflammation, le Trocomare vous rendra de bons services. Il pourra même favoriser la guérison de troubles déjà installés.

En homéopathie également, le sel est très employé.

REMÈDES ET APPLICATIONS SPÉCIAUX

Graves conséquences de la carence vitaminique au printemps

Jadis les conséquences de la carence vitaminique en hiver et au printemps étaient beaucoup plus graves qu'aujourd'hui. On n'en savait pas assez et on ne pouvait donc pas y porter remède. C'était surtout le cas dans les vallées alpestres solitaires où la carence en nourriture riche en vitamines causait souvent beaucoup de mal. Les personnes âgées mouraient en général en hiver ou au printemps parce que la nourriture pauvre en vitamines favorisait considérablement la chute des forces. La sensibilité au coryza, à la trachéite et aux conditions inflammatoires de toutes les muqueuses sont dues entre autres à un manque de vitamine A. On peut en général éviter des inflammations des yeux et de la cornée, la blépharite ainsi que l'héméralopie en prenant de la nourriture riche en vitamine A. Les plaies guérissent très mal si la vitamine A est absente. Outre les tomates, les espèces de paprika contiennent heureusement beaucoup de vitamine A mais en hiver elles sont ou rares ou trop chères. Les carottes sont donc doublement recommandées, car celles-ci ne sont pas chères et elles contiennent, comme on le sait, beaucoup de vitamine A. Nous serons donc soucieux de manger chaque jour de la salade de carottes fraîches ou de boire du jus de carottes frais. Le jus de carottes acidulé Biotta est de même très recommandable pour tout individu disposant de peu de temps pour préparer ses jus. Qui souffre d'hypertension toutefois fera mieux de ne manger que de la salade, car il se peut que la consommation régulière du jus hausse la tension artérielle. Dans des magasins vendant des articles diététiques on obtient aussi le jus de carottes concentré Biocarottin. Il aide pareillement à éliminer la carence mentionnée.

Autres observations

On a constaté de curieux résultats en donnant à des animaux de la nourriture sans vitamine A : la formation de calculs et de la gravelle rénale. On essayait alors de dissoudre les calculs en donnant aux animaux de la nourriture riche en vitamine A. Le succès de l'expérience fut confirmé par la radiographie. C'est une indication additionnelle de ne jamais manquer de vitamine A. Des gencives saignantes, plus fréquentes surtout au printemps, sont dues à cette carence ; il en est de même des taches bleues sur certaines parties de la peau qui se forment quand le sang s'écoule dans les tissus, car une carence en vitamine A rend les veines perméables. Ces taches rouge violacé apparaissent pour la plupart aux jambes où elles peuvent dégénérer en ulcères redoutés. La carence en vitamine A peut aussi causer une pesanteur de plomb et une anorexie. Il y a des personnes qui ont des saignements de nez plus fréquents ; des hémorroïdes commencent à saigner facilement et très souvent on note comme phénomène concomitant une faiblesse cardiaque.

C'est de cette façon que se présentent aussi les affections scorbutiques qui causaient tant de difficultés aux équipages jusqu'à ce qu'on découvre l'importance de la vitamine C. La choucroute sauva le grand navigateur James Cook et ses équipages. Ceci fut immédiatement imité. Au lieu de la choucroute, on peut aussi employer la salade de chou blanc, qui devrait être acidulée avec du jus de citron. Au Moyen Age déjà, un docteur du nom de Cartier avait constaté qu'un extrait de bourgeons de sapin et de pin était un remède contre le scorbut. Les recherches ultérieures ont prouvé que les bourgeons de conifères présentent une des teneurs les plus élevées en vitamine C. C'est la raison pour laquelle le sirop de bourgeons de sapin Santasapina préparé avec du jus frais a un double effet. En cas de catarrhe il influence favorablement les muqueuses, améliorant en même temps l'état général, parce que sa teneur en bourgeons de sapin empêche la carence en vitamine C.

Presque tous les fruits sauvages sont riches en vitamine C et ils contiennent en outre un sucre de fruit très précieux. Les fruits des berberis, des églantiers et des argousiers sont heureusement disponibles aujourd'hui sous la forme savoureuse et agréable de pulpe. Il n'est donc plus difficile de couvrir son besoin en vitamine C en hiver ou au printemps. Dans ce secteur des combinaisons peuvent être très précieuses. Par exemple, Vitaforce qui, outre la pulpe des fruits de l'argousier, contient de la pulpe des fruits de l'églantier, n'est pas seulement d'une grande valeur nutritive mais aussi très savoureux. Il est très avantageux de lier l'utile à l'agréable parce qu'on contente ainsi les petits gourmands qui peuvent alors satisfaire leur besoin de friandises par quelque chose de sain. J'ai entendu une fois un enfant dire, avec une mine douloureuse, que les bonnes choses n'étaient pas saines et les saines pas bonnes. J'ai retenu ces mots et me suis depuis efforcé de présenter une nourriture saine sous une forme savoureuse, ce qu'on peut obtenir souvent par des combinaisons réussies.

Ce ne sont pas seulement les fruits sauvages qui au printemps nous sont utiles, mais aussi les salades sauvages, bien connues dans les régions tempérées sans neige, quand elles sortent de terre. Pensons seulement à l'effet favorable de la salade de dent-de-lion, de cresson de fontaine, de petites pousses d'ortie, d'ail des ours, etc. Souvent, ce sont des riens qui peuvent avoir de l'effet sur la carence et pour cette raison nous ne devrions pas les négliger car l'emploi des vitamines naturelles est meilleur que les remèdes artificiels qui s'offrent en remplacement.

Cures printanières

Quand le soleil du printemps commence à rayonner, les ménagères consciencieuses sont prises d'une inquiétude particulière, qui les pousse à entrer en guerre contre toute trace de poussière, de malpropreté et de désordre dans le ménage. Une semblable invitation au nettoyage est adressée à notre corps et, en effet, nous ressentons au printemps souvent le besoin de nous purifier de tous les déchets accumulés durant l'hiver. Une certaine fatigue printanière diminue notre élan. Même si nous avons fait beaucoup de sport en hiver afin de nous tenir en forme par un exercice suffisant et une respiration profonde, nous avons l'impression que nos réserves sont épuisées. Ceci est très possible du fait que notre nourriture, dont nous avions fait provision en automne, perd continuellement ses vitamines et aussi d'autres matières vitales. En outre, les nombreuses journées sans soleil, pendant lesquelles nous pouvons profiter beaucoup moins des vitamines encore existantes, forment un désavantage additionnel. Ce sont les vêtements épais d'hiver, surtout les manteaux de fourrure imperméables, qui rendent plus difficile le fonctionnement de nos organes, parce qu'ils empêchent la respiration normale du corps.

Quelques remèdes

Il y a plusieurs possibilités de remédier à la fatigue printanière. En tout cas, nous l'influerons par un exercice et une gymnastique d'expiration augmentés. Par des marches vigoureuses nous pouvons extirper beaucoup de déchets accumulés. Souvent nous transpirerons un peu, stimulant l'activité de la peau et aidant ainsi involontairement à la désintoxication.

Nous ne devons en aucun cas prendre froid, mais changer notre linge de corps dès notre retour à la maison.

Nous obtiendrons plus encore de la transpiration si nous prenons des bains de vapeur, soit à la maison à l'aide d'une étuve, soit à la sauna. Nous devons toutefois rester raisonnables en n'exagérant pas et en contrôlant toujours l'activité de notre cœur. Des fortifiants naturels pour le cœur faciliteront beaucoup la cure. En tout cas ils nous donnent la possibilité merveilleuse de favoriser la purification et la désintoxication de notre corps par la vive élimination à travers notre peau. Pour cette raison, nous ne devrions jamais omettre cette assistance à nos cures printanières.

Nourriture riche en vitamines et en sels nutritifs

La constatation que la fatigue printanière est aussi due à une insuffisance de vitamines et de matières minérales importantes nous impose la nécessité absolue d'utiliser - outre les légumes nouveaux - des salades printanières et sauvages. Au cours du printemps nous utiliserons aussi certaines fleurs et feuilles pour en préparer des thés bienfaisants. Les fleurs jaune d'or du tussilage nous aideront à nous débarrasser doucement des mucosités hivernales. Un thé de différentes feuilles printanières nouvelles est aussi très riche en substances minérales. Dès que les framboisiers, les ronces, les épines noires et les aubépines poussent et que les petites feuilles vertes apparaissent, quand les feuilles des fraisiers et les feuilles tendres des bouleaux renaissent, nous les cueillons pour en préparer un thé printanier. Celui-ci ne remplacera pas seulement les sels nutritifs mais il stimulera encore l'activité des reins, à qui l'on doit aussi une attention particulière à cette époque.

Dès que les jeunes pousses des orties sont assez grandes, nous en ajouterons quotidiennement une petite quantité finement hachée à la salade. Si nous l'étuvons un peu, ce légume a un goût excellent, comparable à celui des épinards, dont nous pouvons également étuver les feuilles printanières, petites et tendres, si nous ne préférons pas les utiliser en salade. Un petit supplément d'ail des ours finement haché enrichit aussi la salade. Beaucoup de gens aiment aussi l'ail des ours comme légume, légèrement étuvé. L'ail des ours étant très aromatique, nous l'utiliserons, comme déjà dit, dans son état cru, selon le principe que les excitations faibles stimulent tandis que les excitations fortes détruisent. Ceci est vrai pour toute substance fortement aromatique. Le raifort, dont la récolte est plus grande au printemps, est aussi à utiliser selon ce principe, car un peu de raifort est un bon remède hépatique tandis qu'une grande quantité de raifort peut nuire au foie.

Nous connaissons tous une autre salade sauvage d'une excellente influence sur le foie : la salade aux jeunes feuilles de dent-de-lion. Tant qu'elles sont encore fines et tendres elles devront être mangées quotidiennement. Si, à la saison plus chaude, quand la dent-de-lion est déjà en feuilles, qu'elle porte des fleurs et de la semence, nous désirons continuer à en manger pour le bien de notre foie, nous devons préparer, un jour de printemps, quand la terre est suffisamment humide, un carré spécial de dents-de-lion. A cette fin nous tracerons, à travers le carré, des sillons profonds dans lesquels nous mettrons une rangée de racines de dents-de-lion. Nous couvrirons les racines de fibres de tourbe, recouvrirons entièrement le sillon par de la terre et récolterons alors les toutes jeunes pousses seulement. De cette façon nous pouvons profiter de notre salade de dents-de-lion jusqu'en automne. L'effet sur le foie est merveilleux. Pour couronner de succès notre cure printanière, nous devons absolument chercher à influencer favorablement notre foie. De cette manière nous fortifions un des organes les plus importants.

Beaucoup d'entre nous croient qu'une cure printanière a atteint son but en dépurant radicalement l'intestin. Certes, cet organe doit être bien pris en considération pendant la cure, mais des laxatifs forts ne sont pas le moyen approprié pour l'aider. Chaque cure devrait non seulement dépurer mais aussi régénérer et ainsi guérir.

Une cure pour le métabolisme

Afin d'influencer favorablement le métabolisme entier nous devrions stimuler, outre l'intestin, le foie, la vésicule biliaire et les reins à une fonction normale. Une cure dépurative des humeurs, préparée selon une recette orientale et appelée cure Rasayana, nous aide à atteindre ce but. Elle sert à dépurer et à renouveler les humeurs, règle le métabolisme et conduit ainsi au fonctionnement normal des organes.

Il ne faut exagérer aucune cure. Jadis on utilisait à la campagne la forte renoncule alpestre pour la dépuration printanière des poumons suivant le faux principe : "Le plus fort est le meilleur". Ceci n'est toutefois pas sage car de trop grandes quantités, au contraire, peuvent souvent nuire. C'est pourquoi nous devons être raisonnables en faisant des cures printanières et toujours tenir compte de notre état physique en prenant assez de temps afin que notre corps puisse s'adapter lentement au changement, en s'intensifiant, car ceci signifie pour lui, outre le travail quotidien ordinaire, un effort supplémentaire. Si toutefois nous avons mené raisonnablement une telle cure à bonne fin, nous obtiendrons non seulement une santé améliorée mais aussi une endurance et une énergie augmentées. Elle en vaut donc bien la peine.

Cures dépuratives

A la campagne surtout, on avait jadis coutume de faire chaque printemps une cure dépurative. A cette fin on recueillait une sorte de thé vert qu'on échaudait et buvait le matin et le soir. Ce thé vert consistait en feuilles vertes fraîches de ronces, de framboisiers, de fraisiers, de plantains lancéolés, ainsi que de fleurs de tussilage et si possible encore de primevères. Au lieu de sucre on édulcorait ce thé avec du miel.

Cette boisson printanière est bien vue encore de nos jours, car elle nous donne un bien-être agréable. Qui la boit régulièrement est convaincu qu'il peut ainsi dépurer son corps des déchets hivernaux et acquérir des forces printanières nouvelles. Malgré le fait que certains savants rejettent la notion de dépuration comme une fausse idée profane, une pareille dépuration signifie une stimulation des fonctions physiques et elle est de ce fait aussi une dépuration.

Selon les anciennes notions indiennes, on peut et on doit nettoyer les humeurs de temps en temps. Rasa est l'ancien mot indien pour humeur, et Rasayana Kalpa la désignation d'une cure dépurative des humeurs selon la recette et la méthode pratiquée autrefois en Inde.

Une telle cure consiste en 4 remèdes qui stimulent les fonctions de l'intestin, du foie, de l'estomac et des reins.

1. Le Rasayana n° 1 est un comprimé de plantes stimulant et dépurant l'intestin.

2. Le Rasayana n° 2 est aussi un comprimé de plantes ; il contient des racines de curcuma et il sert à stimuler la fonction du foie.

3. Un thé rénal spécial stimule l'activité des reins et favorise l'élimination des substances urinaires.

4. L'extrait de plantes arabes est préparé selon une vieille recette que Paracelse a rapportée en Europe. Les plantes qui sont employées proviennent du Proche- et de l'Extrême-Orient. Ce remède a un effet bienfaisant sur les muqueuses gastriques et intestinales.

Ces quatre remèdes servent à effectuer une sorte de dépuration printanière surtout favorable à ceux qui souffrent de métabolisme inerte et de constipation.

Après la cure Rasayana nous faisons encore une cure de printemps de thé vert qui a alors un effet doublement bienfaisant.

Notre corps nous dispense des forces vitales renouvelées quand nous le soignons bien.

L'algue Kelp et la fatigue printanière

L'algue Kelp est, comme on sait, une plante marine. Pour cette raison bien des personnes doivent se demander ce qu'elle a à voir avec la fatigue printanière. Eh bien, maintes choses sont étonnantes, tel le fait que cette plante marine peut nous aider considérablement à combler la carence de substances minérales qui au printemps peut causer - avec la carence en vitamines - cette fatigue pesante que nous ne supportons que difficilement. L'algue Kelp, cette plante singulière du Pacifique, contient, comme on sait, beaucoup de substances minérales. C'est pourquoi l'expérience a montré qu'elle peut être employée non seulement en cas d'obésité et de goitre, mais justement aussi pour combattre la fatigue printanière. Les rapports concernant l'algue Kelp ne se limitaient donc plus à la perte de poids, inoffensive en cas d'obésité, et à la régression de tumeurs goitreuses, mais ils confirmaient de plus en plus que cette plante aide en outre à combattre la fatigue de plomb qui se manifeste surtout avec la chaleur grandissante du printemps. Cette algue peut nous aider par sa grande richesse en oligo-éléments importants, devenant ainsi le remède le plus simple, le plus intensif et le meilleur marché, pour combattre la fatigue printanière. Il suffit de prendre simplement après chaque repas un comprimé de Kelpasan. Les Basedowiens et ceux souffrant d'hyperthyroïdie doivent faire attention et prendre cette préparation de plante marine seulement en dosage homéopathique, c'est-à-dire en dilutions D 1-D 6, car dans ces cas le bon effet du remède dépend de la dilution correspondante.

L'effet curatif de l'eau

Il y a juste quatre ans, je regardais dans la région des sources de l'Amazone des Indiens se baigner dans une rivière dont l'eau était particulièrement sale. J'ai pu observer cette coutume encore souvent dans d'autres régions tropicales. L'une des eaux était complètement noire, les autres jaunes ou rouges. Les Indiens, surtout les enfants, prenaient leurs ébats très volontiers et sans aucune hésitation dans des rivières pareilles. Ils y étaient toujours très gais et se sentaient visiblement à l'aise. Malgré le bon effet évident qu'un tel bain semblait avoir, je n'avais moi-même jamais le courage de m'y baigner et pas seulement à cause des poissons piranhas voraces qui dévorent tout ce qu'ils peuvent attraper. Çà et là des Indiens sont happés par ces poissons carnassiers, mais dans ces régions on ne semble pas prendre un tel événement trop au tragique.

Une fois, alors que je me sentais particulièrement fatigué, je cherchais à goûter les bienfaits de l'eau rafraîchissante. La chaleur de 40° à l'ombre, qui durait depuis des jours entiers, et l'humidité m'obsédaient. Je devais toujours respirer profondément afin de mieux supporter la situation presque intenable. Comme il n'y avait pas d'eau claire en vue, je me décidai à me tremper aussi dans cette eau sale, car un bain rafraîchissant me semblait nécessaire. Toutefois, je n'osais pas et j'eus alors l'idée de demander à une Indienne de m'apporter de l'eau dans une jarre. Il y avait une passerelle de bambou entre deux huttes. Je m'y plaçai, versai l'eau sur ma tête et la laissai couler le long de mon corps ; je me sentais déjà beaucoup mieux. L'Indienne s'évertuait à me chercher de l'eau. Après avoir versé plusieurs fois le contenu de la jarre sur ma tête, je me sentis entièrement rafraîchi en dépit du fait que l'eau n'était pas si fraîche que je l'aurais souhaité.

La solution de l'énigme

Quand plus tard j'allai me baigner dans un étang marécageux au nord de la Scandinavie et en sortis pareillement rafraîchi, je me mis à réfléchir plus profondément sur ce fait. Involontairement je me rappelai que nous faisions aussi des compresses d'argile aqueuses parce qu'elles ont un meilleur effet que des compresses faites avec de l'eau de source ordinaire. On emploie aussi des bains de boue et des bandages de fange car on les juge plus efficaces que ceux à l'eau claire ordinaire. C'est à ce moment-là que je commençai à voir clair et à m'accommoder à l'eau trouble, donc sale, parce que je réalisais que malgré son peu d'apparence elle peut tout de même avoir un effet curatif. La supposition est toutefois qu'il ne s'agit de rien d'autre que d'une pollution naturelle par une terre quelconque.

Au sud-ouest des Etats-Unis je trouvai des rivières rouges qui portent donc de droit le nom Red River, ce qui veut dire justement "Rivière rouge". D'où vient donc la couleur de ces rivières ? Ou elles ont dissout de la terre d'argile rouge ou jaune, ou elles charrient de la terre marécageuse et sont noires. Je peux m'imaginer vivement quelle joie le pasteur Kneipp aurait éprouvée à la vue de pareilles rivières colorées ! Avec son intuition innée il aurait certainement tout de suite commencé à examiner l'effet curatif de ces eaux. Un savant me prouvait plus tard, à l'aide d'un appareil spécial avec lequel il pouvait mesurer le champ de tension électrique de l'eau, que cette dernière a un potentiel d'énergie qui peut être transmis au corps humain. Nous mesurions par exemple le champ de tension électrique de l'eau dans une baignoire. Après le bain, une seconde mesure indiquait que la tension électrique de l'eau avait diminué, ce qui prouvait la transmission au baigneur d'une part de l'énergie.

L'origine de l'effet curatif

Il n'y a pas deux eaux ayant le même champ de tension électrique, donc le même effet curatif. Ce dernier dépend des substances de lest charriées par l'eau, qu'il s'agisse de glaise, d'argile ou de terre marécageuse. En traversant de profonds gisements minéraux pour parvenir à la source, l'eau peut acquérir des substances minérales dissoutes, lui conférant un effet curatif. L'eau devient alors un remède sous forme de bain ou de boisson. Par ces additions qui tout d'abord sont considérées comme une pollution, elle obtient d'une façon naturelle son effet curatif véritable, c'est-à-dire sa teneur en substances minérales et en énergie.

Dans les îles tropicales du Pacifique j'observai de même des indigènes se baignant dans de l'eau pareillement trouble. Je ne veux toutefois pas faire allusion aux conditions insalubres que j'ai aussi rencontrées de temps en temps quand des fèces humaines ou d'autres pollutions bactériologiques arrivaient dans l'eau. Ce n'est donc pas cette vraie pollution que je veux souligner mais simplement l'adjonction de terres et de substances minérales par lesquelles l'eau s'est trouvée transformée. Ces eaux ne sont donc pas absolument impropres au bain, bien qu'aux tropiques on doive être doublement circonspect à cause des nombreux parasites, comme par exemple les bilharzies redoutées, puis encore les douves du foie et les pollutions bactériennes qui peuvent transmettre des maladies très dangereuses.

Avec de l'eau à boire on doit être encore plus circonspect qu'avec l'eau dans laquelle on prend des bains. Il y a des eaux curatives merveilleuses avec une teneur en substances minérales, mais on peut aussi rencontrer des eaux minérales toxiques. J'en ai connues aux Amériques. Il se peut que des cours d'eau traversent des gisements minéraux contenant de l'arsenic, du cuivre ou d'autres minéraux et les dissolvent, l'eau devenant ainsi toxique et dangereuse à boire. C'est la raison pour laquelle on ne peut pas boire de chaque source comme chez nous en Suisse. Souvent on reconnaît le danger de telles sources grâce au changement de couleur, les pierres devenant jaunes, verdâtres ou d'une autre couleur. Quelquefois des sels se cristallisent le long de lits de rivières et ils ont un effet caustique et brûlant si on les met sur la langue. L'emploi extérieur et intérieur de l'eau est donc pareil à celui des plantes. Il y a, on le sait, parmi ces dernières, beaucoup de plantes curatives tandis que d'autres sont nocives ou ne peuvent être administrées que dosées en vue d'un effet curatif. Il est vrai que la nature offre beaucoup de choses profitables, mais on doit toutefois tenir les yeux ouverts et faire attention à n'user que de celles qui recèlent une force productive et active. Il ne vaut pas la peine de se faire du mal par mégarde ou par ignorance. Il faut toujours suffisamment faire attention à se faire du bien et non pas à se nuire.

Chez nous aussi, comme on sait, il y a beaucoup de sources médicinales qui n'ont pas toutes le même effet. Selon la teneur de la source et la maladie en question, l'une ou l'autre des sources nous sera utile, et il serait insensé de ne pas prendre en considération cette précaution. Ce qui est bon pour l'un ne l'est pas toujours pour l'autre. Des hommes robustes peuvent demander plus d'eux-mêmes que des hommes plus faibles qui ne doivent pas oublier que des excitations faibles stimulent, tandis que les excitations fortes peuvent détruire. La précaution sage et l'examen profond sont donc toujours de rigueur. Des endroits volcaniques ayant des sources très radioactives peuvent nuire à des gens sensibles et même causer des symptômes de paralysie ou perturber des glandes. Si notre réaction est donc négative à ces endroits et à ces sources, il vaut mieux les ignorer que de courir le risque d'un dommage. Ceci ne veut pas dire qu'ils ne peuvent pas être utiles aux natures plus fortes. Ceux-là sont souvent servis par ce qui peut mettre les autres en péril. Donc d'abord examiner soigneusement et agir ensuite !

La vertu curative des bains de mer

Le temps arrive où nous commençons à forger des plans de voyage, car avec la chaleur croissante notre cœur commence instinctivement à avoir la nostalgie du chant éternel des vagues, leur jeu inoubliable, leur choc continuel contre les rochers immuables et leur écumeuse dispersion successive dans le sable. Malgré la monstrueuse puissance avec laquelle elles accourent et se retirent, elles peuvent susciter en nous une impression agréable et apaisante. Nous ne nous rassasions pas de les contempler. Nous nous reposons détendus, sans que s'éveille en nous le désir de participer à leur danse.

L'air de la mer

Le soir ou le matin de bonne heure il naît cependant en nous un besoin de mouvement et nous nous promenons le long de la plage. Le matin les autres curistes peuvent bien encore rester au lit, tandis que nous faisons déjà agir sur nous le bienfait vivifiant de l'air marin. Vif, salé, iodé, il nous pénètre et commence à nous défaire de notre vieux catarrhe familier. Nos exercices réguliers de respiration profonde pendant nos promenades sur la plage concourent, en définitive, à éliminer le dernier restant des symptômes de refroidissements hivernaux. Réellement l'air de la mer se révèle curatif pour nos organes respiratoires ainsi que pour les glandes à sécrétion interne, en un sens purifiant et stimulant. Il est connu que les glandes thyroïdes particulièrement réagissent très fort non seulement à l'air de la mer, mais également à l'eau de mer et aux plantes marines, principalement à cause de la teneur en iode. Pour cette raison celui qui souffre très fortement du goitre exophtalmique et également les autres hyperthyroïdiens doivent absolument doser les applications éventuelles. Aussitôt qu'à l'air de la mer ou pendant les bains de mer on sent le pouls augmenter et peut-être également de forts battements de cœur, on doit mesurer très exactement le séjour quotidien sur la plage. Avec le temps l'organisme s'habitue à l'agression vigoureuse si bien que la durée peut s'étendre graduellement jusqu'à quelques heures. Plus les troubles disparaissent et plus notre séjour quotidien sur la plage peut s'allonger. Si nous faisons constamment attention à nous conduire d'une façon tout à fait raisonnable, nous aurons beaucoup plus rapidement un succès de guérison que si nous sommes irréfléchis.

Le bain de mer

La baignade dans la mer agira sur nous de différentes façons. Le sel de mer a la propriété d'exercer une action osmotique par laquelle il retire l'eau de notre corps. Ceci a comme conséquence que les gens qui ont toujours les jambes légèrement gonflées se sentiront considérablement mieux après un bain de mer. Sous ce rapport les bains de mer agissent comme les enveloppements de sel de mer. Celui qui a tendance à l'obésité perd en général du poids par les bains de mer, même quand son alimentation reste la même. Il peut s'ensuivre une réduction de la graisse excédentaire car la mer stimule l'activité des glandes thyroïdes et génitales, et l'ensemble du métabolisme cellulaire. Ce fait rend de bons offices également pour la ligne svelte si appréciée, et pour cette raison cela entre dans le domaine des possibilités pour quelques-uns de l'acquérir. L'air de la mer ainsi que les bains de mer agissent de façon très favorable en cas de troubles de la circulation.Les diabétiques retirent également profit des bains de mer s'ils effectuent beaucoup de baignades et de promenades sur la plage et dans les dunes. Celui que le surmenage intellectuel et nerveux menace de ses dangers redoutés ne doit pas hésiter à le combattre avec succès par une cure de bains de mer, car il n'existe guère de meilleur remède à cela. De plus il faut absolument faire cesser tout rapport avec le travail et non pas continuer à être tenu en haleine par le téléphone dans la chambre de vacances. L'arrêt total est absolument indispensable pendant le temps de la cure, car ce n'est qu'ainsi que les avantages d'un séjour à la mer auront leur bon effet. La règle d'un succès assuré qui exige absolument d'aller de bonne heure au lit pendant la durée de la cure est valable pour tous. Ceci a pour conséquence d'exclure toute vie nocturne tandis que les heures de la matinée vaudront de l'or, car il est facile après une nuit reposante de se réveiller tôt et d'accomplir sa promenade matinale sur la plage complètement revigoré. Cela procure un appétit magnifique, si bien que le petit déjeuner aura un goût merveilleux surtout s'il peut se composer de "müesli" de fruits, de tartine de miel et de café Bambu.

Celui qui sait comment partager correctement son temps pourra se promettre de ses vacances au bord de la mer un effet analogue à celui de la montagne. Si nous amenons au corps ce qui est convenable, alors nous pourrons atteindre aux deux endroits le succès désiré. Les expositions indolentes au soleil brûlant ne sont nulle part d'aucun profit. On doit se remuer à fond dans l'air pur, on doit respirer beaucoup et profondément et établir pour la nuit un repos suffisant. Celui qui en même temps observe une alimentation saine est à nouveau capable après les vacances d'assumer l'ensemble de ses obligations.

La scille maritime

Ce n'est pas de la scille maritime véritable dont il s'agit ici, mais de la scille dite médicinale. Ses feuilles écrasées ont une action favorable dans nombre d'affections. Pour obtenir des dérivations cutanées, lors de maux de tête ou de gorge, on pratique des enveloppements autour du cou ; en cas de rhumatismes, on applique des compresses sur les endroits douloureux.

Elles sont très efficaces dans le traitement des septicémies, des suppurations et des piqûres d'insectes graves. Si vous n'arrivez pas à retirer une écaille ou une petite épine rentrée dans la peau, appliquez-y des feuilles écrasées de scille maritime.

Applications alternantes

Une circulation sanguine défectueuse peut être énergiquement activée par des applications alternantes. Il faut appliquer des compresses chaudes (imbibées d'eau ou d'une infusion de simples) pendant 3 minutes, puis aussitôt après des compresses froides qui, elles, doivent être enlevées après 1/2 minute. Répéter l'opération pendant un certain temps.

Des piétinements dans l'eau sont aussi recommandés : 3 minutes dans l'eau chaude ; une demi-minute dans l'eau froide.

En prenant des bains alternants, soit des bains de pieds ou des bains de bras alternants, il faut toujours s'en tenir à cette règle fondamentale : la durée du bain chaud, exprimée en minutes, doit correspondre à la durée du bain froid, exprimée en secondes.

Attention de ne jamais avoir de frissons pendant ces applications ! Elles ne sont utiles que si l'on se sent agréablement réchauffé.

Les bains turcs chez vous

Les bains turcs ou bains de vapeur sont utiles dans les congestions, les rétentions d'urine fréquentes chez les hommes âgés, de même que dans les catarrhes et les inflammations de la vessie.

On peut facilement les prendre chez soi. La meilleure action s'obtient avec des décoctions de simples, de fleurs de foin, de camomille, de serpolet ou d'autres herbes aromatiques. La décoction chaude est versée dans un seau sur une petite planche étroite devant servir de siège. Afin de conserver la chaleur et de retenir la vapeur aussi longtemps que possible, on aura soin de bien s'envelopper des pieds à la tête.

Pour vous installer d'une façon plus commode, vous pouvez aussi placer le seau sous un fauteuil en osier, ou encore sous une chaise dont vous aurez enlevé le siège. Quelle que soit la façon dont vous vous installez, tâchez de rester bien couvert.

Afin de garder une température et une évaporation constantes, il faut peu à peu ajouter de l'eau (ou décoction) chaude.

Ces bains de vapeur ne causent point de travail, ils sont bon marché et très efficaces.

Bains de siège

D'une grande valeur thérapeutique, les bains de siège sont surtout à recommander aux femmes souffrant de stases veineuses et souvent atteintes de crampes.

Ce n'est qu'en cas d'urgence qu'on y a recours pendant la journée ; en général, il est recommandé de les prendre dans la soirée.

Afin d'éviter toute congestion cérébrale et les réactions propres aux applications chaudes ou froides (qui ont d'autres indications), la température de l'eau doit être, si possible, toujours de 37° (température physiologique).

Pour renforcer l'action curative des bains, il est recommandé d'y ajouter une décoction de simples. Les fleurs de foin conviennent très bien à ces fins ; il est cependant préférable de prendre le thym sauvage fortement aromatique. Les aiguilles de genièvre et les feuilles d'eucalyptus peuvent également être utilisées. On les choisira individuellement selon la réaction que l'on désire obtenir : celle-ci peut être stimulante ou calmante. Comme sédatif, on pourra prendre par exemple la décoction de mélisse. La décoction de paille d'avoine pourrait également être employée.

Si vous ne disposez pas d'un bain de siège, vous pouvez vous servir d'un baquet en bois ou d'une baignoire ordinaire à condition que l'eau ne monte pas plus haut que l'ombilic. Etant donné que les bains de siège ont une action moins affaiblissante que les bains complets, ils conviennent également aux cardiaques.

On ne prend les bains de siège que dans une pièce chauffée ; c'est là une condition fondamentale. Une température ambiante trop basse vous fait courir le risque d'un refroidissement. Afin de retenir la chaleur qui se dégage, le patient est légèrement couvert de draps qu'on dispose de façon à ce qu'ils dépassent les bords de la baignoire et constituent ainsi un bon isolement.

La durée du bain de siège sera de 15 à 30 minutes (30 min de préférence). Pour avoir une température constante, il faut ajouter peu à peu de l'eau chaude (un vase d'eau chaude doit donc être placé à portée de main). Si les pieds ne plongent pas dans l'eau, il faut les envelopper de draps chauds.

Si, à côté d'une grande baignoire, vous disposez encore d'un bain de siège, vous pouvez vous y prendre de la manière suivante : appliquez une planche sur la baignoire, dans le sens de la largeur, et placez-y votre bain de siège. Une deuxième planche disposée sur la baignoire servira de tabouret pour reposer les pieds. A l'aide de la douche à main, il est facile de renouveler constamment l'eau chaude du bain. Cette disposition permet en outre de vider le bain de siège sans déployer de grands efforts.

Faut-il répéter souvent les bains de siège ? En cas d'urgence, on peut en prendre un tous les soirs. Dans le cadre des soins hygiéniques généraux, 2 par semaine sont à conseiller. En tant que bain de propreté, il suffit d'en prendre un toutes les semaines.

La méthode de Schlenz (bains surchauffés)

Quand jadis je fis la connaissance du vieux professeur de gymnase Rudolf Schlenz à la Hungerburg d'Innsbruck et que peu après je m'entretins aussi avec son fils, le médecin Jo Schlenz, je ressentis l'influence de la mère, Maria Schlenz, décédée peu auparavant, qui fut la fondatrice de ladite méthode de Schlenz.

Madame Schlenz n'était ni doctoresse ni naturiste, elle n'était que ménagère et mère. Toutefois, elle possédait un sens perspicace de la nature et un excellent don d'observation. Les enfants, dont la santé trop délicate les écartait des cures froides du pasteur Kneipp, furent soignés par l'application d'eau chaude. Plusieurs médecins avaient obtenu, aussi bien avant qu'après elle, de bons résultats avec des bains surchauffés, mais la médecine officielle de son pays ne comprenait point les expériences de cette femme. Plus tard, je rencontrai à Berlin le docteur Devrient. Dans son enthousiasme pour la méthode de Schlenz, il publia un livre décrivant la pratique des bains de Schlenz et du sauna. Il se référa aux expériences de ses collègues, par exemple les docteurs Wilhelm Winsch et Walenski. Le docteur Devrient, qui remplaça parfois le docteur Keller-Hörschelmann pendant les vacances et connut ainsi la médecine naturiste suisse, était un disciple du naturisme et un défenseur de la médecine totale. Il est donc compréhensible qu'il fut très en faveur de l'hydrothérapie et ainsi de même de la méthode de Schlenz. Le professeur Lampert aussi employait cette méthode avec beaucoup de succès, car nous savons de lui qu'il soigna ainsi pendant la Deuxième Guerre mondiale plus de cent cas de typhus, sans qu'il n'y ait eu un seul cas de décès.

Plus tard, nous avons pu constater au Japon aussi l'effet régénérateur et guérissant de l'application des bains chauds. Leur température est plus élevée que celle du sang. Il est intéressant de noter que là où ces bains chauds sont appliqués régulièrement on trouve rarement des rhumatisants et des cancéreux. il y a même des savants qui prétendent, en se basant sur des observations différentes, qu'à des températures de 2°-3°C au-dessus de celle du sang, le tissu enflé est régénéré. Toutefois, si on augmente la température de 4°-5° encore, c'est-à-dire jusqu'à 41°-42°, même des tissus de tumeur se transforment et se décomposent avec le temps, selon ce qu'affirment les savants.

Il se peut que ces prétentions aillent un peu loin, mais néanmoins l'expérience a montré que les bains surchauffés, surtout lorsqu'on augmente leur effet par l'emploi des herbes appropriées, peuvent faire beaucoup en combattant les tumeurs. Ils peuvent surtout empêcher maintes maladies malignes, et il est devenu vraiment nécessaire aujourd'hui d'empêcher des maladies aussi dangereuses que le cancer. Le petit docteur a déjà donné des conseils divers concernant la prophylaxie du cancer ; à ceux-ci se joint empiriquement aussi le conseil de prendre un bain prolongé ou un bain de Schlenz par semaine, parce que cela peut contribuer à un succès prophylactique. Toutefois le lecteur ne devrait pas seulement prendre connaissance de ces conseils, car ainsi il en profitera peu. Il doit absolument s'efforcer de faire régulièrement tout ce qui est nécessaire.

Le bain de Schlenz chez soi

Avant de prendre un bain de Schlenz chez soi, on devrait d'abord se familiariser avec un établissement de bains de Schlenz reconnu, afin d'en connaître tous les détails. Normalement, la baignoire pour un bain de Schlenz devrait être plus longue que la baignoire standard. Il est aussi plus avantageux qu'elle soit en bois. Toutefois, dans une maison moderne, cela est rarement le cas, et pour cette raison nous devons nous contenter d'une baignoire ordinaire émaillée. Comme on sait, on doit submerger la tête aussi en prenant un bain de Schlenz ; pour cette raison on doit un peu attirer les jambes vers le haut si la baignoire est trop courte.

Durant un tel bain la tête est aussi submergée et la chaleur peut se répandre uniformément dans tout le corps, ce qui empêche les congestions cérébrales. Qui ne supporte donc que difficilement un bain chaud ordinaire n'aura pas de difficultés dans un bain de Schlenz. Afin que le baigneur puisse respirer, on laisse sortir la bouche et le nez de l'eau. Comme cette position est fatigante à la longue, on attache à la baignoire une sangle - ou un drap fort - afin d'avoir un support pour la tête. On place donc la tête sur la sangle de telle façon que seuls la bouche et le nez sortent de l'eau. Pour commencer, on ajuste la température à 36/37° C, c'est-à-dire à la température du sang. Cette température ne doit diminuer en aucun cas. Afin de prévenir cela, on doit ajouter continuellement de l'eau chaude, et la température doit monter à 38° au moins. Avant le bain on boit une à deux tasses d'infusion de plantes préparée avec de la mélisse, de la menthe, du sureau ou du solidago (verge d'or). Si on a le cœur un peu faible, on ajoute à l'infusion quelques gouttes de Cratægisan.

En surchauffant le corps de 2°-3°, on obtient une sorte de fièvre artificielle. Elle peut, comme une fièvre naturelle, consumer beaucoup de déchets. A cet égard, on se rappelle la parole de Parménide, un des pères de la métaphysique : "Donnez-moi la capacité de générer la fièvre, et je guéris toute maladie."

On peut, en effet, guérir en surchauffant plus qu'on ne le croit possible généralement. Si on laisse la température monter même au-dessus de 39° jusqu'à 40°-41°, beaucoup d'agents pathogènes sensibles à la chaleur seront détruits. Si le surchauffement est renouvelé fréquemment par des bains de Schlenz, des cellules de tumeur sont spécialement affectées, car elles le supportent mal. Un bain de Schlenz hebdomadaire est bon pour ceux qui souffrent de troubles de métabolisme et de circulation. Il est à recommander de même à ceux dont la peau et les ganglions lymphatiques fonctionnent mal. En cas d'éruptions cutanées et d'eczémas il est aussi indiqué de prendre, pendant un certain temps, un bain de Schlenz hebdomadaire. Le bain de Schlenz régulier peut guérir tous ces troubles et maux.

Au commencement le bain de Schlenz ne devrait durer qu'une demi-heure. Peu à peu, on peut prolonger la durée du bain jusqu'à deux heures. En cas d'obésité il est recommandable d'ajouter à l'eau du sel marin ou un bon sel de bain, et cela en plus des plantes. Pendant le bain quelqu'un doit brosser tout le corps du baigneur une ou deux fois vigoureusement avec une brosse dure. Cela équivaut à un massage sous l'eau et a un effet stimulant sur les capillaires. Des congestions sont également éliminées de cette manière, et toute sensation désagréable et de serrement disparaît.

En sortant du bain on applique un peu d'huile Po-Ho sous le nez, on respire lentement, profondément et vigoureusement ; on se couvre - sans s'essuyer - d'un frotté chaud et on se couche dans son lit préchauffé où on continue à transpirer. Madame Schlenz a même utilisé des couvertures de laine tricotées pour bien retenir la chaleur. La tête avec les cheveux mouillés est également bien et chaudement enveloppée, afin qu'un refroidissement du corps entier ne soit pas possible.

Le bain de Schlenz pris à la maison a l'avantage que, si l'on se baigne le soir, on peut se coucher ensuite. Lorsque la transpiration a cessé, un lavage tiède a lieu, après lequel on s'enduit avec de l'huile de millepertuis ou avec un onguent contenant cette huile rouge. Après ce traitement supplémentaire on peut s'endormir fatigué mais soulagé.

Plusieurs bains de Schlenz peuvent remplacer un traitement balnéaire coûteux. Un avantage additionnel est le fait qu'on peut prendre ces bains à la maison. En remettant les bains au soir on peut exécuter les travaux urgents dans la journée et après un sommeil réparateur on se réveille rafraîchi et actif le matin.

Dès les premiers symptômes d'un poliomyélite on fera suivre le traitement d'hormones fraîches recommandé par le Petit Docteur des bains de Schlenz, ce qui empêchera les paralysies. C'est le même cas avec la sclérose en plaques pour laquelle le traitement selon Schlenz est aussi un vrai bienfait, car il aide à éviter les conséquences pernicieuses de la maladie qui font de la vie un supplice. Vu les maints avantages offerts par un traitement selon Schlenz, cette méthode devrait être beaucoup plus connue et appliquée plus souvent.

Bains de Kuhne

Louis Kuhne est encore connu aujourd'hui dans le naturisme, car il était une de ces têtes sages qui utilisaient l'eau afin d'appliquer une thérapeutique stimulante et pleine de succès. Il élabora sa méthode si bien que son traité, traduit dans maintes langues, fut connu partout. Malheureusement, il n'eut pas de successeur direct et il n'y eut pas non plus d'associations pour reprendre ses idées et répandre et faire connaître la méthode de Kuhne, comme cela s'est fait avec les applications de Priessnitz, de Sébastien Kneipp et d'autres hydrothérapeutes.

Le bain de siège avec frottement

Spécialement précieux et important est le bain de siège avec frottement introduit par Kuhne. Chacun peut appliquer aisément sa méthode simplifiée chez soi. On remplit les trois quarts d'un chaudron ordinaire avec de l'eau froide, on place dessus une planche couvrant la moitié du chaudron et on s'y assoit l'abdomen découvert. On enveloppe une brosse de bain à manche avec un chiffon, on trempe la brosse dans l'eau froide et on frotte la peau autour des parties génitales. Afin que la réaction du refroidissement ne saisisse qu'une seule partie du corps, on ne doit jamais plonger la main dans l'eau, elle doit rester toujours entièrement sèche. Pendant ce traitement on doit absolument retenir la chaleur corporelle - à cause de la réaction du refroidissement mentionnée - en s'enveloppant de draps chauds comme au bain d'étuve.

L'application aura les meilleurs effets le soir, car elle procure un sommeil beaucoup plus calme en retirant le sang de la tête à l'abdomen, ce qui permet d'éliminer plus facilement ses pensées. Qui a des difficultés à s'endormir, devra essayer cette méthode, car quelquefois seulement cinq minutes suffisent pour attirer le sang vers le centre du corps et y créer un hyperémie. Selon la réaction du corps et le but désiré, l'application doit être prolongée jusqu'à 10-15 minutes. Toutefois on doit toujours prendre bien garde de ne jamais frissonner mais de rester bien chaud, car autrement il n'y aura pas de bon effet. Qui craint de prendre froid parce qu'il replonge toujours la brosse dans l'eau froide et mouille toujours la même partie du corps se trompe, car justement cette partie du corps est très riche en vaisseaux sanguins et de ce fait n'est pas sensible au froid. On doit éviter absolument de toucher le côté où se trouve la vessie dans le frottement, car celle-ci est sensible. Toutefois, celui qui ne réagit en général pas favorablement à des applications d'eau froide - n'obtenant pas de réaction de réchauffement - doit examiner cette méthode très prudemment pour savoir si elle lui fait du bien.

Qui peut faire n'importe quelles applications d'eau froide avec succès, obtiendra de la méthode de Kuhne l'effet désiré. Maux de tête, congestions cérébrales, fatigue de plomb, indigestions, anorexie et beaucoup d'autres maux sont influencés positivement par le bain de siège avec frottement.

De même la frigidité ainsi que la surexcitation sexuelle peuvent être combattues avec succès par lui et les fonctions être ramenées peu à peu à leur équilibre normal. Après quelque semaines les dépressions et même la mélancolie peuvent s'améliorer et souvent disparaître après une application prolongée.

Qui fait le bain de siège avec frottement chez soi selon les instructions n'en aura aucun dommage. Au contraire, on ne manquera pas de s'étonner de ses bons effets.

Traitements de stimulation par les dérivatifs

Dans le domaine des traitements de stimulation, les Chinois semblent posséder une grande expérience. J'ai pu m'en convaincre moi-même dans mes voyages en Extrême-Orient en voyant combien ils avaient de connaissances à ce sujet. J'ai pu observer par exemple comment un début de gangrène avait été traité et pu être guéri par un traitement de stimulation. Un vieux moine qui vit dans un monastère bouddhiste et y effectue de tels traitements a obtenu un plein succès auprès d'un Européen qui m'a mis dans la confidence. Le procédé de jadis comparé à celui d'aujourd'hui s'est toutefois adouci. En ce temps-là on employait un fer chauffé à blanc que l'on apposait très rapidement sur l'endroit malade pour obtenir de cette façon la stimulation. Aujourd'hui on remplace ce mode de traitement par l'emploi de racines mordantes qui contiennent pour la plupart de l'essence de moutarde. D'abord on traite la partie malade avec des compresses chaudes, après quoi on frotte dessus les racines râpées, puis on emballe avec de l'ouate chaude et on laisse agir pendant 4-5 heures. Les principes actifs de la bouillie préparée avec les racines provoquent pendant ce temps une forte excitation par laquelle la partie malade est abondamment irriguée. Cela oblige le corps à éliminer une quantité de leucocytes et de lymphocytes, si bien qu'en quelque sorte il se forme une suppuration artificielle. Ceci a pour but de rendre tout actif. Les vaisseaux obstrués, les petites thromboses, les poisons stockés et les résidus du métabolisme sont mis en mouvement et sont éliminés. Si le traitement est exécuté correctement, une lésion ancienne, même chronique, peut être remise en état et guérie.

Il y a des années, alors que nous prenions encore chez nous des malades en internat, nous avons nous aussi eu l'occasion d'effectuer cette thérapie avec succès. Il arriva une fois chez nous un vieil homme du Jura, dont la jambe devait être amputée. L'endroit de sa jambe malade depuis longtemps s'ouvrit par suite de l'application d'un tel traitement de stimulation. Il s'en écoula une quantité de sang et de pus et la douleur cessa instantanément.

Après ce nettoyage complet la blessure guérit et le vieil horloger put de nouveau utiliser sa jambe comme auparavant.

Le traitement Baunscheidt

La méthode Baunscheidt est apparentée à la manière chinoise des dérivatifs dépeinte ci-dessus. Il ne l'a toutefois pas reprise des Chinois, mais par expérience personnelle il a découvert la valeur d'un tel mode de traitement. Pour obtenir une excitation de la peau, cette méthode utilise un équipement d'aiguilles, connu sous le nom d'éveilleur de vie. L'excitation atteinte on frictionne ensuite avec l'huile Baunscheidt, on enveloppe avec de l'ouate et on laisse l'application agir toute la nuit. Le jour suivant le traitement suit son cours par une application de graisse de laine, par exemple la crème Bioforce.

Pour beaucoup de douleurs chroniques, même en cas de multisclérose, la thérapie de la stimulation a fait ses preuves d'excellente façon. On traite le malade le long de la colonne vertébrale à gauche et à droite. Il n'est pas à conseiller d'exécuter un dérivatif Baunscheidt au hasard, sans en être instruit à fond et sans en connaître la manière d'application correcte, car elle doit absolument être bien conçue. Ceci est valable pour tout traitement de stimulation important, c'est pourquoi il est préférable de consulter pour l'exécution du traitement un physiothérapeute ou un médecin d'orientation biologique qui possède l'expérience nécessaire. Celui qui travaille avec un équipement d'aiguilles doit être particulièrement attentif, car il ne doit traiter avec elles que les parties musculaires, jamais la région des glandes ou le périoste, car ils ne doivent pas être excités.

Les traitements de stimulation peuvent être employés avec succès là où l'ingestion de médicaments n'a pas donné de résultats, parce que la circulation ne fonctionnait plus normalement dans les parties du corps atteintes ; pour cette raison les remèdes ne pouvaient plus accéder aux endroits malades par la voie sanguine. L'excitation nécessaire faite par le traitement de stimulation est par conséquent un moyen qui peut apporter une assistance bienvenue.

L'argile, substance curative

L'emploi thérapeutique de l'argile remonte aux Anciens. C'est un remède souvent méprisé par ceux qui, justement, auraient pu en tirer profit. Ces temps derniers, l'attention a été attirée sur ses effets salutaires, spécialement dans le traitement externe de certaines tuméfactions.

L'Ecriture Sainte nous raconte que Jésus se servit d'argile pour rendre la vue à un aveugle. Il s'agit certes d'un acte symbolique ; mais le grand

Nazaréen était sans doute au courant des forces curatives naturelles et savait les apprécier.

Chez les peuples primitifs également, l'argile est en honneur. Elle s'est même révélée très utile en médecine vétérinaire. En cosmétique, elle sert à préparer des masques. Dans les milieux sportifs, on y a recours pour traiter les torsions.

Depuis des siècles, les applications d'argile rendent de sérieux services. Elles se révèlent particulièrement efficaces lorsqu'elles sont employées avec des simples. Au lieu de n'appliquer qu'une compresse de simples, on a tout avantage à combiner l'action salutaire de la terre curative et des simples. A cette fin, l'argile est délayée dans une infusion de plantes très chaude.

Pour obtenir la meilleure action possible, il faut bien connaître les indications de la terre curative. Bien des personnes utilisent l'argile dans des cas qui demanderaient l'emploi de graines de fenugrec ou de semences de lin. Ils ont grandement tort, car la terre curative ne favorise pas l'écoulement du pus dans une furonculose ; il faut donc dans ce cas recourir au fenugrec et aux semences de lin. L'argile en effet étale le pus, elle ne le rassemble pas.

Mode d'emploi

Selon la saison, les cataplasmes de terre curative se font soit à froid, soit à chaud. Les personnes qui sont sensibles au froid, préféreront les applications chaudes et, pour mieux retenir la chaleur, elles pourront recouvrir le cataplasme d'un petit sac de simples chauds. Lors d'enveloppements froids, ces plantes chaudes atténueront les effets du froid.

Pour un petit cataplasme, il suffit en général de prendre 1 cuillère à soupe d'argile qui sera délayée dans une tisane jusqu'à consistance pâteuse. Cette pâte d'argile est uniformément répandue sur un morceau de toile de 3 à 5 mm d'épaisseur et appliquée ensuite sur l'endroit en question. En cas d'inflammation, et surtout de névrite, il est très avantageux d'ajouter un peu d'huile de millepertuis à la terre curative. L'adjonction d'huile a encore ce grand avantage : l'argile ne se dessèche pas et ne devient pas cassante. En gardant sa consistance compacte, elle peut facilement être enlevée, avantage fort apprécié des patients difficiles.

Il est recommandé d'appliquer les cataplasmes d'argile pendant la nuit ; la gêne est moins grande et, pendant la journée, on peut vaquer à ses occupations.

Dans certaines affections et surtout dans les cas chroniques, il est avantageux de faire alternativement des applications de terre curative et de choux. Cette action alternante répond à une thérapie stimulante naturelle, qui est des plus favorables spécialement dans les affections rhumatismales et arthritiques.

L'usage interne de la terre curative donne de bons résultats dans le traitement des diarrhées et des inflammations de la muqueuse intestinale. Les autres médicaments prescrits peuvent directement être ajoutés à l'eau d'argile.

Pour provoquer une purification intestinale très utile, on aura recours 2 fois par an, pendant 8 jours, à une cure de terre curative. L'argile blanche exempte de sable se prête mieux à ces fins que l'argile jaune, quoique il n'y ait pas d'inconvénient à employer également cette dernière.

Le choix des simples

L'argile ne devrait pas être délayée dans n'importe quelle infusion de simples ; il faudrait pour bien faire choisir la tisane la plus appropriée au cas donné. Voici quelques conseils à titre d'exemples :

Pour traiter des tuméfactions : délayer dans une infusion de prèle ou une décoction d'écorce de chêne ; s'il s'agit d'une névrite, employer une tisane de mélisse ; dans les affections rhumatismales, prendre une infusion de feuilles d'eucalyptus, d'aiguilles de genièvre, de serpolet, de thym sauvage.

Quant à la préparation de ces tisanes, mentionnons qu'on se sert d'une infusion quand il s'agit de simples aromatiques et d'une décoction quand il s'agit de simples non aromatiques.

Après avoir passé au tamis l'infusion ou la décoction, on y délaye la terre curative. Si pour préparer la tisane, on a utilisé des simples contenus dans un sachet, on peut encore appliquer ce dernier sur le cataplasme d'argile afin d'en retenir plus longtemps la chaleur.

APPLICATION DE MÉTHODES SPÉCIALES

Cataplasmes de simples

Maintes expériences et observations pratiques ont prouvé que les simples, qui ont une action interne fort salutaire, peuvent servir également à des usages externes. Les simples diurétiques comme le Solidago, les feuilles de bouleau, la prèle, etc. sont passés au hachoir ou simplement broyés et appliqués crus sur la région rénale. L'action externe décuplera l'effet de la médication interne.

Les applications externes de plantes fraîches ont une excellente influence sur la circulation et sur les stases circulatoires. On peut employer également des feuilles d'oseille, d'oseille géante ou même de rhubarbe ; écrasées et appliquées sur des stases, des contusions, des enflures, elles remplacent avantageusement maints onguents pharmaceutiques coûteux.

Les feuilles de beaucoup d'autres plantes peuvent également nous rendre de réels services. Il va de soi qu'on ne devra pas utiliser des feuilles de plantes vénéneuses. C'est ainsi que celles du Rhus toxicodendron provoquent des éruptions cutanées et sont de ce fait à éviter, tout comme celles de la belladone. Ce sont des plantes que, seuls, les phytothérapeutes et les professionnels expérimentés peuvent employer.

Tous les autres cataplasmes de feuilles, comme par exemple de feuilles de choux, peuvent être pratiqués sans hésitation. S'ils provoquent une réaction trop énergique, il faut réduire la durée des applications et les répéter de temps à autre.

De cette façon, on dispose à tout moment de remèdes simples mais efficaces.

Cataplasmes de feuilles de choux et d'autres plantes thérapeutiques

L'action curative des feuilles de choux est de plus en plus appréciée. Dans son précis y relatif, le docteur Blanc leur reconnaît des effets salutaires indiscutables. Bien des ménagères d'ailleurs savent mettre à profit cette méthode simple et peu coûteuse. L'emploi des feuilles de simples en médecine n'est d'ailleurs pas récent. Il y a bien des années déjà que j'ai pu vérifier l'action salutaire des feuilles et des fleurs de millepertuis écrasées, appliquées sur des névrites. Pour guérir les plaies que je me causais en courant pieds nus pour herboriser dans la montagne, j'ai souvent employé des feuilles d'alchémille écrasées que je recouvrais d'un mouchoir ; ce pansement improvisé me permettait de marcher sans gêne et de continuer mon travail. Les blessures guérissaient immédiatement.

Dans les affections rénales, il est recommandé d'appliquer sur la région rénale des cataplasmes de feuilles fraîches de bouleau ou de Solidago, passées au hachoir, de recouvrir ces cataplasmes avec des draps chauds et de mettre dans le lit une bouillotte. Les résultats obtenus par cette méthode m'ont toujours étonné.

Les feuilles de choux écrasées ont une bonne influence sur les tumeurs. Il se peut qu'au début de l'application, les douleurs soient plus fortes ; mais elles ne tardent pas à diminuer par la suite. Suivant les circonstances, ces feuilles exercent une action vésicante ou cèdent leurs sucs en se desséchant sur la peau.

On peut presque toujours trouver des feuilles de choux ; il ne faut donc pas mépriser ce remède efficace qui peut être fort précieux en cas de contusions, de tuméfactions, d'inflammations internes, ces applications externes constituant un excellent adjuvant des médicaments à usage interne. En appliquant alternativement des compresses de feuilles de choux et des cataplasmes de terre curative (premier jour : feuilles de choux ; deuxième jour : terre curative, etc.) on obtient d'excellents résultats et tout spécialement dans les affections chroniques. N'oublions jamais que bien des interventions chirurgicales peuvent être évitées grâce à ces méthodes simples !

L'usage externe d'oignons et de racines de raifort cru est également recommandable.

Dans le traitement d'éruptions herpétiques, on aura recours à une bouillie de son préparée avec une tisane de souci ou de prèle. Les grains de froment complets se prêtent aux mêmes fins ; ils sont préalablement trempés, puis passés au hachoir ; la masse obtenue est délayée avec de la tisane jusqu'à consistance pulpeuse. Cette application est également très efficace.

L'action salutaire des cataplasmes de feuilles de choux

Les médecins font souvent de leur mieux sans pouvoir atteindre le but qu'ils recherchent. Et après maints échecs, on constate avec étonnement qu'un simple remède naturel aurait donné des résultats bien supérieurs à ceux obtenus par les méthodes scientifiques.

Voici à ce sujet ce que m'a raconté une de mes malades : à la suite d'une inflammation causée par l'ingestion de cerises traitées avec un produit parasiticide, l'intéressée constata, un beau matin, l'apparition sur la langue d'un fungus grand comme une pièce d'un sou. Après une cautérisation au nitrate d'argent (pierre infernale), le médecin lui fit subir pendant 8 jours une radiothérapie extrêmement douloureuse. En quittant l'hôpital, au bout de 3 semaines, la patiente avait la langue paralysée. Cinq semaines plus tard, une grosse tumeur apparut au niveau du cou et le médecin décida de recourir à une intervention chirurgicale. Mais la malade s'y opposa. Quand, 8 semaines plus tard, les douleurs devinrent insupportables et qu'il était apparemment trop tard pour tenter l'opération, on eut de nouveau recours à la radiothérapie. Après 43 séances, la patiente était complètement épuisée et les médecins ne gardaient plus aucun espoir de la sauver. La plaie suppurait et ne se fermait pas. Au bout de 9 semaines d'hospitalisation, la malade rentra chez elle, où sa famille la soigna avec dévouement. Les médecins avaient prescrit un onguent spécial qui devait être appliqué toutes les dix minutes sur la plaie. Mais aucune amélioration ne se fit sentir.

Une amie lui conseilla alors d'appliquer des compresses de feuilles de choux dont notre revue "Nature et Santé" disait tant de bien. La malade suivit ce conseil, et après quatre jours déjà, elle put en constater les effets. Le pus coula abondamment et les douleurs se dissipèrent. Malgré une ancienne constipation chronique qui lui causait des maux de tête continuels, la patiente se rétablit peu à peu. La maladie l'avait tracassée pendant un an et demi. Point n'est donc besoin de dire ce que fut sa joie lorsqu'elle retrouva la santé.

Les effets curatifs du chou semblent incompréhensibles ; mais ils sont indiscutables. Si la malade dont nous venons de parler n'avait pas eu recours à ce remède, son état ne se serait jamais amélioré.

Voici encore un autre témoignage. Il provient d'une mère inquiète à cause de son enfant qui souffrait d'adénomes :

"Les médicaments et les cataplasmes de feuilles de choux" écrit-elle, "eurent de bons résultats. D'ailleurs, le chou est un remède merveilleux. Notre fils, âgé de 13 ans (il mesure 174 cm et sa voix a déjà subi la mue), ne parvenait pas à surmonter un refroidissement qui le tourmentait depuis quelque temps déjà. Par la suite, il se plaignit de maux de tête, et hier, en rentrant, il accusa de fortes douleurs au niveau de l'œil droit et au-dessus de celui-ci. Craignant une sinusite, j'eus recours à des cataplasmes de choux que j'appliquai sur le front pendant 2 heures. Dans l'après-midi, il se rendit de nouveau à l'école et revint le soir, joyeux, et tout à fait guéri."

Bien des médecins n'auront que des sourires indulgents ou même moqueurs en lisant de pareils récits. C'est qu'ils ignorent que ces remèdes ont fait leurs preuves pendant des centaines, voire même pendant des milliers d'années et qu'ils ont survécu à bien des préparations chimiques. Ils seront sans aucun doute encore en honneur quand les spécialités de l'industrie chimique moderne auront fait leur temps et seront oubliées.

La pomme de terre et son emploi thérapeutique

Des pommes de terre râpées crues sont particulièrement utiles dans le traitement des plaies difficiles à guérir, des caro luxurians, des foyers pathogènes expulsant des tissus puants, des tumeurs, des contusions, du rhumatisme articulaire et des inflammations musculaires et osseuses.

Pour les applications externes, la pulpe crue doit être mélangée avec un peu de lait.

De même, les pommes de terre en robe des champs, écrasées et délayées dans du lait cru jusqu'à consistance de bouillie, se prêtent parfaitement pour faire des cataplasmes. Selon les réactions individuelles, on s'en tiendra à des applications chaudes ou à des applications froides.

Une excellente réciprocité d'action s'obtient en employant alternativement les 3 préparations suivantes :

Premier jour : application de pommes de terre ; deuxième jour : compresses de feuilles de choux écrasées ; troisième jour : application de terre curative préparée avec de la tisane de prèle et un peu d'huile de millepertuis.

Répétées pendant un temps assez long, ces applications viennent à bout des plus grosses tumeurs.

Quand les pommes de terre sont vieilles et commencent à germer, elles ne doivent plus être mangées (ni par l'homme ni par le bétail) qu'après élimination des germes. Ce sont ces germes, et eux seuls, qui renferment un toxique, la solanine.

Pour préparer du jus de pommes de terre crues, il ne faut donc utiliser que des pommes de terre jeunes ou des vieilles débarrassées de leurs germes. Ce jus cru constitue un breuvage très salutaire, qui a déjà guéri maintes affections.

Le jus de pommes de terre crues est très efficace contre les inflammations des muqueuses gastriques. Ceux qui souffrent d'un ulcère de l'estomac en prendront le matin à jeun, dilué dans de l'eau chaude. Le jus d'une petite pomme de terre suffit. Les personnes qui n'aiment pas le goût un peu fade de ce breuvage pourront l'incorporer à une crème d'avoine, sans toutefois le faire cuire. Le jus de pomme de terre, le Gastronol, combiné avec un régime alimentaire doux, pauvre en cellulose, est susceptible de guérir des ulcères d'estomac, même dans les cas graves. Il est important aussi de manger lentement et de bien mâcher la nourriture qui a besoin de beaucoup de salive.

Grâce à ses principes basiques, le jus de pommes de terre neutralise l'acide urique et constitue un bon remède contre le rhumatisme et l'arthrite. Il ne provoque aucun effet toxique, si l'on a eu soin d'éliminer les germes du tubercule.

L'origine et les effets de la papaïne

Nous trouvons le papayer dans les taillis des forêts de la Floride du Sud. Cette plante sert de nourriture aux Indiens. Ses fruits mûrs, sortes de melons d'arbre, ne sont pas seulement délicieux, ils ont des qualités salutaires remarquables. Les Indiens, en outre, l'employaient dans leurs préparations culinaires. Il y a des siècles que ces peuples primitifs avaient reconnu que les feuilles, les tiges et les fruits de cette plante renferment une substance qui réduit les albumines. Quand les chasseurs avaient tué un animal âgé dont la viande était assez coriace, ils enveloppaient les morceaux avec des feuilles de papayer et les laissaient ainsi reposer pendant la nuit. Le lendemain, ils pouvaient rôtir à la broche une viande aussi tendre que celle d'un jeune animal. Cette substance particulière qui attaque les protéines, qui les prédigère pourrait-on dire, est appelée la papaïne.

En dehors de la Floride, nous trouvons cette belle plante en Amérique centrale, au Guatemala, au Salvador et dans les forêts vierges du Brésil. Avec ses grandes feuilles semblables à celles du figuier, elle rappelle un petit palmier. Si nous assistions une fois à l'abattage du bois dans la forêt vierge du Brésil, nous pourrions y observer quelque chose de très intéressant : là où la forêt est dense, on ne rencontre aucun papayer. Mais dès que les grands arbres sont abattus, on les voit apparaître un peu partout. Les colonisateurs suisses de cette contrée furent étonnés d'y voir pousser tout à coup des papayers car, dans un rayon de 100 à 200 km, ils n'avaient jamais auparavant rencontré cette plante. D'où pouvaient venir ces papayers ? Comment expliquer ce phénomène ? J'ai cherché pendant longtemps la réponse à cette question avant de pouvoir la trouver. Elle est pourtant très simple. Les oiseaux aussi aiment beaucoup les fruits du papayer. Ceux qu'ils trouvent dans les clairières ensoleillées, ils les mangent avec les pépins. Puis ils déposent leurs excréments dans la forêt vierge, où les pépins que ces derniers contenaient se conservent pendant 10, 20 et peut-être 100 ans ; ils ne peuvent pousser parce que la forêt trop touffue ne laisse pas pénétrer assez de soleil. Dès que les grands arbres sont abattus, la lumière pénètre jusqu'à la terre, et les papayers se mettent aussitôt à pousser. Ils grandissent très vite, et au bout d'une année déjà, ils atteignent la hauteur d'un homme.

Les Indiens mangent beaucoup de papayes, et l'homme blanc suit leur exemple. Consommés après le repas, ces fruits stimulent la digestion. On peut même se permettre de manger des aliments riches en protéines car la papaïne favorise leur assimilation. On a également observé que les vers épargnent tous ceux qui mangent régulièrement des papayes. Les recherches scientifiques ont prouvé que la papaïne détruit les cellules protéidiques de ces parasites. Elle attaque dans l'intestin non seulement le fromage blanc, la viande, les œufs, etc. mais également les vers. Les cellules de ceux-ci sont dissoutes et ils disparaissent ainsi d'une façon tout à fait inoffensive. Les papayes constituent donc non seulement un bon aliment mais encore un excellent vermifuge.

Malheureusement, ces fruits ne se prêtent pas aux longs transports, car ils se conservent mal lorsqu'ils sont mûrs. Les fruits verts par contre peuvent être transportés sans ennuis. Ce qui est fort heureux car ils contiennent beaucoup plus de papaïne que les fruits mûrs. On n'a d'ailleurs pas tardé à utiliser leur suc laiteux pour préparer des remèdes, qui servent de digestifs et de vermifuges.

Tous les médecins, thérapeutes, pharmaciens et droguistes, et surtout toutes les mamans soucieuses du bien-être de leurs enfants, devraient être heureuses de pouvoir disposer d'un vermifuge aussi naturel et aussi efficace. L'étude de la troisième édition de la Pharmacologie du Prof. Eichholz nous apprend que les spécialistes reconnaissent que les vermifuges usuels ne sont pas tout à fait inoffensifs : "Lorsque nous employons un vermifuge, nous devons prendre en considération le danger d'une intoxication possible. Il est donc parfois préférable de renoncer à traiter une affection vermineuse plutôt que de s'exposer aux risques d'une cure vermifuge." Ces risques ne sont pas à prendre à la légère puisqu'ils sont signalés par des spécialistes, des pharmacologues. Un bon remède à base de papaïne nous permet par contre de traiter les maladies vermineuses sans avoir à craindre le moindre risque. Ces préparations sont non seulement inoffensives mais favorables ; elles stimulent la digestion et, de ce fait, l'assimilation des substances protéiniques. C'est un remède qui peut être administré sans danger à des asthéniques, des femmes enceintes, etc.

Les maladies vermineuses ne doivent pas être prises à la légère. Qu'il s'agisse d'oxyures, ces petits filaires tant redoutés qui causent un très désagréable prurit anal et peuplent le gros intestin par milliers, ou d'ascarides qui séjournent dans l'intestin grêle, ou de trichines, tous ces parasites intestinaux peuvent sérieusement porter atteinte à notre état général. Dans bien des cas des troubles profonds se produisent. Mentionnons seulement l'éosinophilie, cette modification de la formule hématologique, causée surtout par les toxines métabolitiques des vers ; ces dernières peuvent engendrer des perturbations désagréables, de l'anémie, une chlorose, des troubles hépatiques et bien d'autres affections.

La papaïne est un ferment végétal attaquant les protéines et qui a la propriété de dissoudre la cuticule des ascarides, des oxyures, des trichines et, avec l'aide des ferments digestifs de l'intestin, de la faire digérer complètement.

L'effet curatif du lait

Il est bien connu que le lait est un excellent fournisseur de substances minérales, car il contient - outre le magnésium, le manganèse et beaucoup d'autres minéraux - du calcium vite assimilé. Le petit-lait acide contient les substances minérales en concentration qui, grâce à la fermentation de l'acide lactique, sont en outre épurées et enrichies. L'acide lactique concentré avec les ferments lactiques, comme on le trouve dans le Molkosan, a un effet désinfectant, ce qui permet d'appliquer avec succès le Molkosan intérieurement contre les maux de gorge, les catarrhes et même l'angine. Appliqué extérieurement, le Molkosan est un remède éprouvé contre les dartres et les plaies légères.

Autres possibilités curatives

Non seulement on peut utiliser le petit-lait acide comme remède, mais aussi le lait lui-même et le séré qu'on obtient de lui aident à la guérison de certaines maladies. L'inflammation de la vésicule biliaire peut être très douloureuse, mais une compresse de lait cru et froid apporte un soulagement immédiat. Aussi l'inflammation est bientôt écartée, beaucoup plus vite que par tout autre remède. Si nous souffrons d'hyperacidité gastrique, c'est-à-dire d'aigreurs d'estomac, et si nous buvons du lait, une neutralisation inoffensive a promptement lieu. Pour cette raison le lait cru est préférable aux silicates d'aluminium. On emploie le lait aussi avec avantage pour des injections comme thérapeutique modifiante ou irritante. Le séré a été utilisé depuis toujours pour des applications en cas de contusions et de tumeurs bénignes, car de cette façon on obtient de bons résultats.

Le Molkosan

De tout temps, on a mis à profit les vertus thérapeutiques du lait. Les enveloppements au lait sont très utiles dans les inflammations de la vésicule biliaire.

De même les compresses de fromage blanc et d'autres applications de lait sont employées avec succès.

Mais, parmi tous les produits laitiers, c'est le petit-lait, le sérum de lait proprement dit, qui a toujours été le plus en honneur en thérapeutique. Il contient en effet, soit acide, soit doux, de nombreuses substances minérales et des sels nutritifs. Le fromage est apprécié pour sa teneur en graisses et en protéines. Mais les sels nutritifs proprement dits, les substances minérales, sont contenus dans le petit-lait. L'action du petit-lait est due en grande partie aux ferments qu'il contient et tout spécialement à la présure qui entre aussi dans la fabrication du fromage.

Ainsi que chacun le sait, le lait constitue un aliment complet. Ses qualités nutritives sont dues à sa teneur en graisses, sucre, protéines, sels minéraux et aux oligo-éléments ; c'est ce qui explique également la valeur du petit-lait, valeur bien plus grande qu'on ne l'admettait jadis. Les altesses et autres personnages importants de France venaient autrefois dans notre pays pour y faire des "cures de petit-lait suisse". En général ces patients souffraient de perturbations métabolitiques, étaient atteints d'obésité, de troubles circulatoires, d'affections intestinales ou encore présentaient des troubles du pancréas.

Dans les perturbations de la flore intestinale, le petit-lait rend de bons services. Ces affections sont très répandues aujourd'hui. Les nombreux aliments artificiels, les substances utilisées dans l'industrie des conserves et les parasiticides sont responsables de maintes maladies dites de civilisation. Tous ces désavantages sont efficacement combattus par le Molkosan. Pour faciliter la digestion, il suffit d'en ajouter une cuillère à thé ou même une cuillère à soupe à l'eau de table (à l'eau minérale aussi bien qu'à l'eau naturelle ordinaire).

Le Molkosan a une bonne action régulatrice tant sur l'hyperacidité que sur l'hypoacidité de l'estomac. Il est également très utile dans le diabète, car les ferments lactiques stimulent les fonctions pancréatiques. Ces qualités font du Molkosan la meilleure boisson des diabétiques. Une cure de Molkosan accompagnée d'un régime alimentaire naturel fait baisser le taux du sucre sanguin et réduit la glycosurie au bout de quelques semaines déjà.

Le Molkosan ayant une action stimulante sur les fonctions de la glande pancréatique et, par là même, sur le métabolisme des graisses, il est à recommander à tous ceux qui souffrent d'obésité, c'est-à-dire dont le poids dépasse la normale. L'ingestion régulière de ce remède leur fera lentement perdre du poids.

Mais le Molkosan ne constitue pas seulement un remède spécifique de l'obésité. Etant donné ses vertus régulatrices, il est également efficace contre la maigreur, surtout si celle-ci est causée par des troubles digestifs, car il facilite la digestion et stimule l'absorption.

L'usage externe du Molkosan est tout particulièrement recommandé contre les eczémas et les croûtes laiteuses. Son action curative y est supérieure à celle de bien des spécialités pharmaceutiques. Certains eczémas peuvent être guéris par un simple badigeonnage au Molkosan concentré et pur. En cas d'impuretés de la peau l'emploi externe et interne de ce remède est à conseiller. Les mycoses des pieds et des ongles, parfois rebelles à tout autre traitement, sont guéries par le Molkosan. Dans un de ses rapports, le docteur Devrient de Berlin confirme qu'il ne connaît aucun autre remède aussi efficace et aussi fidèle dans le traitement des mycoses du pied et des ongles que le concentré de petit-lait Molkosan.

Etant donné son action bactéricide, il se prête excellemment au lavage des plaies.

Les badigeonnages au Molkosan sont très utiles dans les angines. Pratiqués dès le début, c'est-à-dire au stade initial de l'affection, ils peuvent même en prévenir l'éclosion.

Le concentré de petit-lait constitue donc un remède fort précieux. Nous comprenons dès lors, pourquoi tant de hautes personnalités eurent recours à lui jadis pour retrouver ou pour fortifier tant leur santé que leur beauté.

Effets curatifs de l'huile de germes de céréales

Dans le commentaire sur les céréales et le pain complet nous avons déjà mis en lumière les avantages des céréales complètes et fait ressortir comment les diverses sortes de grains avaient rendu service à l'humanité en tant que denrée alimentaire de bonne conservation. Ce n'est que depuis à peine trois siècles que l'on sait que les germes des céréales fournissent un remarquable remède, l'huile qui en est naturellement extraite. Puisque le dégoût des gens pour les remèdes chimiques devient toujours plus fort, les médecins, les guérisseurs et les physiologues se voient toujours plus engagés à diriger leur regard vers les remèdes qui sont fabriqués à partir de matières premières purement naturelles. De nombreux chercheurs consciencieux et capables s'occupent à fond pour cette raison des huiles extraites des germes de céréales. Il se trouve surtout dans l'huile de germes de céréales des influences curatives précieuses.

Deux composants importants

L'huile de germes de céréales possède premièrement une haute teneur en acides gras non saturés qui jouent un rôle considérable pour la formation et l'entretien des cellules saines du corps et sont de grande importance dans le métabolisme de l'albumine. Egalement pour la solution thérapeutique du problème du cancer ils apportent une contribution appréciable. Les acides gras non saturés qui sont connus également comme acides gras essentiels favorisent la respiration interne des cellules et généralement appuient l'ensemble du métabolisme.

Comme deuxième composant important de l'huile de germes de céréales, il faut encore tenir compte de la précieuse vitamine E, déjà mentionnée. Comme on le sait, cette vitamine est qualifiée de vitamine de reproduction. Ni la future mère, ni la femme en couches ou qui allaite ne doivent négliger d'absorber régulièrement de l'huile de germes de céréales. L'expérience a montré que les femmes qui ont tendance à avoir des fausses couches ou des naissances avant terme, présentent en général une carence en vitamine E. L'ingestion prolongée d'huile de germes de céréales peut faire cesser ces accidents affligeants.

Egalement en cas de troubles climatériques surtout, quand les règles sont faibles, irrégulières et douloureuses, l'ingestion prolongée d'huile de germes de céréales peut apporter un secours. Le manque de sensations sexuelles et même l'impuissance peuvent également s'améliorer ou se guérir par l'absorption régulière d'huile de germes de céréales. En outre, l'huile de germes de céréales n'est pas un excitant comme par exemple les préparations d'écorce de Yohimba, au contraire l'huile de germes de céréales fortifie et normalise les fonctions des organes d'une manière tout à fait naturelle, en apportant simplement au corps par la vitamine E ce qui lui manque pour pouvoir fonctionner normalement. Si l'huile de germes de céréales A. Vogel est employée dans les cas de faiblesses sexuelles et d'impuissance, elle sera encore plus efficace associée au pollen et à l'extrait d'Avena sativa.

Troubles du cœur, de la circulation et de l'irrigation sanguine

Comme fortifiant pour le cœur, l'huile de germes de céréales a donné de si bons résultats que cet effet également ne doit pas passer inaperçu. Cette huile se révèle toujours être une aide bienvenue dans les cas de troubles d'irrigation sanguine du cœur, pour remédier aux faiblesses et aux lésions du muscle cardiaque, comme au rétrécissement de la veine coronaire ou autres symptômes d'usure du cœur.

Beaucoup de gens souffrent de troubles circulatoires périphériques et de leurs conséquences, d'autres de troubles d'irrigation sanguine du cerveau, ce qui peut amener des fléchissements de la mémoire, des vertiges, des pertes d'équilibre et bien d'autres choses. Dans ces cas aussi, l'huile de germes de céréales agit avec succès, en particulier quand elle est absorbée en combinaison avec Aesculaforce, la préparation de plantes fraîches éprouvée. De cette façon, la vertu curative naturelle de l'huile de germes de céréales trouve un enrichissement approprié.

Régulation de l'obésité et de la maigreur

L'obésité peut être de même combattue très simplement à l'aide de l'huile de germes de céréales, puisque celle-ci sert à l'amélioration de l'activité des glandes génitales. Si l'on renforce encore en même temps l'action de l'huile de germes de céréales avec le Kelpasan, composé de plantes marines, cela aide aussi à la stimulation des glandes thyroïdes et des glandes endocrines. De cette manière simple, il est possible de normaliser le poids et d'améliorer l'état de santé général sans être obligé de garder une diète radicale.

Par bonheur d'un autre côté, une grande maigreur également peut être lentement améliorée par l'action régulière de l'huile de germes de céréales. C'est un avantage que même les malades du foie et de la vésicule biliaire supportent parfaitement l'huile de germe de céréales. Pendant l'exécution de la diète pour le foie telle qu'elle se voit dans le livre "Le foie comme régulateur de la santé", on pourra atteindre un succès plus rapide par une absorption simultanée d'huile de germes de céréales.

Hypertrophie de la prostate

Egalement dans ce cas l'huile de germes de céréales s'est montrée très efficace, particulièrement quand elle est prise avec du Sabal D 1. Ce Sabal est préparé à partir de la graine d'une palme qui pousse en Floride. Ainsi que l'a montré l'expérience, ce remède végétal a le pouvoir de provoquer la régression de la prostate dilatée. Si l'huile de germes de céréales avec son action stimulante est prise en même temps, on peut arriver à un succès qui ne serait pas possible avec le Sabal seul. Il existe en outre pour cette maladie d'autres moyens complémentaires, tels que les applications physiques qui souvent sont nécessaires, toutefois pour la plupart et en particulier dans les premiers stades, le Sabal et l'huile de germes de céréales suffisent. Les capsules d'huile de germes de céréales sont également très pratiques à absorber.

Doses prescrites et durée de la cure

Comme dose normale pour les adultes, 1 cuillerée à soupe le matin, le midi et le soir suffit.

On donne aux enfants 1 petite cuillerée à café 3 fois par jour, puisqu'on peut très bien la recommander pour eux comme fortifiant, surtout en cas de fatigue scolaire et plus tard pendant leur développement.

Pour les adultes 1 cuillerée à café par jour suffit comme fortifiant et comme préventif. On peut absorber l'huile de germes de céréales pure, dans une soupe épicée ou même dans le "müesli" aux fruits. La durée de la cure se fixe selon les exigences de la santé. Partout où sa valeur en vitamines et en substances minérales doit agir, une ingestion prolongée sur quelques mois est en général nécessaire. Si l'on a fait cesser la carence, il est de plus recommandé de continuer encore quelque temps avec la demi-dose, pour passer plus tard au quart de la dose normale jusqu'à la faire disparaître lentement.

Celui qui après son rétablissement remplace la nourriture précédente déficiente par une alimentation de pleine valeur, peut se passer d'autres ingestions de produits vitaminés concentrés. Quand toutefois on s'en tient à la nourriture habituelle dénaturée avec de la farine blanche et le sucre industriel, on doit toujours faire bien attention de la seconder en même temps constamment par une préparation riche en vitamines. De cette manière on peut empêcher les rechutes dans l'ancienne avitaminose. A cette fin l'huile de germes de céréales est excellente. Vitaforce, un autre remède complémentaire enrichissant en qualité d'aliment de cure, est également à mentionner comme ressource profitable et efficace.

L'huile de germes de céréales A. Vogel peut être reconnue comme produit cent pour cent suisse. Elle a l'avantage d'être pressée à froid sur des presses modernes. Elle est également redevable à ces circonstances du fait que la teneur des deux principaux agents, à savoir la vitamine E et les acides gras non saturés, soit si élevée. Elle satisfait par là, à l'examen le plus totalement objectif, aux plus hautes exigences des médecins et des consommateurs.

Vitaforce

Bien qu'une bonne huile de germes de blé ou de céréales fabriquée avec soin soit agréable au goût, il y a cependant de nombreuses personnes, surtout des enfants, et également des grandes personnes, qui préfèrent Vitaforce. Vitaforce est un tonique-fortifiant très actif, à base de germes de blé, de vitamine E, de jus d'argousier et d'orange, d'extrait de malt, de levure, de pollen, de miel, de durian (fruit tropical). Vitaforce est édulcoré avec de la pulpe de dattes, du concentré de jus de raisin et du miel. Vitaforce est préparé selon un procédé qui n'altère pas les composants, sans colorants ni additifs chimiques, c'est un produit purement naturel. Ces indications sont nombreuses : en cas de faiblesses, fatigue, diminution de la capacité de travail, manque de concentration, nervosité, vieillissement, ainsi que pour compléter une alimentation déficitaire. Vitaforce est recommandé pour tous les âges, sans oublier les enfants en âge de scolarité, étudiants, etc.

Les effets thérapeutiques spéciaux du miel

Il serait fort intéressant de regarder une fois comment l'abeille prépare le miel. En étudiant son organisme, on se demande comment ce petit corps délicat parvient à fabriquer un produit aussi excellent que l'industrie moderne n'obtient qu'avec des machines fort compliquées. Nous nous étonnons également du zèle et de l'activité de cet insecte dont nous pouvons suivre le vol sur les prés en fleurs.

Mais je ne veux pas ici vous parler de ce petit miracle qu'est l'abeille ; je veux seulement vous donner quelques indications au sujet du miel et vous montrer la place que celui-ci tient parmi les vieux remèdes naturels. Dans l'Antiquité déjà, le miel était connu et apprécié. Plus tard, il tomba dans l'oubli. Il fallut pour le réhabiliter recourir à des preuves scientifiques.

Une revue médicale a publié un traité concernant l'action du miel sur les bacilles diphtériques. Il en ressort que l'adjonction, à un autre remède, d'une solution de miel à 25 % inhibe la croissance des bacilles et provoque des effets désintoxiquants.

Cette expérience scientifique a incontestablement prouvé les qualités curatives de ce vieux remède populaire. Ce n'était certainement pas par hasard que nos ancêtres employaient le miel pour combattre le croup diphtérique, c'est-à-dire la diphtérie proprement dite. Le miel ne fut pas qu'un bon adjuvant des médications usuelles ; il contribua sans aucun doute à sauver bien des vies humaines. Car jadis l'on ne disposait pas encore de nos excellentes méthodes anti-diphtériques.

Je suis sûr que l'examen scientifique et systématique de bien d'autres remèdes populaires et naturels prouverait l'excellence de ceux-ci : "Mange du miel, mon fils, car il est bon", dit la Bible. Ce conseil est tout à fait pertinent, car le miel a effectivement une action salutaire des plus remarquables.

Le docteur Muller constate que l'assainissement de sujets porteurs de bacilles est favorablement influencé par la consommation régulière de miel. On dit d'un sujet qu'il est "porteur de bacilles" s'il héberge des bacilles sans tomber lui-même malade. Mais en tant que porteur de bacilles, il constitue un danger pour son entourage ; il faut donc recommander tout remède susceptible d'éliminer ce danger.

Grâce à ses effets curatifs, le miel doit être rangé parmi les vieux remèdes naturels éprouvés. Bien qu'il y ait des personnes qui ne le tolèrent pas et qui, de ce fait, ne peuvent en profiter, nous pouvons avoir entière confiance en son action curative.

Le suc merveilleux de la reine d'abeilles

Enigme qu'on n'a pas encore pu résoudre

Il n'y a que peu de gens qui savent qu'au bout de 28 jours de travail, l'ouvrière a dépensé toutes ses forces et meurt. Beaucoup de personnes ignorent également que les ouvrières et les reines se développent à partir de larves semblables, et que la détermination d'une reine ne dépend que de la nourriture ; les larves d'ouvrières et de mâles reçoivent une nourriture mixte ; quant aux larves destinées à devenir des reines, elles reçoivent un suc nutritif spécial, la gelée royale. En considérant de plus près cette merveille de la nature, il nous faut constater qu'elle cache un secret, quelque chose d'extraordinaire et de particulier ; sinon, ce suc nutritif ne pourrait provoquer le développement d'une abeille bien plus grande que les autres et qui a une durée de vie 60 fois plus longue que celle d'une ouvrière. On ne connaît pas encore la composition exacte de ce suc spécial que les ouvrières distribuent uniquement aux larves des reines car on n'est parvenu jusqu'à présent qu'à isoler une partie de ses principes actifs. Il se peut - il est même probable - que les peuples anciens en savaient sur cette question plus que nous. Les vieux bouquins en effet parlent d'ambroisie, de mets délicieux, sans toutefois préciser la façon de les obtenir. Ce n'est pas une idée saugrenue que de supposer qu'il s'agissait du suc royal. Ce suc doit sans doute renfermer des principes extraordinaires, sinon il ne pourrait conférer à la reine l'aptitude de pondre 2000 œufs par jour tout en n'étant fécondée qu'une seule fois. Il s'agit là d'un phénomène unique de la nature.

La presse mondiale s'occupe du suc nutritif royal

Les revues scientifiques et les illustrés nous présentent aujourd'hui de nombreux rapports concernant l'efficacité du suc nutritif royal. Il est vrai que ces rapports sont liés à une réclame habile, chacun étant persuadé de la qualité non égalée de son produit. Mais tous ces efforts démontrent qu'aujourd'hui le monde entier a besoin de fortifiants, et de fortifiants qui n'engendrent aucun risque, de toniques naturels et non de produits chimico-thérapeutiques. Personne ne sait comment les abeilles parviennent à combiner ce produit naturel. Elles le fabriquent instinctivement à partir des matière premières que la nature met à leur disposition. Ce suc réalise pour nous la notion idéale de l'aliment thérapeutique et du remède alimentaire.

La presse quotidienne nous a informé de la convalescence rapide de Sa Sainteté Pie XII, après que son médecin, le docteur Galeazzi, lui eut appliqué un traitement fortifiant à base de gelée royale.

Les dépêches de presse concernant l'avis du célèbre médecin suisse, le docteur Paul Niehans, furent également fort intéressantes. Ce praticien, le père des transplantations, qui a obtenu de si beaux résultats dans le domaine de la thérapie des cellules fraîches, disait que l'action de la gelée royale sur les tissus glandulaires était semblable à celle des cellules fraîches. Toutes ces constatations prouvent que la gelée royale mérite d'être prise en considération.

Du 4 au 6 avril 1956 eut lieu à Baden-Baden, sous la présidence du Prof. docteur Galeazzi le deuxième congrès biogénétique international. Il est intéressant de constater qu'une grande partie des rapports furent consacrés aux résultats des recherches scientifiques concernant la gelée royale.

De même, on reste frappé d'étonnement en lisant les comptes rendus du professeur français Belvefer de Paris qui, pendant des dizaines d'années, s'occupa de recherches scientifiques sur la gelée royale. Les différents hommes de science qui se consacrèrent à cette étude démontrèrent, ainsi que nous l'avons déjà mentionné, que grâce à ce "complexe" nutritif particulier, la reine d'abeille était à même de pondre 300 000 à 450 000 œufs par an, ce qui représente un travail gigantesque qui n'a pas son pareil dans la nature entière. C'est dans le miel, c'est-à-dire dans son milieu naturel, que la gelée royale se conserve le mieux.

D'autres rapports nous apprennent que la gelée royale n'a pas qu'une action revivifiante et rajeunissante et qu'elle ne stimule pas que les glandes endocrines. On l'utilise encore avec succès en cas de coqueluche et d'asthme infantiles. La gelée royale a également d'excellents effets sur les enfants asthéniques ; ils reprennent rapidement des forces et retrouvent l'appétit. De même, elle rend d'excellents services dans le traitement de la bronchite, de la migraine, des troubles gastriques et hépato-biliaires, de l'asthénie, et de cette sensation de fatigue causée par l'hypofonctionnement des glandes endocrines.

Toutes ces affections et bien d'autres encore sont efficacement combattues par l'emploi de la gelée royale. On prétend même que son administration régulière augmente la capacité défensive des personnes prédisposées au cancer. Il ne suffit pas dans ce cas de l'employer par voie buccale ; il convient également de l'appliquer extérieurement en faisant des massages avec du miel dilué dans de l'eau.

La question des prix

La gelée royale est vendue à des prix différents. En Amérique, elle coûte 5, 6 ou 10 fois plus cher qu'en Europe. Mais les différents produits européens, eux aussi, n'ont pas les mêmes prix.

L'Apiforce, notre gelée royale, conservée avec du miel d'abeilles, est vendue en ampoules buvables contenant 100 mg de gelée royale pure. Cette quantité suffit environ pour 1 mois.

Les effets thérapeutiques du miel

Les recommandations des écritures anciennes prouvent que le miel était déjà connu aux temps bibliques comme nourriture curative. Il constitue en effet le meilleur hydrate de carbone, très facilement assimilé par le corps. Une autre expérience ancienne prouve que le miel d'abeilles augmente l'effet de tout remède naturel influençant les organes respiratoires. Qui veut profiter de cet avantage n'a qu'à mettre le nombre prescrit de gouttes du remède naturel à prendre, soit dans une petite cuiller pleine de miel d'abeilles, soit dans de l'eau chaude dulcifiée par du miel. C'est un avantage supplémentaire d'avaler cette eau de miel avec les remèdes par gorgées. Contre les catarrhes, ainsi que pour les bronches et les poumons, les remèdes ont un effet beaucoup plus fort et efficace si on les prend avec du miel. Pour cette raison, le sirop de bourgeons de sapin Santasapina est préparé avec une adjonction de miel.

Le miel comme onguent

Une petite cuiller de miel avec 20 à 30 gouttes de teinture Echinaforce (échinacée) donne un onguent curatif excellent pour des plaies légères, des furoncles et même des croûtes.

Lorsqu'il s'agit de plaies anciennes qu'on ne parvient plus à guérir, on mélange 10 % de raifort avec du miel en broyant le raifort très finement, l'utilisant comme jus fraîchement pressé ou comme teinture. Ce remède naturel éprouvé est simplement appliqué sur les plaies. Son influence bénéfique est frappante. C'est un excellent remède contre le panaris et des affections similaires de longue durée qui continuent de suppurer.

Arthrite et goutte

Quel bienfait agréable d'obtenir une aide miraculeuse contre les douleurs arthritiques et goutteuses en appliquant extérieurement du miel ! Dans quatre grandes cuillers de miel on verse une petite cuiller de teinture de la grande consoude ou de Symphosan. Après avoir été bien mélangée, cette mixture est chauffée dans une tasse placée dans un bain-marie. Là où les douleurs sont les plus fortes (aux mains, aux coudes, aux genoux ou aux pieds) on applique ce miel curatif en en imprégnant un linge plié trois ou quatre fois et en plaçant ce dernier sur les endroits douloureux. Le meilleur est de faire cette application le soir et d'y laisser la compresse toute la nuit. Afin que la chaleur dure plus longtemps, on peut encore appliquer un sac de noyaux de cerises chauffé sur le poêle ou une compresse chaude de fleurs de foin ou de camomille et enlacer le tout avec un linge chaud.

Cette méthode a si bien aidé des personnes qu'elles sont arrivées à remarcher ou à mouvoir leurs mains sans douleur. Il vaut donc certainement la peine de continuer les compresses de miel jusqu'à ce qu'après quelques semaines on ait réussi. Qui ne dispose pas de ces herbes peut aussi appliquer la compresse de miel seul. Même de cette façon il en profitera, mais l'effet désiré se fera probablement attendre plus longtemps.

Le pollen

Lorsque la presse publiait dernièrement des articles sensationnels concernant le pollen, nous nous sommes demandé : qu'est-ce que c'est, le pollen ? Pourrait-il s'agir d'un produit de l'industrie alimentaire moderne ou d'un produit naturel ?

Selon la Genèse le pollen existait bien avant la création de l'homme, car premièrement la terre devait être préparée en vue de son existence. Ce fut la raison pour laquelle le règne végétal apparut le premier, ensuite les animaux et enfin l'homme. Avant qu'une abeille entreprît son vol de fleur en fleur, le pollen existait déjà, car c'est la substance fécondante mâle des plantes. Très probablement le vent fut d'abord le véhicule de ces spermes végétaux, car autrement les plantes n'auraient pas été fécondées avant l'existence des insectes. A présent la fécondation est due, en dehors du vent, principalement aux abeilles. Nous avons certainement tous déjà observé ce peuple, assidu à son travail. Lorsque l'abeille visite les fleurs avec son assiduité infatigable afin d'y récolter le miel, il se produit en même temps une autre récolte involontaire, car les pattes des abeilles effleurent la poussière fécondante des fleurs qui reste attachée en petits tubercules, formant des "culottes" jaunes. Cette poussière fécondante récoltée est le soi-disant pollen des plantes. Comme les apiculteurs sont en général de bons observateurs, ils eurent l'idée de récolter le pollen à titre d'essai, afin de pouvoir nourrir les abeilles pendant les longues intempéries. Ensuite, il a été constaté que les abeilles qui furent nourries abondamment avec du pollen étaient beaucoup plus grandes, plus fortes et plus saines. Huit à dix générations plus tard elles construisaient même des alvéoles plus grandes. Leur trompe s'allongeait conformément, ce qui était un avantage en plus, car des abeilles pareilles pouvaient récolter le nectar aussi chez des plantes qui n'étaient pas accessibles aux abeilles ordinaires. Cette observation conduisit les apiculteurs à prêter plus d'attention au pollen. On fit des expérimentations en ajoutant du pollen surtout à la nourriture des souris. Ce supplément alimentaire avait des conséquences bénéfiques, car la sensibilité aux maladies fut très réduite, le pelage devint luisant et sain et les maladies d'épiderme cessèrent. A vue d'œil la vitalité des animaux fut plus grande et leur vie se prolongea. Toutes ces observations eurent comme effet que le pollen fut étudié de plus près et qu'on lui accorda une attention encore plus approfondie. L'analyse du pollen démontra qu'il est très riche en vitamines et qu'il contient presque tous les ingrédients minéraux et les oligo-éléments qui sont d'une importance vitale pour les hommes et les animaux.

Fatigue et hypotension

Des expérimentations faites sur l'homme ont démontré que le pollen a une grande influence sur les glandes sexuelles et par elles sur toute glande endocrine. Les personnes se sentant toujours fatiguées et lasses arrivent souvent à faire disparaître cette fatigue en prenant avec leur déjeuner une petite cuiller de pollen.

En cas d'hypotension le pollen est une aide excellente, surtout si on le prend avec des algues marines ("kelp"). Un supplément de jus de carottes

- par exemple en forme concentrée comme Biocarottin - fait d'habitude disparaître l'hypotension d'une façon simple. Vertiges et faiblesse se perdent généralement après peu de temps grâce à ce simple remède naturel. On rencontre souvent chez des personnes souffrant d'hypotension une impuissance, c'est-à-dire une fonction insuffisante des glandes sexuelles. Le pollen est à même - en combinaison avec les algues marines mentionnées - de faire disparaître souvent cette condition pénible.

Hypertension, Basedow et troubles métaboliques

S'il y a hypertension, il n'est pas recommandable de prendre du pollen. Dans ce cas il vaut mieux diminuer premièrement l'hypertension d'une manière naturelle par un régime de riz naturel, de séré et de salades, comme détaillé précédemment ; et ensuite on commencera à prendre du pollen.

En cas de Basedow, c'est-à-dire d'une hyperfonction de la glande thyroïde, on ne prendra du pollen qu'après avoir éliminé ce trouble.

Les troubles du métabolisme, constipation ainsi que diarrhée, sont influencés très favorablement par le pollen.

Surmenage intellectuel

Pour les intellectuels travaillant fort intensivement, le pollen est une nourriture fortifiante très naturelle et simple. Cela leur permet de continuer leur travail intensif plus longuement sans se fatiguer. Dans la hâte de notre vie quotidienne le pollen constitue un supplément de nourriture bienvenue, une nourriture complémentaire surtout utile en cas de surmenage intellectuel.

Toutes les substances actives du pollen ne sont pas encore explorées, mais celles qu'on a déjà trouvées, combinées avec les expériences faites, recommandent ce produit naturel à tout homme moderne.

Nous trouvons une excellente combinaison du pollen avec l'extrait d'avoine en fleur. Comme la nature nous procure de tels fortifiants miraculeux, nous devrions les préférer à des produits artificiels et chimiques. Pourquoi ne pas considérer positivement ce que notre terre sait produire à notre profit ?

L'action curative de la graisse et de la chair de la poule

Le récit suivant illustre les effets salutaires d'une ancienne application naturelle.

Une femme de Suisse romande, qui voulait retirer du feu une lourde marmite remplie d'eau bouillante, glissa et se fit de graves brûlures au niveau du cou et de la poitrine (brûlures au deuxième degré causées par l'eau bouillante et au troisième par la marmite chaude). D'après les dires du médecin, son état était inquiétant. Mais le mari se rappela qu'en cas de brûlures, sa mère avait toujours utilisé de la graisse de poule ; il s'en procura au plus vite et en recouvrit d'une épaisse couche le cou et la poitrine de sa femme. Les douleurs cessèrent presque instantanément ; la femme, soulagée, se calma et put dormir dès la première nuit. Quelques jours plus tard, les symptômes douloureux avaient disparu, et les lésions se mirent à guérir sans difficulté.

La graisse fraîche de poule est un remède naturel connu depuis longtemps et qui, avec l'huile de St-Jean, constitue le meilleur liniment contre les brûlures, surtout si les lésions sont graves.

En voici une expérience qui ne manque pas non plus d'intérêt : en abattant un arbre, un jeune homme habitant une ferme isolée s'était gravement blessé ; la hache lui avait fendu la rotule. Il rentra en se traînant péniblement. Il n'y avait pas de médecin dans les environs et chez lui pas de téléphone. Le père ne savait que faire. La jambe du jeune homme enfla de plus en plus et prit une drôle de couleur. Les ganglions inguinaux devinrent durs et douloureux à la pression. Il s'agissait manifestement d'un début de septicémie. C'est alors que la mère du jeune homme se rappela soudain la façon dont sa mère à elle procédait en pareil cas. Sans hésiter, elle tua quelques poules et enduisit la jambe douloureuse de graisse fraîche. Le médecin alerté n'arriva que le lendemain. C'était un médecin de campagne avisé qui connaissait les effets de la graisse de poule ; il fut très satisfait de l'état de la jambe et emmena le jeune homme à l'hôpital pour lui faire subir le traitement chirurgical nécessaire. La jambe guérit et la mère resta persuadée que la graisse de poule avait sauvé son fils.

La chair de poule - un hémostatique

Un médecin berlinois m'a raconté une autre histoire fort intéressante dont il fut le témoin à l'hôpital de la Charité. Un hémophile, qui devait subir une petite intervention chirurgicale, causait beaucoup de souci à ses médecins qui se demandaient comment arriver à faire coaguler le sang après l'opération. Un paysan en traitement dans l'hôpital entendit, par hasard, parler de l'affaire. Il confia à l'un des médecins qu'il connaissait un remède hémostatique bien supérieur à tous les médicaments en usage dans l'hôpital. Le médecin, qui avait longtemps exercé à la campagne et qui avait beaucoup appris de ses clients, demanda au paysan de bien vouloir lui indiquer le remède en question. "Et alors, qu'est-ce que vous en savez ?"

- "Appliquez, lui dit ce dernier, de la chair de poule sur la plaie. Prenez de la chair de poule toute fraîche et, si possible, toute chaude."

Par curiosité, le médecin eut soin de se procurer une poule avant l'opération ; il n'eut pas à s'en repentir. Tous les hémostatiques usuels restant inefficaces, le médecin tua sa poule et coupa un morceau de chair qu'il appliqua sur la petite plaie qui ne voulait pas cesser de saigner. L'effet ne tarda pas à se produire : le sang se coagula sous les yeux étonnés des assistants-médecins.

Sirop de limaces

Bien des affections, rebelles à toute autre médication, sont efficacement combattues par le sirop de limaces, remède peu sympathique mais très efficace. Ce sirop, dont l'emploi n'est pas nouveau, peut rendre de réels services dans les troubles d'origine bactériologique, les tumeurs, les ulcères d'estomac et les affections pulmonaires.

Sa préparation est simple. Les limaces sont disposées en couches dans un verre ; on prendra la précaution de recouvrir chaque couche de sucre. Le poids du sucre devra égaler au moins le poids des limaces. Dès que le sucre a dissous les limaces, on ajoute environ 30 % d'alcool. Si cette quantité se révèle insuffisante pour dissoudre complètement les mollusques, on augmente la quantité d'alcool. Puis on passe au tamis. Le sirop ainsi obtenu, qui ressemble à une liqueur, se prend le matin à jeun à la dose d'une cuillère à soupe ou, dans les cas graves, dans un verre de liqueur. Ce remède donne des résultats spectaculaires.

La préparation certes n'est pas très agréable, mais il faut la supporter, si l'on veut bénéficier des effets remarquables de ce sirop. Les paysans, moins difficiles que les citadins, ont volontiers recours à un tel remède. J'ai connu un jeune paysan qui souffrait d'ulcère d'estomac et crachait du sang. Toutes les applications, tant médicinales que naturelles, avaient échoué. Le sirop de limaces lui rendit la santé et lui permit même de travailler de nouveau dans les champs.

Une autre observation a été faite sur un jeune homme atteint d'une grave affection pulmonaire. Les médecins le disaient perdu. Ces prédictions néfastes cependant se révélèrent fausses grâce à l'ingestion de sirop de limaces.

Je pourrais relater d'autres observations similaires qui, toutes, prouvent qu'il vaut mieux avoir recours à une méthode désagréable, même dégoûtante, plutôt que de s'adonner au désespoir et de jeter le manche après la cognée.

Les personnes d'ailleurs qui ne connaissent pas l'origine du sirop de limaces, le boivent sans difficultés, car il n'a pas du tout mauvais goût.

Signalons encore l'efficacité du sirop de limaces dans les catarrhes bronchiaux invétérés.

Mieux vaut guérir que mourir !

QUESTIONS ALIMENTAIRES

L'alimentation naturelle

Notre organisme a besoin d'un apport régulier et suffisant de substances nutritives, de sels minéraux, de vitamines et d'oligo-éléments. Comment garantir cet apport ? Autrement dit, quelle doit être la composition de la nourriture quotidienne pour qu'elle réponde aux besoins de l'organisme ?

Cette question suscite de nombreux problèmes que les spécialistes eux-mêmes n'ont pas encore réussi à résoudre. Car, qui prétendrait connaître la réponse exacte et définitive à cette question ? D'année en année, la science alimentaire découvre de nouveaux facteurs vitaux.

Peut-être que dans une cinquantaine d'années, nos enfants constateront que leurs pères avaient des idées bien arriérées sur l'alimentation et les besoins vitaux de l'organisme humain ! Ne nous cassons pas la tête sur les problèmes d'une alimentation scientifique. Revenons plutôt aux données naturelles, rappelons-nous que la sagesse divine a tout créé, donc également notre nourriture quotidienne. Nous n'avons qu'à la prendre telle que la nature nous l'offre, pour apporter à notre organisme tous les principes alimentaires vitaux connus et inconnus.

Les peuples primitifs ne connaissent pas les problèmes scientifiques que posent les questions alimentaires. Leur nourriture est naturelle et leur cuisine est vite faite. Plus la préparation des aliments est simple, moins elle détruit les principes nutritifs. En réfléchissant sérieusement à la fréquence alarmante et croissante de nos maladies dites de civilisation, certaines conclusions fondamentales s'imposent à notre esprit. Malgré toutes les inventions même géniales de notre industrie pharmaco-chimique, nous n'arrivons pas à vaincre ces maladies, ni même à arrêter leur évolution. N'est-ce pas un fait frappant que certains peuples ne connaissent ni la "sclérose multiple" ni les affections cancéreuses, affections qui se répandent de plus en plus dans nos régions. Il semblerait donc que la dégénérescence des cellules est étroitement liée à notre civilisation. Il en est de même pour beaucoup de maladies infectieuses qui n'apparaissent que chez l'homme affaibli par l'alimentation moderne. Les primitifs vivant dans le voisinage de soi-disant civilisés n'en sont pas atteints, bien que les germes pathogènes responsables soient susceptibles de se répandre dans ces régions comme dans les nôtres. Il en est ainsi surtout pour la sclérose multiple, encore que l'on n'ait pas réussi à démontrer si cette maladie est déclenchée par un microbe pathogène ou non. Mais il y a encore d'autres maladies que les peuples primitifs ne connaissent pas. L'équilibre physiologique dû à l'alimentation naturelle leur confère des forces de résistance suffisantes pour vaincre les germes pathogènes et en inhiber le développement.

L'exemple du riz naturel nous montre que seule la nourriture naturelle apporte à l'organisme toutes les substances vitales qu'il réclame. Chaque grain constitue en effet un tout unique, une recette parfaite du Créateur. Si nous enlevons quelque élément, quelque partie intégrante, il en résulte un état déficitaire. Nous pouvons en déduire qu'il est indispensable de n'employer à la préparation de nos aliments que des graines complètes.

Le riz naturel

Examinons un grain de riz. Ses couches internes sont constituées par de l'amidon, tout comme dans les grains de blé, de froment, etc. C'est de ces couches internes qu'on prépare la farine blanche, la fleur de farine. Cet amidon est un hydrate de carbone de très haute valeur nutritive. Il ne serait donc pas sage de jeter l'amidon et de n'employer que les parties externes de la graine. Les diverses composantes entrant dans la constitution du grain complet y sont contenues dans le rapport le plus favorable à notre organisme. C'est le Créateur qui a établi cette formule idéale précisément dans le but d'assurer notre alimentation, la nôtre et celle de nos amies, les bêtes.

A côté de l'amidon, chaque grain contient du son, constitué à son tour par des couches de gluten, des substances minérales et des "oligo-éléments". Ces derniers jouent un rôle extrêmement important.

L'embryon ou le germe de céréale contient des graisses, des phosphates, des protéines, des vitamines importantes et surtout la vitamine E, indispensable à la reproduction. Par sa teneur en vitamine E, le germe est nécessaire à l'entretien des fonctions normales de nos glandes sexuelles.

Enfin, la graine est recouverte d'une gaine de cellulose. Certains me diront que cette couche de cellulose n'a tout de même aucune valeur du point de vue nutritif et que, par conséquent, on peut l'éliminer. Il est vrai que la cellulose n'est pas susceptible d'être digérée. Il convient cependant qu'une place lui soit faite dans le régime, car elle possède, chez l'homme, une action stimulante sur la contraction des parois des voies digestives et sur la sécrétion des sucs digestifs.

L'on conçoit, grâce à ces notions, le caractère indispensable d'un équilibre entre les divers constituants de la ration alimentaire, équilibre qui, non seulement comporte la présence des substances requises par l'organisme, mais encore les associe en certaines proportions bien définies. C'est la nutrition normale, la nutrition naturelle, qui garantit cet équilibre entre l'amidon, les substances minérales, les matières nutritives et la cellulose.

L'importance des couches externes du son et des germes de riz a été rendue évidente chez les peuples asiatiques se nourrissant principalement de riz, au moment où, à l'instar de leurs frères blancs, ils se sont mis à décortiquer, à polir le riz. C'est en effet à partir de ce moment que l'on a pu constater chez eux l'apparition de troubles du système nerveux et de la maladie connue aujourd'hui sous le nom de béribéri. Pendant longtemps on s'est efforcé de combattre cette affection. On n'y est parvenu que le jour où le docteur Eijkman et d'autres savants reconnurent que les couches externes du riz (c'est-à-dire le son de riz) renfermaient une substance ayant une action spécifique sur la maladie en question. On comprit alors qu'il ne s'agissait pas d'une maladie infectieuse, mais d'une carence, plus précisément d'une avitaminose.

Cette avitaminose n'est guère observée dans nos régions, malgré l'emploi de riz décortiqué ; notre nourriture est plus variée que celle des peuples asiatiques, et nous ne sommes pas à la merci d'un seul aliment pour compenser une carence éventuelle. Néanmoins, nous observons également chez nous maints troubles provenant d'un manque de vitamines ; nous y reviendrons plus loin. Les symptômes du béribéri disparaissent avec l'administration de substances nutritives complémentaires.

Cette expérience devrait nous inciter, nous aussi, à employer de nouveau le riz naturel, le froment et le seigle complets. Chez les pigeons auxquels on donne exclusivement à manger du riz poli, on voit bientôt se produire les symptômes typiques du béribéri ; la maladie est vite guérie avec de la cuticule de riz. Il est incompréhensible et paradoxal que des gens, informés, continuent à manger du riz décortiqué même après des démonstrations in vivo des désavantages d'une telle nourriture. A quoi bon toutes les recherches scientifiques, si, de façon presque générale, les gens n'en tiennent pas compte ? Il est impossible de comprendre les personnes qui préfèrent courir les risques d'une maladie plutôt que d'adopter un régime alimentaire naturel.

Le riz naturel renferme 9 1/2 fois plus de substances minérales que le riz décortiqué. Or ce sont précisément ces substances qui agissent le plus efficacement sur notre organisme et qui assurent l'équilibre de ses fonctions. Le riz naturel est préparé de la même façon que le riz blanc ou le riz poli. L'eau de riz n'est pas jetée ; pour tremper le riz on n'utilise pas plus d'eau qu'il n'en peut absorber. Pour la cuisson, on ajoute juste l'eau nécessaire afin d'obtenir du riz cuit bien sec et grenu. Cette façon de procéder empêche toute perte de substances.

Le riz naturel se prête aussi à la préparation du risotto, du riz sucré et du riz aux tomates. N'oublions pas de mentionner les fameuses recettes de riz chinoises et arabes.

Le grain de froment

Tout ce que nous venons de dire du riz est également valable pour le grain de blé. Là encore, on trouve de précieuses substances nutritives dans les couches externes, dans le son. Il en ressort que pour obtenir un aliment vraiment nutritif, il faut utiliser le grain de blé complet, c'est-à-dire le blé égrugé. Il se prête très bien à la préparation des soupes, du pain et des pâtisseries. Si l'on ne dispose pas d'un concasseur, il faut tremper le blé dans l'eau pendant 12 heures environ et le passer ensuite au hachoir. La masse floconneuse qu'on en obtient peut très bien servir à préparer un "müesli" qu'on sucre avant de le passer au hachoir, avec des sultanines ou d'autres raisins secs. On peut également ajouter du miel, des amandes râpées, de la purée d'amandes, ainsi que des fruits divers (surtout des baies). Les personnes qui souffrent de constipation peuvent encore ajouter des semences de lin trempées.

Pour obtenir un remède plus énergique, il convient tout d'abord de faire germer le blé. Deux à trois jours sont nécessaires selon la température. Le blé germé est préparé de la façon décrite plus haut. Nous pouvons de la sorte nous procurer un excellent tonique qui jouit de qualités hémostatiques appréciables. Les germes peuvent atteindre une longueur de 2, 3 à 5 mm ; ils ne demandent que de la chaleur pour bien se développer. Il faut ajouter une quantité d'eau suffisante pour faire gonfler les grains. Une autre méthode consiste à répandre les grains sur une serviette humide ; les germes ainsi obtenus prennent une couleur légèrement verte. Ils rendent de bons services aux anémiques qui ont besoin de chlorophylle.

On peut de la même manière préparer du pain et des gâteaux.

Le seigle, l'orge et toutes les autres céréales se prêtent aux mêmes usages.

La valeur nutritive du pain ainsi préparé est bien plus haute que celle du pain préparé avec de la farine achetée, vu que par l'entreposage dans les magasins, etc. cette dernière perd une partie de ses principes nutritifs. Les ferments actifs notamment sont détruits sous l'influence de l'oxygène de l'air.

En mangeant le blé cru, par exemple sous forme de "müesli suisse", on bénéficie de toutes les vitamines et substances minérales du grain de céréales. Les effets d'une telle alimentation sont remarquables, surtout chez les personnes malades. Elle constitue une sorte de médication naturelle à bon marché, dont peuvent bénéficier également tous ceux qui désirent conserver et consolider leur santé.

Les légumes

Pour obtenir des légumes sains, il faut les cultiver biologiquement, dans une terre saine, adéquatement travaillée. Les personnes qui habitent aux environs d'une forêt ou de landes, ne manqueront pas de profiter des légumes sauvages. L'épinard sauvage est très utile. Au printemps, on mange l'ail des ours qui est un excellent dépuratif et qui peut encore être employé avec succès pour combattre l'hypertension. Par son action régénératrice, il fait baisser la tension. Un régime alimentaire, comprenant régulièrement du riz naturel, de l'ail des ours et une infusion de gui, est très utile pour combattre les affections séniles se traduisant par de l'hypertension et une induration des parois artérielles.

La dent-de-lion nous fournit une salade très riche en vitamines. Elle exerce une bonne influence sur le foie ; une cure printanière de salade de pissenlit est à conseiller surtout aux hépatiques. Ce légume se cultive également dans le jardin. Il faut mettre les racines dans une cannelure, couvrir de compost, d'humus ou de poussière de tourbe et butter, si possible, avec des aiguilles de pin. Quand apparaissent les pousses vertes, éloigner les aiguilles de pin ou la poussière de tourbe, couper les pousses jusqu'aux racines, recouvrir et laisser pousser de nouveau. De cette façon nous pouvons avoir du pissenlit en été, et même, en s'y prenant adroitement, tout le long de l'année.

Le cresson de fontaine nous fournit une salade sauvage connue pour son action favorable non seulement sur la thyroïde, mais aussi sur toutes les glandes endocrines, c'est-à-dire sur les glandes produisant les hormones. Le cresson de fontaine renferme un peu d'iode sous forme de combinaison adéquate. L'ingestion régulière et prolongée de salade de cresson de fontaine est recommandée à tous ceux qui souffrent de troubles fonctionnels de la thyroïde, de battements de cœur, d'un goitre ou d'hypersensibilité. Il convient également aux sujets accusant un manque de vitalité et qui se sentent fatigués et sans courage, symptômes qui traduisent une hypofonction des glandes endocrines.

On aura avantage à ajouter aux salades un peu d'achillée ou de mille-feuille, sans toutefois en abuser. Finement coupée et additionnée à la sauce à salade, l'achillée confère à celle-ci un arôme assez fin, agréablement amer. Cette herbe exerce une action excellente sur le système veineux. Il est également recommandé d'ajouter aux salades quelques feuilles ou fleurs d'herbe de St-Jean ou de millepertuis. Cette méthode de préparation nous permet d'utiliser des aliments naturels qui sont en même temps d'excellents remèdes. L'achillée et l'herbe de St-Jean sont employées avec succès dans les troubles de la circulation causés par des affections veineuses, ainsi que pour combattre les hémorroïdes. Pourquoi ne pas utiliser ces remèdes naturels qu'on trouve partout dans les prés non amendés, le long de chemins et des jardins ? Ici encore, il vaut mieux prévenir que guérir.

Le plantain rend de bons services à ceux qui sont sujets à des affections des voies respiratoires, tels que catarrhes et maux de gorge. Il convient de le couper finement et de le mélanger à la sauce à salade, dont la valeur nutritive et curative se trouve ainsi augmentée.

Toutes ces herbes, riches en substances minérales et en vitamines, sont d'une grande efficacité, même si nous ne les employons qu'en très petites quantités, c'est-à-dire sous forme d'épices.

Si vous disposez d'un jardin, vous ne manquerez pas d'y cultiver toutes sortes d'herbes potagères qui non seulement confèrent à nos aliments un goût agréable, mais ont encore une excellente action sur notre organisme. Citons par exemple la sarriette, l'estragon, le thym, la marjolaine et la ciboulette.

L'engrais

Pour améliorer la terre, on n'aura recours qu'à des engrais naturels, tels que le compost, la poussière d'os, la substance cornée, l'humus des bois. La terre argileuse et les terrains tourbeux sont additionnés de poussière de pierre. Tous ces moyens naturels d'amendement sont de loin préférables aux meilleurs engrais chimiques, qu'on aura tout avantage à ne plus employer.

La qualité d'un légume se manifeste par son goût et par sa capacité de conservation. Les légumes cultivés biologiquement sont d'un goût excellent et se conservent plus longtemps que les légumes qu'on fait pousser dans des terres additionnées d'engrais chimiques ou humains.

L'engrais humain et le fumier animal ne devraient être employés qu'à l'état de compost.

Pour obtenir un bon compost, il faut placer les unes sur les autres des couches alternantes de matières de base, d'aiguilles de pin et d'achillée. La première année, on peut également y ajouter du fumier animal ou de l'engrais humain. La deuxième année, on ne doit plus rien ajouter ; il suffit de remuer de temps en temps le tas de compost pour favoriser l'accès de l'oxygène. A la fin de la deuxième année ou dans le courant de la troisième, on a de la sorte un compost prêt à l'usage. On peut encore le mélanger de poussière d'os ou de substance cornée, selon les besoins des plantes en azote. Dans les cultures de haricots, de pois et de plantes bulbeuses, la terre est additionnée de cendres. Les cendres sont riches en substances minérales et surtout en potassium ; cet amendement répond donc tout spécialement aux besoins des plantes ou des légumes renfermant eux-mêmes du potassium. Pour que notre organisme profite des sels minéraux que les plantes ont puisés dans le sol, les légumes doivent être mangés crus, vu que la cuisson détruit ces substances précieuses.

La fumure verte

Depuis des années je n'ai plus jamais retourné un champ et seulement dispersé les engrais sur le sol, donc exécuté ce que l'on appelle une fumure de surface. Afin que ces engrais biologiques tels que compost, etc., ne soient pas brûlés par le soleil, je recouvre le sol fumé avec de l'herbe, des fanes de carottes et d'autres déchets de légumes. Les plantons sont mis avec le plantoir, et tout autour de l'herbe fraîchement coupée en une épaisseur d'environ 10 cm. Par cette couverture du sol qui est à renouveler après trois mois, la terre est restée toujours humide, les bactéries se sont développées très fortement et la croissance des plantes a été beaucoup plus rapide que dans les modes de plantation habituels. En ce qui concerne les buissons baccifères, cette méthode de couverture du sol s'est montrée très efficace. Il faut seulement faire attention à ce que l'herbe ou les mauvaises herbes qui seront employées soient jeunes, c'est-à-dire avant qu'il s'y trouve des graines mûres.

Par une bonne couverture du sol, le piochage devient inutile et la mauvaise herbe ne peut pas se développer parce que les grains qui germent éventuellement étouffent sous la fumure verte.

Le calcium des algues

Celui qui aimerait encore enrichir le sol avec des oligo-éléments de la mer peut employer de temps en temps le calcium des algues. Le sol reçoit par là également la précieuse potasse combinée à l'iode. Il a été observé que les plantes sont beaucoup plus saines et surtout moins sensibles aux maladies cryptogamiques avec la fumure d'algues.

Légumes crus et jus de légumes

Pour bénéficier au maximum des principes curatifs des légumes, ceux-ci doivent être mangés crus ou, pour ceux qui ont des difficultés de digestion et d'assimilation, ingérés sous forme de jus. Les jus de chou par exemple sont une excellente action curative dans maintes affections, comme l'arthrite, les ulcères d'estomac et les troubles métaboliques. Pour les ulcères d'estomac, il convient de prendre simultanément du jus de pomme de terre.

Les personnes qui ne peuvent boire les jus de légumes crus tels quels et n'arrivent même pas à les avaler dilués dans l'eau pourront les ajouter aux soupes de légumes et aux crèmes d'avoine ou d'orge. Bien des gens sont aussi rebutés par les potages ; il n'y a guère que ceux-ci cependant qui permettent l'ingestion de jus crus. D'autre part, on peut aussi ajouter un peu de jus aux légumes cuits ou à quelque bouillie.

Le chou cuit n'est pas supporté par tout le monde, tandis que son ingestion à l'état cru râpé ou sous forme de jus ne cause aucun inconvénient. Le chou blanc et la choucroute constituent eux aussi des remèdes très utiles, mais il est recommandé de manger la choucroute crue afin de bénéficier de tous ses principes actifs.

Les sujets hypocalcémiques profiteront également du chou et de la choucroute, qui sont d'importants fournisseurs de calcium.

La diète de jus ne doit pas être prolongée trop longtemps car notre organisme a également besoin de cellulose et d'autres substances alimentaires.

Si une dentition défectueuse rend difficile la mastication de légumes crus, ceux-ci doivent être finement râpés, passés au hachoir ou réduits dans le Turmix. Il faudra cependant mastiquer longtemps le bol alimentaire car la salive neutralise et son action préalable facilite la digestion. Une nourriture bien mâchée est à moitié digérée, dit-on. C'est pour cette raison qu'il faut saliver le plus possible en buvant les jus de fruits et de légumes. Bien des gens supportent mal les jus de fruits parce qu'ils les avalent directement et qu'ainsi ils ne sont pas neutralisés par la salive. Les jus de légumes sont en général mieux supportés que les jus de fruits, surtout par les malades du foie et des reins.

L'alimentation naturelle

Une nourriture naturelle adéquate comprend d'une part des aliments naturels cuits et d'autre part des aliments crus. Dans les affections très graves, les crudités font merveille. Souvent on en arrive même à stopper un processus morbide grave.

Aux malades présentant des difficultés de digestion et d'absorption, on commencera par donner des jus, puis des aliments crus ou finement hachés ou râpés, ce qui leur permettra après quelque temps de supporter une nourriture crue normale.

Ceux dont l'état de santé ne réclame pas de cures aussi sévères mangeront également des mets cuits, mais feront en sorte que chaque menu comporte quelques crudités.

Il est préférable, pour éviter une éventuelle fermentation intestinale, de ne pas faire figurer des fruits et des légumes sur le même menu. Bien que maints spécialistes de l'alimentation n'y voient pas d'inconvénient, l'expérience a montré que la consommation simultanée de fruits et de légumes n'est pas à recommander. Le mieux d'ailleurs est de se fier à son goût. Qui mangerait en même temps une fraise et un radis ? Ce serait grandement offenser nos nerfs gustatifs. Il est également impossible de déguster des fraises après avoir mangé par exemple de la salade de radis. Pour un même repas, on se décidera donc à manger ou des fruits ou des légumes.

Contrairement à maintes affirmations, les céréales peuvent accompagner les fruits aussi bien que les légumes. Naturellement, on n'utilisera que le blé complet.

Le lait

A condition qu'il soit de qualité irréprochable, le lait constitue un aliment précieux. Etant donné cependant le mauvais état de santé de beaucoup de bêtes qui sont souvent atteintes de tuberculose, le lait n'est pas indiqué dans tous les cas. Dans l'arthrite et dans de nombreuses affections graves, il vaut mieux s'en passer complètement.

Le lait constitue un aliment riche en protéines et en graisses. On se demande souvent si le lait acide est préférable au lait doux. Jusqu'ici, on n'a pu se mettre d'accord. Le lait frais est plus riche en substances nutritives que le lait acide qui ne contient plus de sucre lactique, lequel a été transformé par les bactéries de fermentation. Mais le lait acide est plus digestible et a une action plus favorable sur la flore intestinale. On peut donc approuver les uns et les autres, ceux qui préconisent le lait doux aussi bien que ceux qui recommandent le yaourt.

Les œufs

Si les œufs proviennent de poules saines, vivant au grand air, il est préférable de les manger crus. On devrait donc bien connaître son marchand d'œufs. C'est là une précaution qui n'est pas superflue, car bien des bactéries assez dangereuses de certaines maladies de poule peuvent passer dans les œufs et être ainsi transmises à l'homme. Mentionnons sous ce rapport l'infection paratyphoïde par les œufs de canard. Des bêtes ayant une apparence saine peuvent pondre des œufs renfermant des bacilles dangereux. Une grande prudence s'impose donc vis-à-vis des œufs de canard.

Les œufs contiennent de la lécithine, substance nutritive très précieuse pour les nerfs. Les œufs crus peuvent être ajoutés à une soupe ou battus avec un peu de sucre. Ils sont très riches en protéines ; le jaune d'œuf en contient une grande quantité. Bien des gens croient que les protéines sont presque exclusivement contenues dans le blanc d'œuf ; c'est une opinion erronée. Malheureusement, les œufs ont le grand désavantage de produire de l'urée, en libérant de l'acide sulfureux. Les renvois désagréables que l'on éprouve quelquefois après avoir mangé des œufs cuits le prouvent nettement. C'est pour cette raison que les arthritiques et les rhumatisants doivent s'abstenir d'œufs.

Les aliments n'ont donc pas pour toutes les personnes la même utilité. Les fruits et légumes par contre conviennent à tous du moment qu'ils ne provoquent pas de phénomènes de fermentation.

Le fromage

Il est très riche en protéines et en graisses mais ne se classe pas parmi les aliments naturels. On n'entend par "aliments naturels" que des produits non transformés, c'est-à-dire tels que nous les offre la nature. L'usage du fromage demande beaucoup de prudence. En Suisse et en Hollande, dans les contrées où l'on mange beaucoup de fromage, l'artériosclérose est très répandue. C'est cette alimentation riche en protéines qui, au moins partiellement, en est responsable. Une diète prescrite pour des raisons de santé ne comportera donc pas de fromage du tout, tandis que ceux qui travaillent manuellement ou dont l'alimentation générale n'est pas trop riche en protéines pourront sans inconvénient en manger des quantités raisonnables.

La viande

La viande peut être qualifiée d'aliment naturel tant qu'elle ne provient que de bêtes (veaux, bœufs, etc.) récemment abattues. Le porc nous fournit la viande la plus malsaine qui soit. Quant aux saucisses et à la charcuterie qui sont faites avec du salpêtre et d'autres substances nuisibles, il est impossible de les considérer comme des produits naturels. La viande fumée n'est pas non plus un aliment naturel, vu qu'elle contient des phénols et des substances nocives, provenant de la fumure. Ces viandes et ces produits carnés doivent donc être déconseillés.

Les fruits et les produits "antiparasitaires"

Une ménagère bien avisée n'acceptera que des fruits non arrosés de produits "antiparasitaires". Le plomb et l'arsenic, qui entrent parfois dans la composition de ces substances chimiques, peuvent avoir des répercussions néfastes sur notre santé. Les symptômes d'intoxication ne se produisent pas toujours sur-le-champ, mais à la longue et peuvent causer des incidents tragiques.

Quoi qu'il en soit, il ne faut manger aucun fruit qui n'ait été au préalable soigneusement lavé. Les parties qui présentent des taches provenant des produits "antiparasitaires" doivent être pelées, car par le lavage seul on ne parvient jamais à éliminer complètement les substances nocives. Celles-ci en effet contiennent un principe adhésif destiné à les maintenir sur les fruits en cas de pluie. Il est certain qu'en pelant les fruits, on en réduit la valeur alimentaire, car une grande partie des principes actifs sont contenus dans la peau et les couches sous-jacentes. Il faudrait donc ne manger que des fruits naturels n'ayant subi aucun traitement.

Les épices

Les épices âcres, comme la muscade et le poivre, seront remplacées par des condiments plus doux, inoffensifs, favorables à la santé. Parmi les épices préparées, il ne faudra prendre que l'extrait de levure et, si possible, l'extrait de levure pure, qui constitue un aliment naturel.

Les cultures de levure pure contiennent le complexe B. L'extrait de levure est le meilleur condiment qu'on puisse utiliser. Il se prête excellemment à la préparation des sandwiches ; dilué dans de l'eau chaude, il donne une excellente épice liquide. Il est préférable de ne l'ajouter aux mets qu'après la cuisson, afin de ne pas détruire ses principes précieux.

Quant au pain, il va sans dire qu'on ne mangera que du pain complet.

Les aliments naturels préparés de façon adéquate ont d'excellents effets salutaires et curatifs. Ils aident à guérir bien des affections sans qu'on ait besoin d'avoir recours à des médicaments. Seule la nourriture naturelle répond entièrement à nos besoins et peut ainsi garantir l'équilibre des fonctions organiques. Il n'est pas nécessaire de faire des études approfondies de thérapie alimentaire si l'on s'en tient aux données naturelles instituées par le Créateur. En employant les produits tels que la nature nous les offre, nous en tirons le plus grand bénéfice. Mais la moindre transformation artificielle, soit par raffinage ou par quelque autre méthode technique, ne tarde pas à engendrer des conséquences graves. Le monde civilisé actuel nous en fournit la meilleure des preuves. Revenons donc à l'alimentation naturelle !

Diète de ménagement

L'alimentation pauvre en protéines

Un régime pauvre en protéines est à conseiller à tous ceux qui digèrent difficilement ou souffrent d'hypertension, d'arthrite ou de goutte.

Ce sont surtout les aliments suivants qui contiennent beaucoup de protéines : viandes, œufs, fromages, produits du lait, petits pois, haricots, lentilles. Les végétariens devraient donc s'abstenir de produits lactés et de légumineuses ou, du moins, en réduire la consommation. Ceux qui se tiennent à un régime mixte éviteront le porc et les charcuteries et ne mangeront que du veau, du bœuf et de la viande séchée à l'air.

Les mets à base d'œufs ou de fromages sont également à déconseiller. La consommation d'œufs doit être restreinte ; on les prendra crus, tels quels ou additionnés à un potage, sans les faire cuire. Les personnes atteintesd'arthrite devraient totalement éviter les œufs, vu qu'ils donnent naissance à l'urée.

Dans l'hyperfonction des ovaires, l'ingestion modérée d'œufs crus est permise. Les amateurs de fromage se limiteront aux variétés douces et les mangeront avec les légumes au repas de midi. Mieux vaut encore consommer du fromage blanc qui constitue un excellent aliment riche en protéines, sans toutefois présenter les désavantages des autres aliments protéiniques. Il exerce en outre une action très favorable sur le foie.

L'ingestion, dans la soirée, d'aliments riches en protéines, engendre des troubles nocturnes ; les repas du soir ne devraient donc comporter que des aliments pauvres en protéines. L'ingestion d'une nourriture difficile à digérer devrait se limiter aux repas de midi. Comme la digestion de cette nourriture est longue à se faire, elle soumet l'organisme à un effort prolongé, ce qui explique les troubles nocturnes.

Fritures et aliments dénaturés

Les personnes atteintes de troubles hépatiques, même bénins, devraient s'imposer un régime alimentaire strictement exempt de fritures. Comme matières grasses, il conviendrait de n'employer que du beurre cru, du Nussa, ou un peu d'huile crue. En général, les fritures préparées avec de l'huile se digèrent plus facilement que celles qui sont préparées avec de la graisse, mais, dans des cas graves, il est préférable de les éviter.

Une vraie diète de ménagement, ayant pour but de soulager l'organisme et de soutenir un traitement curatif par une alimentation appropriée, ne comportera ni produits à base de farine blanche, ni sucre raffiné, ni conserves ou autres aliments dénaturés.

Le menu devrait être établi comme suit :

Petit déjeuner : le café complet usuel ne constitue pas un déjeuner suffisamment nutritif. Comme aliment de base, un "müesli suisse" est à conseiller. Le "müesli" s'accompagne d'une tranche de pain de blé complet tartinée avec un peu de beurre et de pulpe crue de cynorhodon ou avec du miel. On peut remplacer la pulpe par des germes de blé, que l'on aurait intérêt à ajouter au "müesli".

Comme boisson, on choisira du thé de cynorhodon, sucré avec du sucre de raisin et additionné soit d'un peu de crème ou de lait (surtout du lait d'amandes, que l'on supporte plus facilement). La crème est préférable au lait, parce qu'elle contient des graisses et non des protéines.

La consommation de jus de pamplemousse, d'orange ou de raisin est à conseiller. Le jus de pamplemousse est le meilleur, parce qu'il stimule les fonctions rénales, hépatiques et glandulaires.

En cas de troubles hépatiques, les préparations de fruits sucrés sont remplacées par 1-2 dl de jus de carottes cru, accompagné d'une biscotte recouverte d'un peu de beurre et de germes de blé. Si ceci ne suffit pas, on peut encore manger des sandwiches (voir préparation des sandwiches pour le dîner).

Déjeuner (repas de midi) : le déjeuner se compose de salades diverses, telles que nous en offre la saison. Pour les préparer, on utilisera toujours du jus de citron ou du concentré de petit-lait, ce dernier influençant très favorablement la digestion. On peut aussi prendre de la crème aigre ou du yaourt pour aciduler la salade. Il ne faut jamais se servir de vinaigre ! Les herbes potagères comme l'estragon, la marjolaine, le thym constituent les meilleures épices. Etant donné que les choux cuits provoquent facilement des phénomènes de fermentation, il est recommandé de ne les consommer qu'en salade. La salade de chou est très digestible et très riche en substances nutritives.

Les légumes étuvés ne doivent donc jamais donner lieu à des effets de fermentation.

En troisième lieu vient un aliment à base d'amidon. Le riz naturel convient tout particulièrement. Il a une bonne influence sur la tension sanguine et sur la régénération des vaisseaux. Du point de vue de la thérapeutique alimentaire, il constitue un des meilleurs fournisseurs d'amidon.

Au lieu de riz, on peut également prendre des pommes de terre, surtout si on les prépare en robe des champs. Mais elles peuvent être préparées d'autres façons. Les personnes souffrant de troubles hépatiques se garderont toutefois de manger des pommes de terre frites.

Le blé complet constitue un autre aliment très avantageux. On le prépare comme le riz. Le millet et le sarrasin peuvent aussi être employés aux mêmes fins.

Les amateurs de soupe préféreront les potages jardinière qui économisent les épices. Les bouillons de viande sont à déconseiller parce qu'ils provoquent la formation d'urée. Les bouillons de légumes au contraire sont à recommander, spécialement en cas d'arthrite. Avant de les servir, les potages doivent être additionnés d'herbes crues et de jus de légumes crus ; on peut aussi ajouter des légumes crus, hachés menu, à moins que l'on préfère employer ceux-ci pour les salades. Les orties finement coupées, l'ail des ours et autres simples se prêtent aux mêmes fins. Tous ces ingrédients améliorent le goût et la valeur des potages.

Les amateurs de viande compléteront ce menu par un plat de veau ou de bœuf, sans oublier toutefois que l'ingestion de protéines doit être réduite au minimum !

Les desserts friandises ne sont pas indiqués dans une diète de ménagement ; il faudrait même les proscrire complètement. Les personnes qui ne peuvent se passer de fruits ou d'aliments naturels sucrés feraient bien de n'en pas consommer avant 4 heures de l'après-midi. Il est cependant préférable de s'abstenir de ce repas intermédiaire. Il y a toujours intérêt à manger peu, mais à ne manger que des aliments de haute valeur nutritive. Rappelons une fois de plus que pour bien profiter des aliments, il convient de les mâcher lentement et longuement. La digestion en est largement facilitée.

A midi, les potages peuvent être remplacés par des jus de légumes ou du yaourt naturel. Ceux qui sont trop maigres mangeront de la soupe pour augmenter leur poids, ceux qui sont enclins à l'obésité auront au contraire tout avantage à s'abstenir de tous potages.

Dîner : afin que la digestion soit terminée à l'heure du coucher, les repas du soir doivent être pris tôt dans la soirée. De plus, il faut veiller à ne consommer que des mets digestes.

Le menu sera le même que pour le petit déjeuner ; on peut toutefois laisser de côté les fruits et les aliments sucrés. Mais en général, une salade de fruits est très appréciée au repas du soir. On utilise à cet effet des flocons de blé complet, des Cornflakes ou des flocons d'avoine ordinaires mélangés avec des raisins secs et quelques noix moulues. Ces dernières sont très favorables, mais il est recommandé de n'en employer que modérément le soir. Pour apporter quelque changement, les noix peuvent être remplacées par des pignons qui se prêtent excellemment aux mêmes fins. La salade de fruits se mange avec du pain de blé complet enduit d'une mince couche de beurre ou de "Nussa" ou, en cas de troubles hépatiques, de miel ou de pulpe de cynorhodon.

Pour varier parfois le programme des menus, le repas du soir pourra se composer de sandwiches et de salades. Comme boisson, on servira soit du café de céréales ou des fruits, avec un peu de crème ou de lait, soit, pour les hépatiques, un verre de jus de carotte. Une autre variante consiste à manger un bon potage jardinière.

Sandwiches : avec un peu d'imagination, vous parviendrez à varier à la fois leur garniture et leur présentation ; ils seront ainsi plus savoureux et plus appétissants. Employez également différentes sortes de pain, mais choisissez de préférence du pain de blé complet et du pain de blé égrugé. Tartinez avec un peu de beurre ou de fromage blanc ou d'extrait de levure ou encore avec un condiment végétal spécial (Herbaforce) et ajoutez-y la garniture qui convient. Sur une base de fromage blanc, la ciboulette finement coupée est très appétissante. Si vous aimez l'ail, vous pouvez le hacher menu, le passer au tamis et en garnir le pain tartiné de beurre. On peut également en ajouter un peu sur les sandwiches aux tomates, avec de la ciboulette et du cresson. Les tomates sont avantageusement garnies d'oignons finement coupés. Les carottes râpées auxquelles on incorpore un peu de raifort ne constituent pas seulement une belle garniture, mais un véritable petit régal.

N'oublions pas d'utiliser les herbes de cuisine. Le fromage blanc aux herbes est d'un goût excellent. Délayé avec un peu de crème, il peut garnir les sandwiches ou accompagner des pommes de terre en robe des champs.

Au printemps, les radis nous permettent encore d'autres variations. En général, on ne doit pas trop user du radis. Il est très actif et stimule les fonctions hépatiques. Mais si l'on en abuse, on finit par irriter le foie. On peut également utiliser de petits concombres, coupés en tranches fines. Même le chou finement coupé n'est pas à dédaigner.

Les tomates peuvent aussi être servies crues. Une bonne tomate savoureuse, rafraîchissante, enrichit notre menu et peut accompagner presque tous les sandwiches ; elle convient à tout le monde. Toutefois, les arthritiques auront soin de ne consommer que des tomates bien mûres.

Conseils d'ordre général

Le but de la diète de ménagement est de prévenir l'éclosion des troubles fonctionnels ; elle constitue donc, en quelque sorte, une diète préventive. Elle doit tenir compte de tous les troubles auxquels nos organes peuvent être soumis et aider ceux-ci à se maintenir en bonne forme.

Les fonctions hépatiques et pancréatiques ne doivent jamais être entravées ni par l'ingestion de graisses dénaturées ni par des aliments exagérément sucrés. Pour soulager les reins, on évitera les excès de sel de cuisine et tous les aliments âcres. Les derniers résultats de la science prouvent que le sel marin convient mieux à l'organisme que le sel gemme ou celui des salines. En y incorporant des herbes aromatiques, on obtient un sel excellent, c'est le cas de l'Herbamare, qui donne satisfaction à nos exigences gustatives sans nuire à notre santé.

Ceux qui sont prédisposés aux catarrhes, à des inflammations ou aux maladies infectieuses, emploieront avec succès le Trocomare, sel diététique à base de sel marin, auquel on a incorporé huit sortes de plantes fraîches ayant une action antibiotique semblable à celle de la pénicilline, sans en avoir les répercussions désavantageuses sur la flore intestinale. La cuisson détruisant une grande partie des principes actifs du Trocomare, celui-ci ne doit être ajouté qu'au moment de servir. Mais il en est des sels marins comme des sels ordinaires, tout abus est nuisible. Dans les néphrites aiguës, les hydropisies d'origine cardiaque et dans toutes les maladies exigeant une diète sans sel, le sel marin doit également être évité. De façon générale d'ailleurs, il est préférable de n'user que de peu de sel. Ceci ne nous oblige pas cependant à prendre des repas fades, sans goût. Si nous étuvons les légumes au lieu de les faire bouillir, nous leur conservons leurs propres substances aromatiques. En utilisant en outre les diverses herbes potagères, nous pouvons véritablement rendre nos mets succulents.

Il va sans dire que les salades ne doivent jamais être salées. Il faut de plus remplacer le vinaigre par du jus de citron et du concentré de petit-lait.

Une alimentation adéquate favorise considérablement tout traitement naturel, qu'il s'agisse des remèdes internes ou externes. Il est inutile d'avaler des médicaments et de recourir à un traitement physique si l'on n'attache aucune importance à un régime alimentaire adéquat. A quoi bon éliminer les toxines métaboliques si, simultanément, on favorise leur formation ? La nourriture est pour l'organisme humain ce que l'engrais est pour les plantes. Un engrais inadéquat rendra partiellement illusoires les autres soins prodigués aux plantes. Pour qu'une cure soit couronnée de succès, il faut savoir renoncer à maints agréments gustatifs. La guérison ne dépend pas uniquement du médecin et n'est pas seulement fonction de ses connaissances ; elle exige de la persévérance ainsi qu'une diète adéquate. Etant donné qu'une maladie met souvent des années à se développer et à se déclarer, il ne faut pas espérer que la guérison puisse venir d'un jour à l'autre. Nombreuses sont d'ailleurs les guérisons qui sont dues avant tout à la persévérance des malades.

Le jeûne

Il constitue un des meilleurs remèdes et qui est à la portée de tous. On aura recours au jeûne chaque fois qu'on ne se sent pas à l'aise, quand l'estomac est dérangé soit par un excès de nourriture, soit par des aliments indigestes ou altérés et surtout si l'indigestion s'accompagne de diarrhées ou de nausées. Nos animaux domestiques nous donnent l'exemple. Aux moindres troubles digestifs, ils refusent toute nourriture. Les chats et les chiens mangent tout au plus un peu d'herbe ou d'autres matières contenant de la cellulose, qu'ils vomissent ensuite avec des mucosités. Puis ils jeûnent complètement jusqu'à ce qu'ils soient rétablis. Cette méthode s'observe surtout chez les animaux sauvages qui se reposent à l'ombre pendant le temps du jeûne.

L'homme bénéficie du jeûne tout aussi bien que les animaux. L'organisme profitera de ce temps de repos pour se débarrasser de maints facteurs nocifs. Il est d'ailleurs recommandé de s'imposer de temps à autre un jour de diète (aux jus de fruits) suivi de 2 à 3 jours de jeûne ne comportant que la consommation d'eau claire et fraîche. Avant le jeûne, l'intestin devra être entièrement débarrassé de ce qu'il contient. A cette fin, il conviendra d'avoir recours à un mucilage comme les semences de lin ou à un purgatif végétal.

Pour entreprendre la diète aux jus de fruits, il importe d'avoir un foie sain. On utilisera des jus d'orange, de pamplemousse, de raisin. Pendant la saison des baies, celles-ci peuvent rendre de grands services. Les substances toxiques, produits du métabolisme, sont éliminées et les fonctions organiques sont stimulées.

Les personnes auxquelles le jeûne donne des nausées s'efforceront de recourir à une dérivation épidermique : elles se laveront et se frotteront énergiquement ou brosseront le corps pour stimuler la circulation. Une bonne technique respiratoire sera très utile. De petites promenades au grand air des bois, accompagnées de gymnastique respiratoire, vous rendront la sensation de bien-être. Si vous avez faim, prenez quelques raisins secs et sucez-les ; mâchez lentement et longuement, avant de les avaler. Pendant leurs traversées du désert, les Bédouins se contentent souvent de quelques dattes par jour et cela leur suffit. Mais ils les mâchent très longuement, ce qui leur permet d'en profiter au maximum. Nous pouvons essayer de les imiter pendant les jours de jeûne. Afin de n'utiliser que le sucre des raisins secs, la peu dure doit être rejetée.

Une règle fondamentale est à observer pendant le jeûne : il ne faut à aucun prix se mettre en colère. La gaîté est un excellent remède naturel qui stimule les glandes endocrines. C'est peut-être ce qui explique tous les préjudices causés à notre santé par la vie moderne qui ne nous laisse plus le temps de nous distraire ni de nous reposer.

Quelle doit être la durée du jeûne ? C'est là une question tout à fait individuelle dont la réponse varie d'un cas à l'autre. Parfois il suffit de s'y soumettre pendant 2 ou 3 jours. Ce sont d'ailleurs les trois premiers jours qui sont les plus difficiles à supporter. Après, il est assez facile de prolonger la cure de 5 jours. Une diète aux jus de fruits de 8 jours a d'excellents effets dépuratifs dont il faudrait bénéficier surtout au printemps. Dans les cas de douleurs arthritiques rebelles, il y a intérêt à prolonger encore le jeûne. Des personnages bibliques, comme saint Jean-Baptiste et le Christ même, ont eu recours au jeûne non en vue d'une cure dépurative, mais pour augmenter au maximum leur pouvoir de concentration intellectuelle. Nous savons que Jésus a jeûné pendant 40 jours. C'est d'ailleurs un fait que le jeûne est propice aux travaux intellectuels. "Après repas, étude ne va pas" dit un ancien proverbe.

Quelque salutaire que puisse être une telle cure, elle est loin de convenir à tout le monde. C'est ainsi qu'elle est absolument contre-indiquée dans la maladie de Basedow, la tuberculose et dans certains cas de troubles cardiaques. Il ne faut y avoir recours qu'avec prudence. Toutefois, une diète au jus de fruits ne constitue pas un jeûne extrêmement sévère, étant donné que les jus apportent à l'organisme toutes les substances qui lui sont nécessaires.

Dans les affections hépatiques, on adoptera une diète aux jus de légumes (surtout celui de carotte), car les jus de fruits peuvent provoquer quelques inconvénients.

Pendant le jeûne, l'administration de remèdes naturels sera réduite au 1/3 ou même au 1/4 de la dose habituelle, car l'organisme réagit mieux et plus vite.

Il est absolument nécessaire de s'astreindre à un rythme normal de repos et de mouvement. Tout excès est nuisible : ne pas se laisser aller à l'inaction complète ; ne pas entreprendre de trop longues marches. Un programme bien équilibré est indispensable pendant la durée du jeûne.

Cures d'engraissement

Bien que la science ait démontré que les cures d'engraissement ne répondent en rien aux exigences d'une sage diététique, il existe encore des personnes qui ont recours à ces cures. Dans maints sanatoriums, les enfants lymphatiques dont la radiographie des poumons révèlait quelque lésion pulmonaire étaient systématiquement engraissés et rentraient à la maison ronds comme des boules. Il ne faut pas s'étonner si, par la suite, ces enfants se plaignaient de fatigue et sont atteints de jaunisse.

La médecine moderne, basée sur les récentes connaissances biologiques et physiologiques, n'a plus recours à ce procédé qui constituait pour ainsi dire une illusion d'optique. L'apparence joufflue de ces enfants dissimule bien souvent un très mauvais état de santé. Après les cures d'engraissement, les troubles métaboliques sont fréquents ; il faut soigner le foie, fatigué par un apport excessif de graisses, et beaucoup d'autres organes. De plus, ces cures diminuent la résistance aux maladies infectieuses, ce qui n'était certainement pas le but recherché. Les cures d'engraissement sont donc à proscrire ; elles ne donnent jamais de résultats entièrement satisfaisants et définitifs.

Les besoins alimentaires de l'homme

C'est une question qui m'a souvent été posée. Pour y répondre, il faut calculer le besoin en calories, établir une sorte de bilan énergétique de l'organisme.

Or, la mesure de ce bilan est imparfaite : elle n'a qu'une valeur théorique ; dans la pratique, il ne faut pas trop s'y fier.

Les besoins en nourriture dépendent de tant de facteurs individuels qu'il est illusoire de vouloir établir un schéma général.

La taille du sujet joue aussi un certain rôle. Normalement, disons plutôt théoriquement, un homme grand et fort a besoin de plus de nourriture qu'un sujet petit et mince. Mais ce dernier peut avoir un tempérament beaucoup plus actif, si bien qu'il a besoin d'une plus grande quantité d'énergie que le premier. Une personne heureuse et gaie a moins besoin de nourriture qu'un individu maussade ; ses fonctions glandulaires sont meilleures et les aliments lui profitent davantage. Un ancien proverbe dit en effet qu'on ne vit pas de ce qu'on mange mais de ce qu'on digère.

Il existe d'autre part une très grande différence entre une personne qui travaille au jardin et une autre qui est assise toute la journée dans un bureau. Il faut également en tenir compte dans le choix des aliments.

La quantité et la qualité de la nourriture doivent varier suivant que l'on vit en Suède, en Suisse, en Afrique ou en Californie. Il ne faut pas s'en tenir à des schémas qui sont sujets à changements, tout comme la mode. Personnellement, je me fie uniquement aux fonctions naturelles de notre organisme qui, dans des conditions normales, régularisent elles-mêmes le besoin de nourriture. Je m'en suis toujours fort bien trouvé - aussi bien lors de mes séjours dans le "Grand Nord" que dans les régions tropicales ou dans la zone tempérée de ma patrie. L'essentiel est d'éviter le plus possible tout aliment dénaturé.

Notre nourriture ne doit pas non plus être trop exclusive. Plus nous nous fions à la nature, mieux elle nous guide ; sa voix intérieure ne nous avertit pas seulement de la faim et de la soif, mais encore d'autres besoins moins évidents. Elle nous permet ainsi de prendre des précautions et de conformer notre vie à ses exigences. C'est ce que font encore aujourd'hui certains peuples que l'on dit arriérés, mais qui mènent en fait une vie extrêmement saine et naturelle.

Une nourriture naturelle pour les nerfs

Dans mon jardin de l'Engadine, les petites grappes rouges de l'épine-vinette parmi les branches épineuses défeuillées invitent à la récolte chaque hiver, comme quelque temps auparavant les baies mûres des buissons de groseilliers resplendissaient d'un rouge lumineux dans le soleil automnal. Presque chaque jour je vais me chercher quelques baies et savoure en les mangeant la forte acidité connue comme acide ascorbique ou vitamine C. Il s'agit là d'une nourriture naturelle pour les nerfs. Dès que le versant sud sera tout à fait recouvert de neige, les oiseaux commenceront à se régaler avec les jolies baies rouges allongées. Ils pourront couvrir grâce à elles leur besoin hivernal en sucre, en substances minérales et en vitamines. Il en est de même pour les fruits rouges allongés de la Rosa canina, les cynorhodons. Au stade de maturité complète ils sont particulièrement sucrés. Eux aussi, par suite de leur teneur en vitamine C, constituent une merveilleuse nourriture pour les nerfs. Ce n'est donc pas étonnant qu'en conséquence la pulpe de cynorhodons et la pulpe d'épine-vinette représentent pour les mois d'hiver une excellente nourriture de substances vitales et pour cette raison doivent se trouver sur chaque table ; elles combleront une lacune importante puisque comme on le sait, presque toutes les denrées alimentaires perdent de semaine en semaine leur teneur en vitamines par l'entreposage. Grâce aux fruits sauvages sous forme de pulpe de fruits, la carence en vitamine C peut être compensée d'une manière agréable et savoureuse. Mais il n'y a pas que les fruits de l'épine-vinette et de l'églantier qui soient des fournisseurs de vitamine C, les baies de l'argousier sont d'une teneur encore plus riche que ces deux-là ; ces buissons sont très répandus dans la vallée supérieure de l'Inn, au Tessin, surtout dans la vallée de la Maggia. Leur beau rouge orangé entre les feuilles vert olive enjolive les bosquets, les rives des ruisseaux, les fleuves de la région nommée et sont pour les amis de la nature un régal toujours nouveau pour les yeux.

Les qualités d'une nourriture riche en vitamine C

Pour faire comprendre à tout le monde combien il est important de prévenir une carence en vitamine C, on se reportera toujours à l'expérience bien connue du capitaine Cook. Puisque cet homme habile reconnut qu'il devait combattre une carence en vitamine C pour pouvoir assurer le succès de son expédition, il embarqua des tonneaux entiers de choucroute pour sa traversée et se préserva par là, ainsi que tout son équipage, du scorbut redouté qui a en général pour conséquence une incapacité de travail. 100 g de choucroute crue contiennent environ 20 mg de vitamine C, donc à peu près autant que les pommes de terre crues, qui se prêtent moins bien à être mangées ainsi.

Les symptômes et les suites d'une carence en vitamine C se manifestent par des faiblesses musculaires, des hémorragies des tissus, surtout dans les gencives, les dents peuvent également devenir branlantes et même tomber. La résistance aux maladies infectieuses régresse, et la réceptivité aux catarrhes, aux pneumonies et aux pleurésies s'accroît considérablement. Les capillaires également sont affaiblis et endommagés, ce qui, d'autre part, a une influence néfaste sur la circulation.

Besoin quotidien en vitamine C

Bien que l'on ne soit pas entièrement d'accord sur le besoin journalier en vitamine C, il semble qu'il se situe chez l'adulte aux alentours de 75-100 mg, donc d'un dixième de gramme, cependant que les enfants n'en ont besoin que de la moitié. La liste ci-dessous nous donnera une indication sur la manière dont nous pouvons couvrir approximativement notre besoin journalier en vitamine C, elle donne la quantité nécessaire en grammes, qui ne doit être contenue que dans les denrées alimentaires, lesquelles doivent couvrir ce besoin :

12 g de baies d'argousier ou de pulpe d'argousier crue ; 20 g de cynorhodons mûrs ou de pulpe de cynorhodons crue ; 70 g de cassis ; 120 g de chou vert cru en salade ; 170 g de fraises ; 180 g d'épinard en salade ; 200 g de chou blanc en salade ou de choucroute biologique ; 300 g de salade de pissenlits ; 500 g de pommes de terre en robe des champs.

Ces quantités ne sont qu'une donnée approximative, car la teneur en vitamine C change dans les plantes suivant le lieu et la saison. Les différentes variétés fraîchement cueillies contiennent comme on sait une teneur plus élevée. Celle-ci malheureusement diminue par le stockage. Puisque l'on peut absorber tous les jours des denrées alimentaires qui contiennent de la vitamine C, cela va de soi que l'on n'a besoin que d'une portion de la quantité mentionnée de chacune d'elles. Si l'on ajoute encore du sucre à la pulpe de fruits fraîchement préparée et crue, il est naturellement nécessaire d'en prendre proportionnellement davantage pour pouvoir couvrir le besoin mentionné. Afin que nous ne soyons pas inutilement préoccupés, il est encore à mentionner que nous ne pouvons jamais porter préjudice à la vitamine C naturelle que nous absorbons au moyen de nos denrées alimentaires, même si nous en absorbons davantage que la quantité mentionnée. Il en va tout autrement avec une quelconque vitamine artificielle que nous ne devons prendre que suivant la prescription et qui n'a jamais la même valeur que celle qui se trouve dans la plante. Celui qui adhère au principe que les denrées alimentaires qu'il se procure doivent être en même temps des remèdes, n'aura de toute façon jamais recours à une vitamine artificielle, parce qu'il sera prudemment préoccupé de retirer la quantité quotidiennement nécessaire d'une nourriture choisie et préparée soigneusement. En cas de manque de légumes ou de fruits, il est possible d'avoir recours à la vitamine C Bio-C naturelle qui compensera et pourra éviter une carence.

Carottes, carotène et Biocarottin

Les carottes sont si riches en substances minérales et en vitamines importantes qu'elles peuvent à bon droit être qualifiées de denrées curatives. En particulier dans les périodes pauvres en vitamines, en hiver et avant le printemps, on doit consommer tous les jours des carottes sous n'importe quelle forme, cependant crues le plus possible car c'est ainsi qu'elles offrent tous leurs mérites.

Les enfants aiment beaucoup grignoter des carottes en guise de sucre d'orge. A cause de cela, si la mère de famille apporte des carottes épluchées coupées en quatre sur la table pour le déjeuner, il n'y a guère que la grand-mère qui en gémisse, les enfants, eux, aiment mettre leurs dents solides à l'épreuve une fois de plus qu'à l'ordinaire. Jadis on entendait par salade de carottes, des carottes cuites coupées en tranches après avoir été épluchées et que l'on préparait en salade. Depuis que nous avons appris à connaître la question des vitamines, ce genre de salade est tombé dans l'oubli et à sa place interviennent des carottes râpées qui, avec une addition de raifort râpé ajouté à la vinaigrette ordinaire, ont un goût excellent.

Teneur nutritive profitable des carottes

1 kg de carottes contient environ 2 1/2 g de potassium, à peu près 300 mg de calcium, 6 mg de fer et 0,6 mg de cuivre. Donc, si l'on réfléchit à l'importance du fer et du cuivre pour le sang, sous forme organique, liés aux végétaux, nous avons toutes les raisons de donner principalement aux enfants beaucoup de carottes et de Biocarottin. Le phosphore est bien connu pour le cerveau, essentiellement très important pour la mémoire, 1 kg de carottes contient environ 300 mg de phosphore. La consommation de carottes est également opportune pour les glandes, car l'iode si important pour elles se trouve aussi dans les carottes. Nous pouvons nous procurer le magnésium et le cobalt par la consommation de carottes. Mais ce qui est tout particulièrement important c'est la teneur en carotène ou provitamine A qui, dans les carottes, est représentée par 70 mg par kilo.

Ce carotène nous rend des services tout particulièrement utiles. Il est connu qu'il est extrêmement important pour le maintien d'une structure cellulaire saine, comme également pour un bon fonctionnement de l'appareil digestif. Il pourvoit également à une constitution saine et résistante des dents. En outre, la vitamine A, donc le carotène, en plus du calcium et de la vitamine D, concourt de son mieux à maintenir les dents saines.

Il est intéressant et précieux de savoir qu'un riche apport en carotène peut même empêcher la formation de calculs rénaux. Ceci a été constaté par des observations appropriées. Une carence en carotène ou vitamine A contribue à une plus grande sensibilité à toutes sortes d'infections et surtout aux refroidissements.

Un riche apport en carotène aide à améliorer et à guérir plus rapidement une pneumonie, les différentes formes de maladie cardiaques et même l'eczéma et le psoriasis. Egalement pendant la grossesse, un besoin accru en carotène est constaté. Il est connu également que les yeux retirent un grand profit de son absorption. L'acuité visuelle peut être améliorée par ce moyen. Que l'on puisse également diminuer l'héméralopie par une ingestion suffisante de carotène, c'est tout à l'avantage en particulier des aviateurs et des automobilistes pour les trajets nocturnes. Il est aussi tout à fait satisfaisant qu'au moyen du carotène la tendance à la cataracte puisse également être réduite. Des observations semblent avoir montré que la fonction des glandes génitales peut être améliorée par la vitamine A, puisque le carotène exerce une certaine influence sur la formation des hormones sexuelles, si bien que dans les cas d'insuffisance sexuelle et d'impuissance elle peut être d'un bon secours. Ce remède est particulièrement efficace quand on prend en même temps une préparation à base de pollen et d'avoine verte. L'efficacité mentionnée peut bien prendre sa source dans la teneur en vitamine E, car 1 kg de carottes contient environ 25 mg de vitamine E. En complément il faut encore mentionner que 1 kg de carottes contient 0,5 mg de vitamines B1, B2 et B6, en outre encore une importante vitamine K, ainsi qu'environ 50 mg de vitamine C, qui comme l'on sait est particulièrement précieuse pour les nerfs.

Les carottes en hiver

Pour l'hiver notre programme alimentaire a besoin de la consommation quotidienne d'un produit à base de carottes. Pour cela nous avons à notre disposition soit une bonne salade de carottes, soit un verre de jus frais pressé, pour changer nous pouvons prendre également un ferment lactique comme la Biotta-Carotina ou une petite cuillerée à café de Biocarottin.

L'abondante récolte de carottes nous permet d'entreprendre une mise en valeur profitable des carottes excédentaires. C'est pourquoi nous épaississons le jus, retiré biologiquement des carottes à basse température et nous obtenons par là le Biocarottin, fortement concentré, qui en plus d'autres avantages, est efficace contre les vers intestinaux. Par l'absorption simultanée de Papaya, une plante tropicale, on peut maintenir ses intestins libres de ces parasites intestinaux nuisibles. Egalement en complément de notre diète pour le foie, le Biocarottin s'est révélé excellent, car les nombreuses qualités de la carotte sont mieux mises en valeur à l'état concentré. Puisque la nature nous fait cadeau de tant de bonnes matières premières, qui sans réactions secondaires douteuses peuvent agir pour notre plus grand bien, pourquoi devrions-nous chercher des remèdes chimiques, qui ne proviennent pas d'une base naturelle et par conséquent nous sont étrangers ?

Vitamine B

Il est connu que la vitamine B passe pour être la vitamine anti-béribéri. Béri est un mot hindoustan qui signifie mouton. Les malades, qui par la consommation du riz blanchi tombent dans le marasme, commencent, à cause de la paralysie partielle qui y est liée, à traîner les pieds ainsi que le font les moutons. C'est la raison pour laquelle cette maladie, qui apparaît comme une avitaminose, donc la suite d'une carence en vitamine B, a reçu le nom de béribéri. La couche protéinique des céréales contient la vitamine anti-béribéri et est formée de différentes combinaisons chimiques, qui bien que non apparentées ont en commun la propriété d'être solubles dans l'eau.

La vitamine B est nécessaire pour régulariser la respiration des cellules du système nerveux. En cas d'inflammations douloureuses de certaines parties nerveuses ainsi que comme fortifiant général du système nerveux, un apport garanti en vitamine B est le premier et le meilleur moyen qui soit à disposition d'un traitement biologique. En cas de mauvais fonctionnement de l'estomac et de l'intestin lié à un manque d'appétit, la vitamine B est une ressource sûre. Les troubles de la grossesse disparaissent souvent par l'absorption d'une quantité accrue de vitamine B. Dans les cas de maladie de la circulation sanguine et du cœur, tous les remèdes végétaux agissent plus vite et mieux si l'on prend en même temps de la vitamine B. Ce n'est pas pour rien que les expéditions au pôle Nord et à l'Himalaya ont déjà à l'époque emporté des extraits de levure pour posséder, en plus des aliments concentrés, suffisamment de vitamine B.

Herbamare rend pour cette raison d'excellents services à notre alimentation moderne, car il se présente comme un extrait de levure provenant d'une culture de levure pure et de plus d'un goût excellent, grâce à sa teneur en extraits de plantes fraîches. Il convient très bien pour les sandwiches, comme provision pour les randonnées, pour les sauces et pour épicer les plats.

La vitamine B 12 et le sang

Comme je parlais à un ami médecin du cas d'un patient, par ailleurs en bonne santé, qui devait toujours combattre un peu l'anémie, celui-ci exprima l'opinion qu'il verrait l'origine de ce trouble dans son régime végétarien. Surtout à cause de l'importance de la vitamine B 12 pour l'hématopoïèse, d'après l'avis du médecin, le malade devait absolument consommer de la viande comme complément. Du fait que je suis végétarien depuis 45 ans, avec depuis toujours un taux d'hémoglobine de 100-105, que par ailleurs également mon taux sanguin est excellent, le médecin fut très étonné et dut changer quelque peu son point de vue. Toutefois d'abondants légumes verts doivent faire partie d'une nourriture végétarienne et surtout les plantes aromatiques fraîches ainsi que les différentes sortes de cressons et surtout le persil, contenant suffisamment de vitamine B 12. Puisque ces herbes aromatiques fraîches ont en même temps une action excellente sur les reins et sur l'élimination de l'urine, on doit faire attention d'en consommer en abondance, surtout du persil, et de ne pas en faire seulement la garniture des plats. Ce sera très utile à notre santé que nous parsemions chaque jour notre salade d'herbes aromatiques finement hachées et que nous en mélangions au fromage blanc, aux plats de légumes et de pommes de terre. L'usage régulier du sel Herbamare préparé avec des herbes aromatiques fraîches est recommandé. Qui emploie dans son ménage beaucoup de produits naturels court moins de risque d'une carence en vitamines et des suites qu'elle entraîne.

La vitamine E : vitamine de la fécondité

Les gladiateurs romains ne savaient encore rien des hormones, ni de la vitamine E. Ils savaient toutefois qu'ils étaient beaucoup plus puissants dans leurs luttes s'ils se procuraient un jour avant un testicule de taureau pour le faire préparer et le manger alors comme fortifiant extraordinaire. Un homme intelligent, qui pensait biologiquement a pu en tirer les conséquences pour pouvoir trouver une telle solution. Souvent ce fut le hasard, souvent de bonnes observations, ou également des réflexions claires et nettes, qui conduisirent à des découvertes dont nous nous servons aujourd'hui avec reconnaissance, pour pouvoir améliorer des erreurs d'alimentation qui se manifestent par les maladies de carence et les avitaminoses.

Qualités caractéristiques de la vitamine E

Il y a maintenant plus de quatre décennies que le savant Evans a pu démontrer l'existence de la vitamine E. Depuis on a constaté qu'il n'y avait pas de meilleur remède naturel que la vitamine E contre l'incapacité de procréer et l'infécondité. Combien de femmes n'auraient pas eu à subir les chagrins causés par des fausses-couches répétées, si elles avaient eu une notion de l'action de la vitamine E. A l'aide de cette vitamine on peut non seulement empêcher un avortement, mais encore son ingestion influence le développement normal du fœtus et garantit le bon cours de la grossesse.

La vitamine E n'est toutefois pas seulement importante pour les femmes. Egalement chez les hommes une fonction normale des glandes génitales est très fortement dépendante d'une absorption suffisante de vitamine E.

De ce fonctionnement normal relèvent d'autre part la vitalité, la joie au travail et la résistance.

La vitamine E exerce aussi une influence sur la constitution et le fonctionnement des muscles lisses et striés et peut par là préserver d'une dégénérescence musculaire. En pensant au muscle cardiaque, cela est aujourd'hui d'un grand intérêt. L'ingestion de vitamine E s'est montré très efficace dans les cas de faiblesses du muscle cardiaque en plus des remèdes habituels naturels pour le cœur comme le Cratægisan, Cratægus ox. et d'autres. Un manque en vitamine E est surtout très néfaste aussi pour le système nerveux.

En cas de carence en vitamine E, on constate aussi dans le tissu conjonctif un grossissement de la substance intercellulaire et une solidité diminuée des parois des vaisseaux. En liaison avec cela on peut observer des congestions des vaisseaux capillaires de même qu'une aggravation de la mauvaise circulation du sang. Tout ceci conduit à une suite de troubles du métabolisme et surtout à une augmentation de la consommation d'oxygène.

Quand on constate des troubles dans le développement et dans la croissance, on peut exercer une influence par une absorption accrue de vitamine E. Pour les troubles de la ménopause, un apport moyen de vitamine E se montre très efficace. Par l'ingestion de vitamine E on peut exercer une action favorable également sur les douleurs rhumatismales. Dans tous les cas la vitamine E est une substance très importante pour pouvoir maintenir saines les fonctions du corps.

Chez les vaches la maladie de Bang qui provoque les soi-disant rejets épidémiques peut apparaître par suite d'une carence en vitamine E. Par un fourrage plus riche en vitamine E, par exemple avec du son complet qui contient encore les germes de céréales, on peut amener sa disparition. La maladie de Bang se manifeste aussi chez les personnes, puisqu'elle peut être transmise par le lait cru, le beurre et le fromage blanc non pasteurisés.

La dose journalière indispensable de vitamine E n'a pas encore été exactement fixée. On suppose qu'on a besoin chaque jour de 15-25 mg. Un litre d'huile de germes de céréales contient 1 g de vitamine E. En conséquence nous devons prendre quotidiennement 15 cm d'huile de germes de céréales, si nous voulons couvrir notre besoin total de vitamine E.

Origines de la vitamine E

La vitamine E se trouve rarement dans les denrées alimentaires animales. Diverses parties du corps, qui ne peuvent être facilement mangées, forment une exception, tels que les testicules de taureau, la rate, le placenta, le pancréas et une partie de l'hypophyse. La vitamine E se trouve encore dans les poissons et le jaune d'œuf, dans le lait et le beurre d'une façon réduite.

La vitamine E se trouve en abondance dans les produits végétaux, à savoir en premier lieu dans les germes de céréales, dans les fruits oléagineux et dans les graines de coton. Egalement le maïs, les arachides, et aussi les différentes sortes de cressons, le cresson de fontaine, le cresson de jardin, le cresson des capucins et le cresson américain contiennent de la vitamine E. C'est la raison pour laquelle ces différentes sortes de cresson sont employés dans l'Herbamare et le Trocomare. La vitamine E se trouve en outre dans l'épinard, la laitue et l'alfalfa dit luzerne, ainsi que dans la plupart des feuilles de salades. Pour cette raison les végétariens couvrent beaucoup plus facilement leur besoin en vitamine E qu'un mangeur exclusif de viande. Celui qui souffre d'une carence en vitamine E doit se servir des denrées alimentaires mentionnées. L'huile de germes de céréales contribue également à faire cesser rapidement la carence. Celui qui n'aime pas son goût peut employer des capsules de germes de céréales. Sous forme de capsules de gélatine elles sont très faciles à avaler. Puisqu'elles ne se dissolvent qu'une fois dans l'intestin, il n'y a aucun danger qu'elles puissent provoquer des renvois désagréables.

Cure contre la carence en protéines

Il n'est pas toujours facile de se protéger d'une carence en protéines, particulièrement en tant que lacto-végétarien, lorsqu'on voyage dans les pays lointains qui n'exploitent pas une industrie laitière considérable. Certes, il n'est pas toujours facile non plus chez nous pour un pur végétarien d'obtenir chaque jour par la nourriture ses 18 acides aminés, et pourtant il en a besoin puisqu'ils forment les diverses pierres fondamentales des propres protéines du corps.

Nos prédécesseurs s'accommodaient du millet comme fournisseur végétal de protéines avec du lait et de la viande. Plus tard la pomme de terre, qui est également un fournisseur précieux de protéines, enrichit la table et récemment s'y associa encore le soja comme fournisseur de protéines. Celui-ci également s'est révélé être une précieuse nourriture végétale riche en protéines, car elle a pu sauver la vie de millions de Chinois quand la surpopulation a mis en question l'approvisionnement suffisant en protéines animales.

Etant donné leur supériorité, les produits de soja devraient trouver davantage d'égards parmi nous, et certes non seulement parce que cette plante précieuse renferme une protéine de qualité mais aussi à cause de sa teneur estimable en composants minéraux. Le millet également devrait être remis à l'honneur chez nous, puisqu'il servit si bien nos prédécesseurs à se rassasier et à se fortifier, sans quoi ils n'auraient pas pu songer à secourir les Strasbourgeois affamés, avec de la bouillie de millet cuite qu'ils faisaient descendre sur le Rhin. Toutefois il y a encore environ 40 ans, chez nous, le millet était tombé dans l'oubli, on ne le destinait plus qu'à la nourriture des poules. A la suite d'efforts sérieux et pour enrichir notre alimentation par une nourriture végétale de valeur, il revint au siècle dernier peu à peu à l'honneur. Il serait à notre avantage que nous en consommions alternativement avec des pommes de terre et du soja.

Si l'on voyage dans les pays dits sous-développés de l'Afrique et de l'Asie, on peut rencontrer souvent, particulièrement dans les régions tropicales, non seulement beaucoup d'adultes mais principalement des enfants avec un gros ventre et un corps maigre. En règle générale cet état s'attribue à un manque de protéines. Les calories pures, donc les hydrates de carbone sont souvent présents sous forme de fruits en suffisance. Le corps peut produire la graisse lui-même. L'approvisionnement en protéines est toutefois souvent un problème difficile en particulier dans les pays chauds. Par les trop grandes chaleurs il manque justement là-bas une industrie laitière productive. Ce n'est pas étonnant que dans ces contrées on estime énormément les graines de toutes sortes comme denrées alimentaires. Au musée ethnographique qui donne des points de repère sur la vie et la culture des peuples primitifs, on remarque formellement les graines, les noyaux et les noix comme attributs particuliers de l'alimentation.

Coquillages, poissons de mer et crustacés

Comme on l'a déjà dit, les végétariens, même s'ils s'en tiennent aux produits laitiers, sont très souvent gênés dans les pays tropicaux en ce qui concerne la garantie de leur besoin en protéines et souvent dans une urgente nécessité. Puisqu'il fait trop chaud pour les vaches dans les contrées tropicales, en général le lait et les produits laitiers manquent. On ne trouve également pas partout du soja, ni des noix. Comment alors se procurer des protéines ? En particulier de petits peuples insulaires ne pourraient vivre, s'ils n'avaient pas les fruits de mer à leur disposition. Les coquillages et les crustacés sont une nourriture de protéines très bienvenue et très précieuse. Comment agit sur nous, qui avons suffisamment de protéines à notre disposition, une telle adjonction ? Pour nous ces fruits de mer ne sont certes pas une nécessité vitale, cependant nous sommes habitués à en consommer quelques-uns. Nous pouvons également nous passer des fruits du sud, et cependant nous sommes toujours contents et reconnaissants de cet enrichissement et de cette variation. Les fruits de mer possèdent une très bonne protéine très facilement digestible, c'est pourquoi elle est souvent préférable à la protéine de la viande. Pour nous le fait que les fruits de mer contiennent des traces d'iode est également appréciable.

Les facilités de voyage dues aux grands progrès de l'aviation ont amené chez nous des étrangers avec leurs coutumes et leurs usages, et ils sont reconnaissants de trouver chez nous leur nourriture habituelle. Beaucoup d'entre nous ont l'occasion de se rendre dans ces pays lointains où ils se familiarisent avec les coutumes indigènes. C'est ainsi qu'est maintenant connu et même apprécié chez nous ce qui représentait jadis une rareté.

Consommation de fruits et de légumes au cours d'un même repas

L'expérience ne cesse de prouver que la consommation de fruits et de légumes au cours d'un même repas peut causer des troubles digestifs et d'autres difficultés. C'est ce qui ressort nettement de la lettre suivante :

"On parle beaucoup actuellement de nouvelles méthodes alimentaires et de nombreuses conférences sont données sur ce sujet. Nous avons, ma fille et moi, assisté à l'une d'elles au cours de laquelle le conférencier recommanda vivement de consommer, avant les repas, soit des fruits, soit des légumes crus, soit des salades. Toute ma famille se mit à suivre ce conseil ; nous mangions tous une pomme avant les repas. Résultat : une cicatrice, que je porte depuis 11 ans et qui provient d'une thyroïdectomie me causa de terribles douleurs pendant trois à quatre jours. De plus la région de la cicatrice s'enflamma légèrement. Par la suite, les douleurs furent moins fortes, mais ne disparurent pas complètement. Je dois encore mentionner que le soir de la conférence j'avais marché un peu vite, et qu'à cette occasion j'avais pour la première fois de ma vie, senti mon cœur. Les soirs suivants et quasi sans exception je fus prise d'une légère indisposition. Depuis peu, nous ne mangeons plus de pommes avant les repas car cette méthode nous donnait des flatuosités et nous faisait gonfler le ventre..."

Ces confidences nous permettent de tirer la conclusion suivante : les entrées composées de crudités sont certainement excellentes ; il faut cependant ne servir, au début d'un repas de légumes, que des légumes crus et non des fruits. Les entrées comportant des fruits ne conviennent que pour les repas composés de mets sucrés. La théorie du conférencier mentionnée dans la lettre ci-dessus peut convenir à des personnes en bonne santé, dont les fonctions organiques ne laissent pas à désirer. Si, au contraire, les fonctions de l'un ou l'autre organe sont troublées, l'ingestion simultanée de fruits et de légumes peut causer de graves ennuis.

Une analyse de l'urine de l'auteur de cette lettre révéla des troubles fonctionnels du foie et du pancréas. Lorsque ces deux organes fonctionnent convenablement, les sucs digestifs qu'ils sécrètent garantissent le catabolisme normal et la neutralisation des acides de fruits ; on peut alors, sans inconvénients, consommer des fruits même avant un repas ne comportant que des légumes. Quand ces conditions digestives ne sont pas remplies, les acides de fruits ne subissent pas assez semble-t-il l'influence des ferments ; les acides de fruits entrent en réaction avec les composants basiques des légumes, ce qui provoque des phénomènes de fermentation.

Au sujet de l'action des jus Biotta

Peut-être ne savez-vous pas quel jus Biotta vous convient le mieux. Ou le choix vous est difficile quand vous devez en recommander à un parent ou une connaissance. Les indications ci-après vous donneront les explications souhaitées.

Le jus de carottes Biotta

Le carotène agit sur les muqueuses et accroît l'irrigation sanguine des tissus stomacaux et intestinaux. Le jus de carotte Biotta est donc par là une ressource pour les cas de constipation et de diarrhée, grâce à son action équilibrante ; chez les petits enfants, il fait disparaître en peu de temps les gastro-entéro colites si redoutées et aussi il expulse les vers. Beaucoup d'autres maux tels que les maux de tête, l'eczéma et les impuretés de la peau peuvent avoir un rapport avec la digestion, et cesser avec l'aide du jus de carotte Biotta. Les femmes apprécient le jus de carotte Biotta comme remède naturel idéal pour la beauté et pour la ligne. Le jus de carotte Biotta est également bienfaisant pendant la convalescence après les opérations ou les maladies graves, en cas de refroidissement et de fièvre. Grâce à sa riche teneur en carotène (provitamine A), le jus de carotte Biotta fortifie la vision et favorise la formation de choroïde dont la carence occasionne l'héméralopie. Ceci est appréciable pour les automobilistes qui roulent la nuit.

Le jus de betterave Biotta

contient comme enzyme la bétaïne ; celle-ci stimule l'activité des cellules du foie et a une action protectrice contre les troubles du foie et de la vésicule biliaire. 100 g de jus de betterave contiennent 5 mg de fer, mais encore de nombreux oligo-éléments qui favorisent probablement beaucoup l'assimilation du fer dans le sang. L'organisme sain a un besoin particulier de fer pendant les deux premières années de la vie, pendant la puberté, pendant la grossesse et pendant les années de la ménopause. Dans ces périodes de la vie le Biotta-Randina est tout particulièrement à recommander. Les enfants pâles doivent prendre chaque jour avant le repas un petit verre de jus de betterave Biotta.

Le jus de céleri Biotta

renferme de fortes qualités et il agit comme éliminateur à un haut degré. Il est à recommander pour tous les troubles qui ont leur origine dans le dépôt de déchets ou de poisons, ainsi qu'en cas de rhumatismes et d'arthrite. Le jus de céleri Biotta règle le bilan des liquides et réveille la joie de vivre chez les personnes vieillissantes.

Le jus de tomate Biotta

est à recommander comme protection contre le vieillissement prématuré et comme cure préventive contre le surmenage. Le jus de tomate Biotta rafraîchit et purifie l'organisme et supprime souvent les odeurs corporelles désagréables.

Le jus de pomme de terre Biotta

Contrairement aux autres jus Biotta qui en plus de leur action curative sont également excellents pour servir comme apéritifs, le jus de pomme de terre Biotta est exclusivement un remède, surtout en cas d'ulcères de l'estomac.

Les jus de légumes Biotta sont améliorés par lacto-fermentation et à cause de cela agissent d'une manière favorable et équilibrante sur la flore intestinale.

Jus crus, jus curatifs

Recherches scientifiques

Pendant mon séjour à New York, au mois d'août 1950, j'habitais la 57e Avenue ; j'allais régulièrement dans un "drugstore" pour y consommer des jus d'oranges fraîchement pressées. Je fus étonné de constater qu'on y servait également du jus de chou, que les Américains buvaient sans sourciller. Je connaissais depuis longtemps les effets salutaires du jus de chou, mais je n'ignorais pas non plus son goût assez désagréable.

Plus tard, je lus dans le "Magazine Digest" un article concernant les effets du jus de chou dans les ulcères d'estomac. L'auteur, le docteur Garnett, y confirmait cette méthode curative que nous connaissons en Suisse depuis assez longtemps déjà. Partant de recherches scientifiques, le docteur Garnett disait que le jus de chou devait son efficacité à sa teneur en vitamine U (dérivé du mot anglais "Ulcer"). Il ne connaissait probablement pas encore l'action bien plus forte du jus de pomme de terre. Peut-être que là aussi il aurait trouvé de la vitamine U. D'autres auteurs au contraire expliquent l'action du jus de chou par les substances basiques qu'il contient et qui neutralisent les acides produits par l'organisme. C'est cette théorie que Ragnar Berg soutenait il y a quelques dizaines d'années déjà. Elle permet d'obtenir une normalisation du métabolisme des substances minérales et, partant, la guérison des ulcères d'estomac.

Faits expérimentaux

Il importe peu d'ailleurs de connaître le facteur actif qui entre en jeu. Ce qui compte, c'est l'action curative des jus précités. Les recherches scientifiques ne font que confirmer des expériences vieilles d'une dizaine d'années. Il y a plus de trente ans déjà que dans mes conférences je mentionne les effets curatifs des jus crus. Peu de personnes m'ont écouté dans les débuts. Il n'en est plus de même aujourd'hui, depuis que la science a confirmé l'excellente action curative des jus et des légumes crus. C'est surtout pour les ulcères de l'estomac et de l'intestin que les jus de pomme de terre et de chou méritent d'être prescrits.

Les résultats que j'ai obtenus par l'emploi de jus de pomme de terre, de chou et de carotte dans le traitement de la goutte et du rhumatisme ne sont pas moins intéressants. Si la cure est accompagnée d'un régime alimentaire naturel, ces jus déterminent une atténuation très nette des affections mentionnées, voire même la guérison.

Diète spéciale

Prendre le matin, à jeun, un demi-verre de jus de pomme de terre cru, dilué dans un peu d'eau chaude et pour le petit déjeuner du seigle complet, trempé pendant 2-3 jours. Le seigle peut être aromatisé avec un bon bouillon de légumes ou additionné de beurre frais. Les personnes qui souffrent de constipation, ajouteront du psyllium ou des graines de lin fraîchement moulues. Bien mâcher et bien saliver ! Compléter le repas avec une tranche de pain noir beurrée et recouverte de germes de blé. En cas de troubles hépatiques, il convient de boire encore un verre de jus de carotte.

Le déjeuner comportera un bon potage jardinière additionné, après cuisson, de 2-3 dl de jus de chou cru, et un mets de riz naturel accompagné de légumes étuvés et de salades. Pour ces dernières, ne jamais user de vinaigre ! Quiconque ne supporte pas le jus de citron emploiera du lait caillé ou du concentré de petit-lait (Molkosan). Pour apporter un peu de changement aux menus, le riz naturel sera alternativement remplacé par du seigle complet, du sarrasin ou du millet. Ceux qui se sentent prostrés et nerveux prendront tous les 2 jours un œuf cru qu'ils ajouteront à la soupe ou à quelque autre mets. Ne pas utiliser d'œufs cuits qui provoquent la formation d'acide urique. Seul l'œuf cru peut avoir une action curative, si tant est qu'il en ait. Les œufs d'ailleurs ne sont permis qu'en cas d'ulcères d'estomac. Les goutteux feraient mieux de s'en abstenir complètement.

Pour les repas du soir, même menu que pour le petit déjeuner. Le seigle complet peut être remplacé par du porridge (gruau d'avoine) ou, mieux encore, par des grains d'avoine préalablement trempés et passés au hachoir.

Quant aux fruits, on n'utilisera, pendant la cure, que les jus de fruits.

La guérison

Quatre semaines de cette cure suffisent à guérir les ulcères d'estomac ; pour les affections rhumatismales, il faut compter 2-3 mois.

Il convient cependant de la prolonger encore quelque temps en s'imposant tous les deux jours un jour de diète aux fruits. Les charcuteries, le porc, les conserves, le sucre raffiné, les friandises, la farine blanche et les produits fabriqués avec la farine blanche sont à éviter ; il serait même bon de s'en abstenir définitivement. Au bout de 6 mois, on peut reprendre un régime normal ; il convient toutefois en ce qui concerne le viande de n'utiliser que du veau et du bœuf.

Les cas de goutte les plus graves peuvent être guéris en observant à la lettre toutes ces prescriptions. Il va de soi que l'emploi simultané de quelques bons remèdes naturels augmente considérablement la valeur curative de cette diète. Extérieurement, on emploiera avec succès le Symphosan (teinture de consoude composée), tandis qu'intérieurement le Petasites sera très utile ; pour stimuler les fonctions rénales, on aura recours au Nephrosolid. Dans les ulcères d'estomac, il est opportun de prendre du Gastronol après les repas. Mais les facteurs curatifs essentiels sont apportés par les jus crus.

A l'exception du jus de carotte, les jus de légumes naturels sont désagréables à boire. Mélangés à des potages consistants, on peut les absorber beaucoup plus facilement. Il est nécessaire de prendre 2 fois par jour un tel potage, ou de boire 2 dl de jus cru. Dans les cas très graves, cette dose doit être portée à 4 ou 5 dl. Comme nous l'avons mentionné maintes fois déjà, les jus ne doivent être ajoutés qu'après la cuisson ; autrement ils perdent leurs qualités curatives. Afin que la soupe reste assez chaude malgré l'adjonction des jus, ces derniers peuvent être légèrement chauffés au bain-marie.

Il y a des dizaines d'années déjà que la médecine naturelle et les partisans de la thérapie par l'alimentation démontrent les avantages des jus crus ; depuis quelque temps, leurs indications ont été fréquemment confirmées par les résultats des recherches scientifiques. Il est souhaitable que les malades s'en rendent compte et qu'ils persévèrent dans leurs efforts pour tirer le plus grand profit possible de cette cure vraiment efficace.

Il est curieux de constater que c'est justement en Amérique, où les maladies causées par une alimentation inadéquate se répandent de plus en plus, qu'on a recours à des méthodes aussi radicales.

Etant donné les résultats excellents que l'on peut obtenir de cette cure, les inconvénients d'ordre gustatif qu'elle comporte devraient ne rebuter personne. C'est en tout cas peu de chose à côté des terribles ennuis que cause la goutte.

Mélanges de jus divers

Bien des personnes croient bien faire en mélangeant des jus de fruits et de légumes : des jus de carotte et d'orange par exemple. Cette méthode est aussi inopportune que l'habitude de servir au même repas des fruits et des légumes, car chez toutes les personnes sensibles, un tel mélange occasionne souvent des phénomènes de fermentation. Afin d'éviter pareils inconvénients, on se tiendra strictement à cette règle fondamentale : ne jamais mélanger des jus de fruits et de légumes. Par contre, le jus de carotte peut être ajouté à celui de betterave et le jus d'orange à celui de pamplemousse. Il est cependant préférable, de façon générale, de ne prendre qu'un seul jus à la fois. Il convient de les boire lentement et de bien saliver en les absorbant. De cette façon, nous en profitons davantage tout en risquant moins d'inconvénients.

Afin de neutraliser un peu les acides des jus de fruits et de ménager les muqueuses de l'estomac, il est conseillé de les prendre avec une biscotte ou du pain suédois (Risopan).

Il arrive que, malgré leur action salutaire, les jus soient mal supportés. Si l'on ne veut pas y renoncer, il faut les ajouter à quelque autre mets : les jus de fruit au müesli, les jus de légumes aux potages (après cuisson de ces derniers !).

Beaucoup de ménagères n'ont pas le temps de réfléchir à toutes ces questions ; c'est pour cette raison que je les signale à leur attention.

Les désavantages des cures de crudités

Il est parfois nécessaire de réduire la consommation des aliments riches en protéines (œufs, fromage, viande). Pour combattre l'hypertension, les affections veineuses, etc., il faut modifier la viscosité du sang, ce qu'on obtient en consommant moins de protéines. Or, il n'est pas toujours facile de changer de régime. Les personnes d'un certain âge notamment éprouvent quelques difficultés à adopter une cure de crudités, car les acides des fruits produisent souvent chez elles des phénomènes désagréables. Un tel changement ne doit donc se faire qu'avec beaucoup de précautions. On aura soin d'abord de manger très lentement et de bien enduire de salive les fruits et les jus de fruits. Ceux-ci ne seront jamais absorbés seuls, mais avec du pain suédois, des biscottes, des biscuits d'avoine, une tranche de pain grillé, ou quelque autre aliment à base d'amidon qui neutralise les acides des fruits.

Si vous voulez changer de régime, n'oubliez pas que l'appareil digestif ne peut s'adapter immédiatement à une diète tellement opposée au régime mixte habituel et à une alimentation riche en protéines. Il faut, pour réussir, du temps et le la patience. Vous devrez procéder raisonnablement et donner à votre organisme la possibilité de s'habituer peu à peu. Pour vous permettre de mieux comprendre de quoi il retourne, nous ferons appel à l'exemple suivant :

Tout automobiliste sait qu'il ne peut changer d'essence sans prendre certaines précautions. Pour pouvoir utiliser de l'éther de pétrole au lieu d'essence ordinaire, le carburateur devra subir quelques transformations. Il en est de même pour la digestion. Bien des changements de régime échouent parce qu'on a négligé ces précautions fondamentales.

Autres désavantages des crudités

Il est connu qu'une huile brute peut dans certaines circonstances développer davantage d'énergie qu'un produit raffiné. Mais on doit prendre garde qu'il y ait un carburateur correspondant, afin qu'elle puisse être mise en œuvre. Il en va de même des crudités, car il y a des malades dont les organes digestifs sont si dégradés que des crudités sous leur forme habituelle peuvent leur nuire. Leur état est tel qu'ils ne peuvent transformer que les crudités qui sont sous forme de jus.

Ce sont les fruits et les légumes crus qui contiennent comme on sait le plus de substances vitales, c'est pourquoi une partie de chaque repas doit se composer de denrées crues afin de nous procurer suffisamment de vitamines et de ferments. Si nous sommes dans le cas de bien pouvoir transformer les crudités, alors un jour par semaine de produits crus peut nous être très profitable. Par temps favorable, principalement au moment du passage de l'hiver au printemps, nous devrions, sous les mêmes conditions, faire pendant quelque temps une cure de crudités, puisque nous avons par là la possibilité de purifier à fond le corps. Si toutefois nous ne pouvons assimiler ni les noix ni la salade, de sorte qu'elles sont éliminées sans avoir été digérées, une cure de crudités ne nous convient pas. Des enfants qui présentent des troubles des organes digestifs ou même qui souffrent de la maladie de Herter doivent être bien observés, car ce n'est pas la peine de leur donner de la nourriture crue qu'ils ne peuvent pas digérer. Un tel manque de clairvoyance pourrait au contraire nuire. C'est pour cette raison qu'on ne doit pas continuer une diète jusqu'à ce que le patient s'affaiblisse et tombe dans le marasme, ce cas a été observé chez une jeune fille fanatique. C'est vrai que les peuplades primitives vivent presque exclusivement de crudités et conservent par là leurs forces et leur santé. Puisque cependant nous ne pouvons plus nous compter au nombre des peuplades primitives, nous ne devons pas en tirer des conclusions erronées. La civilisation nous a apporté beaucoup de plaies, si bien que nombre d'entre nous ont des organes digestifs tout à fait affaiblis et c'est pourquoi ils ne peuvent digérer que difficilement les crudités, ou seulement la plus petite partie. Si c'est le cas, on doit cuire la nourriture tandis qu'un petit supplément de crudités est possible sous forme de purée ou de jus. De cette façon nous ne surmenons pas le corps inutilement. Puis, s'il s'est assez fortifié pour que les sucs digestifs soient à nouveau suffisamment concentrés pour pouvoir décomposer les cellules végétales et exploiter les substances nutritives, on peut alors avec prudence recommander une nourriture de denrées crues. Cependant, il faut constamment réfléchir à ce que les crudités exigent d'être bien mâchées et salivées à fond ; pour cette raison, elles ne doivent pas être consommées hâtivement. Donc celui qui veut retirer tout le bénéfice des crudités doit s'accorder plus de temps pour les manger, contrairement aux aliments cuits.

Le danger des vers

Il est connu qu'en particulier à cause des salades le danger des vers peut être très grand. Si nous pouvons cueillir dans notre jardin des légumes cultivés biologiquement, nous n'avons pas à craindre ce danger. Pour les légumes achetés, on ne peut toutefois jamais être certain qu'ils n'ont pas été fumés avec du purin et infectés par des œufs de vers. Il est donc à conseiller de laver la salade dans l'eau salée avec application, et de la rincer, car cela peut protéger dans une certaine mesure. Les suites d'une maladie aux vers sont très désagréables, si bien qu'il est nécessaire de bien prendre ses précautions. Beaucoup de gens qui ont des vers ne savent souvent même pas qu'ils hébergent des parasites intestinaux depuis des années ou des dizaines d'années. A cause de cela ils n'ont pas la moindre idée de la raison pour laquelle ils sont nerveux, souvent aussi maladifs et anémiés. L'origine des cernes noirs qu'ils ont autour des yeux ne leur est pas connue et ils devraient bien se demander une fois sérieusement s'il ne s'agit pas d'une maladie transmise par les vers. Dans de tels cas une précaution accrue est à propos dans la préparation des crudités, et une cure avec le remède végétal Papaya peut être opportune.

Typhus, dysenterie et autres maladies infectieuses

Les légumes et les salades de provenance étrangère peuvent également être dangereux pour nous s'ils ne sont pas irréprochables et nous transmettre le typhus, la dysenterie et d'autres maladies infectieuses. Celui qui doit vivre dans les pays chauds ou même sous les tropiques ne devrait jamais manger cru ce qu'il ne peut ni éplucher, ni désinfecter. Naturellement ceci est aussi valable pour tous ceux qui voyagent dans ces pays. On n'a que trop rapidement attrapé du mal, si bien qu'il est à conseiller d'être très prudent. Même en épluchant les fruits, il ne faut pas oublier que déjà la peau peut être infectée, qu'elle souille les mains et celles-ci en retour le fruit épluché. Ceci commande un cercle de précautions qui de toute façon rend la vie plus difficile.

Conséquences

Si l'on conclut de cet examen que la valeur des crudités ne contrebalance pas les désavantages mentionnés, c'est une erreur. Seulement on doit reconnaître ce qui peut réduire cette valeur, et à l'aide des précautions nécessaires en retirer les bons effets. La réflexion doit nous stimuler à établir une culture biologique afin que nous puissions obtenir des légumes irréprochables. Si nous avons un jardin à notre disposition, il n'y a rien qui nous en empêche. Heureusement çà et là des cultures biologiques commencent à s'organiser et font des progrès à grands pas.

Les baies

Si tout le monde se rendait compte de la valeur nutritive des baies et de leur richesse en vitamines, ces fruits seraient sans doute plus appréciés.

La plupart des baies contiennent beaucoup de vitamine C. Tous ceux qui ont une fois souffert d'une avitaminose C connaissent l'importance de cette vitamine. Parmi les phénomènes de carence, citons par exemple le saignement des gencives qui s'explique par une diminution de la résistance des capillaires. Les dents qui se déchaussent en constituent un autre symptôme. De façon générale, on constate une propension aux hémorragies et une moindre résistance aux infections.

La vitamine C est surtout contenue dans le cassis, dont le goût particulier ne convient pas à tout le monde. La consommation journalière de 50 g de cassis suffit au besoin quotidien en vitamine C. Les framboises, les groseilles, les airelles, et en général toutes les baies sont riches en vitamine C.

Certaines espèces de baies peuvent également subvenir aux besoins en vitamine A. C'est ainsi que 100 g de myrtilles fraîches contiennent 1,6 mg de vitamine A pure, et 100 g de mûres sauvages 0,8 mg. Pendant la saison des baies, celles-ci serviront donc avec le jus de carotte et le cresson de fontaine à assurer l'apport en vitamine A. Ceci est à noter tout spécialement par tous ceux qui, sous une forme quelconque, souffrent d'une carence en vitamine A. Une telle carence peut se traduire par des troubles de l'épiderme et de la vue, des modifications de la chevelure, des dents et des ongles. Une certaine forme d'adiposité et l'héméralopie sont d'autres affections qui demandent un apport abondant en vitamine A.

Malgré les nombreuses recherches et écrits consacrés aux vitamines, l'étude de cette question est loin d'être achevée. Nous pouvons déjà cependant nous faire une idée assez précise des relations fort compliquées qui existent entre les vitamines, les ferments et les hormones. C'est ainsi que la vitamine B1 constitue un facteur intégrant du "ferment respiratoire" et la vitamine A un antidote des hormones thyroïdiennes. Ceux qui souffrent d'un hyperfonctionnement de la thyroïde, peuvent donc freiner les effets nuisibles de cette glande par une diète riche en vitamine A. Ici encore, il convient de ne pas oublier les baies.

Les baies renferment également beaucoup de substances minérales qui sont très précieuses. Exception faite des airelles, toutes les baies présentent un excès basique. Cependant malgré leur excès en acide, les airelles sont très utiles, spécialement pour tous ceux qui mangent beaucoup de légumes et de fruits crus.

On sait que les baies ont une influence favorable sur le foie. Dans les troubles du pancréas, les myrtilles sont tout particulièrement recommandées. Contrairement aux fruits à noyaux, aux poires et à d'autres sortes de fruits, qui généralement provoquent des troubles chez les sujets malades, les baies ne sont jamais à déconseiller.

La consommation de fraises demande quelque prudence, étant donné qu'elles peuvent avoir une action nuisible sur les reins. L'amendement des terres joue un certain rôle : si on n'emploie que du compost, de la poussière d'os ou quelques bons engrais de calcium naturel, les fraises seront beaucoup moins nuisibles. Il ne sera plus nécessaire de craindre ces éruptions désagréables, symptômes d'hypersensibilité, qui peuvent se transformer en véritable urticaire. Si vous voulez éviter ces réactions ou les atténuer, ne mangez que des fraises des bois. Les personnes prédisposées aux eczémas feraient bien en tout cas de se passer de fraises.

Les baies ont de plus une excellente action sur les ganglions lymphatiques. Elles sont donc à recommander à tous ceux qui souffrent d'une hyperfonction de ces ganglions ou qui fréquemment présentent un gonflement des glandes. Cette médication naturelle, alimentaire, réduit également la disposition aux maladies infectieuses des voies respiratoires.

Les baies conviennent tout spécialement aux femmes enceintes ; bien des troubles survenant au cours de la grossesse peuvent être évités ou guéris par l'administration suffisante de vitamines et de sels nutritifs. La vitamine C constitue un bon remède contre les vomissements ; les femmes enceintes ont donc tout avantage à choisir des aliments riches en cette vitamine.

Les maladies allergiques et la fatigue dite de printemps peuvent être guéries ou du moins améliorées par la consommation abondante de baies. Ce ne sont naturellement que des baies crues qui possèdent ces propriétés thérapeutiques ; avant de procéder à la stérilisation il faudra donc se régaler de fruits crus. L'excédent pourra être mis en conserves dont on profitera pendant l'hiver. Rappelons à cette occasion que le sucre raffiné est un "voleur de calcium" et qu'il peut de ce fait être à l'origine de maints troubles organiques. Il convient donc même pour la stérilisation de le remplacer par du sucre roux. Le sucre de fruits au contraire compte parmi les meilleurs. On sait que les baies aussi sont riches en glucose. Afin d'augmenter encore la valeur nutritive de nos confitures, nous pouvons y ajouter un peu de concentré de raisin, ainsi que 10 % à 20 % de la quantité de sucre prescrite pour la confection de la marmelade.

L'activité curative des baies

On profite mieux des grandes valeurs curatives de nos baies en les mangeant crues. Si nous les laissons mûrir dans nos jardins, leur valeur en sucre nous suffit et il est superflu d'y ajouter du sucre de canne ou du miel.

Leur valeur en vitamines, leurs substances vitales et leurs matières colorantes constituent pour nous une nourriture curative inestimable. Si le foie ou le pancréas fonctionnent insuffisamment ou sont même malades, les myrtilles ne sont pas seulement profitables, mais contribuent aussi à la guérison. Les baies sauvages sont salutaires pour des malades souffrant d'arthrite, de rhumatisme, de la sclérose en plaques et de certains types de cancer. Celui qui est allergique aux fraises de jardin peut en général manger des fraises des bois sans trouble. Comme le foie, les glandes endocrines profitent également des substances curatives et vitales des baies, elles sont pour ainsi dire une nourriture de rajeunissement. Cela n'est pas trop surprenant, car en en faisant régulièrement usage, nous pouvons faire des cures d'amaigrissement, influencer favorablement la fonction des ovaires, ainsi que la glande thyroïde, l'hypophyse, c'est-à-dire toutes les glandes endocrines. Les baies sauvages nous offrent l'avantage d'une végétation purement biologique, de sorte que leurs valeurs curatives peuvent agir pleinement.

Les particularités des baies acides

Celui qui évite les baies acides, craignant d'y rencontrer un excès d'acidité, se trompe. Même chez des baies très acides, les substances basiques prédominent, de sorte qu'elles aussi présentent un excès basique. La seule espèce de baie avec un excès d'acide est l'airelle qui est relativement peu aigre. Toutes les autres baies peuvent plutôt servir à neutraliser l'acidité même chez des rhumatisants et des arthritiques.

Jus de baies

La plupart des baies sont riches en vitamine C, de sorte que pendant la saison elles suffisent à notre besoin de cette vitamine. Les substances minérales basiques sont aussi d'un grand avantage et aussi longtemps que nous pouvons récolter des baies fraîches, nous devons les préférer aux jus. Toutefois, la saison passée, il est avantageux d'utiliser les jus de baies, afin que nous puissions profiter par eux des valeurs curatives des baies aussi pendant toute l'année. Il est bien connu que le jus de myrtilles a une influence favorable sur les maladies du foie. Il en est de même pour le jus de mûres et de cassis. Nous savons aujourd'hui que les matières colorantes elles-mêmes contribuent à l'action salutaire des baies. Elles influencent par exemple la flore intestinale d'une façon purifiante et reconstituante. Il est donc à notre avantage de ne pas laisser passer la saison des baies sans en jouir, et de profiter de leur valeur bienfaisante aussi pendant les autres périodes de l'année en consommant régulièrement des jus de baies purs.

Prudence vis-à-vis des noyaux

La prudence est la mère des vertus. Tous ceux qui souffrent de troubles fonctionnels du foie et du pancréas feraient bien de penser à ce proverbe lorsqu'ils consomment des fruits à noyaux. En tout premier lieu efforcez-vous de n'en manger que très peu. On regrette toujours après un certain temps d'en avoir trop mangé. Souvent même les douleurs et les inconvénients qui en résultent se manifestent fort rapidement. De plus, ne consommez jamais de fruits à noyaux à jeun ! Et quand vous en mangez, mastiquez-les longuement et accompagnez-les de biscottes, de pain suédois ou de pain complet, afin de diminuer l'effet des acides. Les personnes saines, robustes, les "fruitariens" notamment, peuvent supporter et manger en tout temps des fruits à noyaux. Mais ce n'est pas là un exemple à imiter par des personnes malades et sensibles. Mieux vaut complètement renoncer aux fruits à noyaux que de risquer des suites fâcheuses.

S'il vous arrive d'avoir l'estomac dérangé après avoir consommé des fruits à noyaux, buvez matin et soir, et ceci pendant quelques jours, une cuillère à soupe de terre curative diluée dans un peu d'eau. En cas d'hyperacidité prononcée de l'estomac, prenez également, avant les repas, une cuillère à thé de cendres de bois. Ces indications thérapeutiques n'ont toutefois pas pour but de vous inviter à consommer trop souvent des fruits à noyaux. Moins vous en mangerez, mieux vous vous porterez.

Quelques règles pour la consommation des fruits à noyau

Comme on sait, les fruits à noyau sont bien meilleurs pour notre santé quand ils sont séchés que quand nous les consommons frais cueillis au moment de la récolte. Pour pouvoir consommer sans incommodités ces fruits savoureux, il est nécessaire d'observer quelques règles fondamentales.

Consommation sans malaise

Puisque les fruits à noyau ne sont pas des fruits à stocker pouvant achever de mûrir dans le cellier, il faut toujours les cueillir au stade de complète maturité et les acheter de même. Les fruits à noyau qui ne sont pas assez mûrs occasionnent des malaises désagréables et ne sont pas savoureux. C'est pourquoi celui qui achète des fruits à noyau qui ne sont pas mûrs se sent déçu et trompé. Personne n'assistera au miracle de voir mûrir des abricots qui ont été cueillis verts. Pour aussi patiemment qu'on attende, ils ne deviendront pas juteux et sucrés, mais au contraire, ils se dessécheront. Egalement les cerises doivent être tout à fait mûres et surtout non traitées, car alors elles peuvent provoquer des troubles de santé. Si nous mangeons des cerises mûres avec du pain complet en salivant bien, nous n'aurons ainsi aucune fermentation et obtiendrons un bon résultat pour le foie. On ne doit jamais boire de l'eau en mangeant des cerises, ni après, ce qui est une règle pour tous les fruits à noyau. Comme on le sait, ceux-ci ne doivent pas être insuffisamment mâchés. Si on insalive toujours bien les fruits à noyau, on peut éviter ainsi le mieux possible les troubles entraînés par leur consommation, pour autant que les fruits soient mûrs et non traités.

Certes, il est difficile de nos jours de se procurer ces avantages quand on ne connaît pas une bonne source. Un jardin à soi, que l'on peut surveiller soi-même, nous fournira ce dont nous avons besoin, des paysans de notre connaissance qui soignent leurs arbres d'une manière naturelle, qui sont avisés et se font un honneur de ne récolter et vendre que des fruits tout à fait mûrs, sont aussi une bonne source.

Préparation des confitures et des fruits séchés

Une récolte abondante de fruits à noyau nous invite à faire des confitures savoureuses avec les fruits en excédent. Il faut toutefois faire attention que la valeur et la saveur des fruits ne souffrent pas d'une cuisson déraisonnable. Une confiture d'abricots préparée avec soin est un vrai régal. La confiture de cerises également est bien appréciée, non seulement celle de cerises douces, mais aussi celle de griottes aigrelettes, qui sont plus employées pour la confiture que pour être mangées fraîches. Ceux à qui le temps manque pour la préparation des confitures ne regretteront pas de recourir aux confitures Vogel préparées avec soin et délicatesse.

Il est curieux de savoir que les fruits à noyaux causent moins de troubles quand ils sont séchés, et font alors apparaître toute leur valeur. Il est important aussi que pour les fruits séchés nous ayons l'assurance qu'ils sont naturels et non traités, surtout non sulfurés, car c'est alors que nous en retirerons profit pour notre santé. Les abricots séchés sont par exemple une provision de route qui calme merveilleusement la soif, mais ils doivent absolument être naturels.

Bénéfices pour la santé

Puisque la nourriture naturelle est ainsi faite qu'elle peut nous maintenir en bonne santé, nous pouvons toujours compter sur son utilité. Si par exemple la teneur en vitamines des cerises n'est pas très élevée, cela a tout de même de l'importance, car elles sont très facilement assimilées par l'organisme. La teneur en vitamine B1 est de 0,05 mg. Cet agent anti-béribéri agit contre les maladies des vaisseaux, les troubles de la circulation et les lésions cardiaques, et a également une influence favorable sur une tension basse. En conséquence de ces avantages, même une petite quantité de cette vitamine est à estimer. Une autre vitamine, nicotylamide, amide de l'acide nicotinique, qui agit efficacement contre la pellagre est aussi contenue dans la cerise au titre de 0,01 mg. Si nos gencives saignent souvent, si nous avons à souffrir d'inflammation des gencives ou de dents qui branlent, nous devons naturellement nous procurer une nourriture contenant des vitamines C et donc, au temps des cerises, manger des cerises mûres et non traitées. Les griottes ou cerises aigrelettes ont une plus grande teneur en vitamine C que les guignes (cerise du merisier) mais présentent une teneur moindre en sucre de 1 %. Malgré leur saveur acidulée, ces cerises possèdent également un excédent basique. Leur teneur en sodium est plus petite que celle des guignes, par contre elles contiennent davantage de potasse que celles-ci et ont une plus grande teneur en soufre et sont aussi plus riches en acides citrique et malique.

Jadis une préparation particulière d'un sirop avec ces fruits et les noyaux contenant de l'acide prussique servait de remède diurétique dans les cas d'hydropisie, et de boisson rafraîchissante. On broyait les fruits et les noyaux ensemble, on pressait la purée ainsi obtenue et on mélangeait 35 parties de jus pour 65 parties de sucre. On utilisait jadis les noyaux de cerises comme meilleur remède contre la lithiase, en prenant quotidiennement 6 noyaux. Egalement les queues de cerises rouges et de griottes étaient jadis employées dans un but curatif, en en faisant des infusions que l'on prenait pour éliminer l'urine (diurétique).

Les cerises séchées furent un temps connues comme remède excellent contre la chlorose et l'anémie. Dans ce dessein on les faisait détremper dans du vin rouge. Les prunes et les pruneaux séchés sont employés aujourd'hui avec grands avantages contre la paresse intestinale ; on prend les fruits trempés le soir ou le matin avant le petit déjeuner. Quand on suit pendant un temps assez prolongé cette cure très simple, on peut exercer une influence favorable même sur une constipation très opiniâtre.

Les pêches et les abricots, quand ils sont bien mûrs et naturels, constituent également un enrichissement sain de notre alimentation, car ils possèdent relativement beaucoup de vitamine C, un peu de vitamines B1 et B2, une haute teneur en carotène et en acide pantothénique, ce qui peut empêcher les cheveux de blanchir.

Le prunellier comme arbre fruitier à noyau

Tout le monde ne sait pas que le prunellier aussi appartient aux arbres fruitiers à noyau, bien que nous ne mangions pas ses fruits. Puisque cependant il complète les moyens curatifs des divers arbres fruitiers à noyau, on ne doit pas manquer de le mentionner. Déjà dans l'Antiquité cette plante a trouvé de nombreux emplois. On récoltait les fleurs pour en faire une essence qui était utilisée pour purifier le sang, comme laxatif, comme remède pour l'estomac, et aussi pour la toux et les poumons. Avec les fruits on fabriquait un sirop qui pouvait guérir les diabètes chroniques, en combinaison avec la sanguinaire en particulier. Il avait également une action favorable sur les muqueuses de l'estomac et de l'intestin. Même pour la chlorose ce sirop de prunelles était un bon remède naturel. Donc les fruits du prunellier nous servent exclusivement de remède, tandis que les autres fruits à noyau sont une nourriture savoureuse qui peut être en même temps un remède.

C'est bien ainsi qu'il devrait en être, que les denrées alimentaires soient en même temps des remèdes. Si nous nous préoccupons constamment d'une nourriture naturelle, nous aurons cette garantie. En ce qui concerne les fruits à noyau, il faut être prudent et éviter autant que possible de manger des fruits provenant d'arbres traités avec des pesticides. Il vaut mieux y renoncer que de se préparer des ennuis inutiles. La préparation des fruits séchés traités avec du soufre n'est pas à notre avantage, mais il n'est pas toujours facile de se procurer des denrées pures et naturelles.

Comme nous l'avons déjà mentionné, tous les malades ne doivent pas consommer des fruits à noyau. Particulièrement dans les cas de troubles du foie, toute consommation de fruits à noyau est à éviter, à l'exception de quelques baies. Beaucoup trouvent cette restriction injuste, car certains peuvent difficilement renoncer à quelque chose qu'ils trouvent bon, même si cela leur cause des incommodités. C'est cependant bien peu raisonnable, car avec le temps un organe peut se régénérer par une diète appropriée. Par conséquent, si nous voulons nous adonner à la consommation des fruits à noyau, il faut bien observer les conseils donnés.

Les fruits traités avec un parasiticide

Etant donné les fréquentes intoxications causées par la consommation de fruits traités avec un parasiticide, il importe d'insister sur cette question.

Tout le monde n'est pas immédiatement sensible aux poisons tels que le plomb, l'arsenic et le cuivre que l'on utilise comme parasiticides. Mais il y a des personnes qui accusent de véritables symptômes d'intoxication chaque fois et aussitôt qu'elles mangent des fruits traités. Chez les sujets moins sensibles, les effets des poisons mentionnés ci-dessus ne se produisent qu'à la longue. Quoi qu'il en soit, il est recommandé de faire attention, et de n'acheter que des fruits non aspergés. Ceux-ci sont souvent moins beaux d'aspect. Ils sont cependant beaucoup plus sains, car les défauts qu'ils portent (des escarres la plupart du temps) proviennent de champignons tout à fait inoffensifs. Quand vous n'êtes pas sûr que vos fruits n'ont pas été traités avec des parasiticides, le mieux est de les peler, même si vous perdez les phosphates et autres substances précieuses se trouvant directement sous la pelure. Mieux vaut jeter la pelure que de courir le risque d'une intoxication. Il convient de faire remarquer que si les arbres fruitiers sont aspergés quand ils sont dégarnis de feuilles et de fruits, c'est-à-dire en hiver, il n'y a pratiquement pas de danger. D'après ce qu'on a pu observer jusqu'ici, l'aspersion hivernale n'a guère d'influence nuisible sur les fruits eux-mêmes, car les poisons adhérant à l'écorce ne sont pas inoculés aux fruits.

Il faut espérer que l'on trouvera bientôt le moyen de protéger les fruits par des produits moins toxiques. Le règne végétal nous offre d'autres possibilités qui permettent aux paysans d'augmenter le rendement de leurs cultures fruitières sans porter atteinte à la santé des consommateurs. Mais comme pour la thérapeutique naturelle, il faut se donner la peine de rechercher des méthodes adéquates.

On a obtenu des effets assez satisfaisants avec des extraits de prèle, d'achillée, de capucine et d'autres plantes ; on devrait chercher à perfectionner ces moyens. L'extrait du tabac, substance végétale, se prêterait également à cet usage ; il n'est pas sans efficacité et bien moins nuisible que les pesticides chimiques.

La rhubarbe

On me demande parfois si la rhubarbe est nuisible. Elle offre certainement de grands avantages, étant donné qu'elle renferme des vitamines, des acides végétaux et diverses substances minérales. Mais elle a une très mauvaise influence sur les reins ; ceux qui sont prédisposés aux calculs rénaux le savent bien. La consommation de rhubarbe demande beaucoup de prudence ; disons en passant qu'il en est de même des asperges et des choux de Bruxelles. Ces trois légumes contiennent un excès d'acide ; il faut se garder d'en consommer de grandes quantités. Ceux qui souffrent de gravelle ou de calculs rénaux n'en mangeront donc que très peu ou, mieux encore, s'en abstiendront complètement. Ces conseils sont également valables pour ceux qui sont sujets à une hyperacidité ainsi qu'à des affections rhumatismales ou arthritiques.

L'amendement des cultures à rhubarbe est lui aussi à prendre en considération. Les effets occasionnellement toxiques de la rhubarbe sont souvent dus à l'emploi d'engrais chimiques ou humains. Il est regrettable de constater que bien des produits, qui favorisent les intérêts des producteurs, ont souvent une influence néfaste sur les consommateurs ; il faudrait en tenir compte.

La question du sucre

Il est absolument nécessaire d'élucider le problème du sucre car bien peu de personnes savent faire une distinction précise entre le sucre roux et le sucre blanc. J'ai lu quelque part, il n'y a pas très longtemps, que le sucre roux n'était guère plus favorable que le sucre blanc, étant donné que pour sa fabrication, on utilise du soufre, alors que le sucre blanc n'a besoin, pour sa conservation, que d'une couleur bleue, ce qui est absolument faux. Si le sucre blanc est bleui, ce n'est pas à des fins de conservation, mais pour lui donner un plus bel aspect. Il en est un peu de même pour le bleuissage du linge. Celui-ci, par ce procédé, gagne en blancheur, sans être cependant plus propre. Etant donné que le sucre se conserve indéfiniment, il n'est pas nécessaire d'augmenter sa stabilité ; il suffit de le conserver dans un endroit idoine.

Etant donné que le sucre blanc est raffiné, il n'est pas possible de le ranger parmi les aliments naturels, pas plus que la farine blanche. Ces produits alimentaires dénaturés sont à l'origine de bien des troubles et des maladies. Par égard pour notre santé, nous devrions refuser tout ce qui peut réduire la valeur de notre nourriture. Les aliments avilis doivent être évités à tout prix. C'est donc à tort que l'on prétend que le sucre brut n'est pas meilleur que le sucre blanc. Il renferme diverses substances minérales qui représentent un excès basique. De plus, le sucre brut, qui provient directement de la canne à sucre, n'est pas traité avec du soufre.

Le meilleur sucre cependant est le sucre naturel, tel qu'on le rencontre dans la nature : le sucre des fruits et tout spécialement celui des figues, des dattes et des raisins frais et séchés. Le sucre de fruits sous cette forme passe immédiatement dans le sang ; c'est un des meilleurs facteurs nutritifs, une des meilleures sources d'énergie. C'est une erreur de croire que nous tirons notre énergie des protéines ; ceux qui le prétendent ignorent sans doute que le taureau n'en consomme point et que la graisse des vaches provient directement des végétaux !

Pour sucrer nos "müesli", il n'est pas absolument nécessaire d'utiliser du sucre roux ou du miel ; nous pouvons tout simplement prendre des sultanines ou des raisins secs, les passer au hachoir et les mélanger à nos mets. A côté du sucre de raisin, le miel constitue un autre "édulcorant" de grande qualité. Le jus concentré de la canne à sucre et des poires ainsi que d'autres formes de sucre non raffiné sont également à recommander.

Le soi-disant sucre de raisin qu'on obtient à partir de la fécule de maïs n'est pas un sucre naturel. Il doit son nom à sa formule chimique qui est la même que celle du sucre naturel de raisin. Ce hasard singulier ne lui confère cependant pas les qualités de ce dernier, quant à son nom, il est tout simplement usurpé. Nous avons le droit de dire que ce sucre blanc, en poudre ou en tablettes, que nous offre le commerce ne mérite pas son nom de sucre de raisin. Bien que le sucre de raisin artificiel ne soit pas entièrement dépourvu de principes nutritifs, sa valeur nutritive et thérapeutique est loin d'égaler celle du sucre de raisin véritable. Ce n'est pas en fin de compte la composition chimique d'un sucre qui nous intéresse, mais ses effets. Comme sucre de raisin, nous ne devrions donc utiliser que celui qu'on obtient directement des raisins et, si possible, sous forme de jus de raisin concentré. Par opposition au sucre de raisin artificiel, nous le désignons sous le nom de sucre de raisin nutritif ou de concentré de raisin. On peut le préparer à partir de raisins frais ou secs ou de sultanines. Il constitue de loin le meilleur "édulcorant" ; il équivaut au miel et, quelquefois, se digère mieux que celui-ci. Bien des patients ne supportent pas le miel d'abeilles, tandis que le concentré de raisin ne leur cause pas le moindre inconvénient. C'est surtout chez les fébriles, les petits enfants, les bébés, ainsi que chez des malades présentant des troubles métaboliques que le sucre de raisin nutritif est de beaucoup préférable au sucre blanc raffiné (tout spécialement pour sucrer les boissons). Le sucre de raisin passe facilement dans le sang ; ce n'est pas un "voleur" de calcium comme le sucre raffiné ; il n'entrave aucunement la convalescence des malades. De plus, le sucre de raisin constitue un fortifiant pour le cœur et un excellent calmant pour les nerfs. Si vous prenez le soir des gouttes Dormeasan, du thé de mélisse ou quelque tonicardiaque (Cratægus, Cratægisan) dans de l'eau sucrée au sucre de raisin, vous dormirez mieux et plus calmement. Le seul désavantage du sucre de raisin véritable est son prix élevé, ce qui n'est pas étonnant d'ailleurs, étant donné le prix des raisins.

Comme il arrive dans certaines conférences publiques, lorsque les aliments naturels sont discrédités et que l'orateur s'efforce de justifier l'emploi de produits dénaturés, j'ai jugé nécessaire d'élucider cette question de manière à ne plus laisser de doute à son sujet.

Mentionnons encore qu'en achetant des fruits secs, il faut avoir soin de ne choisir que des produits non soufrés et non blanchis, c'est-à-dire non dénaturés, car ce ne sont que les produits naturels qui possèdent la totalité des avantages que nous recherchons.

La valeur du sucre naturel

C'est pour moi un souvenir inoubliable que celui des enfants indiens de l'Amérique centrale. Avec des sourires embarrassés ils nous entouraient tout en continuant à mâcher leur tige de canne à sucre. Cela correspondait à leur besoin de sucreries mais les aidait aussi à surmonter leur gêne. Presque tous les enfants aiment le sucre, car cet hydrocarbonate curieux déclenche sur les nerfs gustatifs une sensation si agréable que nous la qualifions de sucrée. Les petits Indiens faisaient honneur non seulement aux tiges de canne à sucre mais aussi au jus frais pressé qui est ensuite épaissi sur le feu et qu'ils appellent pilosillo. Bien qu'ils consomment abondamment cette masse sucrée d'un brun foncé, les enfants avaient presque sans exception de belles et fortes dents. Elles leur servaient même d'outil quand il leur manquait un couteau ou autre chose.

Avertissements justifiés

Il se présente là pour nous quelques questions, car nous rencontrons toujours la mise en garde contre une consommation de sucre abondante. Pourquoi donc pense-t-on aujourd'hui que le sucre et les sucreries sont nuisibles pour les dents et le système osseux, et même tellement que l'on doive rechercher la cause de la carie dentaire catastrophique des écoliers dans la trop grande consommation de sucre et de sucreries ? L'assertion comme quoi le sucre non raffiné ne correspond pas à ce que l'on désigne comme produit naturel est-elle exacte ? En bons observateurs qui savons exploiter correctement l'expérience pratique, nous pouvons tirer les conclusions suivantes : la solution de cette énigme doit certainement se trouver dans la nature des sucreries, sans quoi les enfants indiens qui consomment peut-être tout autant de sucre et de sucreries que nos jeunes qui font leur croissance, n'auraient pas d'aussi bonnes dents, alors que 90 % de nos enfants souffrent de caries dentaires et ceci malgré les soins dentaires avec brosse à dents et dentifrice qui manquent en tout cas complètement chez les Indiens. Le sucre que ceux-ci consomment n'est pas pur, mais au contraire pourvu de toutes les substances qui l'accompagnent. Il s'agit là d'un mélange de composants minéraux comme le calcium, le fluor, le magnésium, le manganèse, le fer, l'acide silicique, le phosphore et encore d'autres. C'est ce qui saute aux yeux, car nos enfants qui ne mangent que le sucre blanc pur ne mangent par conséquent que la substance sucrée sans les minéraux, ce qui lèse l'ensemble du métabolisme, d'où il s'ensuit une carence en vitamines et en minéraux. Cette circonstance affligeante est encore renforcée par d'autres produits dévalorisés tels que par exemple la farine blanche et le riz blanchi. Les suites de cette carence se manifestent par la carie dentaire et d'autres préjudices.

Le sucre naturel qui a toute sa valeur

Quand les adultes d'un pays étranger s'installent chez nous, et changent par là leur nourriture naturelle contre les denrées de notre civilisation, ils ont après quelques années des ennuis avec les dents. C'est un fait que les sucreries et le sucre raffiné peuvent déclencher beaucoup plus de troubles de santé qu'on ne le croit en général. Le miel, le sucre de raisin, tous les fruits séchés tels que les raisins secs, les raisins de Corinthe, les figues et les dattes naturelles font partie des sucreries irréprochables, car ils contiennent un sucre naturel facilement assimilable mélangé à des substances minérales abondantes. Donc pour sucrer les "müesli" et les bouillies, on peut se servir de la purée obtenue en passant dans la machine à hacher les raisins mentionnés ci-dessus. Mais qu'en est-il du sucre brut ? S'il est extrait de la betterave sucrière, il ne convient pas comme sucre de table, car il n'a pas très bon goût. Ce désavantage se fait surtout sentir dans les "müesli" aux fruits auxquels il donne un goût de savon. Un autre désavantage est encore à noter, c'est que ce sucre brut est traité avec l'oxyde de chaux, ce qui le déminéralise en partie. Le sucre brut que l'on connaît chez nous provient de la canne à sucre mais ne peut malheureusement pas se comparer au pilosillo dont il a été question, car ce n'est pas simplement un jus de canne à sucre épaissi au feu et cristallisé, mais il a déjà subi un préraffinage en général par l'oxyde de chaux, ce qui diminue la valeur de ce sucre de canne brut. Cependant, il contient encore un peu de ce que l'on appelle la mélasse et possède environ 2 % de composants minéraux, il a tout de même plus de valeur que le sucre blanc complètement raffiné.

Comme très bon sucre brut on peut encore nommer le sucre d'érable. Les Indiens d'Amérique du Nord et du Canada l'extraient à partir du suc épaissi de l'érable. Ce sucre d'érable a un goût excellent.

Celui qui veut rester en bonne santé doit accorder à la question du sucre l'attention indispensable. Les parents qui sont désireux de veiller à la bonne santé de leurs enfants sont heureux d'avoir une information claire et des conseils en ce qui concerne la consommation du sucre et des sucreries. L'observation de ces lignes de conduite est utile à la santé, attire l'attention sur les denrées naturelles et épargne l'argent des notes de dentiste.

Les dattes naturelles

Celui qui a la possibilité de faire un séjour en Mésopotamie ou dans le golfe Persique se réjouira énormément des millions de palmiers-dattiers. Cette terre riche en substances minérales et d'une luxuriance primitive produit chaque année des milliers de tonnes d'un merveilleux sucre de fruits, sans que nous, en Europe, nous puissions en retirer un profit appréciable. On peut admirer là-bas les magnifiques dents des jeunes Arabes et cet aspect donne une impression pénible quand on compare cette saine constitution à celle de notre jeunesse, dont les dents sont d'après le rapport des dentistes scolaires dans un état déplorable.

Alors que dernièrement je faisais un séjour dans les ruines de l'ancienne Babylone, un jeune Arabe grimpa allègrement et avec une souplesse enviable sur un dattier pour pouvoir me jeter des dattes mûres. Il riait plein de contentement de ce que sa générosité soit bien accueillie, et me montrait par là ses dents blanches et saines. La souplesse de ses muscles durs et puissants qui donnent à ces fils du désert presque le caractère et l'agilité d'un chat sauvage me plut également. Bien que ces enfants de la nature puissent être arrogants et crânes, ils laissent en nous une impression inoubliable.

Pendant que notre jeunesse se gâte les dents avec des sucreries fabriquées avec du sucre industriel, les dattes sont souvent les seules friandises de ces habitants des oasis et du désert. Ce n'est pas à tort qu'elles sont appelées la viande des Arabes des steppes et du désert. Les enfants arabes mangent par conséquent beaucoup de dattes, mais leurs dents restent magnifiquement saines comme celles des jeunes Indiens, qui couvrent leur besoin de sucreries avec le sucre de canne frais ou le pilosillo, le jus de canne à sucre épaissi. Il est dommage qu'il ne règne pas chez nous la même modestie. Les dents de nos écoliers seraient bien meilleures si nous pouvions éviter le sucre industriel, car il a sa part de responsabilité dans la carie dentaire et dans beaucoup d'autres manifestations de dégénération du corps, comme aussi dans beaucoup de maladies chez les adultes. Le sucre industriel est de plus devenu presque trois fois plus cher depuis quelques années. Pour les raisons mentionnées, nous devrions chercher à l'éliminer le plus possible de notre alimentation et à le remplacer par du sucre de fruit. Le sucre de datte et le sucre de raisin, qui est extrait des raisins séchés, ont tant de valeur que chaque maîtresse de maison qui se préoccupe de la santé de sa famille devrait prendre la peine de sucrer tous ses plats à base de fruits avec du sucre de fruit naturel. Cela procure à tous une alimentation d'une haute valeur en hydrate de carbone, mais encore des substances minérales d'une importance vitale qui peuvent préserver des maladies.

C'était certainement tout à fait logique que la question du sucre me préoccupât tout particulièrement à l'ombre des palmiers-dattiers de la Mésopotamie. Je me proposais d'expérimenter une fois minutieusement le sucre de leurs fruits, pour en tirer un produit qui convienne au palais et à la santé, car toute denrée alimentaire et toute sucrerie devraient être ainsi faites pour qu'à l'avenir les dents de nos enfants ne puissent plus être abîmées, mais au contraire qu'elles soient aussi belles et aussi saines que celles des jeunes Arabes de la Mésopotamie qui peuvent aller prendre leurs sucreries dans les palmeraies.

La valeur des fruits de conserve

Question posée par un lecteur de "Nature et Santé" :

"Dernièrement, j'ai lu dans un livre que les fruits stérilisés ne font que charger l'intestin. Cela m'a donné à réfléchir. J'ai stérilisé beaucoup de fruits les années passées, étant donné que les fruits qu'on prépare soi-même sont plus naturels que les conserves du commerce."

Réponse : votre question étant d'une importance générale, je voudrais y répondre en public. Il est certain que beaucoup de vitamines sont détruites par la stérilisation, ou plus exactement par la cuisson ; néanmoins, l'on ne saurait prétendre que les fruits stérilisés manquent de toute valeur nutritive. Les facteurs nutritifs proprement dits, tels que les hydrates de carbone, le sucre, l'amidon et les substances minérales demeurent intacts, si bien que les fruits et les légumes stérilisés, à condition toutefois qu'ils soient préparés d'une façon naturelle, conservent toujours une grande valeur nutritive.

Il en est autrement des conserves de fabrique. Tous les traitements qu'on leur a fait subir pour les rendre plus agréables à la vue leur font énormément de mal (surtout aux conserves de légumes). Si de temps à autre, je peste contre les fruits et les légumes en conserve, c'est surtout aux conserves de fabrique que j'en ai. Je ne puis comprendre que des ménagères, pour des raisons de commodité, achètent des conserves quand elles peuvent se procurer des légumes frais. C'est une méthode scandaleuse dont abusent, aujourd'hui encore, maints sanatoriums et cliniques. Les malades ont besoin d'une nourriture saine, d'une nourriture "thérapeutique" pour guérir ; or il n'y a que les légumes et les fruits frais qui répondent à ces exigences. Les légumes frais doivent être préparés sous forme de salades. Quant aux fruits et aux baies, ils peuvent servir à la confection de müesli et de salades de fruits. Tout ce qui ne peut être consommé frais doit être mis en conserve pour l'hiver.

Si, pendant l'hiver, on a soin d'accompagner les conserves de quelques produits frais, on n'aura pas à craindre de carences alimentaires. Il n'est pas nécessaire que chaque aliment renferme toutes les vitamines, il suffit qu'elles soient contenues au complet dans une partie de la nourriture, et qu'on sache combiner les différents produits alimentaires. Voici un exemple de menu d'hiver :

Déjeuner : yaourt, un peu de salade fraîche (salades de carottes, de betteraves rouges, etc.). Le yaourt et la salade contenant assez de vitamines, on pourra servir ensuite des légumes de conserve ainsi que des pommes de terre ou du riz naturel qui apporteront toutes les autres substances nutritives nécessaires.

Continuez donc à stériliser les fruits et les légumes que vous n'arrivez pas à consommer frais. Mais laissez d'abord vos enfants se régaler et ne faites des conserves qu'avec ce qu'ils vous auront laissé. Je me souviens qu'étant enfant, j'ai souvent regardé avec envie les groseilles et les framboises prendre le chemin de la marmite. Beaucoup de parents ne pensent qu'à faire des provisions, oubliant complètement la grande valeur nutritive des fruits consommés frais.

Notre pain

De tout temps, le pain a joué un rôle important dans l'alimentation de l'homme. Il en est encore de même de nos jours : on le trouve sur toutes les tables. Le rationnement pendant la guerre nous fit reconnaître une fois de plus la valeur énorme de cet aliment.

Le mot "pain" est devenu le symbole de la nourriture.

Nous disons à Dieu : "Donnez-nous notre pain quotidien" et nous sous-entendons : "Donnez-nous tous les jours ce dont nous avons besoin pour vivre."

Le pain constitue la base de notre nourriture quotidienne, il dépasse en importance tous les autres aliments.

Pains complets

J'ai toujours eu plaisir, au cours de mes voyages, à rencontrer du pain de blé complet, ce pain délicieux, que l'on avait l'habitude de cuire autrefois. J'ai vu des femmes indiennes broyer le blé dans un moulin à pierre. Chez les Arabes, les Berbères et autres peuples nord-africains, on n'a pas encore perdu l'habitude d'utiliser les grains complets pour préparer ce pain. Les uns emploient plus de froment, les autres plus de seigle ou plus d'orge. Ces pains de blé complet sont délicieux et apportent à l'organisme toutes les substances nutritives précieuses que contiennent les céréales. Nous savons que les céréales renferment de nombreuses substances vitales, c'est-à-dire des substances indispensables à l'entretien et à la santé de notre organisme ; sels minéraux, ferments, vitamines, ainsi que beaucoup d'autres facteurs importants.

Chez les paysans montagnards grecs également, le pain de blé complet constitue l'aliment de base. Partout où l'on trouve du bon pain, l'état de santé du peuple est satisfaisant. Mais là où l'on ne mange que du pain blanc et des petits pains, l'état de santé de la population laisse à désirer. Il est évident que le pain blanc n'est pas seul responsable de cet état de choses. Mais il y contribue très certainement. C'est un aliment dénaturé qui a causé beaucoup de préjudices à la santé des peuples civilisés modernes.

Je suis sûr que la glaneuse Ruth ne préparait pas de farine blanche avec les grains précieux qu'elle récoltait dans les champs de Booz. La Bible nous apprend au contraire qu'en ce temps-là, le pain se préparait avec du miel et des grains de céréales complètes broyés entre deux pierres.

Comment cuire le pain

Les céréales, contrairement à la farine, peuvent se garder indéfiniment sans que leur valeur nutritive s'amenuise. C'est la raison pour laquelle, dans l'Antiquité, les Romains donnaient chaque jour à leurs légionnaires une certaine quantité de grains de céréales. Dès que la couche de cellulose externe est éliminée et que les grains sont moulus, l'oxygène de l'air entre en action. A la longue, cette oxydation détruit une partie des substances précieuses de la farine et tout spécialement les ferments qu'elle contient. Une observation intéressante peut nous en donner une idée claire :

Si nous préparons une pâte avec des céréales fraîchement moulues, et si nous la pétrissons avec les mains, celles-ci rougissent. Cette hypérémie, comme on dit, est provoquée par les ferments actifs contenus dans le blé et surtout dans le son et les germes. Si avec la même farine, 5 ou 6 semaines plus tard nous préparons une autre pâte, nos mains ne rougissent plus. Ceci prouve qu'à la longue les ferments actifs sont détruits et finalement meurent.

En ce qui concerne la préparation du pain, il ne fait pas de doute qu'il faut revenir aux vieilles méthodes de nos ancêtres qui, pour moudre le blé, utilisaient encore les moulins à pierre et travaillaient immédiatement le blé moulu. Cette méthode permet de bénéficier de tous les ferments actifs.

Tous les pains de blé complet devraient être préparés de la sorte ; et le pain ainsi préparé préféré à tout autre.

Comment moudre le blé

La technique de la mouture n'est pas sans importance. Il y a quelque temps, je rendis visite à un vieux meunier qui, à côté de belles machines modernes, me montra un ancien moulin à pierre, dont on ne faisait plus usage. Sans y être invité, le vieux meunier aux cheveux gris m'expliqua qu'avec ce moulin de pierre, on avait obtenu une farine non seulement excellente, mais beaucoup plus riche, alors que ces machines modernes ne faisaient que "tuer le blé". Ces explications d'abord me parurent exagérées. Mais, à force d'y réfléchir, je dus reconnaître que le bonhomme avait raison.

Les vieux Romains, qui ne manquaient pas de connaissances en métallurgie, auraient sûrement été capables de construire un moulin métallique ; mais ils étaient vraisemblablement convaincus que les moulins à pierre étaient plus utiles. Les moulins métalliques (surtout ceux qui peuvent s'échauffer pendant le travail) constituent un risque, parce qu'ils peuvent exercer une influence défavorable sur certaines substances.

C'est ainsi que nous savons aujourd'hui que la vitamine C est partiellement détruite lorsqu'elle entre en contact avec des vases ou des appareils en cuivre. D'autres métaux produisent des effets semblables. Il est possible que le fer ait une influence sur le blé ; il importe d'en tenir compte.

Le problème du pain

Poussé par toutes ces considérations je me mis à chercher une solution adéquate au problème du pain. Un boulanger, que je connaissais, me permit de tenter chez lui mes premiers essais. Quant au choix des céréales, je décidai d'utiliser non seulement du froment, mais encore du seigle, à cause de sa haute teneur en fluor. En général, nous ne mangeons que du pain de froment. Mais le seigle est d'une grande importance pour nos dents et nos os. Dans les contrées du Valais où l'on mange encore du pain de seigle, les paysans possèdent une excellente dentition et une forte charpente osseuse. C'est ce que j'ai pu également observer dans les pays nordiques, c'est-à-dire dans toutes les régions où le pain de seigle, et surtout le pain suédois sont encore en honneur. Par contre dans les contrées où l'on consomme surtout du pain de froment, les états déficitaires sont fréquents. Ils s'y manifestent parfois dans la première génération qui abandonne la pain de seigle pour celui de froment. Au cours de la deuxième génération, la carie dentaire et d'autres affections des dents et du système osseux se déclarent invariablement. Il ne fait pas de doute que ces inconvénients sont en relation étroite avec l'emploi de la farine blanche.

A la suite de toutes ces observations et réflexions, je me suis décidé à fabriquer du pain naturel, le "Risopan", dont la valeur nutritive est identique à celle du pain des peuples primitifs. Il est composé de seigle, de froment complet, d'orge et d'une adjonction de son de riz et de germes de riz. "Risopan" contient beaucoup de substances minérales importantes. Si j'y ajoute le son de riz, c'est pour remédier aux carences causées par la consommation de "riz poli", que la plupart des personnes continuent d'employer. Ce pain est préparé d'après les principes énoncés plus haut : mouture des céréales avec des moulins à pierre ; mise en pâte de la farine fraîche et cuisson immédiate. Le pain préparé de cette façon est très aromatique et de la plus haute valeur nutritive ; il répond donc parfaitement à nos besoins. Ce pain convient au stockage et est aussi très utile comme provision lors d'excursions.

Il serait souhaitable que cette méthode de préparation soit employée pour tous les autres types de pain complet. Si pendant des années nous mangeons de ce pain et suivons en même temps un régime alimentaire naturel, il y a peu de chances que nous soyons atteints par les maladies dites de civilisation. Notre organisme ne se règle pas sur notre palais ni sur nos fantaisies culinaires mais sur des lois éternelles. Nous avons tout avantage à nous y conformer ; si nous ignorons ces lois, nous ne tarderons pas à en subir les conséquences ainsi que nos descendants. Un bon pain nutritif constitue la base de toute alimentation naturelle et saine.

Blé complet et autres céréales

Malgré tout ce qu'on a pu dire concernant les effets néfastes des produits provenant de la farine blanche et d'autres aliments raffinés, la plupart des gens n'attachent pas encore assez d'importance à cette question. Le son et les germes sont des éléments précieux de la nourriture ; si on les enlève, on fait perdre à cette dernière une grande partie de sa valeur nutritive. La teneur en vitamines, en sels nutritifs, en graisses se trouve réduite ; il ne faut pas s'étonner alors que les carences deviennent de plus en plus fréquentes, malgré tous les délices de la table. Si peu évident que cela puisse paraître, la santé d'un peuple souffre fortement de la consommation de farine blanche, de sucre blanc et d'autres produits alimentaires raffinés. Les recherches scientifiques modernes ont nettement mis en évidence l'importance pour notre organisme des substances minérales et des vitamines ; mais nous ne tenons pas assez compte du résultat de ces recherches. Nos grands-pères peuvent encore témoigner que leur mode de vie était plus naturel que le nôtre et que malgré la simplicité des menus, ils ne connaissaient guère les maladies de carence. C'est que leurs aliments n'avaient pas encore été privés de leurs éléments les plus importants. A la campagne, le pain était encore "fabriqué maison", et ce pain noir constituait une base saine de l'alimentation. Il faudrait radicalement supprimer la nourriture raffinée et surtout les conserves industrielles, ces conquêtes néfastes de notre civilisation. Vous pourrez dès aujourd'hui déjà améliorer votre nutrition en vous procurant des grains de froment complet. Ceux-ci doivent être utilisés entiers car les principes actifs du froment s'y trouvent contenus dans un rapport extrêmement favorable. Un mets de froment complet est très savoureux et très substantiel. Après avoir trempé le froment, il faut le faire cuire à l'étouffée dans un peu de beurre ou d'huile additionné d'oignons et de fines herbes. L'adjonction d'oignons est facultative. Ce mets peut aussi être gratiné au four ; en ajoutant quelques grains de froment aux potages, on en augmente considérablement la valeur nutritive. En l'accommodant comme le riz, on obtient un plat délicieux. Rien n'empêche de le préparer de façons différentes. Vous pouvez même le sucrer et y ajouter des amandes, des sultanines, des raisins secs.

Les grains complets de seigle et d'orge se prêtent aux mêmes usages ; l'orge est peut-être un peu moins savoureuse. Avec la bouillie de grains à laquelle on ajoute des fines herbes et que l'on passe au hachoir, on peut préparer d'excellentes croquettes. Il y a beaucoup d'autres possibilités de préparation qu'une ménagère inventive n'aura pas de peine à trouver.

Les mets de froment complet constituent une nourriture substantielle pour les adolescents, les enfants exubérants et surtout les travailleurs de force. Si les menus comprennent en outre de bons légumes et des salades fraîches, ils répondent excellemment aux exigences d'une alimentation saine. Mentionnons encore que les bouillies sucrées ne doivent être accompagnées ni de salades ni de légumes, mais plutôt d'une compote de fruits ou de pommes fraîches râpées et additionnées de crème. Les compotes de fruits cuits devraient être mélangées aux fruits frais râpés. Avec des bouillies sucrées, on peut avantageusement boire une tisane de cynorhodon.

Les germes de blé

Les germes de blé, ces petits flocons jaunes, ne sont pas encore appréciés autant qu'ils le méritent. Si les ménagères et les mamans connaissaient et savaient apprécier la valeur nutritive et curative de ces flocons, elles ne laisseraient pas passer une journée sans les servir à leur famille ; elles s'en serviraient pour préparer régulièrement des "müesli". Pour les jeunes filles et les jeunes femmes aussi, les germes de blé sont très utiles.

Les germes de blé sont riches en albumines végétales et en graisses et les phosphates qu'ils renferment ont une importance vitale pour nos cellules nerveuses. C'est cependant leur haute teneur en vitamine E qui leur confère leur importance.

Ce n'est pas sans motif que la vitamine E est encore appelée vitamine de la reproduction. Elle détient un rôle prépondérant dans le développement et les fonctions de nos organes reproducteurs. Mais les ovaires chez la femme aussi bien que les testicules chez l'homme ne sont pas seulement destinés à la reproduction, ils interviennent également dans le métabolisme général, c'est-à-dire qu'ils sont partiellement responsables du fonctionnement des glandes à sécrétion interne. D'où il ressort que la vitamine E, elle aussi, est d'une grande importance pour le métabolisme général.

La stérilité des femmes (celle du moins qui n'a pas une origine anatomique) peut souvent être guérie par une abondante consommation d'aliments riches en vitamine E. Etant donné que les germes de blé renferment une grande quantité de vitamine E, ils se prêtent admirablement à cette thérapie. 100 g de germes de blé contiennent environ 30 mg de vitamine E pure.

Les germes de blé sont également à recommander aux femmes qui sont enclines aux accouchements précoces. Beaucoup de prématurés pourraient être sauvés de la sorte.

Les femmes et les jeunes filles qui prennent de l'embonpoint par suite d'une hypofonction des ovaires devraient également avoir recours aux germes de blé et, simultanément, aux bains de siège (infusions de simples). Si l'obésité est vraiment d'origine ovarienne, cette cure leur rendra leur sveltesse.

Un apport suffisant de vitamine E est tout à fait susceptible de prévenir une fausse-couche menaçante.

La laitue pommée, le cresson de fontaine et les fèves de soja sont également riches en vitamine E. Leur emploi est donc recommandé dans toutes les affections précitées.

Dans bien des états maladifs, la consommation prolongée d'aliments riches en vitamine E donne de bien meilleurs résultats que les médicaments. Il en est de même en cas de surmenage et même dans les états neurasthéniques provoqués par l'onanisme ou d'autres égarements sexuels. En cas d'impuissance, de bons résultats, sinon la guérison complète, seront obtenus par une cure prolongée de grains de blé au cours de laquelle il sera indiqué de prendre des bains Kuhne. Les expériences scientifiques faites avec la vitamine E, désignée sous le nom de tocophérol, ont donné des résultats fort satisfaisants. Il est intéressant de noter que les surdosages n'engendrent pas de suites défavorables.

Si l'on tient compte de tous les avantages des germes de blé et du rôle prépondérant qu'ils jouent dans le développement normal des glandes les plus importantes, il est à souhaiter que les mamans en servent régulièrement à leurs enfants. Ils sont d'un goût excellent ; on peut en répandre sur le "müesli" ; une tartine de miel saupoudrée de germes de blé est de loin préférable aux meilleures pièces de pâtisserie.

En tant qu'aliment concentré, les germes de blé sont nécessaires à l'homme civilisé dont la nourriture est en grande partie dénaturée et sans valeur nutritive et qui, de ce fait, est de plus en plus sujette aux carences. Les hommes vivant de façon naturelle et ceux qui suivent un régime alimentaire conforme aux exigences de l'alimentation moderne, n'ont pas besoin de prendre régulièrement un aliment aussi concentré que les germes de blé. Ceux qui ont l'habitude de n'utiliser que les grains complets, c'est-à-dire ceux qui se tiennent à une nourriture à base de céréales complètes, bénéficient de toutes les substances vitales contenues dans les germes de blé.

Le blé germé - un tonifiant bon marché

Beaucoup de personnes consacrent des sommes importantes à l'achat de toniques et de fortifiants. Nous disposons cependant de moyens beaucoup plus efficaces et bien meilleur marché pour remédier aux états de faiblesse et aux asthénies.

Bien des remèdes chers ne sont pas aussi utiles que le blé ordinaire (on peut aussi employer l'orge et le seigle) à l'état de germe. Comment obtenir du blé germé ? C'est bien simple. Il suffit de répandre des grains de blé sur une assiette contenant de l'eau au mieux recouverte d'une serviette humide. L'assiette doit être placée dans un endroit chaud et la serviette maintenue constamment humide. Placé dans ces conditions, le blé germe rapidement. Dès que les germes atteignent une longueur d'environ 1/2 cm, on passe le blé au hachoir et on en prépare une bouillie crue. Mais on peut aussi le manger tel quel, en le mâchant longuement pour bien l'humecter de salive.

Par suite de la germination, la diastase du germe transforme l'amidon, c'est-à-dire que la molécule polymère de l'amidon est décomposée en sucre ; le ferment produit donc un maltage. C'est de cette façon également qu'on fabrique le malt en faisant germer l'orge. Les grains de blé germés ont un bon goût sucré. Grâce à sa haute teneur en ferments (parmi lesquels on distingue surtout la diastase), ce "malt de blé frais", ainsi que l'on est tenté de l'appeler, constitue un excellent tonifiant. En y ajoutant des graines de lin, on obtient la "kurska", ce mets suédois. La digestion, surtout celle des autres produits à base d'amidon, est améliorée par l'adjonction de graines de lin. Les sujets maigres, chez lesquels l'assimilation est défectueuse, bénéficient d'une telle nourriture, qui les fait en outre augmenter de poids.

Il s'agit donc d'un tonifiant simple, naturel et bon marché, qui a également une excellente influence sur la composition du sang. Pour augmenter encore les effets d'une cure de blé germé, il faut consommer beaucoup de carottes et de jus de carotte cru. On peut aussi accompagner ce traitement d'une cure de raisin.

Les cardiopathes bénéficient tout spécialement d'une cure de blé germé et de la consommation simultanée de raisin et de jus de raisin frais. Si vous êtes enclin à la constipation, enlevez la peau et les pépins des raisins ; cette précaution est également à prendre par ceux qui sont susceptibles de ressentir des phénomènes de fermentation désagréables.

Le docteur Bircher lui aussi recommande à ses patients la consommation de blé germé, s'appuyant sans doute sur les bonnes expériences qu'il a faites.

La valeur du blé

Si nous coupons un grain de blé dans sa longueur, nous voyons que la partie blanche centrale est constituée dans sa grande partie par des grains d'amidon. On sait qu'on prépare la farine blanche à partir de ces grains. A un bout du grain se trouve le germe jaunâtre. Jadis on ne reconnaissait point sa grande valeur comme véhicule de la vitamine E et on n'a donc pas su en profiter. La substance recouvrant les grains d'amidon est le son qui forme la peau cornée et dure. Elle est constituée de cellulose pure que nous ne pouvons pas digérer. Si on souffre d'irritations de l'épithélium stomacal et d'ulcères, on ne devrait pas consommer de la cellulose, car elle est si dure et si coupante qu'elle peut irriter et enflammer une muqueuse lésée. En cas d'ulcères, la cellulose pourrait même causer des douleurs et des petites hémorragies.

Dans les couches du grain de blé - entre les grains de son et la cellulose - se trouve une quantité de substances minérales précieuses. Il s'y trouve encore des vitamines du groupe B, du gluten et assez d'acides aminés qui contribuent à reconstituer notre "albumen" corporel. Justement, ces précieuses et importantes substances du grain de blé sont pour la plupart utilisées seulement comme fourrage concentré pour le bétail en les combinant avec la cellulose et le germe. Il est donc aujourd'hui très profitable pour nous que les méthodes de la meunerie moderne aient réussi à obtenir ces couches précieuses tout à fait pures sans la cellulose indigeste. Cela a pour conséquence que nous pouvons incorporer ces parties substantielles et profitables pour nous dans notre programme nutritif, car elles sont vendues sous la désignation Weizenkraft (force de blé).

Grâce à ses qualités décrites plus haut, ce produit se prête naturellement surtout à la préparation de mets fortifiants. Les enfants affamés sont toujours vite rassasiés avec une soupe fortifiante de Weizenkraft. Il est aussi facile à préparer comme bouillie, car il ne doit cuire que peu de temps. Si on l'assaisonne avec des herbes fraîches hachées et avec un peu de Plantaforce, il est excellent comme complément aux légumes et salades. Si on assaisonne la bouillie de Weizenkraft alternativement avec des oignons, de l'ail et de l'Herbamare, on peut aussi en faire des hachis végétariens savoureux. Les enfants en général préfèrent une bouillie douce, à laquelle nous ajoutons des amandes et du sésame râpés, des raisins de Corinthe et du miel, ce qui la rend très nutritive.

Le sarrasin (Fagopyrum)

En traversant pendant la guerre le Val di Poschiavo, on pouvait observer, non loin de la frontière italienne, les cultures d'une plante qui n'est guère connue dans nos contrées. Nos compatriotes de cette région avaient été plus inventifs que nous pour assurer leur ravitaillement. La farine, le gruau, étaient des marchandises rationnées, alors que le sarrasin, un blé noir de haute valeur nutritive et curative, n'était soumis à aucun contrôle. Le sarrasin se développe facilement, même dans une terre acide et très sablonneuse ; sa durée de croissance n'est que de trois mois, ce qui permet de le cultiver dans certaines régions des steppes sibériennes. La plante atteint une hauteur d'environ 1/2 m ; ses fleurs rose-blanc sont très recherchées par les abeilles. En Amérique, il y a des contrées où le miel est centrifugé pendant la floraison du sarrasin ; il est offert dans le commerce sous le nom de "miel de sarrasin".

L'expression française "blé sarrasin" nous rappelle que le sarrasin fut jadis introduit dans nos contrées par les Sarrasins qui l'apportèrent du sud. De même, l'appellation russe : "grezicha, grikki" semble indiquer qu'en Russie cet aliment précieux fut introduit par les Grecs. Dans bien des contrées de

Russie, le sarrasin est devenu un mets national. La population sait préparer avec le "grikki" des plats très appétissants.

Le sarrasin complet peut être accommodé comme le riz. Le gruau de sarrasin se prête plutôt à la préparation de potages et de croquettes. La farine de sarrasin permet d'obtenir une pâte brisée. Pour avoir des gâteaux bien tendres, on peut mélanger la farine de blé avec celle du sarrasin ; un tel mélange permet d'incorporer beaucoup moins de beurre à la pâte, ce qui est très avantageux surtout en temps de guerre, quand le beurre est rare.

Des biologistes allemands ont prouvé que le sarrasin a la propriété de faire baisser la tension sanguine. Cette constatation a été mise à profit par les Américains qui utilisent les extraits de sarrasin comme médicaments dans l'hypertension et l'artériosclérose.

Le riz, et surtout le riz naturel, a des qualités analogues. Les gens âgés auraient donc le plus grand avantage à changer leurs menus et à s'en tenir à des mets au sarrasin et au riz naturel, tout en réduisant leur consommation d'œufs, de fromage et de légumineuses. Le sarrasin exerce une influence rajeunissante sur les vaisseaux sanguins, surtout sur les artères. Tous ceux qui souffrent d'hypertension adopteront une diète pauvre en protéines et en sel, mais comportant beaucoup de sarrasin et de riz naturel.

Quelques mets au sarrasin

Sarrasin complet : cuire légèrement le sarrasin dans un peu d'eau ou de bouillon de légumes ; y incorporer une sauce préparée avec 2 cuillères de farine de blé complet, des herbes de cuisine hachées menu et un peu de purée de tomates ; faire étuver entre-temps des oignons dans de l'huile et y ajouter le sarrasin avec la sauce. Puis remettre sur le feu pour terminer la cuisson.

Tranches de sarrasin : préparer le sarrasin comme indiqué ci-dessus ; puis après l'avoir laissé refroidir, le renverser et le servir garni de persil. On peut manger ce mets avec des tomates et de la salade verte.

Croquettes de sarrasin : la bouillie de sarrasin est préparée de la même façon mais on y incorpore en plus des oignons finement hachés, de l'ail et de la marjolaine. On coupe ensuite de petites tranches qu'on fait frire dans l'huile.

Ce qu'il faut savoir de la pomme de terre

La seule chose qu'on sait généralement de la pomme de terre c'est qu'elle enrichit nos menus avec ses tubercules savoureux. Voilà jusqu'où va la connaissance de la plupart d'entre nous concernant cette solanacée singulière qui en latin s'appelle Solanum tuberosum. Justement parce qu'elle est une solanacée, nos ancêtres ont fait une expérience désabusée lors de son importation en Europe. Personne ne connaissait cette plante auparavant, parce qu'elle venait des montagnes du Pérou.

Celui qui parcourt les parties montagneuses du Pérou s'étonnera du grand nombre d'espèces de pommes de terre qui y croissent. Surtout sur le grand plateau de Cuzco à Puno, au bord du lac Titicaca, les Indiens plantent beaucoup de beaux légumes et diverses espèces de pommes de terre inconnues chez nous. Cela n'est pas étonnant car, comme déjà dit, c'est là le pays natal de la pomme de terre.

Ce n'est qu'au 16e siècle que des marins, comme par exemple Sir Francis Drake, eurent l'idée de rapporter cette savoureuse plante tuberculeuse en Europe comme nouvel aliment pour notre continent. Mais malheureusement aucun des porteurs de ce don précieux et enrichissant n'avait pensé à éclairer les gens sur sa culture. Il arrive souvent dans la vie que celui qui connaît un secret croit que le non initié doit le connaître aussi. De ce fait la grande désillusion mentionnée devint inévitable. Aucun des cultivateurs ne soupçonna la nouvelle plante d'être une solanacée aux qualités toxiques et personne ne se douta que ce n'étaient point les fruits verts qui étaient utilisables comme aliment, mais seulement les tubercules auxquels nul ne prêta attention. Quoi d'étonnant que l'usage de ces fruits ait eu des conséquences fâcheuses : qui voulait essayer le nouveau légume s'attirait un empoisonnement remarquable avec une gastro-entérite. Contrariés et déçus, les participants au banquet peu glorieux brûlèrent les plantes en rase campagne, les fruits, et même quelques tubercules s'y trouvant encore et qui pouvaient cuire à merveille dans le feu. Quand l'un d'eux éparpilla la cendre, un des participants le foula aux pieds. Le tubercule sentait si bon qu'il osa le goûter malgré les mauvaises expériences de ses amis - et ce que cela était bon ! Il comprit alors qu'il ne fallait pas manger les fruits, mais seulement les tubercules. Ainsi l'énigme fut devinée et l'Europe avait gagné un aliment supplémentaire qui n'est important que comme bon fournisseur d'albumen, d'amidon et de vitamine C, mais peut être utilisé également comme remède.

Différentes possibilités curatives

Le jus de pommes de terre cru a déjà prouvé son action curative contre l'arthrite. Il est aussi un remède excellent pour guérir des ulcères gastriques. Si le matin on prend à jeun le jus d'une pomme de terre moyenne - ce qui donne 1/3 de verre environ - les ulcères gastriques disparaîtront en général en trois à six semaines. Pour améliorer le goût du jus on peut y ajouter un peu de jus de carottes fraîches. Qui n'a pas la possibilité de préparer lui-même le jus peut utiliser le jus de pommes de terre Biotta à l'acide lactique.

Contre l'hyperacidité gastrique causant les aigreurs bien connues, le jus de pommes de terre combiné avec l'érythrée centaurée est très agissant. Pour rendre la chose plus simple encore, on peut ajouter au jus les gouttes végétales de Centaurium umbellatum (teinture ou extrait de centaurée). On ignore encore si c'est la teneur en solanine de 0,002 % qui cause ce résultat ou si cela est dû aux sels alcalins.

Attention !

Les feuilles fraîches contiennent 0,06 % de solanine, les fleurs 0,6 % et les fruits qui ressemblent à des baies vertes 1 % environ. Les germes blancs sont aussi très dangereux, les verts pire encore. Dès qu'ils apparaissent en hiver ou au printemps, il faut les enlever soigneusement. Ils peuvent avoir un effet très nuisible surtout pour les yeux. Si les tubercules croissent à moitié au-dessus de la terre et si cette part du tubercule devient verdâtre, elle doit être enlevée parce qu'elle est toxique. Il faut donc bien comprendre et agir correctement, et il n'est jamais dit qu'une plante connue comme nuisible ne peut être aussi utile, même curative. Selon notre description la pomme de terre est certainement un exemple frappant de ce fait qui, toutefois, doit être compris pour ne pas nuire, mais servir.

Un facteur peu apparent - son importance curative et préventive

De quoi s'agit-il ?

Depuis de nombreuses années, on recherche les causes communes de la goutte, de l'arthrite, du cancer, de la sclérose multiple, de diverses affections hépatiques et d'autres maladies graves. Un travail persévérant et systématique a permis aux spécialistes d'obtenir des résultats fort intéressants en cette matière. Presque tous se sont accordés à reconnaître que l'hérédité joue un rôle essentiel. Le surmenage intellectuel et physique, la hâte, les contrariétés, le chagrins, les soucis entrent également en ligne de compte. Les toxines provenant de médicaments ou de produits ajoutés aux aliments pour les conserver constituent d'autres facteurs pathogènes. Notre alimentation raffinée (avec toutes les carences auxquelles elle donne lieu) est à l'origine de nombreuses affections dites de civilisation ; les conserves industrielles surtout sont très néfastes, étant donné qu'elles n'ont presque plus de valeur nutritive.

Mais il y a encore un autre facteur qui est trop longtemps passé inaperçu, bien qu'il semble constituer une des meilleures garanties de notre santé. Son élimination peut avoir une influence décisive sur les maladies graves mentionnées ci-dessus. Il s'agit d'un principe contenu dans les huiles et les graisses naturelles, et que l'on peut assimiler à un acide gras non saturé. On a trop longtemps ignoré que cet acide est détruit par une forte chaleur, par le raffinage, l'hydrogénation et d'autres manipulations analogues, et que son élimination engendre des modifications profondes du métabolisme. Ce n'est que dernièrement que des recherches scientifiques précises ont mis en évidence ces faits. Il s'ensuit que les huiles et les graisses naturelles, non manipulées, doivent constituer une partie intégrante de l'alimentation naturelle. Si elles n'ont pas été jusqu'à présent suffisamment prises en considération, c'est qu'on ignorait l'importance vitale des acides gras non saturés.

Quelques détails sur la nature des huiles et des graisses

Les huiles et les graisses sont constituées par les éléments suivants : carbone, hydrogène et oxygène. Toutes les huiles et les graisses servant à notre nourriture renferment un ou plusieurs des 3 acides gras saturés. La digestion de ces acides (surtout ceux contenus dans les graisses et les huiles raffinées usuelles) demande beaucoup d'énergie. C'est ce qui explique la fatigue qu'on éprouve après la consommation d'aliments riches en acides saturés.

Etant donné que les acides gras saturés sont des composés pauvres en oxygène, il faut une grande quantité de ce corps simple pour le digérer. Lorsqu'on en a trop absorbé, il serait donc indiqué de se donner du mouvement pour stimuler la respiration ; mais en général, on n'a guère envie de prendre ces précautions. Les acides gras saturés dont le point de fusion est assez élevé sont des corps qui entrent dans la composition des graisses animales ; les graisses végétales et les huiles ont au contraire un point de fusion bien plus bas et sont plus riches en acides gras non-saturés. C'est précisément ce qui fait la valeur des huiles non raffinées. L'expédition et l'emmagasinage des "huiles en bouteilles" étant assez compliqués et d'un prix assez élevé, l'industrie a recours à l'hydrogénation qui lui permet de présenter les graisses sous forme de briques. Mais l'hydrogénation elle-même a des désavantages évidents, du fait que par ce procédé, des résidus de composés métalliques sont susceptibles de demeurer dans la graisse. De plus, les acides gras non-saturés sont transformés en acide stéariques à un degré de fusion élevé, ce qui fait perdre aux graisses la valeur nutritive dont elles bénéficiaient grâce, précisément, à leur teneur en acides gras non-saturés.

Les personnes qui prennent soin de leur santé s'abstiendront donc complètement de graisses hydrogénées, bien que leur usage et leur manipulation soient très commodes. Mais comment expliquer les avantages des acides gras non-saturés ? La réponse à cette question est bien simple : tout ce qui n'est pas encore saturé a encore la possibilité de l'être ; d'où la propriété des acides gras non-saturés de pouvoir entrer en combinaison avec d'autres corps. Dans un langage imagé, on pourrait dire qu'étant encore célibataires, ils ont toujours la possibilité de se marier. Dans l'organisme, ils peuvent réagir, entrer en liaison avec d'autres corps protéiques et avec l'oxygène ; de cette façon, ils contribuent à garantir le métabolisme et la respiration cellulaire. Si ces deux fonctions sont troublées pendant des années ou même des dizaines d'années, la cellule dégénère, ce qui occasionne une maladie, voire même l'apparition de proliférations cellulaires qui sont à l'origine du cancer. Des phospholipoïdes anormaux peuvent également se former et provoquer des thromboses. Quand la consommation d'acides gras non-saturés est insuffisante par rapport à celle d'acides gras saturés, la cholestérine du sang se combine avec les graisses et donne lieu des dépôts sur les parois des vaisseaux. Ces dépôts sont à l'origine de l'artériosclérose et de l'hypertension et augmentent considérablement les risques d'apoplexie.

Tout ce que nous venons de mentionner prouve nettement l'importance des huiles et des graisses naturelles. Les ménagères avisées n'emploient plus que des huiles non raffinées, comme l'huile de tournesol, d'olive, de pavot et de lin et des graisses naturelles, comme les graisses Nuxo ; elles utilisent des fruits oléagineux tels que les noix, les amandes, les pignons, les grains de sésame, les produits à base de graisse de sésame et de lin, ainsi que le Linosan. Tous ces produits peuvent subvenir à nos besoins en acides gras non-saturés et contribuer ainsi au bien-être et à la santé de notre organisme. Il faut surtout mentionner les graisses de sésame, étant donné que l'huile de sésame contient jusqu'à 43 % d'acides gras non-saturés et que la graisse renferme en plus d'intéressantes combinaisons de substances minérales et de protéines, qualités qui font de ce fruit oléagineux, si peu connu, un aliment de grande valeur. En Orient, les graines de sésame et leurs produits font partie de la nourriture quotidienne de millions d'hommes. Nous aussi, nous aurions avantage à les employer et à compenser ainsi les insuffisances de notre alimentation.

Ce qu'on pense aujourd'hui des graisses et des huiles

Parcourant avec un ami arabe les bosquets d'oliviers de la Galilée supérieure et photographiant de vieux arbres noueux qui pouvaient avoir près de 2000 ans, je compris pourquoi déjà aux temps bibliques on accordait une si grande importance à l'huile d'olive. Du même air révérencieux l'insulaire de l'océan Pacifique regarde ses cocotiers, car ils lui donnent des vêtements et une part considérable de sa nourriture. Les tournesols sont précieux pour le paysan russe du Caucase. Ils couvrent ses besoins en huile et, quand il mange les graines en recrachant leurs écorces, il sait que cette nourriture lui donne de la force parce qu'elle contribue beaucoup à sa constitution physique tenace. Le même sentiment est éprouvé par le petit paysan égyptien, qui laisse le Nil irriguer ses terres lorsqu'il récolte son sésame.

Une question moderne

Laquelle des huiles et des graisses mises à notre disposition par la nature est la meilleure ? Cette question n'est pas très facile à résoudre, car premièrement nous devons savoir d'après quels points de vue nous avons à juger une huile ou une graisse. Aujourd'hui on les juge en premier d'après leur teneur en acides gras non saturés. On a trouvé que ces acides sont absolument nécessaires pour garantir une synthèse normale de beaucoup de cellules du corps et pour maintenir leur fonctionnement. Nous savons en outre que le vieillissement accéléré des parois des vaisseaux, surtout des artères, est dû au manque d'acides gras non saturés. La cancérisation cellulaire est aussi mise en rapport avec cette déficience. L'acide gras non saturé est donc un facteur d'une importance vitale sans lequel il est impossible de rester en bonne santé pour longtemps. D'autre part il n'est pas encore du tout prouvé qu'une huile ou une graisse doivent être jugées seulement selon leur teneur en acides gras non saturés. Il y a une règle qui va presque de soi : lorsqu'une nouvelle substance d'une importance vitale est découverte, il y a premièrement une surestimation, pour ne pas parler - comme cela fut le cas pour les vitamines - d'un vrai spectacle. Lorsque cette découverte des vitamines atteignit son plein éclat, on oublia totalement que les substances minérales ou soi-disant sels nutritifs soit de la même importance vitale que les vitamines. L'huile d'olive par exemple a une teneur très modeste en acides gras non saturés. Pour cette raison elle est mise très injustement de côté. A ce jugement on peut opposer toutefois la publication intéressante d'un savant. Celui-ci a observé récemment que les molécules graisseuses de l'huile d'olive sont les plus rapprochées de celles du lait maternel. On pourrait donc supposer que l'huile d'olive serait peut-être la meilleure pour la nourriture humaine parce que dans ce cas le corps la transformerait le plus aisément en graisse corporelle. Si le savant a raison ou non, son observation nous fait quand même ouvrir nos oreilles et réfléchir. Cela nous préservera peut-être à l'avenir de devenir borné en jugeant un produit naturel, lorsqu'à cause d'un avantage spécial - comme ici l'acide gras non saturé - on ne considère presque plus les autres parties.

Quel est le juste et raisonnable standard de valeur ?

Le Créateur a fait les produits naturels très substantiels et variés, et tous ont été créés très précieux dans leur composition primordiale. Mais l'homme n'a souvent pas reconnu la sagesse inhérente et s'est peu ou pas du tout laissé instruire par elle. Je me rappelle dans ce contexte le mot du professeur Kollath : "Laissez la nature être naturelle !"

Malheureusement, il y a longtemps qu'on ne laisse plus les produits de la nature être simplement naturels. On les maltraite en les raffinant, c'est-à-dire en les dénaturant ou en les dévaluant, en les colorant et en les aromatisant, en employant souvent des additifs chimiques. En faisant cette énumération on pense involontairement au mot de Kurt Lenzner qui dans ses traités parlait de toxique dans la nourriture.

Le raffinage et l'hydrogénation

Les huiles et les graisses ne furent pas épargnées non plus par la manipulation des aliments mentionnés. Le raffinage et l'hydrogénation avec l'addition des émulsifiants par les méthodes usuelles, a discrédité justement les huiles et les graisses. Non seulement l'acide gras non saturé, mais aussi toute la structure d'un produit naturel avec toutes ses valeurs connues et encore inconnues furent ainsi déséquilibrées. Chaque huile ou graisse à l'état naturel donne au paysan et à l'indigène toutes les valeurs qu'on peut en attendre.

Seule l'intervention de l'homme avec ses méthodes chimiques et techniques amène les dégradations et ainsi les diminutions de valeur souvent rendues responsables des dommages à la santé. On a jadis un peu raffiné et ainsi amélioré le goût, mais en employant toutefois des méthodes simples. On raffina l'huile avec la cendre de bois qui, par ses substances alcalines, décomposa une partie des acides superflus, ce qui améliora le goût. Un autre avantage fut qu'on n'établit pas de grands entrepôts d'huile, mais qu'on pressa de temps en temps toujours de l'huile fraîche, car les fruits oléagineux se conservent plus longtemps et mieux que l'huile même.

Une chose très mauvaise est l'hydrogénation des graisses par l'électrolyse en utilisant aussi des sels métalliques. Ainsi de grandes valeurs du produit naturel sont détruites, ce qui n'est toutefois pas le seul désavantage, car aussi des traces de sels métalliques peuvent - selon la doctrine homéopathique - causer des dommages additionnels à la santé comme poison en quantité minuscule. Les recherches scientifiques, ainsi que les renseignements par le mouvement de réforme et d'hygiène, ont fait du bon travail dans ce domaine ces dernières années.

Auparavant ce n'étaient que les petits, à présent ce sont les grands

Il y a quarante ans, il n'y avait pas une douzaine de magasins vendant des articles diététiques chez nous et seulement quelques fabriques produisant ces aliments naturels. A cette époque, M. Kläsi fonda la fabrique Nuxo, et outre la maison Phag à Gland, je ne connaissais personne - sauf la fabrique Nuxo - qui s'efforçât d'offrir des graisses naturelles non hydrogénées.

La recherche et l'information incessantes ont eu l'effet qu'heureusement aujourd'hui aussi les grandes entreprises offrent des huiles et des graisses non hydrogénées. Sais et Astra produisent des graisses non hydrogénées. La Coop vend dans ses plus de mille succursales une graisse de haute qualité produite par des huiles naturelles et des graisses non hydrogénées. Ainsi il y a eu de grands progrès dans ce secteur. A toutes ces innovations nécessaires le magasin vendant des articles diététiques doit apporter un travail de pionnier, en profondeur, gagnant ainsi à l'avenir en importance comme magasin spécialisé. Mais la vente des aliments sains et naturels ne doit pas rester réservée à ces magasins car tous les hommes ont le droit de trouver dans leur magasin des aliments dans leur état naturel. Au contraire, c'est un devoir des grandes entreprises et spécialement des fabricants d'accomplir à cet égard une tâche qui a été gravement négligée, parce que l'intérêt du commerce a primé la santé. Mais comme les choses s'améliorent dans le secteur des graisses, on suppose que peu à peu les autres branches alimentaires se réveilleront. La chimie par contre doit rester à sa place et ne pas vouloir se mêler du secteur alimentaire. Le nombre toujours croissant des maladies du foie et des cancers devrait nous servir d'avertissement et nous engager à éliminer au moins quelques causes pathogènes qui sont en relation avec l'alimentation.

Une solution raisonnable

La solution raisonnable du problème des graisses est aussi une solution importante dans la lutte contre les maladies mentionnées. Ceci est un fait bien prouvé. Les graisses animales, à l'exception du beurre frais, ne se vendent plus que très modestement, et cela avec bonne raison. Certainement que des règles sanitaires sages furent observées lorsque Moïse reçut le commandement - il y a 3500 ans - que toute graisse animale devait être brûlée en sacrifice. En tout cas, cette prescription avait un effet salutaire pour le peuple entier. Heureusement aujourd'hui il y a une tendance à rendre accessibles les huiles et les graisses naturelles à un nombre de gens de plus en plus grand. En général la consommation de graisse est encore trop élevée, car une consommation de graisse trop grande a ses désavantages pour la santé. L'augmentation des maladies graves est très regrettable et nous force à en chercher les diverses raisons et à combattre tout ce qui pourrait causer des maladies nouvelles. Comme la consommation y joue aussi sa part, il est bon de se soumettre aux changements nécessaires qui nous rendront service.

L'importance des fruits oléagineux

J'ai plus d'une fois observé que dans certaines régions, et surtout chez les peuples primitifs, les fruits oléagineux jouent un rôle assez important dans l'alimentation de la population. Celle-ci n'emploie pas seulement l'huile, mais les fruits entiers, qui sont souvent coupés en morceaux pour la préparation de mets particuliers. Certains paysans, dont les habitudes sont plus primitives encore, jouissent généralement, grâce à leur mode d'alimentation naturelle, d'une excellente santé. Peu à peu, la science elle aussi est à même de nous expliquer pourquoi les produits alimentaires naturels (parmi lesquels figurent les fruits oléagineux) sont d'une si grande importance hygiénique.

Les graines de lin

Commençons par les graines de lin. Les peuples ayant l'habitude de consommer régulièrement des graines de lin, n'ont guère à se plaindre de troubles hépatiques. Des expériences récentes ont prouvé en effet que celles-ci ont une grande influence sur le fonctionnement du foie.

Les graines de lin sont moulues juste avant d'être employées. Nous pouvons aussi les acheter à l'état moulu, mais ceci est à déconseiller. Nous risquons en effet d'obtenir un produit altéré, car il est à peu près impossible d'éviter son oxydation. Les linettes moulues commencent à rancir après 4 ou 5 jours déjà, ce qui ne leur donne pas un goût agréable. Vous ne garderez donc pas trop longtemps des linettes moulues. Il convient de les utiliser aussitôt qu'elles sont concassées ou moulues. On peut y incorporer soit du miel, soit des fines herbes, soit du fromage blanc. Il existe différents modes d'accommodation qui leur confèrent un goût fort agréable.

Les graines de lin peuvent être qualifiées d'aliment tonifiant et ceux qui en ont pris l'habitude ne peuvent plus s'en passer. Ayez donc soin de n'acheter qu'un produit de bonne qualité, riche en principes actifs et en acides gras non saturés, et moulez-le vous-même. Pour réduire les graines de lin, on peut employer un moulin à égruger ou un appareil "Turmix".

L'excellent produit Linoforce est d'un usage plus simple encore. C'est un régulateur végétal à utiliser lors de constipation, pour normaliser le travail des intestins et ramollir les selles. Composé de graines de lin et de différentes plantes médicinales, ce laxatif se prend le matin avec beaucoup de liquide.

Les graines de tournesol

La graine de tournesol est un fruit oléagineux de haute valeur ; agréable à manger, il trouve un emploi varié en cuisine. Quant à l'huile de tournesol, c'est l'une des meilleur pour la santé. En Suisse comme dans d'autres pays, on obtient cette huile par première pression à froid, non raffinée et non mélangée. Neutre de goût, elle convient à tous les usages. C'est un produit d'une grande finesse très riche en acides gras non saturés.

Le pavot

Tout ce que nous venons de dire des graines de tournesol s'applique également aux graines de pavot. Il ne faudrait donc pas les reléguer au second plan comme on a l'habitude de le faire en se contentant de constater que le pavot sert à préparer d'excellents beignets dont les Hongrois se régalent plusieurs fois par an, à l'occasion de certaines fêtes. Nous devrions nous aussi profiter de cet aliment nutritif. Les graines de pavot ne sont pas opiacées, contrairement à ce que croient beaucoup de gens qui, pour cette raison, se gardent strictement d'en manger. L'opium n'est extrait que de la capsule, et non de la graine. Il y a des fruits qui contiennent effectivement des traces d'une substance habituellement nuisible mais qui, sous forme de combinaison végétale et en dosage homéopathique, ne cause aucun dommage à l'organisme et peut même lui être utile.

Les graines de sésame

Les petites graines oléagineuses de cette plante subtropicale sont encore relativement peu connues. Elles renferment tout un groupe de sels minéraux et de corps protéiques de haute valeur. Du fait de leur combinaison (partielle) avec des acides gras non-saturés, ceux-ci sont immédiatement assimilés. Les acides gras non-saturés favorisent également le transport de l'oxygène indispensable au métabolisme cellulaire et stimulent de ce fait l'élimination des déchets de la désassimilation. Les graines de sésame peuvent aussi être utilisées pour éviter la constipation. Dans les affections du foie et de la vésicule biliaire, l'huile de sésame crue et les graines de sésame peuvent être employées sans aucun inconvénient. Elles constituent en outre un tonique des nerfs et stimulent les fonctions du muscle cardiaque. Elles ont une bonne action sur les suppurations, les croûtes laiteuses et les eczémas ; elles permettent même à l'organisme de se défendre contre les végétations cancéreuses. De par leur teneur en vitamine E, elles sont à recommander aux femmes enceintes.

Etant donné l'utilité des graines de sésame et leurs indications variées, il faut se réjouir de constater que l'on trouve dans le commerce, à côté de semences crues, diverses préparations de sésame. Celles-ci constituent de vraies friandises pour les enfants ; elles ont d'ailleurs une bonne influence sur leur croissance. De ce fait, les graines de sésame peuvent être qualifiées d'aliment de haute valeur nutritive.

Les fruits oléagineux complets

Depuis 35 ans que j'exerce mon métier, j'ai toujours pu observer qu'il est avantageux de profiter des aliments complets. On ne devrait donc pas seulement extraire l'huile d'un fruit, mais également utiliser le résidu, le «pain», en le faisant entrer dans notre alimentation.

Un foie très sensible refusant certaines huiles, surtout les huiles raffinées, supporte normalement les huiles crues. Il est préférable cependant d'employer le fruit oléagineux complet, qui cause moins d'inconvénients encore. C'est là une observation qui s'est avérée exacte dans nombre de cas et dont l'importance sera sans doute, dans un proche avenir, prouvée par les recherches scientifiques. Dans l'intérêt de la santé publique, l'alimentation moderne devrait prendre en considération le rôle des fruits complets.

En attendant, les ménagères peuvent, dès aujourd'hui déjà, faire usage d'une combinaison de fruits oléagineux et de miel d'abeilles. Grâce à cette combinaison, que nous avons d'ailleurs déjà mentionnée, il est possible d'éviter une oxydation trop rapide et du même coup la destruction de substances précieuses. Il n'y a rien de meilleur ni de plus nutritif que des tranches de pain recouvertes de crème de pavot et de miel, de graines de tournesol fraîchement moulues et de miel ou d'un autre fruit oléagineux mélangé à du miel. Les malades du foie et tous ceux dont les fonctions hépatiques sont diminuées ne devraient pas manquer de profiter de ces aliments qui constituent simultanément et au sens strict du mot, des remèdes très utiles.

Les amandes

Les amandes, malgré leur grande valeur nutritive, ne sont pas encore assez appréciées. C'est à la campagne qu'on en consomme le moins. Pendant la guerre, elles revenaient très cher, ce qui explique qu'elles aient été de moins en moins employées. Mais les prix ont baissé depuis et il convient de faire connaître à nouveau les vertus de ces fruits.

Les amandes renferment des protéines (qui représentent environ 1/4 de leur poids), une huile précieuse, l'huile d'amandes (environ 60 % ; elle est à recommander aux hépatiques ne supportant pas les autres graisses), des substances minérales, des sels de potassium et de calcium (qu'il convient surtout de mentionner), du magnésium et, enfin, les phosphates, dont nous connaissons l'importance sur le système nerveux.

Il importe de bien mâcher les amandes ; autrement, elles se digèrent difficilement. La purée d'amandes constitue un aliment précieux, très facilement assimilable ; il est à conseiller à tous ceux dont les fonctions hépatiques et pancréatiques ne sont pas normales. A l'aide du Turmix, on peut en préparer du lait d'amandes, une boisson nutritive très digestive et riche en vitamines.

Les bébés aussi profitent de la purée d'amandes. En cas de croûtes laiteuses, il convient de remplacer le lait de vache par du lait d'amandes. Il est rare de rencontrer des nourrissons qui ne supportent pas les protéines des amandes. Dans plus de 90 % des cas, elles sont mieux digérées que celles du lait de vache. C'est grâce au lait d'amandes que bien des mamans ont pu guérir les croûtes laiteuses, les troubles de l'estomac et de l'intestin de leur bébé. La purée d'amandes "Nuxo" permet de préparer un excellent lait d'amandes qui est employé avec succès pour combattre les affections même opiniâtres des nourrissons. Il rend de bons services surtout au printemps, quand le bétail est nourri d'herbe jeune et fraîche et que les nourrissons supportent mal le lait de vache. L'administration simultanée d'un bon produit de calcium biologique (Urticalcin) et d'une préparation homéopathique de "Viola tricolor" (pensées sauvages) favorise la guérison des croûtes laiteuses.

Etant donné leurs avantages, les amandes ne devraient manquer dans aucune cuisine moderne ; elles méritent vraiment d'être à nouveau prises en considération.

Les noix de Grenoble

Tous ceux qui ont passé leur jeunesse à la campagne se souviennent sans doute avec plaisir du temps de la récolte des noix. Armés de longs bâtons, nous grimpions sur les arbres pour abattre les noix mûres qui ne voulaient pas encore sortir de leur enveloppe verte. Les grimpeurs les plus hardis éprouvaient des battements de cœur, car ce plaisir n'était pas toujours sans risque ; c'est qu'il y avait des branches avancées qui refusaient de laisser tomber leur charge précieuse.

Un autre plaisir consistait à ramasser les fruits abattus, à les retrouver parmi les feuilles tombées du noyer. Ce n'est pas une occupation à recommander aux demoiselles de la ville qui tiennent tant à leurs mains soignées et à leurs ongles polis ; quinze jours après ce travail, nos mains gardaient encore une coloration brune très tenace.

Tant qu'on peut enlever la pellicule jaune qui les recouvre, les noix fraîches ont un goût délicieux ; il faut les manger avec du pain noir et du cidre doux ou du jus de raisin fraîchement pressé.

Mais les noix ne sont pas seulement des fruits comestibles agréables. Elles possèdent encore des vertus thérapeutiques qui les font employer avec succès lors de perturbations métaboliques ou de constipation. Même si d'autres laxatifs se sont montrés inefficaces, les noix peuvent être employées pour stimuler les fonctions de l'intestin. Elles ont en outre une bonne influence sur le foie, ce qui explique leur action sur l'intestin. Les hépatiques qui ne supportent plus les graisses, peuvent consommer des noix, en petites quantités sans avoir à redouter aucun inconvénient. De façon générale, nous ne consommons des noix que pendant les jours de fête. Pourquoi ne pas en user plus régulièrement ? Elles s'accordent fort bien avec les fruits.

Les péricarpes des noix de Grenoble

On en fait une tisane qui peut être utilisée avec succès en cas de sclérose coronaire, de douleurs cardiaques et d'états fébriles. Le rétrécissement des coronaires est souvent le résultat d'une intoxication chronique par la nicotine. Bien que mis en garde par leur médecin, les grands fumeurs ne peuvent souvent renoncer à ce poison qu'est le tabac. Ils continuent de s'adonner à la nicotine, aux dépens de leur santé et leurs crises d'angine de poitrine deviennent de plus en plus fréquentes. Ces sujets ne se rendent nullement compte que chaque crise marque le muscle cardiaque d'une petite cicatrice. Il est fort probable qu'un jour ou l'autre, ils soient atteints d'un infarctus ; car après le fossé vient la culbute. Même si le coup n'a pas été mortel et qu'après un repos au lit de plusieurs semaines on parle de guérison, celle-ci n'est pas une guérison au sens strict du mot. Le beau tissu rose clair du muscle cardiaque garde la marque d'une nouvelle cicatrice blanche.

L'infarctus se termine aussi d'une autre façon. Dans bien des cas, il se produit une rupture du muscle, ce qui signifie la mort. Quand le patient ne meurt pas, les cicatrices qu'il garde sont loin d'être insignifiantes. Un jour ou l'autre, il succombera à une attaque ; c'est ce qu'on appelle le coup d'apoplexie : le pauvre cœur s'arrête net ; il est parsemé de petites cicatrices qui sont comme le témoignage de toutes les crises douloureuses et de l'abus de la nicotine par lequel son propriétaire l'a étourdiment ruiné. Comme nous ne voulons pas en arriver là, nous prendrons à temps les précautions nécessaires.

Une des premières précautions à prendre dans l'angine de poitrine consiste à éviter le tabac, ou du moins à en réduire fortement la consommation. De plus, il convient de n'user que modérément de l'alcool et de la viande ; mieux vaut même y renoncer complètement.

Les péricarpes durs des noix, c'est-à-dire les cloisons ligneuses internes, renferment un principe jouissant d'une réelle efficacité dans l'angine de poitrine. On peut en préparer une tisane de la façon suivante : prendre les péricarpes de 4 ou 5 noix ; les faire tremper pendant 24 heures puis faire bouillir et boire la décoction le matin à jeun. Il est bon d'en prendre régulièrement. Cette tisane soulage les douleurs et les sensations d'oppression.

Elle est également très utile dans les états fortement fébriles accompagnés de douleurs cardiaques. Dès la première tasse, on peut observer une légère amélioration. En cas de douleurs continues, la médication doit être prolongée jusqu'à ce que disparaissent complètement les symptômes douloureux et la fièvre.

Traitement des calculs biliaires par les cures d'huile

Pour éliminer les calculs biliaires, on aura recours à l'huile. Elle donne d'excellents résultats, surtout si le patient est à même d'en prendre de 3 à 5 dl à la fois. L'huile n'entre pas dans la vésicule biliaire pour la nettoyer, comme on serait tenté de le croire. Son action est uniquement due à une forte stimulation de la vésicule. Celle-ci provoque une sécrétion biliaire abondante qui entraîne les calculs de taille moyenne.

Il faut utiliser une huile non raffinée, qui est beaucoup plus efficace que les huiles raffinées. On n'a pas encore pu constater si les acides gras hautement non-saturés des huiles non raffinées exercent une influence. Mais cette hypothèse n'est pas à rejeter. Pour la cure d'huile, on emploie l'huile non raffinée d'olives, de noix, de tournesol ou de pavot.

Il est à conseiller de prendre, avant la cure, quelque remède végétal naturel pour fluidifier la bile, tel que le Boldocynara, préparé avec des artichauts et d'autres plantes thérapeutiques.

La cure d'huile doit être précédée d'un nettoyage de l'intestin. On emploie à cette fin des pommes ou des figues trempées, des graines de lin fraîchement moulues, du Linoforce ou du Psyllium. Si ces remèdes se révèlent inefficaces, il faudra administrer un lavement à la décoction de camomille. Quand l'intestin est nettoyé, on boit l'huile, et l'on reste tranquillement couché sur le côté droit pendant 2 heures. Si vous avez des difficultés à avaler l'huile, essayez de boire en même temps du café de céréales : prenez alternativement quelques gorgées d'huile, puis du café ou du jus de citron. Si cette méthode ne vous permet pas de boire une quantité d'huile convenable, il ne vous reste plus d'autre possibilité que d'en prendre des quantités réduites pendant plusieurs jours de suite. Cette cure prolongée n'est pas aussi efficace ; elle vous permettra cependant d'évacuer les petits calculs, de nettoyer le foie, et d'éviter ainsi, pendant un temps plus ou moins long, les inconvénients causés par les gros calculs.

Ceux qui peuvent boire au moins 3 dl d'huile à la fois réussiront à évacuer complètement leurs calculs, surtout quand il ne s'agit pas d'une vieille affection chronique et quand les calculs ne sont pas trop gros. Si en cas de chronicité les symptômes douloureux se font de nouveau sentir, s'accompagnant d'une forte température et d'une augmentation du nombre des globules blancs, il faut conclure à une inflammation suppurante. L'intervention chirurgicale devient alors obligatoire, bien qu'elle n'apporte pas une solution définitive ; car après l'opération, il n'y a plus de bile concentrée, ce qui constitue un énorme désavantage. La vésicule biliaire enlevée ne peut plus remplir ses fonctions ! Il en résulte qu'après son ablation, si l'on ne veut pas risquer de nouveaux troubles, il faut se contraindre, comme auparavant, à une cure pauvre en graisses et en protéines. La cure d'huile pratiquée à temps vous fera éviter l'intervention chirurgicale et ses conséquences.

Quelques réflexions au sujet du lait

Pour les enfants, c'est-à-dire pour un organisme en voie de croissance, le lait est incontestablement un aliment très important, à condition toutefois qu'il soit de qualité irréprochable.

Malheureusement, dans certaines régions de la plaine, les conditions d'entretien du bétail ne permettent pas, biologiquement parlant, de satisfaire à cette exigence. Ce reproche s'applique également au fourrage concentré et à l'amendement des terres par les engrais chimiques. Tous ces facteurs jouent un rôle important, c'est d'eux que dépend la qualité du lait qui, sous certains rapports, laisse beaucoup à désirer. En général, il est préférable de ne consommer que du lait bouilli.

Le danger de la maladie de Bang n'a pas encore pu être écarté dans bien des régions ; c'est une raison de plus pour faire bouillir le lait. Mais si, avec nos enfants, nous passons nos vacances dans les montagnes, ces précautions sont superflues. Le lait y est de qualité irréprochable et peut sans aucun inconvénient être consommé cru. Nous pouvons au contraire ranger ce lait parmi les aliments les plus précieux du point de vue nutritif, de même que le pain de blé complet, les légumes et les fruits.

Malheureusement, les interventions arbitraires, comme par exemple les vaccinations systématiques, sont sans influence sur la qualité du lait. Il importe d'attirer l'attention de nos paysans sur ce point important.

Les effets de la vaccination

Pendant les 4 ou 5 jours qui suivent la vaccination antituberculeuse, le lait provenant des bêtes vaccinées ne doit pas être consommé cru. Il serait même préférable de ne pas l'utiliser du tout pour l'alimentation humaine. C'est surtout chez les végétariens que ce lait peut causer des troubles hépatiques et digestifs notamment et aussi des maux de tête, des migraines et des états fébriles. Ce qu'il y a de particulier dans cette symptomatologie, c'est que malgré la fièvre l'appétit reste bon, les enfants continuent à manger comme si de rien n'était.

Pour remédier à ces troubles, on utilise Echinaforce (échinacée), Usnea et Urticalcin. Il est aussi recommandé de pratiquer une dérivation sur les reins et le foie. Il convient toutefois d'être prudent, afin de ne pas exposer la santé.

Les paysans qui fournissent du lait de bêtes malades devraient se rendre compte que la santé de leur prochain vaut tout de même plus que le petit bénéfice que leur apportent ces quelques litres de lait. Mais l'amour du gain ou les conditions économiques sont hélas souvent plus forts que le sentiment de responsabilité vis-à-vis du prochain.

Les facteurs responsables de la qualité du lait

Les mauvaises conditions hygiéniques d'une étable peuvent jouer un rôle assez grand dans la tuberculose du bétail ; dans bien des régions, ces conditions hygiéniques devraient être sérieusement améliorées.

Le manque de mouvement est également un facteur qui favorise le développement de la tuberculose. Les bêtes qui restent toujours enfermées dans l'étable tombent malades même si leur fourrage est bon et même si elles sont bien soignées. Il faut les faire sortir, ne serait-ce qu'au moment de l'abreuvage, pour les faire profiter de la lumière et de l'air frais ; le mouvement et la respiration à l'air frais constituent une nécessité absolue pour leur santé.

On essaie souvent de minimiser le danger de la tuberculose. Il est exact que les bacilles ne parviennent dans le lait qu'en cas de tuberculose du pis. Mais qui oserait prétendre qu'une tuberculose des poumons ou de quelque autre organe n'influence pas la qualité du lait ? Ce ne sont que les bêtes en bon état de santé qui peuvent fournir du lait de première qualité ; le lait d'une vache malade ne peut être aussi bon, même s'il ne contient pas de bacilles. Il en est de même d'ailleurs chez l'homme. Une femme malade dont le propre organisme manque de substances minérales ne peut donner à son nourrisson un lait aussi riche qu'une maman saine.

De toutes ces observations, nous pouvons déduire quelques principes fondamentaux. Pour combattre avec succès les maladies, nous devons d'abord créer des conditions initiales saines. Les terres doivent être assainies, afin que les bêtes y trouvent un fourrage de qualité. De plus, il faut prendre soin des conditions de vie du bétail. Des produits sains supposent une origine saine. Si nous parvenons à remplir toutes ces conditions fondamentales, c'est notre propre santé qui en profitera.

Le point de vue économique

Bien des végétariens prétendent que le lait et les produits laitiers ne sont pas d'une nécessité absolue, qu'on pourrait fort bien s'en passer. Ceci est peut-être vrai pour les régions basses, où toute la surface du sol est cultivée et fournit beaucoup de produits agricoles. La Chine nous en a donné un exemple typique. Du fait de l'augmentation considérable de sa population, il fallut développer sa production agricole aux dépens de l'élevage des bestiaux. Ceci lui permit de retirer du sol plus de protéines, plus de substances minérales et plus de vitamines que ne lui en fournissait le bétail.

Dans les régions alpestres, par contre, il en va tout autrement. Les cultures fruitières, par exemple, y sont impossibles. A quelques exceptions près, les régions montagneuses ne se prêtent qu'à l'élevage du bétail. C'est d'ailleurs à l'industrie alpestre que nous devons nos excellents produits laitiers, dont nous ne pourrions plus nous passer aujourd'hui du point de vue économique.

Un calcul malencontreux

On a parfois l'occasion d'observer de drôles de choses. C'est ainsi que l'on peut voir des paysans mettre une muselière à de petits veaux, afin de les empêcher de manger du foin. En les obligeant à ne consommer que des produits laitiers, leur chair garde une couleur rose-blanc qui est plus recherchée qu'une chair rougeâtre. Ce point de vue est ridicule car cette dernière a une plus grande valeur nutritive que la viande blanche. Etant donné cependant que la viande blanche est un peu plus tendre, elle se vend à un prix plus élevé. Le palais, flatté, l'emporte sur la raison ! Il en est de même du pain blanc et des petits pains. Avec tous ces produits raffinés, adoucis, nous rendons un mauvais service à notre corps et à notre intestin. Les contractions péristaltiques ne sont plus stimulées et le manque habituel de cellulose engendre la constipation. Tous ces égarements dans le domaine de l'alimentation flattent notre palais, mais sont à l'origine de nombreuses maladies. Et quand, à la longue, des troubles plus ou moins graves se déclarent, on a recours aux injections et aux produits chimiques pour combattre les symptômes alarmants, sans se rendre compte que, par cette méthode, loin de guérir le mal, on l'aggrave. La note à payer pour toutes ces jouissances du palais vous sera présentée tôt ou tard. Elle sera très élevée car il vous faudra la payer avec votre santé.

Il serait préférable de se faire une raison plus tôt. D'autant plus que le palais s'habitue assez vite à un nouveau genre de nourriture. N'hésitez donc pas à revenir à une alimentation saine et naturelle. Votre santé en profitera ; votre porte-monnaie également.

Le yaourt

Le mot yaourt me fait toujours penser aux vieux Bulgares, dont on prétend qu'ils devaient leur grand âge à la consommation de ce mets lacté nutritif et sain.

Mais qu'est-ce au fait que le yaourt ? On vous répond en général qu'il s'agit d'une sorte de lait caillé. Cette réponse n'est pas tout à fait erronée, bien que le lait caillé ordinaire renferme par litre 6 g d'acide lactique, tandis que le yaourt n'en renferme que 2 g.

Il est vrai que dans la préparation du yaourt, la fermentation lactique joue un rôle essentiel. Les effets aussi bien que le goût caractéristique du yaourt sont dus au bacille maya qui vit et agit en symbiose avec le bacille lactique oriental ordinaire.

Le yaourt est-il plus favorable que le lait doux ordinaire ? Le lait que nous buvons se coagule immédiatement dans l'estomac, c'est-à-dire qu'il y donne naissance à du fromage blanc. C'est ce que nous pouvons observer quand, pour préparer du fromage, on ajoute le lab-ferment au lait. C'est un ferment extrait de l'estomac du veau. Le lait se coagulant, l'estomac est chargé d'un "coagulum" assez difficile à travailler. C'est ce qui explique que le lait est mal supporté en cas de troubles fonctionnels de l'estomac, alors que le yaourt ne cause pratiquement pas d'ennuis. Contrairement au "coagulum" du lait doux, le yaourt est de consistance floconneuse. La différence se remarque nettement lors de vomissements : quand les enfants vomissent du lait, celui-ci revient sous forme de boules blanches, le yaourt et le lait coagulé au contraire sont de consistance liquide.

C'est dans l'intestin que le yaourt produit les meilleurs effets. Il "nettoie" les muqueuses et exerce une bonne influence sur la flore intestinale. Maintes bactéries nuisibles sont chassées par le bacille du yaourt, ce qui favorise la digestion et l'assimilation des substances nutritives.

Pour obtenir un maximum d'effets, il convient de consommer le yaourt avant les salades ; ensuite viennent les légumes. Le yaourt est ordinairement servi avec des fruits ; cette combinaison n'est pas à recommander parce qu'elle peut engendrer des fermentations. Si vous êtes enclin à ces phénomènes désagréables, mangez le yaourt seul et ne l'accompagnez ni de fruits ni de sucre.

Le yaourt rend de bons services en cas de putréfaction intestinale qui se traduit pas une odeur putride des selles. Bien des patients s'attendent à se voir débarrassés de leurs ennuis après avoir consommé un seul verre de yaourt ; mais le yaourt n'est pas un remède miracle ; ses effets ne se manifestent que lentement. Tout ménage moderne devrait consommer journellement du yaourt qu'il aurait avantage à préparer lui-même.

Le café

Ses effets généraux

Le produit du caféier est aujourd'hui connu un peu partout. Des millions de tonnes de grains de café sont consommés chaque année. Dans les milieux préoccupés d'hygiène alimentaire, on discute depuis des dizaines d'années déjà des avantages et des inconvénients du café.

Etant donné que le café est un excitant des nerfs, il faut le ranger parmi les stimulants nuisibles, dont la consommation est à déconseiller aux neurasthéniques. C'est pourquoi je me suis déclaré contre ce poison des nerfs, bien que j'en use moi-même lorsque je suis obligé d'entreprendre des courses nocturnes en automobile. Ceci n'est guère à recommander ; il est préférable cependant de recourir à cette méthode plutôt que de s'endormir au volant. Les personnes qui n'abusent pas du café et qui s'en servent presque comme d'un médicament, obtiennent en pareil cas des effets excellents et immédiats. Il n'en est pas de même chez ceux qui en consomment plusieurs tasses par jour ; habitués à ce produit, ils ne peuvent plus aussi rapidement en ressentir les effets.

Le café arabe

Voilà ce qu'il en est du café et de ses effets. Il convient cependant de faire remarquer que ce produit préparé à la manière des Arabes a des effets beaucoup moins excitants et beaucoup moins nuisibles. Tout comme les Turcs, les Arabes servent le café dans de petites tasses avec le marc de café. En général ils ne le préparent qu'au moment où les invités arrivent et ne le gardent jamais longtemps torréfié ou moulu. Ils le portent rapidement à ébullition et le rafraîchissent avec un peu d'eau froide ; puis ils le servent et le boivent avec le marc et assez de sucre. Contrairement au café que je consomme ici avec du lait ou de la crème et non sucré, le café arabe ne m'a jamais causé beaucoup d'ennuis. J'en conclus donc que cette méthode de préparation diminue plus ou moins les effets nuisibles du café, si toutefois la chose est possible. Des observations et des essais ultérieurs m'ont en tout cas prouvé que le marc de café renferme certaines substances susceptibles de neutraliser en partie les corps volatiles du café, comme par exemple la caféine. Si vous voulez savourer ce breuvage délicieux, préparez-le à l'arabe et, comme les Arabes, contentez-vous d'une petite tasse. Néanmoins, les nerveux et les neurasthéniques doivent complètement s'abstenir de café, arabe ou non.

Le café décaféiné

J'estime qu'il est préférable d'employer la solution mentionnée ci-dessus, plutôt que de dénaturer le café en en retirant la caféine. Car il se peut que la caféine ne soit pas la substance la plus nuisible du café. Quoi qu'il en soit, pour extraire la caféine du café, il faut faire usage de certaines substances. Mais cette méthode engendre de nouveaux désavantages. Les milieux scientifiques ne sont pas unanimes d'ailleurs à l'approuver. Si on l'examinait d'un peu plus près, peut-être s'apercevrait-on que le diable a été chassé par Belzébuth.

Les percolateurs

Ce sont surtout les cafés et les restaurants qui ont adopté les percolateurs, car ces appareils sont très pratiques pour fabriquer du café en grande quantité. Mais cette méthode de préparation n'augmente pas la qualité ni le goût du breuvage. Celui-ci est bien noir et légèrement amer, mais il a perdu son arôme. Les personnes qui ne veulent pas renoncer au café devraient au moins le préparer de façon adéquate. L'adjonction de succédanés, qui se pratique habituellement en Suisse, n'enlève pas au café sa nocivité. Elle incommode seulement les connaisseurs. Il serait donc préférable de se passer de ce breuvage. Mais par quoi le remplacer ? C'est la question que nous allons étudier.

Le café de céréales et de fruits (Bambu)

Depuis plus de 30 ans déjà, on s'efforce de trouver un produit de remplacement du café. Le commerce nous offre aujourd'hui de bons mélanges de céréales et de fruits. Additionnés de lait, ces succédanés, qui n'ont pas la nocivité du café, offrent un autre avantage. En pénétrant dans le milieu acide de l'estomac, le lait frais se coagule, c'est-à-dire qu'il se transforme en fromage blanc (chaque gorgée donne lieu à la formation d'une petite boule de fromage blanc). Si le lait est additionné de café de céréales et de fruits, les produits de coagulation sont plus floconneux et plus digestifs. En été nous aimons prendre du lait cru et froid ; il est avantageux alors d'y ajouter un peu de succédané. Les principes amers provenant des glands du chêne et d'autres substances minérales du succédané sont très favorables. Nous savons en effet que la plupart des principes amers ont une bonne influence sur le foie. Mais le principal avantage du café de céréales et de fruits, c'est qu'il permet une coagulation plus floconneuse du lait qui est de ce fait rendu plus digestif. Pour ceux qui jouissent d'une santé robuste, cette particularité ne joue pas un grand rôle ; elle est au contraire très importante pour les personnes de santé chétive ou qui ont souffert d'un mode de vie contre nature. Ces sujets devraient strictement s'en tenir aux aliments naturels et favorables. Bambu est un extrait soluble, sans caféine, à base de fruits et de céréales ; il ménage le cœur et les nerfs ; même pris le soir, il est bien supporté et n'empêche pas de dormir ; il est indiqué également pour les enfants.

Le café Kneipp

Kneipp est sans doute parti de réflexions semblables, lorsqu'il introduisit sur le marché son café de malt. Il est possible que des facteurs économiques jouèrent également un certain rôle. Quoi qu'il en soit, le café de malt Kneipp a tenu bon depuis des dizaines d'années et la concurrence du café de céréales et de fruits ne l'a pas encore fait disparaître du marché.

Bien que le café de céréales et de fruits soit aujourd'hui plus apprécié, il ne faut pas sous-estimer ou ignorer le mérite de Kneipp et de son café de malt. S'il était encore en vie, il aurait sans doute profité du progrès de nos connaissances et trouvé un succédané de café bien supérieur à son produit initial.

Partant de toutes ces observations, les milieux de l'alimentation moderne se sont efforcés eux aussi de fabriquer un bon succédané de café n'ayant pas les effets nuisibles de ce dernier et agréable cependant au goût. Il ne suffit pas en effet que les aliments soient salutaires ; ils doivent encore flatter le goût. Cette exigence constitue un facteur essentiel qui doit influer sur le choix des aliments. Heureusement, notre palais s'habitue aux changements et nous pouvons même le tromper, à son grand avantage d'ailleurs. Si vous croyez ne jamais pouvoir renoncer au café, ne jamais pouvoir vous habituer à un succédané, même au risque de nuire à votre santé, essayez la méthode suivante : mélangez votre café avec un bon café de céréales et de fruits ; commencez par en ajouter très peu, puis, à mesure que le palais s'habitue, augmentez les quantités de succédané et abandonnez finalement le café. De cette façon, la buveuse de café la plus invétérée parviendra à se déshabituer de ce délicieux mais dangereux breuvage. Elle achètera volontiers un bon café de céréales et de fruits aromatique. On en trouve aujourd'hui dont le goût ressemble assez à celui du café. Sa santé bénéficiera largement d'un tel succédané, surtout si elle a l'habitude de prendre du café au lait ou du lait au café.

Dans votre propre intérêt donc, vos ferez bien de remplacer le café par un bon succédané, par un café de céréales et de fruits. Vous constaterez combien il est agréable de pouvoir ainsi ménager vos nerfs et votre cœur, et rester plus calme que votre entourage qui, dans sa hâte, oublie presque de respirer. Le bon café de céréales et de fruits porte vraiment sa recommandation en soi !

La choucroute

Nous acceptons avec reconnaissance toutes les explications que peut nous donner la science sur les principes actifs des aliments ou des remèdes naturels. Mais pour le malade, l'application pratique est plus importante que les dissertations de longue haleine. Si vous avez déjà rencontré des scorbutiques, soit dans un camp, soit dans un hôpital, soit sur un vaisseau, vous comprendrez le bien qu'on peut leur faire en leur présentant des aliments contenant des principes antiscorbutiques. Quelque abondante que soit l'alimentation, si elle manque de vitamines, elle ne tarde pas à provoquer des symptômes de carences.

Avec le citron, la choucroute constitue le meilleur remède antiscorbutique. Le navigateur anglais James Cook, qui entreprit trois expéditions successives sur les mers lointaines, n'eut jamais de scorbutiques à bord de ses vaisseaux. De son temps, l'on ne connaissait pas encore la vitamine antiscorbutique ; mais grâce à leur don d'observation naturel, quelques hommes avaient découvert le meilleur remède contre cette maladie insidieuse. La choucroute ne faisait jamais défaut sur les navires de James Cook ; il l'emmenait par tonneaux. Et c'est grâce aux vertus thérapeutiques de ce comestible que Cook put continuer ses recherches sans nuire à sa santé ni à celle de ses équipages.

Cette carence se manifeste par des saignements répétés des gencives (qui deviennent fongueuses, tandis que les dents se relâchent), par de petites tumeurs et nécroses au niveau de la muqueuse buccale, par des tuméfactions aux environs des articulations osseuses, par une tendance générale aux hémorragies, une moindre résistance aux infections et un état asthénique. Si vous présentez un ou plusieurs de ces symptômes, employez immédiatement du citron pour préparer vos salades et, pendant quelque temps, mangez tous les jours de la choucroute crue accommodée comme une salade. La choucroute crue est un excellent remède ; "la choucroute chasse le médecin" dit un vieux proverbe. Les barils de choucroute devraient occuper une place d'honneur dans la chambre aux provisions des fermes. Ceux qui ne peuvent en préparer eux-mêmes ont intérêt à acheter la choucroute que l'on trouve dans les maisons d'alimentation naturelle.

La choucroute n'est pas seulement riche en vitamine C ; elle contient également de l'acide lactique naturel et d'autres ferments actifs qu'on ne connaît pas encore très bien.

L'eau de choucroute est un remède très utile dans certaines affections de l'estomac et de l'intestin. Mais qu'on se méfie de la choucroute industrielle trop salée : elle ne constitue plus un remède. Il faut noter qu'il n'y a que la choucroute crue qui ait des propriétés antiscorbutiques.

La préparation de la choucroute

Si vous avez assez de chou blanc dans votre jardin, voici une bonne recette pour préparer de la choucroute :

Choucroute aux oignons : les choux blancs sont coupés menu. Dans un baril ou dans une cruche en terre, on en dispose une première couche d'environ 2 cm, sur laquelle on répand des graines de genièvre, de moutarde, des semences de coriandre (si l'on ne veut pas ajouter de sel, il faudra augmenter la quantité de graines de moutarde). Puis on recouvre le tout d'une couche d'oignons coupés en tranches (couche d'un centimètre d'épaisseur environ). Viennent ensuite des couches alternantes de choux et d'oignons, jusqu'à ce que le vase soit rempli.

Le tout doit être pressé convenablement, recouvert d'un linge et d'une pierre et abandonné à la fermentation. Pour hâter celle-ci, il convient d'arroser l'ensemble avec un peu d'eau dans laquelle on a dilué soit du ferment de yaourt soit du concentré de petit-lait.

On peut aussi préparer la choucroute sans ajouter d'oignons. Il importe de procéder à la préparation dans une salle bien chauffée ; pendant 2 ou 3 semaines, la température ambiante doit être de 20 au moins ; après il est préférable de garder le baril dans une chambre plus froide, afin d'éviter la fermentation butyrique qui occasionne la décomposition de la choucroute.

La choucroute préparée sans adjonction de sel est plus difficile à conserver. Jadis, on ajoutait 1 ou 2 % de sel, c'est-à-dire 100 ou 200 g pour 10 kg de choucroute. Aujourd'hui, on n'ajoute plus que 1/2 % de sel ou même moins encore. L'excès de sel ne favorise pas la fermentation lactique et donne à la choucroute un mauvais goût.

Tout l'art culinaire est dans les épices

Celui qui a eu l'occasion de regarder un peu autour de lui pendant ses voyages dans le vaste monde peut certes juger beaucoup mieux que celui qui est habitué à évaluer d'après le point de vue limité de son propre circuit d'information. Pendant de tels voyages, on fait en outre connaissance avec toutes sortes de cuisines et l'on donne volontiers la préférence à qui, non seulement s'entend au régal du palais, mais aussi sait avoir égard aux denrées qui ont de la valeur pour la santé. Sous cet aspect, trois cuisines excellentes m'ont fait une impression toute particulière, à savoir la cuisine française, la cuisine arabe et la cuisine chinoise. Toutes les trois se dirigent d'après ce principe que l'art de la cuisine consiste dans l'emploi des épices. Des aliments qui n'ont pas beaucoup de goût doivent être préparés avec un soin particulier et épicés, afin qu'ils nous plaisent au goût, si bien que ce soit pour nous un plaisir toujours nouveau d'en manger. Si nous voulons arriver à cela, alors il ne suffit pas de mettre la main au tonneau de sel. Celui-ci ne peut pas remplacer les aromates qui manquent. La cuisine est un art que certains ont dans le sang, tandis que d'autres n'acquièrent cette capacité qu'avec le temps, du soin et de la réflexion. Ce n'est pas le sel de la saline mais les aromates de provenance végétale qui contribuent à une préparation saine et savoureuse de nos aliments.

Les particularités des cuisines chinoise, arabe et française

Les cuisiniers chinois préfèrent ne jamais cuire complètement les légumes, mais les laissent crus à environ 20 %. Cependant, dans cet état, ils ne sont pas encore agréablement aromatisés. Ils ont encore un goût âpre et c'est la tâche des épices de compenser adroitement ce défaut. Les cuisiniers chinois savent bien préparer les aliments de telle sorte qu'on aime les manger, même si l'on doit les mastiquer un peu plus que d'habitude. Tous les cuisiniers chinois affectionnent un grand choix d'épices qui nous sont connues ou inconnues. Ils emploient le curry et la sauce de soja ainsi que les différentes sortes de paprika et ils disposent en outre de toutes sortes de piments qui ressemblent à la sarriette rouge et noire. Mais surtout ils utilisent toujours un peu de fucus marin qui, certes, n'est pas particulièrement épicé, mais avec lequel on peut donner aux aliments un goût étrange. A la suite de contraintes traditionnelles qui remontent à des siècles, les Chinois emploient encore toujours cette épice, car elle procure au corps certains minéraux et oligo-éléments dont celui-ci a absolument besoin. Ceci est un grand avantage qui ne se retrouve qu'à peine ou pas du tout dans d'autres plantes. Certainement les anciens Chinois employaient le fucus marin d'une façon tout à fait instinctive puisqu'ils ne savaient encore rien de précis sur les oligo-éléments et autres éléments analogues. Cependant c'étaient de bons observateurs et ils remarquèrent que la nature offre bien des choses invisibles et insaisissables qui peuvent être toutefois d'une importance vitale pour nous. Ce précieux talent d'observation n'a pas seulement contribué au développement favorable et à la floraison de l'art culinaire chinois, mais aussi d'autres branches de la connaissance ont pu à cause de cela s'épanouir. Si aujourd'hui beaucoup est oublié de ce qui faisait jadis l'antique culture des aïeux, le peuple chinois en a cependant tiré profit pendant des milliers d'années.

Non seulement la cuisine chinoise mais aussi la cuisine arabe est pourvue de toutes sortes d'épices. Le cuisinier arabe a toutefois une habitude curieuse à laquelle nous sommes moins liés. A savoir qu'il peut mélanger des choses piquantes avec des choses sucrées et adoucir des choses amères par des aromates, si bien qu'il en résulte des contrastes singuliers, qui peuvent bien avoir un certain attrait pour le palais, mais qui, en général, commencent par nous choquer. Cela ne gêne nullement les Arabes de mélanger des piments avec des oranges et d'autres fruits, cependant pour nous cela demandera du temps avant que ce mets nous plaise. De même nous ne devons pas oublier que les Arabes non seulement salent leur nourriture mais aussi qu'ils l'épicent, ce qui est un grand avantage.

La cuisine française, comme on le sait, est célèbre parce qu'elle aussi possède ses secrets. Le jardin des épices et les diverses herbes aromatiques sont à la disposition de son art culinaire. Escofier est connu pour être le roi des cuisiniers ; ce petit homme modeste comprit magistralement comment utiliser habilement les nombreuses herbes aromatiques qui sont à notre disposition sur les marchés européens. A cause de cela, ce n'est pas étonnant que son talent lui ait permis d'enthousiasmer princes et rois par la saveur particulièrement attrayante de ses sauces et de ses mets.

Utilisation profitable des expériences réunies

Si nous avons pu réunir des expériences de nos voyages dans différents pays, qui nous soient utiles, nous devrions chercher à mettre ces idées en valeur. J'ai essayé d'accomplir cette tâche en composant de nouvelles épices d'après certains principes. Surtout la combinaison d'herbes aromatiques fraîches avec des légumes frais et du sel marin s'est réalisée d'une façon satisfaisante dans Herbamare et Trocomare. Auparavant, on séchait et on pulvérisait les herbes aromatiques ; on sait toutefois aujourd'hui que les herbes fraîches sont beaucoup plus actives et plus aromatiques. Une herbe aromatique fraîche est plus agréable au goût ; c'est pourquoi elle tente même nos palais blasés. Si nous employons Herbamare et Trocomare, nous disposons là de produits qui sont fabriqués avec des plantes aromatiques et des légumes frais. Cultivés biologiquement, cueillis frais dans les champs, ils sont livrés au procédé de fabrication. Il en résulte une masse verte dans le jus de laquelle est mélangé du sel marin pur, séché au soleil. Celui-ci se dissout et par là tire toute l'eau de la masse et ceci sans chaleur. Les épices, une fois prêtes, sont mises dans des boîtes à saupoudrer et, sous cette présentation, sont les bienvenues sur la table de toutes les familles modernes.

Le sel de cuisine

Quelle est la quantité de sel dont nous avons besoin ?

Le problème du sel a déjà suscité bien des controverses; à l'école on nous apprenait que pour vivre l'homme a besoin de 7 kg de sel par an. Il est exact que ni l'homme ni l'animal ne peuvent vivre sans sel. Que se passe-t-il donc en cas de maladies exigeant une diète sans sel ou pauvre en sel ? Ce problème compliqué en apparence est facile à résoudre, dès qu'on apprend qu'il n'y a pas que le sel des salines qui satisfait nos besoins en sel. Il existe même des peuples primitifs, comme les habitants des steppes asiatiques, qui n'ont aucune notion du sel. Leur organisme cependant en a aussi besoin pour vivre. Mais le liquide sanguin renferme du sel ; le sérum sanguin d'ailleurs ne peut se concevoir sans une certaine quantité de sel.

La consommation de sel

Comment faire pour apporter à notre organisme la quantité de sel requise, sans lui donner trop de sel de cuisine ? Eh bien, pour résoudre ce problème, les plantes nous viennent en aide. Toutes les plantes contiennent du sel ; le poireau et l'oignon en renferment même beaucoup.

En parlant de sel, nous sous-entendons en général le chlorure de sodium ; or celui-ci est également contenu dans les plantes mais nous ne semblons pas vouloir nous en rendre compte. Nous croyons devoir ajouter beaucoup de sel de cuisine à nos aliments, sans réfléchir que cet emploi vraiment exagéré est très désavantageux pour nos reins. Des médecins de grande valeur, comme le docteur Gerson, le docteur Riedlin, le docteur Hermannsdorfer et même le Prof. Sauerbruch ont démontré que dans la tuberculose et surtout dans la tuberculose osseuse, l'ingestion exagérée de sel de cuisine a des effets tout à fait néfastes, alors qu'une diète pauvre en sel, ou même sans sel de cuisine, exerce une bonne influence sur l'état général et favorise la guérison.

Tous les néphrétiques savent que la diète sans sel ou pauvre en sel favorise leur guérison. Et même ceux qui jouissent encore d'une santé excellente, feraient bien de réduire la consommation de sel de cuisine, afin de ménager à temps leurs reins. Etant donné que bien d'autres maladies exigent également un régime sans sel, ce facteur mérite toute notre attention.

Le sel - un remède

Néanmoins, le sel peut servir de remède, mais pas sous sa forme habituelle. C'est ainsi qu'on ne peut nier les effets salutaires de bains de sel marin dans les troubles fonctionnels des glandes, troubles qui se traduisent souvent par de l'obésité. La thyroïde bénéficie également de ces bains. Dans l'hyper- ou l'hypofonction de la thyroïde, avec goitre, les bains de sel marin rendent d'excellents services. Si votre porte-monnaie ne vous permet pas de faire une cure au bord de la mer, les enveloppements de sel, secs ou humides, vous aideront à faire disparaître l'eau des tissus. Si vous souffrez d'œdèmes, vous obtiendrez également de bons résultats avec les enveloppements de sel.

L'eau salée est un excellent gargarisme. Si vous ne voulez pas dépenser de l'argent pour acheter une bonne eau dentifrice aux simples, vous pouvez utiliser à ces fins un peu d'eau salée.

Dans les catarrhes et les inflammations des muqueuses, rincez le nez régulièrement avec de l'eau salée en aspirant celle-ci par le nez. Il faut ensuite rincer à l'eau claire. Cette méthode simple vous permettra d'augmenter votre résistance aux catarrhes et aux inflammations de la gorge. Les personnes qui habitent au bord de la mer n'ont qu'à prendre de l'eau de mer. Quant aux autres, elles peuvent utiliser le sel de cuisine ordinaire.

Le sel est aussi employé avec succès pour l'usage interne. Il convient toutefois de n'utiliser dans ce cas que du sel marin, et non du sel de cuisine ou même du sel iodé. Les glandes à sécrétion interne sont favorablement influencées par les oligo-éléments du sel marin ; cette médication normalise l'hyperfonction aussi bien que l'hypofonction glandulaire.

Dans l'obésité, causée par une hypofonction des glandes endocrines, le sel de cuisine est à déconseiller ; il contribue à faire augmenter le poids. Le sel marin produit un effet contraire : les personnes obèses peuvent se débarrasser de bien des kilos superflus en employant régulièrement le sel marin diététique Herbamare. Le Trocomare est un autre sel diététique, qui contient à la fois les oligo-éléments du sel marin et de précieux principes végétaux. Le sel constitue un excellent moyen de conservation dont on fait également usage dans les extraits de plantes fraîches pour stabiliser les principes actifs. Le Trocomare est une combinaison de 8 plantes fraîches différentes à action bactéricide. Si vous êtes enclin aux infections ou que vous désirez prévenir une inflammation, le Trocomare vous rendra de bons services. Il pourra même favoriser la guérison de troubles déjà installés. En homéopathie également, le sel est très employé.

A propos de la levure

Il y a plus de 30 ans que les Anglais ont fait d'intéressantes expériences avec la levure et l'extrait de levure. Ils donnaient à leurs explorateurs et à leurs expéditions des extraits de levure comme provisions de voyage. Du fait de son faible poids et de son peu de volume, cet aliment concentré se prêtait mieux qu'aucun autre à ces fins. Avec 1 kg d'extrait de levure, on peut se nourrir bien plus longtemps qu'avec 1 kg d'un autre aliment concentré.

Les essais pratiques avaient démontré la haute valeur de la levure, mais on ne connaissait rien encore de sa richesse en vitamines. Après toutes les expériences qui ont prouvé les excellentes qualités de la levure et de son extrait, nous n'hésitons pas à classer ces produits parmi les meilleurs aliments concentrés.

La levure, qui contient la plupart des vitamines du groupe B (surtout B1 et B2), a une grande importance dans la régularisation de la respiration cellulaire, où elle joue le rôle d'un facteur respiratoire. De plus, la levure constitue un fortifiant du système nerveux. De par sa teneur en vitamine B, elle exerce une action spécifique sur le catabolisme des hydrates de carbone, catabolisme qui ne peut s'effectuer convenablement qu'en présence de la vitamine B1.

La levure et l'extrait de levure sont très utiles pour stimuler les fonctions pancréatiques : c'est ce qui leur a valu l'appellation d'"insuline végétale". Ils rendent de bons services également quand la sécrétion interne du pancréas est perturbée, c'est-à-dire quand les îlots de Langerhans sécrètent trop peu d'insuline. Les diabétiques auront avantage à employer de l'extrait de levure pour épicer les mets. Cet extrait se prête également à la préparation de sandwiches, qu'on garnit encore de tranches d'oignons ; ils bénéficient ainsi à la fois de l'"insulino-thérapie" de l'extrait de levure et des principes sulfurés de l'oignon.

La levure et l'extrait de levure peuvent être employés régulièrement, mais en petites quantités seulement.

Signalons que les cellules vivantes de la levure présentent un certain désavantage ; en pénétrant dans l'intestin, les champignons vivants donnent généralement lieu à des fermentations et, partant, à des gaz intestinaux qui peuvent occasionner quelques difficultés. Si la flore intestinale est intacte, ces phénomènes ne se produisent pas ; mais si vous êtes quelque peu sensible sur ce point, utilisez de préférence l'extrait de levure et non la levure fraîche. L'extrait est d'ailleurs d'un maniement plus simple ; pour obtenir une épice liquide, il suffit de le diluer dans un peu d'eau chaude.

La levure et l'extrait de levure rendent de bons services dans la furonculose. L'extrait de levure est à conseiller à tous ceux qui sont enclins à cette affection ; on le prend en petites quantités pendant un temps assez prolongé. Cette médication est également excellente comme traitement interne des plaies difficiles à guérir. Ce qui est curieux, c'est que l'ingestion de trop grandes quantités de levure peut provoquer une furonculose. Cette observation confirme le principe homéopathique, qui dit que l'action d'une substance dépend en grande partie de son dosage, que l'ingestion d'une même substance peut donner des effets opposés, selon qu'on l'administre en petites quantités ou en quantités trop grandes. La plupart du temps, une dose exagérée provoque les mêmes troubles que ceux qui sont guéris par une dose idoine.

La levure et l'extrait de levure sont employés avec succès pour améliorer l'état de santé général.

L'ingestion régulière d'extrait de levure est tout particulièrement à recommander pendant la grossesse.

L'extrait de levure constitue un excellent aliment dont bénéficient tous ceux qui souffrent de troubles de l'estomac et de l'intestin ou encore de troubles circulatoires. Il répond donc aux exigences de cette vieille et sage maxime : "Les aliments doivent être des remèdes, et les remèdes doivent être des aliments."

Autrefois, on employait surtout la levure de bière, qui est très bonne, mais qui présente un désavantage gustatif, car elle contient encore des substances amères. On ne réussit pas toujours à éliminer le goût amer ; ce procédé d'ailleurs est à déconseiller. Il est préférable, chaque fois qu'on le peut, d'utiliser l'extrait de cultures de levures pures.

FAITS DIVERS

Terre fatiguée - mer riche

Que de rivières s'écoulent dans la mer et que de grands fleuves emportent ainsi avec leurs immenses masses d'eau des tonnes de substances minérales perdues à jamais dans les énormes bassins marins. Il est vrai que Salomon, qui avait déjà reconnu en son temps la circulation de l'eau disait : "Tous les fleuves vont à la mer et la mer ne se remplit pas ; là où les fleuves vont, là ils retournent toujours." Ce voyage est infatigable et infatigable est de même la disparition des substances minérales. Si nous ne pensons pas seulement aux fleuves prenant leurs sources dans nos montagnes, mais aussi à ceux beaucoup plus grands comme par exemple l'Amazone, le Rio Grande, le Mississippi, le Gange et le Nil, bref à tous les fleuves géants de notre planète, nous pouvons peut-être juger de l'immensité du pillage que notre terre a subi pendant des millénaires. La pluie et la neige dissolvent continuellement du potassium, du calcium, du magnésium, du manganèse, de l'iode, du bore et beaucoup d'autres substances minérales dans la terre. Ces matériaux parviennent alors avec les flots des fleuves à la mer. Notre terre s'appauvrit ainsi de plus en plus tandis que la mer s'enrichit continuellement en substances minérales.

Un remède facile

Cette réflexion a déterminé des hommes intelligents de pays différents à aller reprendre à la mer une part de ce qu'elle a fait disparaître. Il y a là les différentes espèces d'algues qui prospèrent dans la mer et qui peuvent profiter de sa richesse minérale. Ces algues peuvent servir comme engrais pour rendre à la terre des substances qui commencent à y manquer. En Californie on emploie des algues comme engrais, comme fourrage, comme nourriture de compensation et même pour des médicaments. Il y a quarante ans qu'aux Pays-Bas on commençait à utiliser l'écume de mer et les algues comme engrais. Depuis des siècles des paysans français ont nourri leurs champs d'une algue très calcaire comme engrais. Le succès obtenu ainsi attirait l'attention des cercles scientifiques. Le professeur Boucher rapporte des détails étonnants sur l'efficacité de la poudre d'une algue rougeâtre qui a été utilisée comme engrais aux îles Glénan au sud de la Bretagne. Non seulement on pouvait observer une végétation améliorée grâce à cet enrichissement du sol, mais aussi les plantes elles-mêmes se rétablissaient. Des expériences entreprises dans les cultures de légumes, de fruits et de baies ont permis des succès satisfaisants. On prétend même que le mildiou, les champignons, les lichens et même les insectes nuisibles comme par exemple les pucerons disparaissent après que les plantes ont été simplement traitées avec de la poudre d'algues. Cette poudre ne servait donc pas seulement à améliorer le sol, mais elle agissait en outre comme remède pour les plantes. En France ce produit est connu et en vente sous le nom de Calmagol. Tandis que l'algue marine Kelp est très riche en iode, l'analyse du Lithothamnium calmagol prouve que sa teneur en iode est pauvre tandis qu'il a une teneur élevée en chaux facilement soluble.

Le professeur Boucher maintient que pendant une épidémie de fièvre aphteuse une certaine région de France fut épargnée parce que les paysans avaient traité leurs champs avec la poudre d'algues mentionnée. Comme tous ces rapports proviennent de sources sérieuses, on peut s'attendre à bon droit à ce qu'ils soient corrects. On peut donc espérer que les algues marines sont en mesure de jouer un rôle important comme engrais et comme régénérateurs du sol. Il vaudra certainement la peine que beaucoup de paysans et de propriétaires coopèrent à l'utilisation de ces forces rénovatrices encore bien inconnues.

Pas de vie sans iode

J'ai lu quelque part le conte d'un prince qui n'était jamais gai et qu'aucune excitation ne pouvait faire sortir de sa mélancolie. Pour cette raison le roi ordonna une fête et des princes de partout acceptèrent l'invitation. Les hôtes fêtèrent, dansèrent et s'amusèrent des représentations de saltimbanques et de bouffons que l'on avait jadis coutume d'offrir à une cour. Alors que la plupart des assistants ne savaient plus comment se tenir de rire, notre prince restait indifférent et triste. Quand le roi proposa alors un grand prix pour celui qui rendrait au prince sa gaieté, un berger de chèvres vivant dans les Alpes se présenta. Il avait pu observer de quelle gaieté et de quelle espièglerie les chamois étaient pris chaque fois qu'ils avaient léché du sel à un certain endroit. Il prit donc avec lui quelques blocs de sel, pensant qu'ils porteraient bonheur au prince aussi bien qu'à lui-même. Quand il les donna au prince, celui-ci les mit dans sa bouche, se pinça d'abord les lèvres, puis il se ranima peu à peu, prenant part à tout et devenant finalement spontanément gai. Cinq millionièmes de gramme d'iode auraient pu accomplir ce miracle si le conte était vrai.

Dosage exact

Des savants ont calculé que le besoin quotidien d'iode pour le peuple suisse entier est de 25 grammes seulement. Peut-être cette petite quantité est-elle correcte. En tout cas il faut une quantité minime de cette substance minérale singulière pour couvrir nos besoins. Si toutefois elle manquait totalement, une plénitude des meilleures substances alimentaires et des vitamines ne pourrait empêcher que la population suisse s'abrutisse rapidement et qu'elle périsse. C'est un fait prouvé qu'une carence d'iode agit surtout sur la glande thyroïde et cela peut provoquer des phénomènes singuliers. Ainsi un goitre peut se former ou un mixœdème en résulter, et cela peut aller jusqu'à l'abrutissement. D'autre part un déséquilibre de l'iode peut provoquer la maladie de Basedow. Cette maladie est connue par l'hypersensibilité causée, accompagnée de palpitations fréquentes du cœur, ainsi que par des vibrations intérieures nerveuses qui usent la force des nerfs en irritant le nerf sympathique. Aussi les glandes intestinales - foie et pancréas - et même la plupart des organes sont irrités dans un cas pareil. Même les glandes sudoripares sont affectées et des transpirations hypertrophes peuvent résulter et affaiblir beaucoup le corps. Des dépressions se manifestent par des fluctuations psychiques et ont souvent des conséquences désagréables. Avec de fortes doses d'iode l'état de santé peut empirer jusqu'à devenir insupportable. Ceci prouve que la substance miraculeuse qu'est l'iode doit être dosée avec précaution, car une carence ou un surdosage sont un malheur parce que les deux peuvent provoquer des états dangereux. C'est pourquoi il ne faut administrer l'iode qu'à des doses homéopathiques pour éviter ainsi tout dommage. Comme nous connaissons en Suisse - comme beaucoup d'autres pays sans côtes - une carence d'iode, le docteur Eggenberger d'Hérisau, un spécialiste du goitre, est intervenu pour que notre sel de cuisine fût enrichi par de l'iode. Les Suisses ayant une tendance goitreuse en ont profité tandis que ceux avec une tendance à la maladie de Basedow ont souffert de palpitations plus fréquentes.

Le sel et l'eau de mer contiennent, comme on sait, de l'iode. Voilà pourquoi ils peuvent agir sur beaucoup de gens comme un médicament bien choisi. Ceux toutefois qui ont tendance à la maladie de Basedow réagissent beaucoup mieux à de petites quantités d'iode contenues dans des plantes parce que celles-là ne causent pas de troubles désagréables.

Plantes riches en iode

Malheureusement on trouve chez nous peu de plantes riches en iode. Les diverses espèces de lichen d'Islande, l'usnée et les algues produisant du carragaheen sont des plantes contenant de la vitamine A et relativement beaucoup d'iode comme le pharmacologue Gessner l'a prouvé. En Suisse, nous trouvons 38 espèces différentes de ces lichens. Le professeur Gessner rapporte que ceux-ci contiennent encore des substances antibiotiques qui ont même un fort effet tuberculostatique. Dans les gouttes et les bonbons Usnea, quelques-uns de ces lichens ont été incorporés. La véritable zostère, Zostera marine, et la statice Armeria maritima, que l'on trouve sur les côtes de la mer du Nord et de la mer Baltique, contiennent de l'iode, du fluor et du brome, trois oligo-éléments qui sont d'une grande importance pour nous. Le cresson de fontaine contient également de petites quantités d'iode.

Toutes les algues marines contiennent de l'iode, la teneur en iode variant selon l'espèce et l'habitat. Le fucus peut atteindre une largeur de 5 cm et une longueur d'un mètre. Sa teneur en iode varie de 0,03 % à 0,1 %. On emploie le fucus contre l'obésité, les strumes et la scrofule. Il n'est toutefois pas sans danger pour certaines gens de prendre des quantités plus fortes de fucus, surtout si leur fonction thyroïdienne est sensible. L'algue Kelp est l'algue la plus grande, pouvant atteindre 700 m de longueur. Elle est sûrement la plante la plus longue que nous connaissions. En comparaison avec les autres algues elle a le grand avantage que sa teneur en iode est stable, ce qui permet de doser beaucoup plus exactement.

Si on prend régulièrement de toutes petites quantités de plantes marines ou si on utilise des aliments qui les contiennent, on peut lentement compenser une carence sans être exposé au danger d'un surdosage.

Il est donc avantageux d'employer aussi de petites quantités d'algues marines lors de la production de nos aliments, surtout des bouillons et des aliments légumineux. Ce procédé permet, surtout dans les pays intérieurs, de remédier lentement à une carence en iode et en oligo-éléments.

Toutes ces considérations logiques m'ont amené à ajouter l'algue Kelp à différents aliments. Ainsi l'Herbamare et le Trocomare, les deux sels diététiques, contiennent cette addition précieuse comme aussi le savoureux Herbaforce, qu'on met sur le pain. Le condiment liquide Kelpamare et concentré végétal pour potages Plantaforce contiennent de même, comme leur nom l'indique déjà, cette addition profitable. De cette façon il est possible d'utiliser des aliments différents qui peuvent remédier à une carence. Plus il y a de gens, plus il est nécessaire que la mer, avec sa riche teneur en substances minérales, soit utilisée comme pourvoyeuse d'aliments.

Des toxiques difficiles à éliminer

Le danger des toxiques n'est pas à juger seulement en vertu de leur effet toxique spécifique, mais beaucoup plus en vertu de leur effet à long terme. Les toxiques causant des symptômes typiques - comme par exemple la gastro-entérite - mais qui sont facilement éliminés ou neutralisés, peuvent être très désagréables pour le malade et jugés par lui comme étant déjà dangereux. Pires toutefois sont les toxiques qui ne provoquent pas ces symptômes, mais qui restent dans le corps et peuvent causer des maladies dégénératives ou insidieuses. Ils peuvent même contribuer considérablement à la cancérisation. Ces toxiques sont très dangereux et il est fort regrettable qu'ils soient difficiles à déceler soit par l'expert, soit par les autorités sanitaires. Nous nous souvenons encore de l'effet catastrophique causé par la Thalidomide, connue et utilisée avec tant de confiance. Après que de tels remèdes ont détruit la vie de centaines et de milliers de personnes, il se peut qu'on découvre par hasard les conséquences terribles de leurs toxiques. L'expérience a montré que nous ne pouvons prévoir les effets finals d'aucun produit chimique fort. Aucun chimiste, pas un médecin, pas un biologiste expert, ne sauraient dire avec certitude qu'une préparation chimique est inoffensive. Les expériences de laboratoire sur des animaux donnent une image des effets postérieurs et elles peuvent donc servir à mettre au point un traitement spécifique ou symptomatique pour certaines maladies. Mais comment juger et quoi faire si on doit constater soudainement, comme dans le cas de la Thalidomide, des difformités, des glandes sexuelles lésées, de la stérilité, des lésions dans le système nerveux et dans le capital génétique ? Même pour le médecin vigilant il est difficile dans un cas pareil d'entamer une audition des preuves. Il devra réfléchir profondément s'il peut oser prendre parti et intenter une action contre une entreprise chimique puissante. Comme cette dernière dispose d'assez d'argent et de support juridique, il lui sera facile d'annuler le jugement médical par une preuve contraire et de discréditer ainsi le médecin même devant ses collègues. Il est même possible qu'à cause d'une action en dommages-intérêts il soit condamné à une forte amende qui le ruinera peut-être totalement.

Je sais d'un représentant d'une usine chimique produisant des pesticides et des insecticides que celle-ci a demandé à ses adversaires de présenter des décès comme preuve. Personne ne maintiendra que l'arsenic ne soit pas un toxique dangereux. Ce fait ne peut être réfuté non plus dans le cas de l'opium. Mais il ne sera pas facile de citer comme preuve un décès parmi les femmes prenant de l'arsenic pour obtenir un belle peau et une bonne mine. Même si c'était possible il se trouverait peut-être un expert bien rémunéré pour prouver une autre cause de mort. Il peut en être de même chez les intoxiqués par l'opium.

De bonnes doses font de bonnes récoltes

Les produits conservateurs et les pesticides par exemple peuvent être des toxiques très dangereux. Toutefois si on en use avec précaution il n'y a pas d'intoxication aiguë. Si l'on s'en tient aux instructions, on ne peut normalement démontrer de grands dommages. Mais qu'est-ce qui se passe alors quand les paysans procèdent suivant la devise "De bonnes doses font de bonnes récoltes" ? Quelle conséquence y a-t-il s'ils utilisent trop de toxiques et les emploient trop tard dans la saison ou si des cultures secondaires ou celles du voisin sont atteintes ? Non seulement en Suisse, mais aussi à l'étranger on m'a soumis des rapports qui ont été jugés très graves même par des experts. Dans un institut américain subventionné par l'Etat j'ai pu constater, sous la conduite personnelle du directeur, de nombreux résultats d'expériences sur des animaux. Tout ce que j'ai vu là m'a non seulement impressionné, mais aussi effrayé. On ne doit surtout pas ignorer l'effet persistant du groupe des hydrocarbures chlorés, comme par exemple le D.D.T., le Duldrine, l'Aldrine et autres. On n'a pas le droit d'étouffer de semblables constatations. Je veux bien admettre que ces produits ont déjà sauvé la vie de beaucoup de personnes, surtout sous les tropiques. Pour ma part je ne tiens pas à manger quotidiennement des légumes et des fruits contenant des traces évidentes de ces toxiques, car ils ont la propriété de rester dans le corps. De cette façon leur teneur s'accroîtra de plus en plus jusqu'à ce qu'une certaine concentration mette en danger la santé et la vie.

Le professeur Eichholz de Heidelberg, bien connu et courageux, fait mention du fait qu'il est rare dans les grandes villes de disséquer un cadavre sans y trouver de D.D.T. dans les tissus adipeux. Si quelqu'un maigrit par suite de maladie, un dépôt éventuel de toxiques dans les tissus adipeux devient alors très dangereux, car quand on maigrit, le corps commence à consumer sa propre graisse. De ce fait les toxiques passent dans le sang, y causent des réactions inexplicables même pour le médecin.

Le biberon végétal

C'est certainement un grand progrès de donner aujourd'hui aux bébés des jus de légumes comme nourriture complémentaire aux bouillies et aux laitages. Ceci a sûrement contribué au fait que les avitaminoses qui étaient jadis fréquentes sont devenues plus rares. La mortalité infantile a baissé de même et ici aussi cette nouvelle alimentation raisonnable a dû avoir un effet favorable.

Mais que se passe-t-il si les carottes à partir desquelles la mère prépare avec tant d'amour et de soin le jus pour le biberon sont toxiques ? Elle se trouve en effet devant une énigme lorsqu'elle doit constater que l'enfant, malgré tous les soins, n'augmente plus de poids mais qu'il en perd au contraire. La selle devient de plus en plus fluide bien que le pédiatre ne puisse diagnostiquer la maladie de Herter. Il y a peu de temps, en voyageant à l'étranger, on me soumit des rapports sur l'examen de carottes provenant d'Allemagne, de Suisse et d'Italie, montrant que les carottes contenaient des quantités considérables du groupe hydrocarbures chlorés. J'en fus tout effrayé. Des expériences sur des animaux avec de telles carottes ont prouvé que des portées entières ne survivaient pas longtemps. Si une mère présentait son nourrisson décédé par suite d'absorption de toxiques de carottes pour intenter une action, il ne se trouverait guère de savants pour la contredire. Le paysan, aveuglé par son optique matérialiste, tardant à comprendre les conséquences d'un trop grand emploi de pesticides ou de leur emploi tardif dans la saison, il sera de plus en plus nécessaire - dans l'intérêt de la santé publique - d'examiner sans préjugés la question de la vaporisation des toxiques par un contrôle officiel, car les autorités responsables sont habilitées - après constatation du dommage - à porter remède par des décrets correspondants.

Il faut exiger des pesticides non toxiques

Il faut exiger à court terme des pesticides ne pouvant nuire ni à notre santé ni à celle de nos enfants. S'il est vraiment impossible de détruire les parasites avec succès sans utiliser des toxiques, on devra employer au moins des toxiques végétaux, parce que ceux-ci peuvent être facilement éliminés, neutralisés. En Amérique du Sud, j'ai connu des racines qui étaient utilisées comme puissants insecticides. Dès qu'elles furent découvertes, elles furent remplacées aussitôt par un produit synthétique. Avec de l'extrait de tabac, des dérivés de la plante légumineuse Deris - une espèce d'artemisia - ainsi que différentes plantes tropicales, on trouverait certainement, en faisant des recherches systématiques, des possibilités de ne pas troubler l'équilibre biologique et de ne pas nuire à l'homme. Il est toutefois possible que les produits végétaux soient considérablement plus chers, mais la santé est toujours plus importante que l'argent.

Culture biologique

On devrait de plus en plus prendre en considération l'exigence d'une culture biologique. Heureusement les résultats obtenus jusqu'à présent sont tels qu'on ne peut plus les traiter comme des chimères. Surtout en ce qui concerne l'alimentation enfantine, l'exigence des légumes biologiques - spécialement des carottes - est une nécessité très urgente. Qui possède un jardin aussi petit qu'il soit peut s'estimer heureux car ceci lui permet d'avoir une production de jus biologique. Comme les jus Biotta sont des extraits de légumes biologiques, ils remplissent un devoir important surtout auprès des malades et des enfants. Le jus de carottes concentré Biocarottin est également extrait de carottes cultivées biologiquement. Qui n'a pas la possibilité de cultiver lui-même des légumes biologiques peut aussi les acheter, aujourd'hui, chez des paysans suisses consciencieux.

Aussi bien pour la culture des légumes que pour celle des fruits, l'emploi de toxiques comme pesticides a des effets désagréables et des conséquences graves pour la santé. Nous abordons là un sujet demandant un traitement plus approfondi. De toute façon nous devons noter que des conséquences graves peuvent surgir si dans la production alimentaire nous superposons les intérêts économiques, c'est-à-dire matériels et pratiques, aux intérêts de la santé.

Qui pense encore aux abeilles ?

Ayant l'habitude de ne pas se soucier assez de la santé humaine, on se souciera moins encore du bien-être des abeilles. Des millions d'elles et d'autres insectes utiles trouvent annuellement la mort par l'utilisation de pesticides. Peut-être ne reconnaîtrons-nous que plus tard l'effet néfaste de ce dommage. Nous ne devrions jamais oublier qu'outre le concours qu'ils apportent à la fécondation des arbres fruitiers, les insectes ont à accomplir encore d'autres devoirs importants. Ainsi par exemple l'ichneumon peut détruire la tordeuse grise qui apparaît en milliards d'unités et peut dévorer entièrement le beau vert des mélèzes. Là où le D.D.T. ne suffit plus une fois que des vallées entières sont atteintes, le petit ichneumon élimine les parasites néfastes. Souvent ce ne sont que les agents biologiques qui peuvent résoudre d'une manière satisfaisante de pareils problèmes.

De l'arbitraire dans la forêt vierge aussi

Notre expérience au Guatemala démontre la fréquente brutalité des entrepreneurs. Notre correspondant, un Canadien marié à une Indienne, nous a livré depuis des années du miel de la forêt vierge. A un certain moment une grande et puissante firme cotonnière s'établit dans la région, essartant d'immenses surfaces de forêt vierge et y plantant du coton. Sans obligation mais simplement par habitude, les propriétaires firent asperger leurs cultures, et cela se faisait généreusement, à la façon américaine, par avion. Cette vaporisation fine de toxiques aurait dû empêcher l'arrivée des parasites présumables. Ce procédé tuait, en passant, d'autres insectes aussi et surtout les abeilles, ce dont ces commerçants ne se soucièrent guère. Notre producteur perdit ainsi 300 ruchées. Forcément, il dut émigrer, avec les restes de ses abeilles, dans une autre région. Il ne peut guère penser à un dédommagement car il n'a pas le courage de risquer un procès perdu d'avance. Comment un petit solitaire pourrait-il intenter une action couronnée de succès contre des géants financiers calculant froidement, sans se charger de dépenses plus grandes encore pour finalement se retrouver plus pauvre qu'avant ! Partir, oublier la perte et rebâtir est probablement la chose la plus sage pour le sinistré. S'il osait intenter une action dans ces conditions, il ne perdrait pas seulement son temps et ses nerfs, mais probablement aussi sa santé et cela ne vaut pas la peine.

Malheureusement les endroits entièrement intacts deviennent de plus en plus rares dans la nature, et on peut se demander avec raison où cela va aboutir. A ce propos je me rappelle un zoologue dont j'avais fait la connaissance à Guayaquil en Equateur, quand il voulait partir aux îles Galapagos pour y observer les lézards marins aux allures de dragons. Il se plaignait qu'il ne savait presque plus où aller pour pouvoir étudier certaines espèces d'animaux en plein air. Un nombre toujours plus grand est détruit, abattu ou tellement traqué par le progrès de la civilisation que certains d'entre eux se voient privés de leur milieu vital. Il y a toujours des conséquences graves si, par des mesures à vues bornées et étroites, l'équilibre biologique est troublé. Ce qu'on ne détruit pas par des toxiques, on le fait mourir d'une autre manière et nous pouvons dire comme l'apprenti sorcier expérimenté : "Je ne puis plus me débarrasser des démons que j'ai appelés". En face de l'ignorance de la nature et de ses lois sages, il est difficile de retourner à la pensée naturelle afin d'obtenir de nouveau l'ordre raisonnable des choses et de défier les toxiques secrets et manifestes.

Attention, sels métalliques !

Il y a plus de 20 ans déjà que le docteur E. Eckmann, dans un discours, indiquait que des sels métalliques, surtout ceux des métaux lourds, se déposent dans les vaisseaux lymphatiques de l'homme. D'autres savants ont démontré comment de tels sels peuvent former des obstructions dans les reins ; plus tard, on a constaté qu'ils restent déposés dans la moelle épinière et qu'ils peuvent causer des difficultés même après des dizaines d'années. Ceci a été surtout observé dans le cas de l'arsenic.

Il est vrai que des toxiques végétaux peuvent causer aussi de grands dommages, mais en général ils sont éliminés très facilement, tandis que les toxiques métalliques se déposent dans le corps, où, comme déjà dit, ils peuvent causer de grands dommages après des années et des dizaines d'années. On ne sait pas encore jusqu'à quel point les toxiques métalliques ont part à des paralysies, des atrophies musculaires, des granulations lymphatiques, des maladies diverses de la colonne vertébrale et de la moelle épinière.

Comment absorbons-nous les sels métalliques ?

Voilà la question que le lecteur se posera. Il faut ici citer en premier des remèdes divers. Si nous prenons du Salvasan par exemple, nous absorbons du mercure et de l'arsenic, car le produit contient ces deux métaux. On sait que des médicaments ferrugineux et cuprifères sont administrés pour le sang.

Ensuite nous mentionnerons les sels métalliques qui sont encore utilisés dans diverses méthodes conservatrices. Il faut aussi citer les pesticides contenant du cuivre, du plomb, de l'arsenic et d'autres métaux. Vaporisés, ils sont dangereux à inhaler. Ils se fixent aux légumes et aux fruits et font ainsi de grands dommages car ils ne peuvent presque pas ou très insuffisamment être enlevés par lavage.

Aujourd'hui on ne sait pas encore combien de maladies sinistres apparues récemment sont dues à l'intoxication furtive par des sels métalliques. Souvent elles se manifestent par des paralysies partielles ou totales. Elles posent au docteur des problèmes encore insolubles et imposent au malade une infirmité douloureuse. Comme déjà dit, celle-ci est due très probablement non seulement aux effets de radiation mais aussi aux sels métalliques. Nous ne pourrons donc être assez prudents et faire assez attention de ne pas absorber de corps étrangers dangereux sapant notre santé avec les sels métalliques.

Quelques rapports

Récemment une mère exceptionnellement soigneuse nous racontait que son bébé délicat se trouvait atteint d'une intoxication très dangereuse due à l'absorption de raisins traités avec des pesticides.

Une autre observation nous a été rapportée par une femme ayant dépassé 60 ans. Comme elle adore les raisins tessinois, elle ignorait intentionnellement qu'elle ne devait pas en manger à cause des pesticides qu'ils portent. Elle souffrait régulièrement d'indigestion accompagnée de forts symptômes de fermentation. Au début notre informatrice croyait être tombée malade après avoir mangé trop de choucroute crue. Mais dès la saison des raisins passée, n'étant donc plus tentée de manger des raisins traités avec des pesticides, les troubles cessaient bien qu'elle continuât à manger régulièrement de la choucroute crue. Cette choucroute biologique répondait du reste aux exigences de l'hygiène. Ainsi seuls les raisins tessinois traités avec des pesticides pouvaient être les coupables.

Un autre rapport décrit les expériences faites par une femme auprès de son amie octogénaire. A la suite d'une apoplexie, cette amie était paralysée et alitée depuis 12 ans, la paralysie s'étendant de la colonne vertébrale à la poitrine. La malade ne pouvait manger ni baies ni fruits à noyau que ses visiteurs lui apportaient souvent car déjà une demi-heure après les avoir mangés, elle était prise d'un serrement et d'une tension au ventre, ensuite d'un hoquet après quoi une diarrhée survenait. Dans cet état qui durait d'un à deux jours environ, la malade se sentait très misérable. Pour cette raison elle ne mangeait que des fruits dont elle pouvait être certaine qu'ils ne contenaient point de pesticides ou d'engrais chimiques. Dès que la malade recevait des cerises, des fraises, des prunes, des groseilles, des framboises ou des mûres qui avaient été cultivées entièrement biologiquement, c'est-à-dire n'avaient reçu ni pesticides ni engrais nocifs, elle pouvait goûter ces fruits sans troubles. Si ces derniers apparaissaient, ils étaient toujours dus à la même cause, à savoir aux pesticides et aux engrais.

L'informatrice avait été confirmée dans ses déductions par un article paru dans nos "Nouvelles Hygiéniques" sur des raisins traités avec des pesticides. Elle était rassurée dans son jugement car elle avait été ridiculisée continuellement par des gens ayant la vue courte. Ceux-ci croyaient que la malade imaginait seulement ses troubles. Tandis que les intoxications mentionnées peuvent tout de même être évitées par une précaution attentive, il y en a bien d'autres qui sont beaucoup plus dangereuses car elles opèrent secrètement et ainsi ne se font pas reconnaître comme danger évident.

Intoxication par les produits à pulvériser

Je fis récemment une visite tout à fait inattendue chez une famille de paysans par l'intermédiaire d'amis communs. La femme me connaissait déjà de nom et mes écrits ne lui étaient pas non plus inconnus. C'est pourquoi elle profita de cette occasion pour me poser quelques questions au sujet de son enfant qui n'était pas encore en âge d'aller à l'école, car le petit était couché dans son lit, morne, fatigué et jusqu'à un certain point apathique. La mère me dépeignit les symptômes de la maladie et tout de suite il me vint l'idée de faire le rapport avec une intoxication. A l'hôpital, l'enfant avait reçu de la pénicilline, ce qui cependant avait empiré son état. Certes, le médecin-chef de cet hôpital, que je connais bien personnellement, est un homme très consciencieux, mais dans ce cas il cherchait les motifs de la maladie à un mauvais endroit. Je me renseignais auprès de la mère des diverses circonstances qui lui étaient encore connues lors de l'irruption de la maladie et qui avaient pu exercer sur l'enfant une influence défavorable. Ce qu'elle me raconta alors confirma mes suppositions, car à cette époque son mari avait aspergé les arbres avec du poison et le petit avait malencontreusement traversé les nuées de pulvérisation. Depuis cette époque, la mère avait pu observer les troubles. Pour moi il n'y avait plus aucun doute, car les circonstances et les symptômes confirmaient l'origine et expliquaient le cas en entier. Mais je voulais encore savoir de la mère si les médecins avaient eu connaissance des incidents qu'elle m'avait dépeints, ce qu'elle put m'affirmer. Il est vrai que seulement un des médecins avait pris en considération une intoxication par les produits de pulvérisation, cependant ses collègues écartèrent carrément une telle idée. Il était désormais clair pour moi que la pénicilline n'avait même pas produit une action symptomatique. Ceci aurait pu amener au moins une amélioration passagère, s'il s'était agi de bactéries et non de poisons chimiques, qui avaient provoqué la maladie. Désormais le choix du traitement et des remèdes n'était plus difficile et je suis convaincu que les applications et les remèdes naturels nécessaires ont guéri l'enfant.

Mise en garde

Depuis toujours j'ai été foncièrement contre la pulvérisation de poisons. Si l'on est d'avis qu'on ne peut pas s'en passer, on doit au moins la faire pendant l'hiver. Mais en tout cas les cultivateurs devraient être conscients de leur responsabilité en ce qui concerne les pulvérisations et protéger suffisamment leurs employés et surtout les enfants des intoxications et de préjudices. Les suites n'en sont pas toujours tout de suite décelables, car les produits à pulvériser contiennent en partie des poisons agissant lentement, dont le cuivre, le plomb, l'arsenic et le goudron. Les nouveaux produits sont encore beaucoup plus dangereux ; les combinaisons d'hydrogène carburé chloré et d'ester phosphorique sous différentes formes ne restent pas seulement à l'extérieur de la pelure des fruits, mais pénètrent dans les feuilles, elles circulent même dans la sève de la plante et sont beaucoup plus dangereuses que les produits habituels. C'est trop tard pour un cri d'alarme quand après 10 ou 15 ans, un paysan doit souffrir par exemple d'un cancer du poumon, car lui dire qu'il n'aurait jamais dû exécuter des pulvérisations sans porter un masque ne lui sert plus à rien.

On ne doit pas croire qu'avec le temps l'organisme s'accoutume aux poisons de sorte qu'ils ne peuvent plus lui nuire. Il n'en est malheureusement pas ainsi. Un mineur ne s'habitue pas non plus au poussier, et il sera aussi trop tard pour parler des dangers auxquels il est exposé quand il aura déjà attrapé une silicose incurable. Cette maladie le conduira sûrement à la tombe, bien plus tôt que cela ne devrait. C'est pourquoi il n'est jamais bien que nous nous conduisions d'une manière inconsciente vis-à-vis de dangers évidents, et perdions une crainte de ces maux professionnels en négligeant par là les précautions indispensables.

Un autre cas d'intoxication par les pulvérisations

Le procédé de pulvérisation de produits empoisonnés peut aussi provoquer d'autres méfaits facilement concevables, et ils apparaissent bien assez souvent comme conséquence des fruits traités. La directrice d'un institut de jeunes filles me téléphona à l'époque des cerises parce que toutes les jeunes filles sauf une souffraient de diarrhées. De plus, quelques-unes étaient alitées et avaient des malaises.

Je m'informai en premier lieu du menu car je voulais savoir ce que les jeunes filles avaient mangé la veille. Le renseignement me donna une indication sur les causes, car à 4 heures de l'après-midi les jeunes filles, à l'exception d'une seule, avaient consommé des cerises dans l'arbre, et justement celle qui y avait renoncé avait été préservée des troubles. Ces circonstances me conduisirent facilement sur la piste de l'origine. J'obtins de la directrice du pensionnat un échantillon des cerises et l'engageai à se renseigner auprès du paysan concernant la pulvérisation. Les suites de l'enquête révélèrent que le paysan avait pulvérisé les arbres peu de temps avant la maturité des fruits, et c'est pourquoi ce n'était pas étonnant que les cerises présentent encore des taches de bouillie de pulvérisation séchée.

Combien cela serait plus simple si les milieux compétents étaient soucieux de rechercher des produits de pulvérisation non toxiques. Si l'on cherchait avec ténacité, on pourrait bien trouver une ressource appropriée, même dans le domaine des végétaux. Cela serait naturellement très satisfaisant, car par là tous les dommages pourraient être évités.

La vaisselle en cuivre

Ses désavantages et les dommages qu'elle cause

Jadis on utilisait beaucoup la vaisselle en cuivre. Les casseroles en cuivre étaient considérées comme partie indispensable d'un ménage à l'aise. Aujourd'hui, c'est plus ou moins passé de mode, à savoir depuis que la connaissance de la question des vitamines est tombée dans le domaine public. On a constaté que le cuivre agit comme catalyseur et détruit la vitamine C, si bien que par exemple la pulpe de cynorhodon et d'épine-vinette ou d'une autre denrée riche en vitamines, qui est cuite dans une casserole en cuivre, ne montre plus ensuite qu'une toute petite teneur en vitamine C, tandis que le même produit dans une casserole en émail ou en acier possède encore une haute teneur en précieuses vitamines. Ainsi donc dès le début, il faut éliminer les casseroles en cuivre pour des raisons de santé. Le cuivre s'oxyde facilement et nous connaissons tous bien l'effet du vert-de-gris.

Souvent déjà j'ai observé des troubles gastro-entériques, donc des lésions des muqueuses de l'estomac et de l'intestin après l'emploi de ce métal. Le foie également peut en souffrir très fortement puisque comme on le sait il transforme tout ce qui vient des organes digestifs par la veine porte, et pour cette raison est aussi concerné par les poisons. Il n'est pas rare qu'une jaunisse s'ensuive quand le corps reçoit régulièrement de grandes quantités de ces oxydes et de ces sels métalliques. Egalement des changements sont possibles dans la constitution du sang, et en rapport avec certaines formes d'anémie. Il ne faut pas oublier les lésions rénales, qui peuvent être observées en conséquence de l'absorption d'oxyde métallique, de même qu'avec l'aluminium. De légers troubles du système nerveux central ont été observés avec le cuivre.

Des réflexions sanitaires

Tous ces facteurs doivent nous engager à soumettre nos ustensiles de cuisine à un examen du point de vue sanitaire et à éliminer tous les récipients en cuivre qui servent à la cuisine. L'homéopathie emploie le cuprum, c'est-à-dire le cuivre jusqu'à D 20. Si donc on peut encore constater un effet à cette haute dilution, il faut accorder une grande attention à ce point.

L'action du cuivre sur les infusoires est également intéressante. Si l'on met des rognures de cuivre dans un sac d'étoffe plongé dans l'eau, on peut alors observer que les infusoires qui y vivent, c'est-à-dire les divers petits champignons, algues et autres minuscules organismes ainsi que les bactéries, sont anéantis. Sans que pour cela le cuivre perde beaucoup en substance, ce métal peut néanmoins exercer une action catalytique si forte que tous les petits organismes vivants périssent.

Souvent déjà à cause de jouets en cuivre légèrement argentés ou chromés, il s'est produit des lésions. Quand par le jeu la couche superficielle a été usée, le métal oxydé peut nuire à l'enfant.

Ce sont là des témoignages qui devraient nous engager à nous méfier du cuivre. Celui qui veut avoir une cuisine et une vie saine veillera d'abord surtout à avoir des ustensiles de cuisine irréprochables. Aujourd'hui de toute façon on est livré à des dommages multiples. Les denrées alimentaires sont dévalorisées par des adjonctions chimiques et des produits de conservation ainsi que par toutes sortes de dénaturations très préjudiciables, à cause aussi des produits de pulvérisation et des engrais chimiques. Pour cette raison on doit sagement et soigneusement veiller à ce que sa propre cuisine ne contribue pas encore en plus à abaisser le niveau sanitaire de notre alimentation.

Le linge en fibres synthétiques est-il mauvais pour la santé ?

Il y a cinquante ans, le professeur Jæger a traité à fond le problème du linge. En ce temps on discutait si on devait utiliser de la soie, de la laine ou du coton. Le docteur Lahmann de Dresde, au "Cerf Blanc", s'occupait également de ce problème. Celui qui avait de l'argent portait de la soie parce qu'on croyait qu'elle était le tissu le plus sain. Comme la laine selon sa qualité cause des démangeaisons, tout le monde ne peut pas la porter sur la peau. Les femmes sont très sensibles à la laine pendant et après la ménopause. A partir de ce moment, chez beaucoup d'entre elles, le coton cause des démangeaisons, ce qui les oblige à employer du linge en pure soie qui est plus cher. Ce linge ne cause aucune irritation et il est très agréable à porter.

Les habitants du désert, Arabes et Bédouins, portent de préférence des vêtements très amples et des manteaux en laine pour se protéger contre la chaleur du jour et le froid de la nuit. Au commencement, le coton a eu beaucoup d'adversaires et tout de même il est à présent accepté comme un matériel de bonne qualité et meilleur marché. Il a remplacé surtout la toile de lin, plus chère.

Tous ces tissus nous sont fournis par la nature et comme produit naturel chacun d'eux possède ses caractéristiques. La laine et la soie isolent beaucoup mieux que le coton et la toile de lin. Pour cette raison les deux premiers tissus sont plus propres à l'hiver et à une température basse. La soie toutefois est très agréable à porter aussi en été et quand il fait chaud, parce qu'alors elle rafraîchit plutôt.

Des tissus synthétiques

Dans le secteur des textiles, depuis plusieurs années déjà, on fabrique des fibres «synthétiques», c'est-à-dire produites artificiellement, par des machines. Le principe de production est très similaire au procédé des vers à soie quand ils font leur fil. C'est toujours dans la nature que nous devons découvrir les secrets si nous voulons créer des matières supplémentaires au lieu des produits naturels. On fait passer par des buses de filage fines un liquide qui durcit à l'air pour former un fil fort pouvant être travaillé comme la soie. Le nylon, les fibres acryliques obtenus de cette façon sont d'une grande importance pour l'industrie comme tissus artificiels. Mais sont-ils recommandables aussi pour la santé ? La réponse à cette question intéresse surtout les malades qui continuent à nous écrire. Nous pouvons baser notre réponse seulement sur des expériences, car dès que les tissus de fibres artificielles mentionnés apparurent sur le marché, beaucoup de femmes ont pu constater que surtout les bas en fibres synthétiques leur faisaient mal. Le linge en fibres synthétiques causait les mêmes désavantages. Ces douleurs ressemblent aux douleurs rhumatismales. Il est toutefois curieux que ce ne soient pas tous les gens qui ressentent ces inconvénients des tissus artificiels. Il semble que les étoffes artificielles influencent fortement et même troublent partiellement le champ de tension et d'énergie électrique. Les adultes et les enfants constatant ces douleurs ne devraient porter que des tissus de fibres naturelles. Il est fâcheux de négliger des douleurs pour la seule raison qu'il est plus facile et plus simple d'entretenir des tissus de fibres synthétiques que ceux de fibres naturelles. Même des spasmes peuvent apparaître si nous portons des tissus artificiels. Des rhumatisants et des gens avec des nerfs très sensibles devraient renoncer à ces tissus, ainsi que ceux qui souffrent de troubles circulatoires pour ne pas risquer de les augmenter. On ne peut toutefois établir une règle générale, mais on doit examiner soi-même comment on supporte les tissus différents, car l'expérience pratique suivie consciemment désappointe moins que les conseils bien intentionnés d'autrui. Chaque étoffe possède ou engendre une certaine énergie électromagnétique. On peut observer cela surtout la nuit en se déshabillant, car selon la nature des tissus portés, le linge crépite et luit. La science ne sait pas encore tout, et en ce qui concerne cette question les recherches ne viennent que de commencer, ce qui nécessite pour nous de tirer par des observations exactes les conclusions correctes pour notre propre bien.

Les animaux transmetteurs de maladies

En arrivant de Cuzco à La Paz il y a quelques années, le consul suisse de cette ville me prévint de prendre garde aux Indiens de l'Alto Plano, ceux-ci étant couverts de vermine. Malheureusement, ce conseil bien intentionné venait un peu tard, car j'avais déjà séjourné quelque temps parmi ces indigènes insoucieux et noté que beaucoup d'entre eux étaient couverts de poux du pubis. J'avais appris par des rapports des médecins allemands ayant pris part à la campagne de Russie que les poux du pubis peuvent transmettre le typhus. En effet, si tous ces poux ne sont pas infectés par le typhus, ils sont néanmoins un danger potentiel. Souvent j'ai donné des conseils à des malades venant de l'étranger et se plaignant d'affreuses démangeaisons surtout aux parties velues du corps. Toutefois, on n'osait pas avouer à ces malades que ces démangeaisons étaient causées par des poux du pubis.

Parasites, sangsues des tropiques et moustiques

Dans les pays tropicaux il y a beaucoup de petits parasites qui pénètrent dans la peau, comme le sarcopte de la gale, et causent des frissons. J'ai moi-même attrapé une pareille infection dans la forêt vierge tropicale, et seul le D.D.T. m'a sauvé la vie. Ces parasites qui pénètrent dans la peau comme des acariens invisibles à l'œil nu adhèrent aux plantes. Si l'on touche les plantes d'une partie découverte du corps, ces parasites s'attachent à notre peau et en occupent les pores. L'infection résultante est appelée, dans la forêt vierge, la mort froide, parce que la température du malade baisse de plus en plus jusqu'à ce que les fonctions vitales cessent, si l'on n'arrive pas à intervenir assez vite.

De même, les sangsues dans la forêt vierge peuvent tomber des feuilles sur le corps et s'y coller. Toutefois, ces sangsues ne sont pas aussi inoffensives que les nôtres, car elles peuvent causer une septicémie. Les moustiques aussi sont dangereux dans ces pays, car ils transmettent le paludisme redouté. La région de la source de l'Amazone est contaminée par le paludisme et l'on n'ose pas s'y coucher sans moustiquaire. Mais néanmoins, ces insectes dangereux arrivent à trouver, grâce à un instinct particulier, chaque fissure dans le plancher et à parvenir à leur victime. En vivant quelque temps dans cette région, je trouvai souvent, le matin, quelques moustiques sous la moustiquaire. En les écrasant, je constatai qu'ils étaient pleins de sang. Ceci aurait pu m'effrayer, mais peut-être suis-je immunisé contre le paludisme ou les quantités modestes de quinine que je prenais par précaution suffisaient à me protéger. J'ai connu à Ceylan un autre moustique qui transmet les filaires porteurs de l'éléphantiasis, une maladie sinistre redoutée par tout le monde.

Rats, souris, animaux domestiques et mouches

Lorsque je rencontrai jadis un savant à San Francisco et discutai de problèmes divers avec lui, il m'expliqua entre autres qu'on attrapait souvent au port des rats infectés de choléra. De cette façon, les villes maritimes internationales peuvent être mises en grand danger même si aucun malade n'est à bord, car les rats et les souris peuvent transmettre toutes sortes de maladies. Si, à part les souris et les rats, on combattait mieux les mouches et les moustiques, la fièvre aphteuse se répandrait moins facilement. C'est aussi un fait prouvé que sous les tropiques, la forêt vierge et les steppes, beaucoup plus de gens sont tués par des insectes porteurs d'agents pathogènes que par des tigres, des panthères, des serpents ou n'importe quelle autre bête sauvage.

Nos animaux domestiques ne sont pas inoffensifs non plus, et eux aussi peuvent transmettre des maladies. On peut contracter la brucellose redoutable en buvant du lait frais infecté. Qui en est atteint est affecté très désagréablement par des poussées de fièvre périodiques. Si l'on ne combat pas énergiquement cette maladie par de fortes injections de vitamine E, il est difficile d'y remédier. Il est aussi connu que les chats et les chiens peuvent transmettre facilement aux enfants et aux adultes des maladies causées par des vers intestinaux, si on ne prend pas garde de ne pas s'approcher de trop près des animaux domestiques. Il faudra surtout faire attention de ne pas laisser ces animaux lécher nos mains lorsqu'ils veulent exprimer leur joie et leur enthousiasme par la langue. Il existe même certaines espèces de dartres transmises par des vaches, et surtout par des veaux, à l'homme. De cette maladie aussi on devrait se garder, car il est souvent difficile d'y remédier. Enduire promptement les dartres avec du Molkosan pur aide en général à les détruire.

Pour toutes ces raisons, on devrait toujours se tenir à une certaine distance des animaux, même s'il nous sont très chers. De même nous ne devrions pas tolérer des mouches ou des moustiques dans la maison. Si nous les combattions radicalement comme n'importe quel autre insecte et les empêchions de se tenir près de nous, nous serions moins tourmentés par des maladies infectieuses. Nos fenêtres aussi, soit dit en passant, resteront plus longtemps propres si nous pouvons écarter de nous les mouches importunes.

Influences climatiques

Il y a, aujourd'hui, tant d'influences dénaturées et nuisibles qu'il n'existe souvent plus de forces suffisantes pour résister encore aux discordances climatiques. En tout cas, beaucoup d'entre nous sont plus sensibles que les générations précédentes. Tout cela est bien compréhensible vu les circonstances. Moins compréhensibles sont toutefois souvent des influences climatiques qui peuvent avoir des conséquences singulières qu'on ne peut expliquer facilement. Les règles s'y rapportant ne nous sont pas encore suffisamment connues malgré tous les progrès atteints.

A Ceylan, j'eus l'occasion de faire une observation singulière et exceptionnelle. Elle était due au climat et me paraissait être une merveille. Il s'agissait d'une infirmière australienne. Dans son pays, elle avait beaucoup souffert d'asthme. Le climat torride et humide de Colombo, qui aurait dû contribuer plutôt à l'aggravation de sa condition, l'influença au contraire si bien qu'elle ne ressentit plus rien de son mal. Voilà qui est tout à fait contraire aux expériences habituelles, car normalement les conditions arides et chaudes, surtout les climats des montagnes et des déserts, ont le meilleur effet curatif ou sont au moins un soulagement pour les asthmatiques. Mais si cette infirmière rend visite à son frère qui vit dans l'air magnifiquement sec et plus frais des montagnes de cette île, les anciens troubles reparaissent promptement. Quand elle retourne à la plaine torride et humide, les troubles disparaissent. L'infirmière demeure déjà depuis quelques années dans cette région et n'a plus à se plaindre de troubles asthmatiques.

Nulle règle sans exception

De pareilles expériences prouvent, en effet, que des règles qu'on a établies selon des expériences et des observations connaissent des exceptions, car il y a toujours des gens qui ne répondent qu'au contraire. Tandis que la plupart souffrent du fœhn, du chamsin, de la mousson ou d'autres vents et en ressentent souvent de forts troubles, d'autres peuvent s'y sentir à l'aise. A certaines personnes l'air maritime n'est pas salutaire, mais au contraire un séjour dans les montagnes, si possible combiné à des sports d'hiver, leur sera bienfaisant. Malgré de bons conseils médicaux, il serait bien de se connaître soi-même un peu mieux afin de pouvoir constater ce que notre corps demande pour se sentir à l'aise. On ne peut pas toujours se fier au jugement d'autrui. Pour cette raison il est bien de s'observer pour savoir ce qui est profitable à notre santé, afin de choisir selon le résultat obtenu le lieu de vacances ou de travail le plus avantageux. L'expérience a montré qu'il y a des gens qui en Europe souffrent de troubles hépatiques tandis qu'un déplacement aux Etats-Unis fait disparaître ces troubles complètement. Je connais des malades qui ne se sentaient pas bien à Bâle, tandis que dans la région appenzelloise où le fœhn souffle souvent, ils n'étaient pas du tout troublés. Je connais aussi des exemples contraires, car beaucoup de gens deviennent malades dans des régions où il y a le fœhn, mais se trouvent à l'aise dans le Jura où le fœhn n'existe pas, ou au bord du lac Léman, même si la bise se fait sentir dans cette région.

Malheureusement, il y a encore peu de publications traitant des influences bioclimatiques sur l'état général ainsi que sur les différentes maladies. Le seul ouvrage standard paru jusqu'à présent est l'œuvre d'un médecin américain, le docteur Manfred Curry.

Le soleil anime et tue

Si durant l'été chaud, nous plaçons une plante de serre ou tenue en chambre, au soleil, il est possible qu'elle dépérisse. Si nous ne voulons pas éprouver des désillusions pareilles, nous devons absolument prendre note du fait que le soleil dispose d'un très fort rayonnement qui résulte d'une combinaison de rayons différents. Il s'agit donc d'un faisceau rayonnant. Cela peut nous rappeler un câble composé de fils différents et dont chacun a une fréquence différente. Nous devons bien retenir que le complexe des rayons solaires impose de grandes exigences aux plantes ainsi qu'aux animaux et aux hommes. On pourrait comparer cela au voltage. Si un appareil est ajusté sur 380 V et que nous le branchons à un autre ajusté sur 220 V seulement, une surtension se produit qui en persistant engendre de la chaleur, ce qui peut causer des combustions. Une influence destructrice identique peut résulter de même chez des plantes malades parce que la tension baisse en fonction de l'état maladif. L'énergie solaire, au lieu d'aider les plantes en les chargeant, les détruit. Des plantes endommagées, véreuses ou fortement atteintes par des insectes vivent plus longtemps si elles ne sont pas exposées à une forte insolation. Il est même mieux pour elles qu'elles n'aient pas de contact direct avec le soleil.

Des effets similaires chez l'homme

Les animaux semblent connaître instinctivement l'effet solaire, car on ne voit jamais des animaux malades étendus au soleil. Ils évitent l'insolation et se reposent à l'ombre. L'homme devrait savoir de même qu'il ne peut pas laisser l'insolation agir sur lui à discrétion s'il est malade, car elle peut ainsi éventuellement causer sa mort. Si parmi nos connaissances il y a des décès inattendus et soudains, cela nous engage toujours à en chercher la vraie raison. Il y a peu de temps qu'une femme de notre connaissance, qui souffrait d'hypertension, est morte d'une apoplexie cérébrale parce qu'elle travaillait en plein soleil la tête découverte et s'échauffait fortement. Chaque année, il y a des centaines de cas pareils.

Des malades ayant une tuberculose active ou ancienne doivent de même se garder des bains de soleil fort. en hiver, ces derniers peuvent avoir un effet encore plus fort qu'en été par la réflexion de la neige. Par une forte insolation, une réaction focale peut se produire, l'hypérémie pouvant même causer une hémorragie. Ceci peut être très grave pour le malade et éventuellement même mener à sa mort. Des parties enflammées du corps et des foyers latents dans les voies lymphatiques ne doivent jamais être exposés à une insolation forte parce qu'ils peuvent devenir alors aigus et causer des réactions graves et même mortelles.

Précautions

L'homme en bonne santé ne devrait pas laisser l'insolation agir sur lui sans raison pour ne pas se nuire. Il doit s'y habituer peu à peu et faire le bain de soleil direct aussi bref que possible. Il faudrait toujours tenir compte qu'il est plus avantageux de prendre de l'exercice au soleil que d'y rester couché inactif. Des bains de demi ombre ne sont pas seulement recommandables au malade, mais aussi au bien-portant. Dans la plaine, le soleil a peu ou pas de force en hiver. Pour cette raison, les vacances d'hiver à la montagne sont de plus en plus en vogue. Il n'est pas rare de voir des jeunes filles et des jeunes femmes en costume de bain en pleine montagne prendre des bains de soleil au milieu de la neige ensoleillée. Grâce à la réflexion de la neige elles espèrent acquérir un teint encore plus bronzé qu'en été. Quel réconfort ce zèle pourrait-il présenter pour les hommes de couleur, vu que ceux-ci ont le désir contraire de paraître le plus clairs possible afin de mieux échapper au mépris de la race blanche ! Les mêmes précautions sont valables pour les bien-portants et les malades en hiver comme en été. Qui n'a pas encore eu l'occasion d'observer comment la plupart des habitants du désert se protègent avec précaution contre l'insolation directe serait étonné de les voir, malgré la chaleur, porter de longues et amples robes de laine avec une coiffure correspondante. Pendant la nuit il fait en général très froid dans les régions désertiques et une couverture chaude n'est pas superflue. Mais l'habitant du désert préfère une couverture pareille même pendant la journée chaude et cela montre comme il la trouve agréable parce qu'il la considère aussi comme une protection. Si parmi eux il y a, ici et là, encore des gens demi-nus et même nus, ceci est moins dangereux pour l'homme de couleur que pour nous Blancs, car la couleur foncée de la peau n'absorbe qu'une partie des rayons solaires.

Qui sait apprécier les dons de la nature connaît aussi la valeur du soleil comme source d'énergie. Néanmoins, personne ne doit oublier la précaution nécessaire qu'il nous impose. Chaque année beaucoup de dommages ayant souvent une fin tragique nous rappellent la nécessité de comprendre clairement l'emploi raisonnable de l'insolation. Comme pour toute autre thérapeutique on doit tenir compte de sa constitution personnelle et faire un dosage individuel. En appliquant l'eau, par exemple, nos propres dispositions naturelles déterminent si l'eau chaude ou l'eau froide est appropriée. Nous ne choisirons pas non plus au hasard une physicothérapie si en prenant des médicaments nous pouvons obtenir un meilleur résultat ou vice-versa. Une insolation de cinq minutes peut nous rendre peut-être service, tandis qu'une heure peut nous nuire, surtout si nous sommes déjà malades.

Il ne faut jamais oublier que nous ne devons pas nous exposer sans raison à l'énergie solaire comme les peuples primitifs, puisque nous ne sommes pas habitués, depuis notre enfance, à rester librement au grand air et à nous exposer à toute condition atmosphérique sans danger. Au contraire, dans nos maisons et dans nos appartements, nous avons pu, pendant des générations, nous protéger des influences extérieures défavorables par des chambres chauffées et des vêtements épais. Ceci est à notre désavantage si nous voulons laisser agir sur nous tous les rayons solaires sans prendre de mesures protectrices. Nous ne l'oserons pas sans risquer de dommages.

La respiration, c'est la vie

Les rapports particuliers entre nos vies psychique et physique peuvent se résumer dans cette petite phrase : "La respiration, c'est la vie." Ce sujet est de plus en plus discuté dans les périodiques, les journaux, les conférences. Il est utile, du point de vue pratique aussi bien que du point de vue scientifique, de le traiter une fois à fond.

C'est un fait aujourd'hui indiscuté que nos réactions psychiques ont une influence sur notre bien-être corporel. J'ai eu l'occasion de le constater moi-même. Ceux qui sont exposés, par leur activité, aux feux de la rampe, doivent s'attendre à être critiqués et calomniés. Lorsqu'on est en pleine force, on se croit capable d'ignorer les injures et de ne pas se laisser atteindre par elles. Plus tard, on doit constater qu'on a surestimé ses forces et sa santé psychique ; quelques déceptions parviennent à nous bouleverser. Malgré une excellente constitution, nos organes commencent à s'en ressentir. Les soucis, les chagrins, les déceptions sont des ennemis redoutables pour notre santé psychique et physique. A la longue, le foie et le pancréas subissent les conséquences de nos ennuis psychiques. C'est ce qui m'est arrivé.

Les aliments diététiques les plus digestes me causaient de très désagréables fermentations, mon ventre gonflait et il m'était presque impossible de manger quoi que ce soit. La respiration commençait à devenir pénible, des sensations d'oppression cardiaque me tracassaient et les premiers symptômes d'une appendicite se manifestèrent. Je consultai un collègue, qui confirma mon diagnostic et me conseilla "l'appendicectomie".

Pour éviter une intervention chirurgicale j'eus recours au jeûne et au jus de carottes. Une légère amélioration se manifesta mais sans plus.

Que me restait-il à faire pour récupérer ma capacité de résistance et obtenir une guérison définitive ?

Gymnastique respiratoire

Après de longues réflexions, l'idée me vint d'influencer mes organes abdominaux par une gymnastique respiratoire appropriée. Je m'entraînai d'abord dans la respiration abdominale, en rentrant le ventre à l'inspiration, et en faisant le mouvement contraire à l'expiration. Puis, partant d'autres réflexions, j'essayai la manœuvre inverse : je rentrai le ventre à l'expiration et le relâchai à l'inspiration.

Par la pratique régulière et prolongée de ces exercices respiratoires, je réussis à chasser les gaz et à améliorer mon état. Au début, cette gymnastique me fatigua et engendra quelques douleurs musculaires, mais bientôt je ressentis une sensation de chaleur toute particulière, agréable. Les douleurs aiguës dans la région cardiaque furent calmées. Je prolongeai ma gymnastique respiratoire de plus en plus. D'abord, je répétai les exercices 1, 2, 3 et 4 fois. Ensuite, je m'y adonnai pendant 5, 10 et même 15 minutes. Je ne me lassai pas de rentrer le ventre, d'inspirer, de relâcher mes muscles abdominaux, d'expirer, etc. Peu à peu, par ces exercices, je parvins à doubler et même à tripler mon volume respiratoire. Je commençai mes journées par ces exercices respiratoires, que je renouvelai pendant le repos de midi et le soir avant de me coucher. Je retrouvai peu à peu un sommeil tranquille et profond, et les soucis ne me réveillèrent plus la nuit.

Il ressort nettement de tout ceci que la gymnastique respiratoire exerce une influence calmante sur l'état psychique.

Physiquement, les exercices respiratoires furent particulièrement propices à ma musculature abdominale, laquelle en fut fortifiée et affermie. Mon diaphragme se développa, la digestion fut bien meilleure et les inflammations et symptômes douloureux, qui m'avaient tracassé pendant des semaines, disparurent. La médication naturelle à laquelle j'avais eu recours avait sans doute contribué à ces succès ; mais, sans la gymnastique respiratoire, je n'aurais jamais obtenu de si beaux résultats.

Quelque temps après, j'allai voir un ami chiropraticien pour me faire radiographier. L'image révéla une colonne vertébrale intacte et pas un signe d'arthrite ou de dégénérescence. Mon ami constata que le diaphragme était particulièrement bien développé ; la gymnastique respiratoire y avait certainement beaucoup contribué. Lentement, je commençai à me rendre compte de l'excellente action de la respiration profonde sur ma vie psychique. Après 5, 10 ou 15 minutes d'exercices respiratoires, mon moral était meilleur. Les difficultés qui, auparavant, m'avaient durement touché, furent plus faciles à supporter. Je me sentis comme soulagé d'un énorme poids et de meilleure humeur : "La respiration c'est la vie !"

La respiration nasale

Je me souviens encore d'une autre expérience, plus vieille, où j'avais eu recours à la même thérapeutique, sans même m'en rendre compte. Je dus faire il y a de nombreuses années un séjour à la montagne pour guérir une fissure du poumon (causée par un accident d'automobile) ainsi que l'affection pulmonaire assez grave qui en était résultée. L'air pur et frais ainsi qu'un régime alimentaire moderne bien équilibré eurent rapidement une excellente influence, mais ce furent les exercices de respiration profonde qui assurèrent ma complète guérison. Au cours de cette gymnastique, je m'efforçai d'expirer le plus complètement possible, ce qui facilitait considérablement l'inspiration. Je commençai mes exercices devant la fenêtre ouverte même par temps assez froid. Bientôt, je fus suffisamment entraîné pour les pratiquer à une température de - 10 derrière le rideau tiré de la porte du balcon. Je n'en ressentis aucun inconvénient, au contraire, il m'arriva plus d'une fois, malgré le grand froid, de sentir la sueur couler le long de mon corps.

Puis je combinai la gymnastique respiratoire avec des exercices de détente. Me tenant immobile sur le tapis, je contractais mes muscles, puis les détendais, veillant à ce que la contraction accompagnât l'inspiration, et la détente l'expiration. Entre les deux mouvements, j'intercalai régulièrement un petit moment de repos, puis je recommençai avec l'inspiration. Bien que l'air pénétrant dans mes poumons fut assez frais, j'éprouvai comme une sensation de chaleur venant de l'extérieur et qui me réchauffait agréablement.

Si au cours de ces exercices j'avais respiré par la bouche, je n'aurais pas manqué de me refroidir et une pneumonie aurait pu en résulter. Ceci me permit de comprendre l'importance de la respiration nasale et de ne plus m'étonner de la voir si souvent recommandée dans les manuels d'hygiène. Ce n'est pas pour rien que la nature nous a installé un chauffage central dans le nez dont le but est de réchauffer l'air venant de l'extérieur. Quand nous expirons par le nez, celui-ci est réchauffé par l'air expiré ; et quand nous inspirons, le nez réchauffe l'air frais qui peut s'élever, par exemple de 10 à 37°. Nous ne saurions constamment remplir nos poumons d'air froid sans risquer de graves ennuis pulmonaires. Lorsqu'on séjourne dans les pays nordiques ou à la montagne, on adopte d'ailleurs automatiquement la respiration nasale ; si on continuait à respirer par la bouche, on ne manquerait pas de tomber gravement malade.

Dans les pays tropicaux le contraire se produit. L'air y est très chaud, et notre nez sert de réfrigérateur. L'air inspiré est refroidi par le nez et sa température tombe par exemple de 40 à environ 37°, c'est-à-dire à la température du sang.

Notre nez constitue donc une véritable installation à air conditionné.

Une bonne gymnastique respiratoire fera disparaître bien des maux de tête, si l'on a soin de respirer par le nez.

Si, malgré un bon sommeil, nous nous sentons encore fatigués au lever ou si nous nous enrhumons au cours de la nuit, il convient de vérifier si, en dormant, nous respirons par la bouche. Pour garder pendant le sommeil la bouche fermée, il suffit d'appliquer sur celle-ci un morceau de sparadrap. Nous sommes alors forcés de respirer par le nez. Si nous répétons cette précaution pendant un certain temps, nous prendrons automatiquement l'habitude de dormir la bouche fermée. En respirant par le nez, nous ne risquons pas de nous refroidir, même pas dans une chambre non chauffée, et nous nous réveillons le matin mieux reposés. Cette méthode offre un autre avantage ; elle nous évite de ronfler.

Influence favorable sur d'autres maladies

Il n'y a pas que la tête et le ventre qui bénéficient d'une bonne respiration. Les effets de celle-ci se font également sentir sur le sympathique et le parasympathique, ces nerfs si importants qui n'obéissent pas au cerveau. Si vous pratiquez correctement la respiration profonde, vous pourrez observer son influence favorable sur le sympathique et partant, sur le fonctionnement du cœur.

La respiration profonde est un bon adjuvant dans le traitement de l'angine de poitrine. Elle peut rendre en la circonstance des services précieux.

Quand les bronches ne sont pas trop abîmées, l'asthme peut être amélioré, voire même guéri par des exercices respiratoires convenablement exécutés.

La constipation peut être corrigée par l'ingestion régulière d'aliments naturels, mais ce sont les exercices respiratoires qui permettent d'en venir définitivement à bout. L'expiration et l'inspiration profondes stimulent l'activité de l'intestin. Le matin, à midi et le soir, on devrait faire de la gymnastique respiratoire pendant 5, 10 ou 15 minutes. Il faut compter de huit jours à un mois pour obtenir un résultat ; mais patientez, vous l'obtiendrez sûrement.

La gymnastique respiratoire conservera - ou vous rendra - votre ligne. Le gros ventre avec son accumulation de graisse disparaîtra si vous persévérez dans ces exercices. L'alimentation certes doit aussi entrer en ligne de compte. Mais même sans grandes précautions diététiques, la gymnastique respiratoire vous fera obtenir de beaux résultats.

Les polypes du nez ne sont souvent que la conséquence d'une mauvaise respiration qui favorise leur développement. Une bonne technique respiratoire, pendant la nuit surtout, vous évitera ces inconvénients.

Il y a des gens qui perdent le sens de l'odorat. Ils devraient adopter un régime alimentaire ou même, momentanément, une cure de crudité, et faire de la gymnastique respiratoire. Peu à peu, ils pourront de la sorte récupérer l'odorat. Il n'existe d'ailleurs aucune maladie qui ne puisse être favorablement influencée par la respiration profonde.

Les femmes pourraient éviter la plupart des affections du bas-ventre, si elles savaient bien respirer. Leurs couches seraient plus faciles et elles n'auraient pas à craindre ces complications veineuses. Elles devraient cependant renoncer aux vêtements étroits, qui rendent impossible tout mouvement de la paroi abdominale. Elles ne devraient donc pas porter de gaines serrées qui gênent la respiration. Il est préférable de faire travailler les muscles abdominaux, ce qui les rend élastiques et évite d'avoir un ventre pendant. Les gaines n'ont pas d'influence sur l'élasticité des muscles ; sans gymnastique respiratoire, la paroi abdominale se relâche dès qu'on cesse de les porter. Elles ne servent donc qu'à se faire illusion à soi-même et aux autres.

La gymnastique respiratoire à l'école

Si le programme d'éducation physique à l'école tenait compte de la gymnastique respiratoire, on verrait sûrement bien moins de gens obèses. De plus, la tuberculose des enfants serait beaucoup plus rare, surtout s'ils profitent en même temps d'une alimentation moderne, riche en calcium. La cage thoracique et le diaphragme se développent mieux s'ils sont soumis à une technique respiratoire saine ; les organes internes en profitent également ; les poumons notamment s'en trouvent fortifiés et résistent beaucoup mieux aux infections.

Les professeurs de chant connaissent la valeur des exercices respiratoires dont dépend en grande partie le succès de leurs élèves. Les artistes lyriques auront donc intérêt à se soumettre à une technique de respiration adéquate.

Comme nous venons de l'indiquer déjà, il est recommandé d'exécuter les exercices respiratoires pendant un quart d'heure environ. Mais au début, il n'est quelquefois pas possible de les répéter pendant plus d'une minute ; il faudra donc les prolonger lentement, en s'entraînant pendant 2, puis 5 minutes, et ainsi de suite, jusqu'à ce que ce mode de respiration soit exécuté sans fatigue. Notre corps prendra l'habitude du rythme nouveau et nous ne tarderons pas à en ressentir les merveilleux effets. Les exercices respiratoires sont meilleurs que n'importe quelle autre gymnastique ; ils constituent un remède de meilleure qualité qui ne nous coûte qu'un peu d'effort, de concentration et de persévérance. Des remèdes et un régime alimentaire naturels ainsi que du repos ne sont pas à négliger pour obtenir une guérison. Rien ne vaut cependant une gymnastique respiratoire rationnelle. Qu'on ne fasse donc pas fi du vieil adage : "La respiration, c'est la vie."

L'air frais

C'est un fait que les effets favorables de l'air frais ne sont pas assez appréciés. Bien des gens ne pensent même pas à aérer régulièrement leurs chambres. C'est ainsi qu'il vous arrive d'entrer dans une chambre d'habitation ou dans un atelier et d'avoir la respiration complètement coupée, tellement l'air y est vicié. Et cependant - ce qui, véritablement, est extraordinaire - les personnes vivant dans ces chambres et dans ces salles se sentent tout à fait à leur aise.

"Laissez entrer par la fenêtre ouverte la lumière, l'air et le soleil." Cette règle doit être appliquée tout particulièrement aux chambres de malades. Les gaz et les substances morbides qui se dégagent sont désagréables et nuisibles pour les malades aussi bien que pour les gardes-malades. L'air doit donc régulièrement être renouvelé.

Un renouvellement aussi fréquent et régulier de l'air est-il à conseiller en temps de pénurie de bois et de coke ? Pour répondre à cette question, adressons-nous au spécialiste du chauffage. Voici à peu près ce qu'il nous dit : le feu lui aussi a besoin d'oxygène. Plus l'air est vicié, plus il est pauvre en oxygène. Pour obtenir une bonne température et tirer le plus de profit possible de nos réserves de bois, nous devons aérer la chambre assez souvent et faire pénétrer de l'air frais riche en oxygène. La chambre se réchauffera de nouveau très vite, car l'air frais se réchauffe plus vite que l'air vicié.

Il ne faut pas hésiter à aérer la chambre d'un malade faisant de la température. S'il est bien couvert, il ne prendra pas froid ; en général d'ailleurs, les personnes fiévreuses ne prennent pas facilement froid ; un petit souffle d'air frais d'ailleurs ne peut pas leur faire de mal. Ne soyons donc pas trop anxieux dans ces cas. Il faut envelopper convenablement les malades et les enfants dans leur couverture et ouvrir toutes les fenêtres pendant un moment. Ce renouvellement ne peut engendrer aucun désavantage pour les malades ; bien au contraire, il répond à une règle fondamentale d'hygiène.

L'oxygène comme facteur curatif

Si nous avons l'occasion d'avoir un entretien poussé avec les chercheurs du cancer, alors nous apprendrons en outre que la cellule cancéreuse est une cellule pauvre en oxygène. D'autres chercheurs qui s'occupent de rhumatisme, d'arthrite, de diabète et d'autres maladies nous font part de la même expérience. Notre humanité moderne possède beaucoup d'argent et de confort, mais souffre d'un manque d'oxygène. Combien de diabétiques succomberaient au coma si quelqu'un ne les forçait pas à temps à respirer davantage d'oxygène.

Un exemple que j'ai déjà mentionné dans mes écrits peut mettre cela clairement en évidence. Quand un médecin qui demeurait pendant les vacances avec un ami diabétique s'aperçut que l'état de celui-ci menaçait de devenir comateux, il se décida rapidement à avoir recours à une ruse pour sauver la vie du malheureux. Puisqu'il n'avait pas d'insuline sur lui, la seule issue lui sembla être d'engager l'homme qui devenait toujours de plus en plus faible à marcher et mieux encore à courir. Par ce moyen celui-ci pourrait éliminer son acétone et respirer de l'oxygène. Pour le faire courir, le médecin lui murmura quelque chose à l'oreille, car il savait que par là le malade entrerait dans une grande colère. Son espérance se réalisa car son ami se jeta dans une fureur noire sur lui et lui courut après en toute hâte avec violence. Cela lui procura suffisamment d'oxygène et il put surmonter son coma. Quand il apprit que le médecin avait agi ainsi pour lui sauver la vie, sa colère disparut et tous deux se réjouirent du succès.

Ressource simple

Souvent un travail qui n'est pas varié nous fatigue tellement que nos membres deviennent lourds. Plus notre activité est intéressante et passionnante et plus nous y engageons toute notre personnalité et oublions par là de respirer correctement. Nous pouvons faire disparaître cette carence de la manière la plus simple, si nous faisons chaque soir une promenade tranquille et décontractée à l'air frais, si possible en montant, ce qui rend la respiration à fond nécessaire. De cette façon nous nous débarrasserons beaucoup mieux de la fatigue mentionnée, que si nous nous allongions dans une pièce pauvre en oxygène pour nous reposer.

Dans tous les cas de maladies qui permettent encore les exercices en plein air, les préliminaires de la guérison se succèdent beaucoup plus vite si le malade se procure régulièrement plus d'oxygène par des marches au grand air, si possible dans l'air épicé des forêts. Celui qui suit consciencieusement une telle prescription pourra compter sur un succès satisfaisant. On peut même se défaire des dépressions par une marche appliquée en plein air, en général au bout d'une heure. Il est vrai que si nous nous promenons lentement nous ne retirerons pas le même bénéfice que d'une marche à bonne allure et une respiration activée, qui a pour conséquence que les cellules du cerveau sont irriguées à fond et peuvent de nouveau fonctionner normalement.

Les malades qui ne sont pas capables de marcher devraient de temps en temps toujours faire aérer leur chambre afin que l'air frais qui entre, riche en oxygène accélère la guérison. Une carence en oxygène ne la rendrait pas possible.

Le sportif profite des sports d'hiver davantage pour sa santé quand il grimpe sur la montagne pendant une heure que s'il se fait remonter toute la journée par le téléski avant d'exécuter sa descente. Cette commodité n'apporte pas le bénéfice attendu. Il en est de même aussi des moyens modernes de communication qui ne nous empêchent que trop souvent de marcher. Pendant la marche il faut respirer vigoureusement, ce qui apporte abondamment de l'oxygène au corps. Puisque, à cause des efforts quotidiens, celui-ci est en général affamé d'oxygène, il a besoin pour guérir et se conserver en bonne santé de cet élément si vital. Pour cette raison il est bon que notre devise soit : consommons moins d'essence mais plus d'oxygène !

Les effets du tabac

Les premières cigarettes que le jeune homme, la jeune fille ou la jeune femme essayent de fumer ne leur paraissent guère agréables. Au contraire, comme l'organisme s'y oppose d'une façon naturelle, ils doivent d'abord vaincre une certaine répugnance, des nausées, etc.

Les fumeurs essaient tous de s'excuser de la même façon : "Le tabac n'est pas tellement nuisible, puisque leur grand-père a atteint 80 ans et même plus et qu'il était grand fumeur." La vérité, c'est que les personnes de constitution très robuste peuvent absorber des poisons sans en ressentir un trouble visible. Il y a aussi des morphinomanes qui atteignent un âge avancé, mais cela ne veut pas dire que chacun est capable de telles prouesses. Bien au contraire, des millions d'hommes ruinent leur santé par la nicotine, l'alcool, la morphine.

Comment se traduit l'influence nocive de la nicotine ? Ce sont les artères coronaires qui, en premier lieu, ont à subir les suites fâcheuses de l'abus du tabac. Les fumeurs dont la constitution vasculaire n'est pas très robuste doivent s'attendre à des lésions coronaires et, de plus, à des troubles du système artériel entier. Comme sous l'influence de la nicotine les vaisseaux se rétrécissent et deviennent de plus en plus rigides, leur perméabilité diminue et l'irrigation du muscle cardiaque est insuffisante. Quand l'entretien du muscle devient insuffisant, celui-ci recourt à sa substance propre. Si nous pouvions observer notre cœur à travers la paroi thoracique, nous serions étonnés des modifications qui s'y opèrent sous l'influence chronique de la nicotine. Le beau muscle cardiaque rouge et bien tendu se relâche et prend peu à peu une couleur sale, brunâtre qui ne devrait jamais se constater sur un cœur jeune dont on attend qu'il rende de bons services pendant de nombreuses années. Or, ces cœurs sous-alimentés à la suite de l'abus de tabac ne sont pas rares parmi les sujets jeunes. Le pathologiste parle d'atrophie brune, à cause des pigments d'usure brunâtres qui se déposent dans les cellules du muscle cardiaque. En regardant de plus près, nous pouvons voir que les cœurs en question présentent de petites stries blanches. Ce sont des cicatrices fibreuses souvent en partie calcifiées. Le tissu musculaire une fois détruit ne peut plus jamais être remplacé. On doit se contenter de tonifier les parties réservées encore intactes.

Voilà où nous en sommes. Garde ton cœur plus que toute autre chose, car de lui viennent les sources de la vie ! Quoique ces mots prononcés par un sage de l'Antiquité aient plutôt un sens symbolique, il n'en est pas moins vrai que le cœur est un organe qui exige toute notre attention et toutes nos précautions. Le cœur est un organe vital ; quand il vient à défaillir, c'est la mort irrévocable. Si notre foie fait défaut, nous pouvons encore vivre pendant quelque temps. Mais quand le cœur s'arrête, la mort survient immédiatement, et l'homme tombe, comme foudroyé. Le plus souvent, l'examen médical révèle de fortes modifications du muscle cardiaque par suite d'une insuffisance coronaire vieille de plusieurs années ; la nicotine a ruiné le cœur. Mais cette constatation vient trop tard.

Heureusement, tous les fumeurs n'aboutissent pas à cette fin-là. Dans la plupart des cas, ils ressentent beaucoup plus tôt les effets nuisibles de la nicotine et renoncent au tabac. Mais ne serait-il pas préférable de tirer ces conséquences bien avant l'installation des premiers troubles ? La nicotine exerce une influence très nette sur la tension sanguine et la fréquence du pouls, influence démontrée par les travaux des Américains Mathers, Pattersons et Levy, qui ont étudié les troubles circulatoires dus aux cigarettes. Une seule cigarette suffit à accélérer la fréquence du pouls et à augmenter la tension sanguine ; les réactions sont fonction de la teneur en nicotine du tabac employé et de la susceptibilité du fumeur. L'augmentation moyenne de la tension sanguine provoquée par une seule cigarette ordinaire est d'environ 15 mm de Hg. En même temps, la fréquence du pouls augmente de 15 battements par minute ; chez les sujets très sensibles à la nicotine, le pouls augmente même de 25 battements.

L'expérience suivante prouve que la fumée du tabac est également très nuisible pour les plantes : faites germer dans 2 petits pots des semences de cresson (les pots sont introduits dans un bocal en verre clair que l'on peut fermer). Quand les plantes ont atteint une hauteur de quelques centimètres, on introduit de la fumée de tabac dans l'un des bocaux, on attend deux jours et on en introduit une seconde fois. Après 8 jours, les plantes du bocal enfumé sont mortes, tandis que celles de l'autre bocal continuent à prospérer.

Tous les jardiniers savent que l'extrait de tabac tue les insectes, et ils l'emploient à détruire les pucerons. Toutefois, il faut prendre des précautions et n'arroser les plantes qu'au moment où elles ne portent pas encore de fruits ou que les fruits sont encore tout petits, afin que le pluie puisse les nettoyer.

Les effets du goudron renfermé dans le tabac

Les effets nuisibles du tabac ne sont pas seulement dus à sa teneur en nicotine. Un deuxième facteur peut être incriminé. Il se forme, quand le tabac brûle, des dérivés du phénol et du goudron. Ces derniers jouent un rôle dans le développement du cancer. Le cancer des fumeurs, qui s'installe surtout sur la langue et dans la gorge, est causé beaucoup plus par le goudron que par la nicotine. Les expériences ont démontré que le goudron du tabac peut provoquer des tumeurs cancéreuses. Ces expériences furent faites sur des lapins. Tous les 2 ou 3 jours, on leur badigeonna les oreilles avec du goudron de tabac. Au bout de quelques semaines, la plupart des bêtes accusèrent des tumeurs cancéreuses. On obtient des résultats analogues avec du goudron ordinaire. Il faut donc en conclure que ce n'est pas la nicotine, mais le goudron du tabac qui est responsable du cancer du fumeur.

L'abus du tabac - un vice moderne

Ceux qui, pour excuser ce vice moderne, prétendent que nos ancêtres fumaient déjà, se trompent grossièrement. L'abus du tabac, tel qu'il se pratique aujourd'hui dans le monde entier, n'est pas une très vieille chose. Il est vrai que les Indiens de l'Amérique du Nord connaissaient déjà le tabac et que, dans les régions où poussait cette plante, la population fumait. Grâce à la navigation, cette habitude se répandit dans les autres pays. Mais nos ancêtres ne la connaissaient pas encore. Dans nos contrées, l'usage du tabac ne s'est établi que très tard. Il s'y est par contre répandu en très peu de temps, et chacun aujourd'hui croit qu'il est impossible de vivre sans ce stimulant. Il ne faut donc pas s'étonner outre mesure des propos suivants tenus par le professeur d'université A.H.Roffo : "Je range le tabac parmi les stimulants, tout comme la cocaïne, la morphine, l'opium, etc. Mais à mon avis, le tabac est bien plus dangereux, étant donné que le nombre des cocaïnomanes, des morphinomanes, etc., est infiniment plus petit que celui des habitués du tabac qui augmente sans cesse. De plus, parmi les premiers, il s'agit souvent d'individus malades, dégénérés, tandis que les seconds sont surtout des jeunes gens pleins de santé." Bien que la morphine, la cocaïne, etc., soient incontestablement beaucoup plus dangereuses que le tabac, ce dernier est sans aucun doute le plus grand ennemi de la santé de l'homme, car c'est lui qui est le plus répandu.

La vitesse - maladie contemporaine

L'agrément, une atmosphère intime et domestique, une vie paisible, un état de repos et de détente sont des notions qu'on ne connaîtra bientôt plus que par des descriptions. Même pendant les repas l'homme moderne est pris d'une certaine inquiétude accompagnée d'une activité nerveuse. Toutefois le corps ne peut pas accepter telles quelles cette hâte et cette précipitation inquiète, car leur conséquence naturelle se traduit par une augmentation continuelle des troubles gastriques. Nous devrions nous accorder plus de tranquillité, surtout aux repas et, si possible, nous détendre quelques minutes avant de manger afin que nous puissions prendre nos repas dans une atmosphère détendue et avec appétit. Presque tous les troubles gastriques disparaîtront si nous nous efforçons pendant les repas non seulement d'être détendus mais aussi de manger lentement et de mâcher soigneusement. Nous pouvons ainsi mieux profiter de la nourriture et de ce fait il y aura moins de troubles intestinaux. Si l'on mâche soigneusement, on risque moins de manger trop. Ceci a un avantage supplémentaire car on peut ainsi combattre l'obésité avec succès. C'est un fait prouvé que dans les pays occidentaux il y a beaucoup plus de gens qui tombent malades et meurent des conséquences de la suralimentation que de gens qui souffrent de la faim. Il est plutôt avantageux pour nous de limiter un peu la quantité de nourriture absorbée.

Un faux calcul

Si toutefois quelqu'un se laisse tellement influencer par la vitesse qu'elle devient pour lui une habitude qu'il garde même quand il devrait se reposer, cette hâte ne lui rapportera certainement pas ce qu'il attend d'elle : une économie de temps et une pause plus longue. Toutefois, si cette pause n'est pas consacrée au repos mais à des travaux et même à un effort tendu, on ne doit pas s'étonner si l'intérêt au travail diminue continuellement. Nous savons qu'en été nos ancêtres commençaient la journée à quatre heures déjà, autrement Johann Peter Hebel n'aurait pas pu dire : "Ce qu'on fait à quatre heures le matin, le soir à neuf heures nous revient !" Ce n'était donc pas une journée de huit heures, pendant laquelle tout le travail devait être fait, mais une journée qui suffisait à faire un plaisir du travail et un repos tonique à l'heure du crépuscule. Tout cela s'est perdu parce qu'on voulait plus et jouir de la vie d'une autre façon. Mais le calcul était faux parce qu'il ne menait pas, comme cela avait été prévu, à un repos plus agréable. Au contraire, une période de travail réduite demande une activité plus fatigante à laquelle la réserve d'énergie ne répond plus. Des hommes accablés de fatigue puisent moins de repos d'une période plus étendue que ceux qui savent travailler continuellement sans hâte parce qu'ils préfèrent une durée de travail plus longue. Si au moins la pause de repos plus longue avait comme conséquence - comme jadis - une vraie détente, le mal ne serait pas si grand. Comme la vitesse envahit aussi le divertissement choisi et le plaisir indispensable, une défaillance doit résulter peu à peu. Jusqu'à présent elle a porté grand préjudice au zèle constructif du travail. Même le week-end prolongé mène de plus en plus à l'aliénation et à la fuite du travail. Gœthe déjà constatait que les jours de congé sont dangereux pour la morale du travail : "Dans le monde tout peut être supporté sauf une série de belles journées !" Pour la plupart des gens il est plus facile de cesser le travail que d'être prêts à le reprendre. Ceci est compréhensible car travailler sans joie est un supplice. Si toutefois on a passé ses loisirs sans vitesse afin de pouvoir retourner reposé à sa place de travail, la semaine ne passera pas en hâte mais tout à fait agréablement, car l'énergie acquise facilitera nos tâches et nous mènera à la joie. Le travail continu, persévérant, mais joyeux, avec une période de repos réduite, est meilleur pour notre train de vie, notre santé physique et psychique que l'allure déraisonnable que la vitesse moderne nous a imposée.

Problèmes d'habitation et santé

Autrefois les riches qui pouvaient s'offrir de grandes maisons ou des villas avaient une drôle de coutume qui nous fait comprendre combien il serait nécessaire de laisser disparaître l'humidité et les processus chimiques qui existent pour assez longtemps encore dans les murs nouveaux avant d'occuper un bâtiment récemment construit : ces gens riches laissaient vivre, la première année, des gens pauvres gratuitement dans leur nouvelle demeure. Même s'il ne s'agissait que de murs en pierres et en moellons, cette précaution était considérée comme nécessaire pour la protection de la santé. Ce calcul ne profitait qu'aux riches tandis que les pauvres en retiraient au moins un avantage financier.

Bâtiments en béton et autres désavantages

Et les bâtiments en béton ? Est-ce qu'ils ne constituent pas un danger beaucoup plus grand que les murs dont on vient de parler ? Malgré ce fait, il y a aujourd'hui encore des hommes robustes auxquels il semble que cela ne fait rien de s'installer dans un pâté de maisons en béton récemment construit. Au moins ils n'en ressentent aucun désavantage sur le plan de l'hygiène. Mais tout le monde n'est pas si robuste car il y a beaucoup de gens qui constatent après quelques semaines déjà qu'ils souffrent de rhumatismes et de névralgies, que les membres s'engourdissent ou qu'une rigidité singulière se fait sentir au cou. Les tophus existants sont peut-être devenus plus douloureux et même des dépressions jusqu'alors inconnues sont possibles. Si, peu après l'installation dans un bâtiment en béton, des troubles similaires apparaissent, on devrait faire une expérience en prenant des vacances chez un ami habitant une maison en bois ou en briques. Si ces symptômes disparaissent il serait bon pour la santé de changer l'appartement moderne en béton contre une habitation plus salubre. Un logis humide et peu ensoleillé peut nous nuire de la même façon que les bâtiments en béton. Souvent notre calcul est faux parce que nous faisons des épargnes erronées - à quoi bon un loyer réduit si nous devons dépenser plus que ces économies pour le docteur et les médicaments. Nous pourrions nous épargner de même les douleurs et les maux psychiques si en cherchant un logis nous ne pensions pas seulement à la question financière mais aussi à la question hygiénique. Vivre avec une bonne hygiène vaut mieux que le confort moderne et pour cette raison devrait être préféré. Malheureusement, ni l'État ni les personnes privées ne s'efforcent suffisamment de résoudre le problème du logement en vue de la santé. Quel bénéfice la santé du peuple ne tirerait-elle pas de l'intelligence si celle-ci amenait les personnalités compétentes à détourner quelques centaines de millions du budget militaire pour les faire parvenir au budget de la santé ! Une telle attitude profitable vaudrait sans doute la peine, surtout lorsqu'on pense à la transformation des quartiers pauvres et mal ensoleillés de nos villes. De la vermine, des rats et des souris peuvent contribuer beaucoup à la transmission des maladies infectieuses. Il serait donc certainement raisonnable que la planification de chaque État prévoie au premier rang une politique salubre du logement.

Des réflexions hygiéniques lors de la construction des maisons

Il y a des milliers d'années que les princes chinois ordonnaient déjà à leurs experts d'examiner à fond le sol avant d'y construire un bâtiment car le sol devait répondre aux exigences d'un logis hygiénique. On ne sait plus comment on procédait à cet examen, mais il ressort des anciens écrits que l'examen était fait. Une maison est-elle bâtie sur du sol rocheux ou graveleux, sa base est-elle constituée de sol glaiseux ou marécageux, ses fondations sont-elle confiées à un sol humide avec un niveau élevé de la nappe souterraine, ou s'agit-il de terre sèche ? Il est très important de savoir tout cela afin de pouvoir répondre aux exigences d'un logis hygiénique. Très souvent, en choisissant le lieu de construction, on est lié à certains endroits qui n'ont pas de bonnes conditions. Dans un tel cas, les constructeurs doivent chercher à réduire autant que possible des défauts et les désavantages existants par des dispositions techniques, par des drainages et des isolations.

Nous n'avons peut-être jamais réfléchi au fait qu'il pourrait être important d'examiner le choix d'un terrain à bâtir selon des directives hygiéniques. Afin de comprendre ceci il serait bon d'observer de quelle façon les animaux choisissent soigneusement la place où ils veulent dormir, où ils cherchent à établir leurs terriers, où les oiseaux voudraient bâtir leur nid. Nous ne verrons jamais les cerfs et les chevreuils chercher à dormir sur un sol humide et marécageux. Ni un renard ni une marmotte ne feront leur terrier dans un tel sol. Même le chien et le chat sont souvent très difficiles quand on les laisse choisir une place pour dormir. Jamais un chien ne se couchera sur un plancher en ciment, pas même en été quand cela lui offrirait un endroit frais. Des travaux et des découvertes scientifiques exacts ont révélé beaucoup concernant la bioclimatologie, les rayons électromagnétiques, les champs de tension et maintes autres choses similaires que des gens sensibles ont certainement toujours ressenti sans qu'on ait pu les leur expliquer. Se basant sur des expériences et des observations, nos ancêtres ont déjà constaté beaucoup et en ont tenu compte, même si très probablement ils ne connaissaient pas les rapports exacts. Bien qu'aujourd'hui nous ne puissions pas expliquer tout, la technique moderne nous a entre-temps dévoilé bien des choses dont jadis nous n'avions qu'une perception intuitive.

Le site d'une maison

Avant de construire, nous devons en premier lieu examiner le site sous l'angle bioclimatique. Il sera même utile d'examiner si la région nous convient. Il sera donc avantageux de vivre quelque temps dans la région en question avant de se décider à y bâtir. Des conditions diverses peuvent jouer un rôle important selon notre constitution et notre sensibilité : par exemple, l'humidité atmosphérique, l'altitude, les vents (fœhn ou bise). En outre il est important de savoir si l'on préfère la chaleur ou le froid, le repos ou le mouvement ou si l'on répond à un autre type. Vu nos différentes prédispositions, l'endroit et la manière dont nous vivons n'est pas du tout négligeable. Souvent les membres d'une famille sont très différents l'un de l'autre. Dans un tel cas on ne devrait pas hésiter mais se conformer aux natures plus sensibles en leur accordant la préséance du choix.

Des règles fondamentales généralement favorables

En première ligne - un terrain à bâtir sec ! Le fondement doit être bon et nous devons de même prévoir une isolation correspondante. Du point de vue hygiénique naturellement aussi les matériaux de construction sont d'une grande importance. Le plus sain est le bois, surtout dans un climat sec. Les briques, c'est-à-dire de la glaise cuite, viennent en seconde place, puis les pierres naturelles. Le béton, surtout le béton armé, est certainement le matériau de construction le plus malsain.

Le champ de tension électrique

Chaque homme, même chaque substance, a une certaine relation avec l'électricité. Nous avons certainement déjà remarqué qu'en enlevant notre chemise le soir elle craquette. Dans l'obscurité nous pouvons même apercevoir quelquefois une lueur. La tension électrique causant ce phénomène est plus grand chez l'un, moins grand chez l'autre, et aujourd'hui, le progrès technique est tel qu'on peut mesurer cette tension. Non seulement chaque être humain, mais aussi chaque animal et même la matière morte possède une tension électrique. Chaque tension énergétique peut être augmentée. Comme nous consommons de l'énergie pour le processus vital, il est nécessaire de la reconstituer sans cesse. Ceci se fait par la nourriture, les fortifiants, les remèdes naturels supplémentaires et aussi par une respiration profonde. Ce champ de tension électrique est influencé par notre choix d'un logement et peut être déséquilibré.

Ces troubles d'équilibre peuvent entraîner toutes sortes d'ennuis. Une fatigue de plomb peu naturelle peut nous saisir ou nous pouvons souffrir d'un mal de tête douloureux, d'une migraine et de dépressions. Au moins constatons-nous très souvent un manque d'élan et d'énergie. Une nervosité inquiétante peut résulter de la surtension de sorte qu'on ne sait presque plus dans quelle position placer ses membres fébriles. On peut tomber victime d'un état nerveux désagréable accompagné d'une insatisfaction intérieure, sans raison propre. Comme la tension électromagnétique peut être mesurée, on sait par exemple que le ciment et surtout le béton armé peuvent dérober beaucoup d'énergie aux habitants de maisons en béton, selon leur sensibilité. Celui qui a la possibilité de choisir devrait donc préférer pour la construction de sa maison des pierres naturelles, des briques ou - mieux encore - du bois comme matériau de construction.

Aujourd'hui plus que jamais une habitation hygiénique joue un rôle important. Dans ce domaine, nous avons encore en quelque sorte un libre choix tandis que nous ne pouvons rien changer à d'autres défauts graves. En effet, nous sommes plus ou moins exposés, sans aucun antidote, à la pollution de l'air, de l'eau et à l'aggravation effrayante de la radioactivité. Nous devons respirer et manger ce qui a été ainsi altéré et ces désavantages peuvent nous influencer de plus en plus et nous affaiblir. Il est donc bien de veiller à ce que nous puissions au moins habiter le plus hygiéniquement possible.

Questions de santé et protection de la nature

Nous étions généralement tenus de garder notre pays propre. Ceci commençait déjà dans la chambre d'enfants. L'école, de même, s'efforçait de tenir les enfants à un ordre strict et chaque maître d'école prenait soin, lors des excursions, qu'on ne laissât tomber ni déchets ni papiers. Un joli bois dans la vallée du Rhin qui avait toujours été un agréable petit endroit de repos se trouvait enlaidi dans le beau paysage par du papier et des déchets. Les habitants se fâchèrent, mais déjà, l'année suivante, ils pouvaient se réjouir de la contre-mesure car une boîte à ordures était là, suspendue à un fil. L'éducation prophylactique atténuait les soucis de l'avenir. Ceci prouvait que les citoyens ne voulaient pas tolérer tacitement que la beauté de la nature fût enlaidie par des déchets jetés négligemment. Mais malgré des efforts locaux la nouvelle habitude se répand plus vite que la défense pédagogique. La mauvaise locution "Aujourd'hui cela se fait comme ça, laissons les autres nettoyer" empoisonne les pensées des enfants, des adolescents et des adultes. Deux jeunes filles de l'Engadine, l'une avec une natte longue épaisse, l'autre avec deux nattes brunes graciles, souillaient, en attendant leur train, tout le quai avec des écales de cacahuètes. Un "tout de même" réprobateur ne causa qu'un embarras léger qui malheureusement céda vite à l'excuse frivole : "Aujourd'hui on fait comme ça, l'employé des chemins de fer nettoiera !" Si la jeunesse bien élevée prend cette attitude on ne doit pas s'étonner en effet de rencontrer ce manque d'esprit d'ordre et d'amour de la nature intacte même au plus beau paysage. Des déchets se trouvent dans un ravin ou dans un ruisseau. Un pré ou le bord d'un sentier nous racontent qu'on s'y est régalé sans penser au droit de cet endroit à sa beauté. D'autres aussi veulent s'en réjouir, mais comment le faire s'ils doivent s'asseoir au milieu d'un tel désordre de boîtes, de bouteilles, de papiers et de déchets de toute sorte. Ni prés, ni forêts, ni même les rhododendrons des Alpes, ni la neige blanche ne sont épargnés. Que les bonnes coutumes passent vite si des influences mauvaises se font valoir et comme le sens de la beauté est enraciné peu profondément s'il accepte un désordre détestable !

Jadis, je louais toujours durant mes voyages la propreté de notre pays et je n'aurais jamais cru que chez nous aussi la déraison et le manque de compréhension qui souvent me répugnaient tant dans les pays lointains puissent se développer si vite. Je me rappelle encore vivement un incident en Amérique centrale. Des cadavres et des déchets de toute sorte se trouvaient dans un ruisseau dont les eaux étaient utilisées plus loin pour arroser des jardins, pour s'y baigner et se laver et même en partie pour cuisiner. Il se peut que les Indiens soient plus résistants que nous, cependant les maladies infectieuses chez eux devenaient souvent une calamité. Le manque évident d'hygiène a donc causé un fléau de vers intestinaux chez les Indiens comme chez les peuples vivant de façon similaire. Des régions entières sont infectées par ces vers et par des amibes. Bien que ces défauts entraînent de grands désavantages hygiéniques et même des infirmités, les autorités compétentes se soucient peu ou pas du tout d'y porter remède.

Pollution des eaux aussi chez nous

Mais qu'en est-il de nos eaux ? Des experts m'ont appris qu'à cet égard nous sommes menacés de plus en plus en Europe et même en Suisse. A l'Expo 1964 on pouvait voir un excellent film éducatif qui montrait à tout le monde l'état de nos eaux. L'origine de ce film a été fournie par la canalisation proposée du Rhin supérieur pour des raisons commerciales. L'exploitation des avantages économiques diminue vis-à-vis des désavantages si clairement démontrés. Mais l'information du peuple n'est pas suffisante car le gouvernement devrait vite prendre des mesures pour porter rapidement remède afin que la pollution de nos lacs et de nos rivières ne puisse plus avancer. C'est que tous les poissons sont en danger car ils peuvent périr si les eaux sont encore plus empoisonnées. De cette façon l'existence des animaux aquatiques et des oiseaux qui s'en nourrissent est rendue de plus en plus difficile. La plupart d'entre nous savent qu'en beaucoup d'endroits on a dû défendre de se baigner.

Celui qui une fois a pris connaissance des difficultés existantes se joint spontanément aux protestations qui ne veulent plus cesser. Mais en outre il peut contribuer personnellement en faisant tout son possible pour sauvegarder la beauté de notre pays, car nous devrions respecter de nouveau sérieusement l'ordre et la propreté qui jadis s'entendaient d'eux-mêmes.

Protection de l'air

Il y a encore un autre problème presque oublié qui appartient aussi au devoir de la protection de la nature. Est-ce que nous n'avons pas aussi droit à un bon air, non pollué ? Il est en effet une nécessité hygiénique. Les mesures sanitaires qu'on prend partout devraient s'occuper absolument aussi de ce domaine important. On devrait rendre des ordonnances correspondantes, car chacun de nous peut-il polluer l'air à volonté sans qu'on intervienne ? pourtant on sait que l'air est aussi important que l'eau. Si cette dernière ne devrait pas être polluée pour des raisons industrielles, les nombreuses cheminées fumantes ne devraient pas non plus laisser échapper leurs gaz multiples dans l'air sans se soucier du bien-être du prochain.

Beaucoup de gens ont bâti leurs maisons au soleil afin d'y passer des heures de repos, mais le trafic croissant qu'ils n'avaient pas prévu jadis fait passer auto par auto devant leurs habitations et au lieu de l'air frais et sain ils sont obligés de respirer un flot de gaz d'échappement puants.

Tout le monde devrait se rappeler que l'air est un bien commun gratuit, un don précieux dont nous avons tous besoin : néanmoins maintes personnes fument à grosses bouffées fétides, bien que l'air appartienne à tous. A tous ceux-là on pourrait adresser le mot que jadis un de nos amis américains disait à un fumeur : "J'ignorais que vous ne supportiez pas le bon air !" Avec l'intoxication de notre organisme notre sensibilité change et une grande indifférence s'empare de ce qui mériterait une protection spéciale. Au lieu de cela notre air est contraint d'absorber toutes sortes de gaz toxiques !

Nansen constatait une fois avec regret que tout se mettait en marche et que tout était possible lorsqu'il s'agissait d'anéantir la vie par des guerres ; si, par contre, la vie et la santé demandaient de la protection, l'action stimulante manquait. Ceci est malheureusement vrai, car relativement peu de gens regardent le danger en face et cherchent à y porter remède.

La télévision et la santé

Toutes les grandes inventions que le cerveau humain a fait ces 50 dernières années nous étonnent à juste titre. Selon la calculation biblique, presque 6000 ans ont passé depuis le jour où Adam et Eve goûtaient les diverses sortes de fruits et en jouissaient dans la région des sources de l'Euphrate et du Tigre. Pendant tout ce temps on n'enregistra pas autant de réalisations techniques que pendant ces dernières 60 années. Involontairement on se sent tenté d'appliquer la promesse prophétique qu'aux temps finaux la science multiplierait les choses purement terrestres, car les conquêtes techniques ont en effet ouvert un grand univers scientifique. Toutes les inventions diverses peuvent nous être utiles si nous les employons correctement et si nous apprenons à garder la mesure en toute chose. Mais pour beaucoup d'entre nous ceci est très difficile. Déjà nous nous sentons maladroits sans auto car les courses d'affaires doivent se dérouler vite et on s'habitue tant à la vitesse et au confort qu'on oublie peu à peu de marcher, ce qui est dommage. Le mécanisme et la vitesse ne devraient pas s'emparer de toute notre vie, mais nous laisser le choix d'excursions pendant nos heures de loisirs. Le monde des affaires ne peut non plus se passer du téléphone et cela devient terrible s'il ne fonctionne pas, même brièvement. Mais, si nous sommes hantés par lui à chaque heure du jour et de la nuit de manière que nous ne puissions plus être nous-mêmes, nous agissons à la fantaisie des autres. Cette installation devient proprement tracassière et nous pouvons l'appeler à bon droit "tourmentophone". Il n'est point étonnant si pendant les vacances on désire ardemment ne plus être arraché au calme par une sonnerie continuelle. Comme l'intensité sonore indésirable de la radio a un effet désagréable lorsqu'elle retentit tout le jour dans l'appartement voisin ! Dans un tel cas cette invention utile devient un mal fâcheux.

Avantages et désavantages de la télévision

Mais portons maintenant notre attention sur la télévision, que la plupart des gens souhaitent et désirent vivement. En général ce sont justement ceux qui peuvent se payer le moins un appareil de télévision qui veulent se procurer coûte que coûte ce passe-temps.

Regardons maintenant ce besoin d'être diverti à toute heure par l'écran de télévision scintillant, du point de vue de la santé. Certes, il s'agit d'une invention merveilleuse si on pense aux connaissances et aux expériences qu'elle peut nous faire vivre. Nous n'oublierons certainement jamais la vie animale au parc Krüger. Nous nous étonnons des lézards géants des îles Galapagos, qui y vivent encore comme pauvres restes et nous laissent entrevoir pourquoi les fables peuvent décrire les dragons. Quoique nous soyons assis confortablement dans notre fauteuil, nous croyons néanmoins nous trouver dans ces îles lointaines tant nous sommes captivés par la vie de ces animaux étranges. Comme c'est passionnant, surtout pour celui qui s'intéresse vivement aux questions de santé, de voir une cardiotomie moderne avec tous les appareils nécessaires ! De tels programmes éducatifs peuvent remplir maintes lacunes de notre savoir et nous causer une grande joie et une grande satisfaction. Cependant nous devons toujours garder la mesure si nous ne voulons pas risquer de perdre notre temps et notre maîtrise pour finalement nuire à notre santé.

Dangers pour la santé

Il y a des années que j'ai connu ce danger en Amérique. Pendant des heures les enfants de nos connaissances restaient assis devant l'écran de télévision et les parents avaient grand-peine à les faire venir à table et plus encore à les coucher. Les conséquences de cette fascination peu naturelle n'étaient pas très satisfaisantes, car divers maux survenaient, difficiles à combattre et à soigner. Une surexcitation nerveuse, un manque d'appétit, un relâchement considérable des performances scolaires, une inattention et un manque de concentration, une réceptivité beaucoup plus grande aux maladies infectieuses étaient à l'ordre du jour et avaient déjà commencé à saper une base entièrement saine.

Des savants prétendent que les fortes exigences de la télévision nuisent aux yeux et aux oscillations du système nerveux et cela surtout chez les enfants. Nous ne voulons pas parler ici en détail des dommages causés à l'âme enfantine par des programmes psychiquement et mentalement mal choisis - c'est une autre question. Chacun est plus ou moins influençable, particulièrement les enfants qui n'ont pas encore pris fermement position et qui sont donc vulnérables à tout ce qui fond sur eux. Notre temps avec tous ses changements et ses innovations divers dans tous les domaines, son renversement dangereux des critères normaux nous assaille du reste de beaucoup trop d'influences nuisibles pour notre corps et notre âme. Involontairement nous transmettons nos inquiétudes et nos impressions à nos enfants qui pourtant auraient le droit d'être épargnés. Pourquoi donc les ensorceler encore par la télévision et les dérouter totalement ? Une grande précaution s'impose.

La parole à l'éducation

Jadis, on était très difficile sur le choix de l'alimentation mentale pour l'âme enfantine. Aujourd'hui nous nous sommes exposés et livrés nous-mêmes au plaisir par la quantité des stimulants qui nous sont offerts. Ce n'est pas là un plaisir comparable aux manières du gourmet qui ne demande pour lui que le meilleur, mais un plaisir accompagné d'un appétit permanent de sorte que des distractions continuelles nous envahissent parce que nous ne savons plus estimer la tranquillité reposante. Une fois arrivés à ce point-là, nous n'avons presque plus d'influence pédagogique sur nos enfants, car ces derniers sont de fins observateurs et de bons vivants pleins de convoitise. C'est pourquoi ils veulent avoir tout ce que les parents se permettent. L'enfant commence à commander quand il s'aperçoit que les parents ne savent pas se maîtriser eux-mêmes. Les parents peuvent être aussi conséquents que possible pour déterminer le programme et sa durée, ils sont impuissants si les enfants ne veulent et ne peuvent plus leur obéir. Toutes ces considérations appartiennent déjà au chapitre de l'éducation. Si nous nous laissons aller à la dérive, nous ne pouvons pas nous attendre à ce que nos enfants apprennent de nous une obéissance rigoureuse. Mais cette dernière est aujourd'hui plus nécessaire que jamais si la convoitise des enfants ne doit pas dépasser les limites en regard de la quantité de stimulants offerts. Un enfant qui a appris à obéir et par conséquent est habitué à se soumettre à tous égards aux ordres de ses parents n'a qu'à s'exercer à garder la mesure, tandis que les enfants mal élevés auxquels on laisse toujours leur volonté succombent sans réserve à la puissance ensorcelante de la télévision. Ceci est plus dangereux que les parents ne croient, car les jeunes qui peuvent jouir de tout ce qu'ils veulent sont de cette façon exposés à toute influence défavorable. Si donc les parents ne donnent pas le bon exemple mais négligent temps et devoirs par manque de maîtrise d'eux-mêmes ils ne peuvent guère demander à l'enfant qu'il se maîtrise aussi. Dans un tel cas il serait mieux de ne pas acheter du tout un appareil de télévision.

Détente

Il est très difficile pour l'homme actif d'apprendre à se détendre véritablement. Notre âge technique nous transmet son rythme agité, que nous en soyons conscients ou non. Tout doit aller vite car nous avons tant à faire. La spécialisation du travail permet à l'individu de devenir très habile dans son secteur, mais en même temps, généralement, l'intérêt pour un travail d'ensemble s'éteint. On ne voit plus, ou bien on ne veut plus voir tout ce qui est en rapport avec le procédé du travail dont on n'est plus qu'une petite part et on refuse de donner un coup de main même quand on n'est pas pleinement occupé ou fatigué. La conséquence immédiate d'une telle attitude est un manque de joie. Où l'intérêt et l'élan manquent, l'ennui s'introduit malgré le travail. Pour cette raison, les gens réclament des loisirs pleins d'amusements. On ne doit pas s'étonner qu'alors il ne peuvent guère offrir de détente. C'est différent pour celui qui ne se laisse pas enlever la joie du travail.

La réduction de la durée du travail n'est pas une solution

Cette réduction entraîne aussi plus de tension car involontairement on doit mettre dans les heures disponibles plus de concentration et de hâte. La semaine de 5 jours de même a souvent manqué son but, car le second jour que la semaine de travail perd de cette façon demande un effort plus grand pendant les heures de travail et mène ainsi à une fatigue plus profonde. On ne peut se débarrasser d'elle et de la tension engendrée pour pouvoir jouir vraiment des heures de loisir gagnées. En général, il y a aussi trop d'obligations non professionnelles ainsi que de multiples occasions à des excitations nouvelles et il est simplement impossible de trouver la détente désirée. Jadis, à la fin du travail, on était content de jouir de la tranquillité jusqu'au crépuscule, assis sur un banc devant la maison. Aucune agitation ne troublait la paix et l'agrément. Aucun bruit, aucune radio n'aggravait la tension de l'organisme fatigué et aucun programme de télévision ne demandait l'attention tendue du spectateur. A leur place maintes belles chansons retentissaient dans la vallée, réconfortant chanteurs aussi bien qu'auditeurs. Tout ceci menait à cette détente créative que nous cherchons aujourd'hui généralement en vain, malgré des dépenses considérables. Le sommeil, de même, fuit souvent ceux qui ne le cherchent que tardivement parce qu'ils ne veulent pas renoncer à des divertissements nocturnes. De cette façon les heures de la nuit deviennent plus fatigantes que le travail pendant le jour car le sommeil est indispensable et naturel. Où prendre les forces quand on ne le laisse pas agir mais qu'au contraire on consume son énergie inutilement ?

S'il y a des personnes qui n'arrivent pas à se détendre de cette façon, il y en a d'autres qui ont l'idée de ne jamais gagner assez. Des rapports prouvent que par exemple dans l'industrie hôtelière, quelques membres du personnel de la cuisine n'utilisent pas le sixième jour devenu libre pour se reposer mais - pour faire un progrès matériel plus rapide - acceptent des travaux occasionnels. Il n'est même pas certain que, le septième jour, ils ne remplacent pas quelqu'un dans une autre entreprise. On peut exiger une telle surcharge continuelle de son corps pendant un certain temps, mais à la longue elle mine trop les réserves. C'est un fait que le rythme vital consiste en tension et en détente car ainsi les forces peuvent se renouveler. On a une grande tendance aujourd'hui à chercher la détente nécessaire dans les sports, mais là la rivalité fait souvent obstacle et involontairement on entreprend trop.

Programme de détente

Le mieux sera de se créer non seulement un programme de travail mais aussi un modeste programme de détente. Ceci sera facile à la femme car quand le mari travaille hors de la maison et que les enfants sont à l'école, elle peut alors répartir son temps aisément. Déjà le matin, ayant fini les travaux du ménage, elle peut se reposer pendant 5-10 minutes et elle sera surprise du profit qu'elle tirera de ce bref repos. Une telle détente est aussi possible dans l'après-midi. Si elle devient une habitude il est possible de se créer des réserves et d'être ainsi à la hauteur des difficultés parce que les forces accumulées sont suffisantes. Que c'est agréable si la tendance diminue de se mettre vite en colère car ainsi on peut supporter plus. Le père aussi peut obtenir son repos qu'il ne se sent pas obligé d'étudier consciencieusement tous les articles de son quotidien. Il y a de meilleures nourritures intellectuelles, constructives, et c'est elles qu'on devrait se procurer car l'esprit a aussi besoin de nourriture fortifiante. Si elle est constructive elle sert en même temps à la détente physique et ceci confirme involontairement la règle que l'homme ne vit pas de pain seulement.

Beaucoup de gens pensent qu'après une semaine pleine de tensions il est avantageux de rester couché le samedi matin. A moins qu'on ne soit malade, ceci fatigue plus encore. Au lieu de cela il est préférable de se coucher tôt la veille et de se lever dès qu'on se sent assez frais pour faire une promenade matinale à travers la forêt proche ou longer un ruisseau. Voilà qui détend et rétablit les nerfs ! Dans l'air aromatique des forêts, nous commençons spontanément à respirer plus profondément et nous nous sentons bientôt merveilleusement rafraîchis. Après un effort intellectuel, le jardinage léger aussi peut être reposant. Cueillir des baies et ramasser des herbes médicinales est une distraction pleine de sens qui aide à la détente. Même aujourd'hui, à l'âge de la vitesse et de la pollution de l'air, il y a toujours plusieurs possibilités naturelles de détente. En général, elles coûtent peu, on n'a qu'à se contenter d'elles - elles sont utiles en tout cas.

La fatigue

Récemment j'ai lu dans un manuel médical que l'homme n'est pas une mécanique et qu'il a toujours besoin de repos après des efforts. Ce médecin savait évidemment peu de la technique, autrement il aurait su qu'une mécanique aussi ne peut pas toujours être maintenue en marche et, comme l'homme, a besoin de se reposer de temps en temps. On ne parle pas en vain des symptômes de fatigue chez les machines. Maints accidents ferroviaires ou aériens sont dus à de telles fatigues du matériel. Par un emploi sans relâche la cohésion normale des molécules s'affaiblit et le risque d'une rupture augmente. Si déjà la machine inanimée est exposée à de tels symptômes de fatigue, combien plus encore le corps humain ?

Il se peut que nous ne puissions ni manger ni dormir à force de fatigue. Dans un tel état nous sommes accablés ou mieux encore : épuisés. Que peut-on alors désigner comme fatigue et où commence l'épuisement ? Une activité normale est bonne pour le corps et l'esprit, tandis que la paresse et l'oisiveté peuvent être nuisibles. Une machine qui fonctionne à un rythme approprié a une durée plus longue que lorsqu'elle n'est utilisée que rarement. Car les parties mécaniques peuvent alors se rouiller, s'oxyder et par conséquent se bloquer et s'endommager. Un moteur, par exemple, fonctionne le mieux à un certain nombre de tours et à une certaine température. Toutefois si on le force en le surchauffant, on l'endommage. Pour cette raison on incorpore des thermomètres qui indiquent comment les moteurs doivent être réglés afin d'atteindre une durée plus longue. Nous aussi nous possédons un instrument de mesure sûr qui nous indique si notre machine corporelle fonctionne comme il faut ou si nous la surmenons. On le sait bien : il s'agit de notre cœur. Pendant les courses en montagne ce n'est pas notre compagnon qui devrait décider de l'allure mais notre cœur. Sitôt qu'il bat considérablement plus vite cela devrait nous servir comme indication que l'allure est trop rapide pour nous. Nous pourrons en effet exiger un nombre de tours plus élevé à notre moteur, mais si cela dure trop longtemps, nos réserves sont entamées. L'épuisement s'annonce et nous nuirons à notre santé.

Un effort normal au travail stimule surtout la circulation et avec elle le métabolisme entier, conservant l'élasticité et la santé de notre corps. Toutefois comme un métabolisme normal et sain produit des déchets, une sensation de fatigue peut se faire sentir si ces déchets sont présents dans une certaine concentration. On devrait toujours réagir à ces symptômes de fatigue par du repos et par de la détente. Des adolescents peuvent généralement travailler pendant 8-10 heures sans excès de fatigue. Un corps sain et bien nourri ressent le soir une fatigue agréable. 7 à 9 heures de sommeil la répareront facilement. Il dépend entièrement de notre nature s'il nous faut plus ou moins de temps pour nous sentir rafraîchis et reposés. Si notre organisme s'est reposé suffisamment pendant la nuit nous pourrons vaquer le lendemain à nos devoirs avec vigueur et avec zèle.

Intelligence nécessaire

Le plus souvent ce sont les jeunes gens et surtout les sportifs qui trouvent difficile d'observer les limites utiles à la santé d'un effort physique. Ils ne sont pas toujours suffisamment raisonnables pour reconnaître l'importance d'un entraînement préparatoire afin de donner aux muscles et aux organes intérieurs l'élasticité nécessaire. Des médecins sportifs, des gynécologues et des spécialistes sont au courant, car ce sont eux qui ont continuellement à traiter les conséquences de la négligence. Si déjà au travail nous ne devons pas épuiser nos forces nous devons le faire moins encore aux sports. Celui qui exagère même là où il devrait chercher de la récréation révèle un manque de connaissance. Il se peut aussi qu'il soit poussé par l'ambition et soit, à vrai dire, enclin à une attitude peu sportive. Nous ne saurions toutefois établir des règles générales pour appliquer des normes exactes à l'épuisement de nos forces. Nous avons à tenir compte de notre état personnel, de nos réserves physiques et mentales, et nous devons surtout prendre notre âge en considération. Notre capacité, notre besoin de repos et de sommeil peuvent différer considérablement de ceux d'autres personnes, c'est pourquoi nous sommes obligés de nous y adapter. Il est vrai qu'il y a des indices directeurs, surtout concernant l'âge.

Possibilités d'évaluation

Prenons un exemple : un homme de vingt ans dispose d'une force de 100 % dont il peut dépenser 80 % pour le travail et les sports sans abuser de ses réserves. Il ne sera donc pas fatigué le soir au point de parler d'épuisement. En calculant ainsi on doit déduire le nombre des années de la vie des 100 % de la force. De cette façon un homme de 40 ans peut encore dépenser 60 % de ses forces tandis qu'un homme de 60 ans doit se contenter de 40 %. Il n'est donc pas favorable pour lui s'il est forcé par les circonstances de se conduire comme un jeune homme de 20 ans car alors il sera totalement épuisé le soir au lieu de ressentir une fatigue normale. Il ne trouvera que difficilement le sommeil et ne sera pas du tout reposé le matin. De tels états d'épuisement amoindrissent peu à peu la force vitale et réduisent le nombre des années de la vie qui seraient encore disponibles si on était raisonnable.

Rythme de vie avantageux

Le rythme de vie normal qui jadis était spécialement propre à la vie rurale est à présent malheureusement dérouté par des circonstances tout à fait changées. Seul celui qui ne s'adapte pas à l'esprit du temps moderne et rend, bien avant minuit, justice au sommeil, peut compter être rechargé à l'aube par une vivacité fraîche. Qui toutefois est victime des divertissements nocturnes ne saurait probablement pas s'en séparer en temps utile. La radio, la télévision, le cinéma et beaucoup d'autres choses encore le retiendront et ajouteront à la fatigue normale causée par le travail du jour. Cette exigence nocturne supplémentaire aux dépens du sommeil déséquilibre le rythme vital normal. Même des jeunes gens faisant de la nuit le jour afin de jouir de la vie jusqu'au bout seront pris, peu à peu d'un excès de fatigue croissant qui se manifestera par l'irritation, la nervosité et en fin de compte aussi par l'insomnie. Nous devrions absolument interrompre ce cercle vicieux le plus tôt possible afin de ne pas succomber entièrement à ce qui nous ferait prendre des somnifères forts qui peuvent conduire à la toxicomanie. Au lieu de choisir un programme de vacances signifiant une charge nouvelle, des gens pareillement fatigués devraient se décider à un séjour rural afin de pouvoir faire des excursions faciles et des promenades en forêt et à la montagne. Ceci permet la respiration profonde dans l'air frais ce qui ferait revenir, le soir, la fatigue naturelle et avec elle un bon sommeil reposant. Qui croit pouvoir se défaire d'un excès de fatigue en passant la journée entière dans un fauteuil se trompe parce qu'il lui faut aussi une respiration et un exercice suffisants dans une mesure normale, car l'exagération serait nuisible. Mais de cette façon on peut éliminer des substances fatigantes et les déchets du métabolisme. Maints habitants d'une ville se reposeraient mieux pendant leurs vacances en aidant les paysans au fanage au lieu de traîner, de se promener un peu et pour le reste de bien manger et boire.

Qui veut se protéger d'un excès de fatigue devrait absolument connaître et observer le rythme normal entre exercice et repos. Si nous travaillons hors de la maison, nous nous accorderons suffisamment de temps pour arriver sans hâte à notre place de travail. Ce sera très bon pour nous si nous ne choisissons pas le chemin le plus court mais le chemin le plus beau. Ce dernier nous conduira peut-être à travers un parc et nous épargnera ainsi les gaz des automobiles. De cette manière la santé de chacun de nous peut s'améliorer en utilisant un bon chemin quotidien pour aller du travail à la maison. On doit beaucoup estimer cela en pensant aux possibilités limitées d'exercice dans la vie professionnelle. Si toutefois les circonstances de la route sont tout à fait défavorables nous nous contraindrons à nous lever tôt et à entreprendre une petite course avant le travail. Il nous sera très profitable de la répéter le soir. Comme se coucher tôt conserve la capacité et le bien-être, nous devrions absolument observer cette simple aide hygiénique consciencieusement et nous y tenir.

L'homme travailleur ne peut prévenir ni le vieillissement ni - plus ou moins - la diminution de ses forces vitales. Il ne doit pas toutefois s'en attrister trop car avec les années il a pu acquérir de l'expérience, de la sagesse et de l'habileté. Tout ceci l'aidera à remplacer des forces décroissantes de façon que l'accomplissement proprement dit d'un homme expérimenté peut même surpasser celui d'un jeune risque-tout. Même dans la technique ce ne sont pas seulement les forces disponibles mais leur exploitation adroite qui peut amener le potentiel au maximum.

Comme tout manquement aux régularités biologiques peut avoir, avec le temps, des conséquences même très fâcheuses, on doit se garder de trop gaspiller ses forces, ce qui peut conduire à un épuisement total. Cela peut arriver au cours de nos devoirs professionnels ou aussi par des accomplissements sportifs qui ne s'accordent pas avec nos forces actuelles. Le danger de s'exposer à des efforts trop grands existe pour les adolescents plus dans les sports que dans la pratique professionnelle.

Qu'est-ce que l'épuisement ?

La cellule humaine est une grande merveille de cette Intelligence qui a manifesté dans les formes techniques des variations à l'infini si bien que, même pour les chercheurs, il y a toujours de nouvelles surprises.

Certes, chaque sorte de cellule est dans sa constitution quelque peu différente des autres, cependant elles se ressemblent en principe, qu'il s'agisse d'une cellule des muscles, des nerfs ou de n'importe quel autre organe. La partie la plus importante de la cellule est le noyau cellulaire, comme il en est du jaune pour l'œuf. En général, ce noyau est entouré d'une réserve de substance nutritive, comme aussi dans le cas du jaune d'œuf entouré par ce qu'on appelle le blanc d'œuf. La coquille qui maintient le tout ensemble, c'est pour la cellule la paroi cellulaire ou la membrane cellulaire. La cellule elle-même est un petit État dans l'État avec une certaine indépendance. Il existe même des cellules qui voyagent pour aller exercer leur activité là où c'est nécessaire. Pour cette raison on appelle ces cellules des cellules migratrices. Chaque cellule a donc sa propre économie, absorbe des substances et en rejette. On appelle ce processus le métabolisme cellulaire. La cellule transforme les substances absorbées et les change en énergie, ou en constitue une nouvelle substance qui sert surtout à la croissance du corps.

Cette désintégration et cette transformation produisent des déchets, de même que les processus de combustion et d'oxydation donnent des scories. On nomme ceux-ci les résidus du métabolisme. Le mouvement, la respiration et le repos prennent soin de l'évacuation des déchets. Si ces mesures ne peuvent pas avoir lieu d'une façon suffisante et que l'évacuation des déchets est entravée, il en résulte des stagnations et des stockages comme cela peut se remarquer dans les rhumatismes, la goutte et l'arthrite. En plus des substances nutritives de réserve, le corps a encore d'autres réserves qui peuvent être si importantes que la ligne en souffre. Puisque toute cellule qui travaille activement reste élastique, le travail et le sport qui apporte beaucoup de mouvement sont un grand avantage pour le maintien en bonne santé de chaque cellule, comme aussi de tout l'ensemble des cellules.

Consommation énergétique

Pendant la journée, la cellule consomme du matériel suivant l'effort et la demande, et la nuit elle recharge son matériel de réserve. Ceci correspond au cycle normal de la vie. Si la cellule a, le soir, utilisé sa réserve, alors nous sommes fatigués. Si nous consommons plus que normalement, alors la cellule puise dans la réserve. Si pendant un temps prolongé la consommation est excessivement grande, alors nous devons dépenser davantage que ce qui peut être remplacé la nuit. Cette mauvaise économie produit une carence qui devient toujours plus forte. Si pour cette raison les réserves normales diminuent et finalement sont toutes utilisées, il en résulte un épuisement dans la cellule. Il s'agit là d'une fatigue maladive qui peut devenir douloureuse avec le temps. Les personnes constamment et inlassablement actives peuvent aujourd'hui facilement tomber dans cet état. Si on diffère de s'en occuper ou si on l'augmente par un surmenage accru, alors cet état insensé peut déclencher soudainement un court-circuit. Ce sont les décès inexplicables, ceux qui sont une énigme pour les médecins eux-mêmes.

Quand par une activité et un travail animés une fatigue naturelle se produit, il faut solder ce compte en nous procurant le délassement indispensable par le sommeil ou un temps de repos.

C'est le rythme naturel qui fait aboutir le training préparatoire de la musculature à fortifier le corps. Toutefois, si le repos indispensable ne relaie pas les efforts, alors l'épuisement qui en résulte aura un effet contraire, car cette exploitation abusive affaiblit et lèse les cellules et, par là, le corps entier. A cause de cela, il est opportun de nous préserver de l'épuisement, à savoir dans la vie quotidienne aussi bien que dans le sport. La non-observation de ce conseil peut amener un dommage souvent durable et qui peut être beaucoup plus grand que nous ne l'imaginons et qu'il ne nous conviendrait.

Le sommeil naturel

"De combien de sommeil l'homme a-t-il besoin ?" C'est là une question qui a déjà donné bien du tintouin à maints esprits savants. On se casse la tête à ce sujet, sans parvenir à une conclusion satisfaisante. Les uns disent avoir besoin de 7 ou 8 heures de sommeil pour se sentir bien reposés et bien en forme, d'autres au contraire prétendent avoir assez de 4 ou 5 heures. Il semble impossible d'affirmer sans autre que 4 ou 5 heures de sommeil correspondent vraiment au temps de repos requis par les cellules nerveuses ; les conséquences d'un tel manque ne se manifesteront qu'à la longue ; mais la défaillance prématurée des forces corporelles et nerveuses constitue une preuve qui ne trompe pas et qui se moque de toutes les théories.

Quelle doit être la durée du sommeil et quand l'homme doit-il dormir ? Les réponses à ces deux questions sont des plus diverses et il y a presque autant d'avis que d'interlocuteurs. Consultons donc la nature ; elle seule pourra nous donner la réponse exacte. Voyons le monde des oiseaux, de nos petits amis infatigables, toujours en mouvement. Nous savons tous qu'ils se réveillent dès la première lueur du matin et qu'ils se taisent et se retirent dès que le jour décline. Quand il s'agit d'oiseaux, une telle habitude nous paraît évidente et naturelle. Tout comme les oiseaux, les primitifs se laissent guider par la nature, à laquelle ils sont encore assez étroitement liés. Les yeux, dont le Créateur nous fit cadeau pour nous permettre de percevoir la lumière, constituent des organes précieux auxquels il faut apporter le maximum de soins. Nous devrions les ouvrir au jour naissant et les fermer quand disparaît la lumière naturelle. Mais l'homme a créé des lumières artificielles en faisant brûler des bois résineux et des chandelles, puis du pétrole et du gaz ; l'invention de l'ampoule électrique lui permet de prolonger ses journées en tournant un simple bouton et de travailler ainsi tard dans la soirée. Il ne dit plus, comme ses ancêtres : "Mettons fin à la journée en allant nous coucher, car elle nous a apporté assez d'ennuis." Non, l'homme d'aujourd'hui essaie de vaincre les soucis en travaillant davantage et en se plongeant dans les plaisirs. Ainsi donc, la lumière artificielle nous paraît à la fois agréable et utile. Mais nous oublions qu'en procédant de la sorte nous dérangeons le rythme prévu par la nature. Au lieu de nous lever dès les premiers rayons du soleil et de profiter de la lumière naturelle, nous passons les plus beaux moments de la journée à dormir, et nous ne parvenons plus à accomplir notre tâche quotidienne avant que disparaisse la lumière du jour. En été, nos journées seraient bien plus longues qu'en hiver, ce qui correspondrait exactement aux données biologiques. Si nous nous tenions à ce rythme naturel, tout comme les animaux le font, nous pourrions profiter de la période hivernale pour nous reposer et reprendre des forces. On n'aurait pas besoin, à cette fin, d'adopter des habitudes de marmotte. Le sommeil d'avant minuit nous permettrait de nous réveiller à la première lueur du jour, de bien travailler pendant la journée et de fermer les yeux fatigués dès qu'il ferait nuit. Nous devrions profiter de la lumière naturelle tant qu'elle est mise à notre disposition ; car l'apparition et la disparition de la lumière sont régies par des lois naturelles et éternelles. Par "sommeil naturel", nous entendons donc le sommeil qui dure du coucher au lever du soleil.

Mais qu'en dit notre civilisation ? Elle oppose un non catégorique aux exigences naturelles. Comment faire en effet pour changer complètement d'habitudes à une époque où les circonstances extérieures, qui sont pour nous d'une importance vitale, nous obligent à nous écarter de la nature ? Pour des raisons sociales et économiques, il nous est impossible d'adopter le rythme naturel, le seul néanmoins qui nous soit favorable. Il serait tout de même utile de faire un essai momentané, à l'occasion des vacances ou d'une période de convalescence. Au lieu de prolonger nos soirées tard dans la nuit, nous ferions bien d'essayer une fois le sommeil naturel. Après en avoir pris l'habitude pendant les vacances, il nous sera plus facile ensuite de renoncer à sortir 2 ou 3 fois par semaine, pour profiter des effets salutaires du sommeil naturel. Si au contraire nous profitons de nos vacances pour nous amuser tous les jours jusque tard dans la nuit, comme on a l'habitude de le faire aujourd'hui, nous éprouverons le besoin de faire la grasse matinée.

Nous ne pouvons reprendre nos forces que grâce au sommeil d'avant minuit. Nous connaissons tous la vieille règle paysanne qui dit : "Une heure de sommeil avant minuit en vaut deux d'après minuit." Ceci n'est pas une affirmation gratuite, mais un fait scientifiquement prouvé, que chacun peut vérifier en s'adaptant, pendant une quinzaine de jours, au rythme naturel de la lumière. Essayez d'aller vous coucher dès que disparaît le soleil, pour vous lever à l'aurore ; vous ne manquerez pas de vous louer rapidement de cette façon de procéder ; vos nerfs se calmeront et votre capacité de résistance augmentera.

L'expérience nous prouve qu'une personne se couchant à 19 ou 20 heures et se levant à 4 ou 5 heures se sent beaucoup plus reposée et en forme, après huit jours de ce régime, qu'une autre personne se mettant au lit à minuit et dormant jusqu'à midi, bien que cette dernière ait dormi 3 ou 4 heures de plus par nuit. Le sommeil naturel constitue donc un remède très simple et très efficace, remède qui ne coûte qu'un peu de bonne volonté, de persévérance et de patience. Un vieux proverbe dit en effet que la patience est une des plus grandes vertus et qu'elle mène très sûrement au succès.

L'hygiène du sommeil

Que nous ayons réfléchi ou non sur cette question, nous constatons que le sommeil aussi appelle une hygiène. Nous le remarquons le mieux si, en voyageant, nous sommes arrachés à nos habitudes. Lorsque, dans la forêt vierge, j'ai dû dormir pour la première fois dans une hutte d'Indiens, je cherchais en vain une paillasse ou n'importe quelle couche mollette. Bon gré mal gré, je dus donc m'étendre comme les Indiens sur le plancher de bambou nu, mon veston enroulé me servant d'oreiller. Le seul confort était une moustiquaire me protégeant contre les anophèles porteurs de paludisme. Si les cris perçants occasionnels des singes et des perroquets ou le cri d'un animal poursuivi ne m'avaient pas réveillé en sursaut, le sommeil aurait été relativement assez bon, car un gîte dur est en effet sain. Seulement, à ceux qui ne sont pas habitués à la dureté du plancher, il peut causer quelques douleurs aux os. Néanmoins, j'ai mieux dormi dans cette hutte que plus tard dans un lit de ferme si mollet que j'avais l'impression de me perdre dans une montagne de duvets.

Un lit bon pour la santé

Jadis on avait souvent l'habitude, à la campagne, de placer encore un lit de plumes sur le matelas, afin d'être couché le plus chaudement et le plus mollement possible. On ne comprend pas pourquoi justement là, où on est autrement plus aguerri qu'en ville à cause des conditions de vie plus difficiles, l'habitude de faire un lit mollet a pu s'introduire. Des lits mollets formant des trous quand on s'y couche ne permettent point un sommeil sain et réparateur. Si, en outre, on est de plus couché sur un traversin et un oreiller haut, on ne doit pas s'étonner si la colonne vertébrale prend une position déformée et forme une véritable ligne sinueuse. Si l'on radiographiait de côté des dormeurs, on obtiendrait des radiographies horribles de telles colonnes vertébrales déformées. Il est donc tout à fait compréhensible que de vieux lits paysans dans lesquels l'arrière-grand-mère déjà ne pouvait pas se coucher étendue ne rendent absolument pas possible une hygiène du sommeil.

Un lit bon et sain doit être d'une certaine dureté, car s'il est trop mollet et souple, la circulation, surtout dans les veines, est rendue plus difficile. Beaucoup de gens sont pour cette raison sensibles aux matelas en caoutchouc mousse. Les rhumatisants peuvent réagir négativement à tout objet métallique intercalé dans le matelas.

Les couvertures doivent être légères et poreuses et ne pas isoler hermétiquement. Un duvet léger donne merveilleusement chaud, tandis que les vieux et lourds édredons peuvent être encombrants. Souvent on trouve encore seulement des couvertures en laine. S'il fait très froid, celles-ci ne chauffent pas suffisamment sans duvet supplémentaire les gens qui ont facilement froid. D'autre part, quelqu'un ayant toujours chaud peut être plus à l'aise, en été, sous un duvet léger que sous une couverture en laine qui l'enferme trop. Il dépend donc seulement de notre naturel d'être mieux servi par une couverture ou une autre. Celui qui est frileux aura besoin, comme déjà dit, de deux choses : d'une bonne couverture en laine et, en même temps, d'un duvet léger. Au Guatemala où, dans les nuits froides, deux couvertures en laine ne nous chauffaient pas assez, on nous donnait du papier de journaux que nous placions comme isolation entre les deux couvertures. En effet, cela nous donnait suffisamment chaud, mais le froufroutement continuel du papier troublait désagréablement notre sommeil. Des couvertures en fils de laine pure, surtout de chameau ou d'angora, sont bienfaisantes, non seulement à cause de la bonne isolation, mais aussi à cause du champ de tension électrique généré. D'autre part, maintes personnes, surtout des rhumatisants et des arthritiques, réagissent négativement aux étoffes synthétiques.

Le linge de lit aussi joue un rôle important dans l'hygiène du sommeil. Il doit être changé souvent et exposé de temps en temps au soleil. Ceci stimule les pores du corps qui, par conséquent, travailleront mieux. Ce n'est donc pas seulement une imagination si l'on se sent doublement bien dans un lit muni de draps frais. Ceci nous arrive chaque fois tout à fait involontairement et inconsciemment, ce qui démontre qu'un changement fréquent du linge du lit augmente en effet l'hygiène du sommeil.

D'autres exigences nécessaires

Jadis, il était de rigueur de dormir avec la fenêtre ouverte. Aujourd'hui, sous le règne du chauffage central, nous devons absolument ouvrir toutes les fenêtres avant de nous coucher et faire affluer l'air frais, froid et chargé d'oxygène. Ce n'est toutefois pas possible partout, les vieux poêles au mazout étouffant souvent l'air frais. Dans des villes industrielles, on doit s'attendre à d'autres influences défavorables encore. Qui habite des endroits favorisés devrait, si la chambre à coucher est chauffée, laisser une petite fenêtre ouverte aussi pendant la nuit pour obtenir un renouvellement nécessaire de l'air. Un courant d'air éventuel peut être empêché par des rideaux. De l'air usé dans la chambre à coucher rend difficile l'échange normal des gaz et empêche, par conséquent, un sommeil reposant. Rien d'étonnant qu'on ne se réveille pas reposé !

Nous devons être attentifs à renouveler souvent le linge de lit et ne pas oublier non plus de tenir notre corps propre par des applications quotidiennes d'eau. Nous ne devons jamais nous coucher le corps couvert de transpiration, mais le libérer d'abord de toute malpropreté par une douche ou au moins par un lavage total. Il est sain de transpirer car, de cette façon, des toxines sont éliminées du corps, mais ceci nécessite aussi un lavage radical parce que la sueur séchée ne permet pas aux pores d'aspirer librement et les toxines restent collées à la peau. Il est donc évident que l'hygiène du sommeil demande aussi un corps bien propre.

Un autre point est la frugalité. L'homme naturel n'aime pas manger lourd le soir. Il se contente d'une alimentation très réduite et très digestible, qui l'aidera à jouir d'un sommeil meilleur. Ceci sera aussi le cas si l'on prend garde de dîner le plus tôt possible, et non pas tard dans la nuit.

Qui ne peut pas corriger sa mauvaise circulation d'une façon naturelle peut s'aider par une bouillotte ou une bassine. Il serait mieux, toutefois, de réchauffer les pieds froids par un bain de pieds ou même par des bains alternants. Des douches ou des bains chauds sont à recommander si le corps s'est trop refroidi et ne cesse de frissonner. Si on souffre d'une mauvaise circulation, on ne devrait jamais se coucher les pieds froids, car ceci peut nous empêcher de nous endormir pendant des heures. On ne doit donc pas craindre la peine d'appliquer de l'eau chaude.

Les soporifiques sont la pire aide, car ils ne remédient point à l'insomnie, à moins qu'il ne s'agisse de remèdes naturels non toxiques. Qui ne prend pas garde aux lois de la nature pour dormir se fera seulement l'esclave de l'industrie chimique en prenant régulièrement des soporifiques.

L'hygiène du sommeil exige aussi d'apprendre à se coucher de bonne heure et à se lever à l'aube. Au lieu d'une musique sonore, de la musique douce et harmonieuse nous fera dormir. De la lecture constructive nous calmera, au lieu de la télévision irritante. De même, méditer tranquillement sur le sens profond de la vie et sur notre relation avec l'Etre divin et ses actions nous libérera des vibrations maladives de notre époque et nous aidera à obtenir la détente nécessaire.

Ainsi, l'hygiène du sommeil consiste en beaucoup de petites nécessités que l'on doit dûment observer avant de consulter le médecin, car, en général, elles portent déjà en elles l'aide recherchée.

Le sommeil - remède de santé indispensable

Les meilleurs médicaments, beaucoup d'argent et de grandes richesses ne remplacent pas le sommeil. En voyage, il peut nous surprendre dans le train ou en avion, il peut accorder au fugitif du repos dans un champ, et le soir il peut nous accueillir tous sur des coussins mollets dans ses bras. Il est toujours nécessaire quand il se présente et nous ne devrions pas le chasser car autrement il se vengera de nous en commençant à nous fuir.

Est-ce que nous savons tous ce que le sommeil signifie pour nous ? Est-ce que nous avons la compréhension nécessaire de ce phénomène ? Nous sommes-nous déjà rendu compte qu'il recharge nos batteries vitales, qu'il nous laisse nous reposer et nous détendre ? Durant le sommeil nous pouvons oublier. Si une journée fut particulièrement pénible nous pouvons la terminer par le sommeil miséricordieux. Pour les nerfs, le cerveau, les muscles et les vaisseaux sanguins il signifie une pause. Grâce à lui tous les millions de cellules du corps peuvent se remettre et se régénérer. Malgré tant de livres et de traités qui peuvent renfermer un grand savoir sur lui, le sommeil, dans son activité miraculeuse, reste un secret, un phénomène de la nature.

Comme nous pensons que toutes les cellules sont soumises à un rythme de tension et de détente, nous serons certainement surpris par le fait que des millions de cellules cardiaques, dès la naissance jusqu'à la dernière minute de la vie, ne s'arrêtent et ne se reposent jamais. Comme il est curieux que toutes les cellules n'aient pas les mêmes possibilités, que les unes aient besoin d'un rythme régulier de repos tandis que les autres sont actives, sans pause pendant toute la vie, avec une élasticité infatigable ! Comment un miracle pareil est-il possible ? Ce n'est connu que de Celui qui a assemblé les pierres de la vie et les a animées de l'élan vital.

Le remarquable besoin du sommeil

Par expérience, nous savons une chose avec certitude : ne donnons pas trop peu de sommeil à notre corps car celui-ci ne peut être remplacé par rien. L'expérience et l'observation nous font aussi savoir que le temps de sommeil est en relation avec les allées et venues de la lumière. Nous savons de même que le sommeil d'avant minuit est plus bienfaisant et délassant que celui d'après minuit. Si nous remettons donc notre sommeil aux heures après minuit, nous ne pouvons obtenir de lui le même profit que si nous nous couchons tôt, car toute heure avant minuit compte double. Tous les hommes n'ont pas besoin de la même durée de sommeil. Le besoin individuel de sommeil est en général entre six et dix heures. Si nous voulons mettre le sommeil bien en valeur comme source de force, nous devons absolument lui accorder ses droits individuels. Qui abrège le sommeil pour accomplir plus se rendra vite compte qu'il s'est trompé dans son calcul car, à cause de cette réduction, sa souplesse d'action pendant la journée diminuera et sa capacité s'amoindrira. Si nous avons besoin de beaucoup de sommeil pour être frais pendant la journée, nous ne devrions pas nous comparer à ceux qui en ont moins besoin. Nous devons absolument nous accorder ce dont nous avons besoin. N'oublions donc jamais la mystérieuse et vivifiante puissance du sommeil car ceci sert au bien-être fondamental de notre santé.

Que nous racontent les rêves ?

En observant un chien qui dort après avoir eu une chasse au chat excitante, nous remarquerons souvent qu'il remue ses jambes, tressaille et émet des sons curieux. Il rêve et son subconscient reflète sa chasse excitante ou quelque chose de ressemblant.

Si nous racontons à un enfant un des différents contes du loup qui veut le dévorer ou un autre conte excitant, il ne faut pas s'étonner qu'il pousse des cris dans son sommeil, se réveille et nous cherche effaré, parce qu'il est inquiet, effrayé mentalement et tourmenté par une angoisse alarmante. Si beaucoup de pédagogues modernes évitent d'exciter violemment et inutilement l'âme enfantine, cet effort est en contradiction avec le grand danger de la télévision qui, avec les programmes mal choisis pour les enfants, peut devenir une vraie manie.

La vie dans le sommeil

Les fortes impressions, les excitations, la peur et l'effroi nous laissent en général mal dormir car les réflexes du subconscient empêchent une détente tranquille pendant le sommeil. Le corps ne se repose qu'en partie. Beaucoup de fonctions comme la circulation ainsi que l'activité du cœur et des poumons ne cessent jamais. Si elles s'arrêtaient de travailler, la vie s'éteindrait. La digestion et tout ce qui est en relation avec le métabolisme continue à travailler pendant le sommeil. Une partie du cerveau se repose - en particulier la conscience - tandis que l'autre continue à travailler à un degré réduit. Afin que le subconscient, avec ses réflexes obtenus de la conscience, ne puisse pas nous dérober inutilement de la force par des rêves excitants et inquiets, nous ne devrions pas manger trop le soir, ne pas prendre des aliments difficiles à digérer et ne pas fixer à trop tard ce dernier repas du jour. Il est de même important que nous essayions de prendre de la distance vis-à-vis des événements de la journée. Il nous fera du bien d'écouter un peu de bonne musique calmante avant de nous coucher. Nous pouvons aussi nous distraire en lisant un court et agréable traité ou en faisant une promenade paisible pour admirer la nature, ce qui nous procurera des impressions calmantes. Ces préludes nous feront dormir plus tranquillement, de sorte que nous pourrons éviter des rêves excitants qui rendent impossible la détente si nécessaire. Les actualités excitantes de la radio et les programmes de télévision nocturnes peuvent certainement compter parmi les pires ennemis d'un sommeil tranquille.

Pourtant, tous les rêves ne sont pas accablants et il y en a même de très agréables. Maintes personnes peuvent en rêve vivre quelque chose de beau qui ne leur fut jamais accordé dans la vie réelle. Elles se réveillent heureuses et satisfaites car il était trop agréable et surprenant de s'envoler aisément au lointain, de survoler la terre et la mer, de voir la forêt vierge et de découvrir d'autres curiosités de la nature sans dépenser du temps et de l'argent - qui en réalité ne sont pas à leur disposition.

Les diagnostics de maladies

Dans un cadre limité, les rêves peuvent aussi nous découvrir notre état de santé, de sorte que nous pouvons, dans une certaine mesure, diagnostiquer une maladie latente. Si quelqu'un rêve souvent qu'il est poursuivi et qu'un vent contraire empêche sa fuite, il a en général des congestions qui doivent être guéries. Si, parce qu'on est mal couché, les membres s'engourdissent, si, dans la chambre à coucher, la chaleur est trop grande ou l'air trop mauvais, des rêves oppressants peuvent en résulter et nous réveiller souvent.

L'interprétation des rêves

L'interprétation générale des rêves exercée comme passe-temps par des particuliers et même par des psychologues va souvent beaucoup trop loin et dégénère elle-même en une rêverie. Il est intéressant qu'en rêvant on puisse trouver ce qu'auparavant on aura cherché en vain. C'est parce que le cerveau reposé peut tirer des conclusions logiques. De cette façon, même des savants et des inventeurs ont pu trouver en rêvant des solutions qu'auparavant ils avaient cherchées longtemps en vain. Un examen ultérieur confirmait alors leur justesse.

Comme le prouve l'Ecriture, le Créateur révélait souvent, jadis, ses intentions, par des rêves prophétiques. Mais les rêves peuvent aussi être des inspirations de puissances magiques, quelquefois maléfiques, qui ne sont pas en accord et en harmonie avec le Tout-Puissant. Surtout chez les peuples païens, le culte des rêves est très honoré. C'était déjà le cas dans l'ancienne Babylone, ce qui ressort clairement des rapports de Daniel sur le règne de Nabuchodonosor. Mais puisque ce rêve mémorable du destin d'un grand arbre émanait du Dieu Tout-Puissant, les mages et les interprètes de rêves du roi ne pouvaient pas l'expliquer. Seul Daniel, grâce à l'aide divine, sut donner une réponse révélatrice au souverain effrayé. Plus tôt, le pharaon égyptien avait fait la même expérience au temps de Joseph, qui était aussi le seul à pouvoir expliquer le rêve d'origine divine.

Précautions

Vu cette différence entre les rêves divins et les rêves magiques, nous ne devons pas perdre de vue que Dieu, ayant terminé avec la Bible son récit inspiré, n'a plus, par la suite, annoncé ses intentions par des rêves, parce que depuis lors la réalisation de ses prophéties suffisait pour révéler ses autres intentions. Ce savoir nous empêchera de succomber à des influences maléfiques. Qui connaît leur origine les refuse pour son propre bien, se protégeant ainsi du malheur. Surtout aux Indes et dans d'autres pays de l'Extrême-Orient, on reconnaît facilement l'influence néfaste à laquelle les hommes s'abandonnent en face de puissances maléfiques en étant tourmentés et égarés par des rêves et des visions.

De même, nous pouvons nous opposer tranquillement, avec un sain scepticisme et un esprit sobre, aux interprétations modernes douteuses des rêves, car malgré les progrès de la recherche scientifique, les rêves sont toujours un domaine limitrophe des phénomènes inexplicables. Pour cette raison, il vaut mieux observer les règles utiles à la santé afin de se protéger, le plus possible, de la vie des rêves par un régime de vie naturelle.

Signes de vieillesse

Dans un manuel médical nous trouvons, sous la rubrique "Signes de vieillesse", maints états maladifs dus à une usure aggravante de l'organisme. Une ossification croissante des disques cartilagineux et une diminution de l'élasticité des ligaments rendent le corps plus raide et courbent tout le système squelettique. La mobilité des articulations se relâche et devient difficile et douloureuse. La démarche peut devenir mal assurée et on a l'impression que la synovie manque, ce qui est confirmé par un craquement occasionnel des articulations. La mémoire s'affaiblit et la calcification croissante du système vasculaire augmente la tension artérielle. De grands efforts physiques et une insolation forte ne se supportent plus bien mais provoquent, au contraire, des vertiges accompagnés de risques d'apoplexie.

Voilà quelques aspects qui peuvent enlever une bonne part de la joie de vivre à ceux ayant dépassé les 60 ans. Mais doit-il vraiment en être ainsi ? Un tel sort est-il inévitable pour chacun ? Regardons un peu ceux qui sont d'un âge beaucoup plus avancé, et nous pouvons rencontrer des octogénaires ayant une souplesse et une vigueur telles qu'un homme de cinquante ans souvent ne les possède plus. A ce propos, je me rappelle involontairement la sœur de ma grand-mère qui, à 96 ans, pouvait encore lire son journal sans lunettes et dont la mémoire et la vigueur spirituelle étaient telles que son état me surprenait toujours de nouveau quand j'étais jeune homme.

Un régime de vie raisonnable

Si nous regardons de plus près la vie de ces gens, nous pouvons d'habitude constater les caractéristiques essentielles suivantes : ces gens vivent simplement et frugalement. Ils travaillent sans renoncer ni au repos ni à la détente. Il s'accordent aussi un sommeil suffisant et savent se coucher, le soir, de façon à éliminer totalement les impressions du jour et à ne plus se soucier de leurs problèmes. En effet, ils savent surmonter les accidents de la vie avec une humeur placide sans trop y penser. Ils attaquent habilement les grands soucis et de cette façon les éliminent vite. Il est vrai qu'ainsi on ne peut pas empêcher le vieillissement, mais on restera mentalement jeune et agile. Ces hommes se contentent, à leur âge, de leur maturité, qui remplace pour eux les avantages de l'agilité et de la vigueur de la jeunesse. Même s'ils deviennent très vieux, cette attitude les aide à employer leurs réserves de vigueur d'une façon modérée au lieu de les gaspiller gratuitement en s'échauffant inutilement. C'est certainement un art de ne pas trop se fâcher des nombreuses contrariétés qui peuvent survenir et vous ronger, mais au lieu de cela d'estimer, d'une âme reconnaissante, toutes les belles choses. Ceci s'apprend avec la placidité, qui aide à embellir le soir de la vie.

Il y a beaucoup de personnes âgées qui se promènent chaque jour et peuvent ainsi, à l'air frais, absorber assez d'oxygène. A vrai dire, c'est presque un art, de nos jours, de trouver loin des autoroutes, encore des chemins où aucun véhicule ne passe, car ceux-ci envahissent tout, et seuls les chemins étroits passant par des prés et les chemins forestiers solitaires ne sont pas conquis par eux. Si donc des gens âgés se protègent des nombreux gaz d'automobiles en cherchant la solitude de la nature, ils profiteront beaucoup, non seulement de l'exercice, mais aussi de l'air sain et de l'absorption d'oxygène. La nourriture des gens âgés devrait être frugale, naturelle et contenir peu de corps gras. De même le contenu en albumine doit être bas afin que peu de cholestérine puisse se déposer.

C'est un fait que les phénomènes normaux de la vieillesse peuvent être remis pendant des années et des dizaines d'années par des contre-mesures appropriées et naturelles. Toutefois, ne nous laissons pas contaminer par l'allure de notre temps et rappelons-nous toujours le mot de Gœthe qu'avec l'âge tout doit aller lentement et avec circonspection. La transition de la grande activité à une existence plus tranquille n'est peut-être pas facile pour tout le monde. Au contraire, beaucoup de gens se plaignent quand le temps des peines approche et ont de grandes difficultés à en venir à bout. Ils sont d'accord avec Salomon qui disait que ce sont là des années qui nous déplaisent. C'est pourquoi ce sage exhortait la jeunesse ainsi : "Souviens-toi de ton Créateur au jour de ta jeunesse avant que ne viennent les jours du mal et ne s'approchent les années dont tu diras : elles me déplaisent." Qui garde jusqu'à un âge avancé la vraie attitude envers son Créateur ne se plaindra pas des peines d'âge ; son cœur reste jeune parce qu'il cherche à surmonter toute amertume.

La reconnaissance, un remède

Quel rôle secourable la reconnaissance peut jouer dans notre vie, je n'en ai à vrai dire pris conscience que quand il y a quelques années, un ami fidèle, alors instituteur dans une école de mission dans l'Etat de New York, me demanda si j'avais déjà fait des remerciements pour l'air que je respirais chaque jour. Cette question inattendue m'effraya dans une certaine mesure, car je n'avais jamais encore pensé à remercier pour ce cadeau indispensable, bien que déjà depuis des dizaines d'années je l'aie reçu journellement comme quelque chose qui va de soi. Sûrement je ne suis pas le seul qui ait agi sous ce rapport avec une complète ingratitude.

Simultanément je remarquai que j'avais toutes raisons pour être encore reconnaissant de bien d'autres dons précieux. Je m'aperçus en outre que le quotidien, avec ses exigences impérieuses, ses joies diverses, mais aussi ses nombreuses contrariétés, détournait souvent l'attention des trésors inestimables qui viennent du Dispensateur de tous les dons bons et parfaits et qui sont gratuitement à la disposition de l'humanité. Soyons donc intérieurement reconnaissants pour tous les biens indispensables que nous ne pouvons pas nous procurer nous-mêmes, nous en avons toutes les raisons, en dépit de quelques difficultés. Alors la reconnaissance qui s'éveille commence à nous pénétrer de sa chaleur et cette chaleur aussi est également, par nos temps de froids calculs, un don vivifiant que nous pouvons constamment nous procurer sans frais.

Quand quelques années plus tard je demeurai chez les joyeux habitants d'une petite île du sud, je recherchai la cause de leur gaieté et découvris qu'ils honoraient inconsciemment la reconnaissance. Ils n'oubliaient jamais d'être reconnaissants pour les joies grandes et petites que le Créateur leur donnait chaque jour. Ils renouvelaient constamment leur estime et leur reconnaissance pour les rayons du soleil, la chaleur, la mer bleue et sa richesse en nourriture, pour les cocotiers et les divers arbres fruitiers et beaucoup d'autres choses encore. La reconnaissance ne nous dispense pas seulement de la chaleur mais elle nous transmet également la satisfaction qui, de son côté, éveille la joie et stimule les glandes endocrines, favorisant ainsi la circulation sanguine, ce qui agit d'une façon favorable sur le métabolisme. Pour cette raison, la joie rend les plus grands services à la santé puisqu'elle peut stimuler toutes les fonctions importantes. Schiller aussi ressentit une fois la joie comme une étincelle vivifiante et croyait même que c'était la joie qui faisait marcher les rouages de la grande horloge de l'univers. Depuis que nous avons fait les frais de deux guerres mondiales suivies d'une guerre froide, nous savons certes que le ressort de cette horloge de l'univers peut également être remonté par des puissances destructrices. Mais puisque celles-ci ne peuvent jamais nous dérober entièrement les dons divins de la lumière, du soleil, de l'air et bien d'autres, nous avons encore suffisamment de raisons de nous en réjouir chaque jour.

Qui est-ce qui mérite la préférence ?

Un des pires ennemis que l'on pouvait déchaîner sur les peuples primitifs était la convoitise, parce que par là, se perdait la satisfaction et avec elle l'équilibre intérieur. Cela ne bouillonnait pas en vain d'une façon menaçante dans les mers de ces masses populaires. On peut produire les mêmes suites chez l'enfant par l'éducation. Si nous perturbons un enfant qui n'est pas gâté, qui est encore content et satisfait de jouer avec des pives, des bouts de bois et des petits cailloux, en lui donnant les jouets apprêtés les plus divers, on éveille en lui une convoitise qui ne s'apaisera pas vite mais au contraire voudra être nourrie. Avec le temps, elle exigera toujours plus parce que la tentation augmente normalement si bien que, finalement, même la profusion ne suffit plus, car elle a tourné le dos à la satisfaction reconnaissante et demande toujours davantage. Cette évolution ne s'en tient pas à des enfants isolément. Elle saisit des peuples entiers et les remplit d'insatisfaction, et cette mauvaise racine, nous l'avons apportée aussi chez les peuples dits sous-développés, dont les besoins sont aujourd'hui difficiles à apaiser.

Heureusement qu'il y a encore des gens qui ne se laissent pas contaminer par l'insatisfaction mais au contraire, même dans un état grave, savent conserver leur humeur joyeuse. Je me rappelle d'une paysanne gravement malade qui souffrait d'une multisclérose et était paralysée depuis déjà 14 ans. Quand elle réussit avec beaucoup de peine à obtenir une petite amélioration, de telle sorte qu'elle put à nouveau se servir de ses bras et manger sans aide, elle en fut si heureuse et reconnaissante qu'elle sut s'accommoder complètement de son état, pourtant encore bien déplorable. Sa calme satisfaction me revient toujours à l'esprit quand je me sens déprimé par des désagréments qu'on ne peut pas éviter une fois ou l'autre sur notre terre cahoteuse. Particulièrement dans des états de fatigue, nous avons tendance à critiquer le présent, le passé et le futur dans un sens négatif, ce qui ne contribue pas à la bonne humeur et ne nous procure certes pas un délassement reconstituant et un sommeil réparateur. Au lieu de cela, rappelons-nous donc tout le bien qui nous est déjà arrivé, que nous vivons encore journellement, car alors la reconnaissance bienfaisante s'épanouira dans nos cœurs et elle contribuera certainement à notre rétablissement. N'oublions pas que chacun de nous a des raisons suffisantes pour s'irriter, se faire du souci et se sentir malheureux. S'il met ce passif dans un des plateaux de la balance de sa vie, il doit donc mettre dans l'autre l'actif s'il veut maintenir la balance en équilibre. Ce qu'il possède de valeur, ce qu'il a pu accomplir de bien pendant sa vie, ce qui lui a réussi, les nombreux présents que la nature fait chaque jour, c'est à tout cela qu'il doit penser quand il se sent déprimé et oppressé, car tous ces souvenirs et ces expériences réconfortantes rempliront suffisamment son cœur de reconnaissance pour que les fardeaux dont il se plaint apparaissent de plus en plus petits et se dissipent lentement.

Les malades aussi, même de grands malades, peuvent avoir un point de vue positif, soulager leur état d'âme et par là leurs souffrances. Pourquoi des troubles de santé devraient-ils dominer toute la sphère de nos sentiments ?

Le malade ne peut-il pas s'estimer heureux que tant d'organes fonctionnent encore sans troubles ? Ne pourrait-il pas réfléchir sagement qu'il peut lui-même contribuer, par des mesures raisonnables, à guérir plus rapidement ? Une maladie que l'on guérit bien et correctement peut évacuer beaucoup de résidus et améliorer l'état général. Si toutefois on prend vis-à-vis d'elle une attitude de contrariété, qu'on essaie d'étouffer les douleurs et que l'on ne soutient pas par des interventions correctes l'épuration et la guérison du corps, alors il ne faut pas s'étonner de manquer le succès espéré. La satisfaction reconnaissante du cœur est, pendant une maladie, la meilleure base pour se remettre. Souvent, quand on croit avoir de réels motifs de laisser à la tristesse la bride sur le cou, on n'a qu'à se rappeler l'époque dangereuse de la guerre ou à penser aux millions de réfugiés et d'émigrants, et en conséquence la reconnaissance ranimée dissipe tous les petits soucis, car n'est-ce pas merveilleux d'avoir un toit sur la tête qui protège de la pluie et du froid et de pouvoir vivre dans une situation de paix et de bon niveau de vie ? La reconnaissance et l'estime envers tout ce qui va de soi et embellit quotidiennement notre vie augmente notre joie de vivre et écarte les sentiments déprimants. Un essai confirme la véracité de cette opinion.

Les vertus thérapeutiques de la musique

Etant donné que l'influence prolongée de bruits discordants (celui des machines par exemple) est susceptible de porter atteinte au bon fonctionnement de notre système nerveux et, partant, à notre santé, il est logique d'admettre que les sons harmonieux peuvent avoir des effets opposés. La science expérimentale elle-même s'intéresse à l'influence des sons sur notre organisme et nous démontre les effets salutaires de la musique. D'ailleurs, les berceuses que les mamans et les grand-mères ont de tout temps eu l'habitude de chanter aux bébés pour les endormir, nous apportent déjà la preuve de l'effet assoupissant d'une mélodie. Au contraire, les sons bruyants du jazz, qui retentissent de l'appartement d'un voisin, nous empêchent de nous endormir. Qui n'a pas ressenti l'influence bienfaisante des gracieuses mélodies d'une composition de Mozart, qui doucement relèvent notre moral quand nous nous sentons accablés ? Les symphonies d'un Beethoven ont sans doute déjà calmé bien des malheureux. Et même les chants si simples de nos petits amis les oiseaux suffisent parfois pour nous rendre notre équilibre moral ; après les avoir écoutés, nous nous sentons consolés et encouragés. Un enfant qui tombe et se fait mal crie sa douleur et ses cris, si pitoyables qu'ils soient, constituent des sons qui l'aident à surmonter son chagrin. Si par hasard, un merle se met à chanter à ce moment, l'enfant se tait aussitôt et, consolé, écoute le chant du petit troubadour. Il en oublie la douleur et ses yeux, bien que pleins encore de larmes, commencent de nouveau à rayonner.

Si nous tenons compte de ces faits, nous comprenons pourquoi de nombreux médecins attachent une telle importance à l'influence calmante de la musique sur leurs malades. Certains d'entre eux ont même réussi à provoquer par la musique des effets anti-spasmodiques et une activation des glandes. On a également démontré l'action de certains sons sur les sécrétions externes et internes, dont finalement dépend la bonne marche des fonctions digestives.

Le choix de la musique

Il convient de faire remarquer que les résultats obtenus par la musique dépendent, en grande partie, du genre de celle-ci. La musique classique a eu la meilleure influence sur tous les patients mis en observation. C'est là un fait qui surprendra peut-être les amateurs de musique légère. Il est curieux de constater que les musiciens réagissent moins bien que les autres personnes, sans doute parce qu'ils ont une trop grande habitude de la musique. Il en est de même des jardiniers qui éprouvent moins de plaisir que d'autres à la vue d'un beau parterre de fleurs.

Pour obtenir d'excellents résultats, la musique doit être, comme les autres remèdes, bien choisie et dosée. Rappelons à ce sujet le principe homéopathique : "Les agents trop forts ont une action destructive, les agents faibles ont des effets stimulants."

Comme pour les médicaments, c'est le matin qu'il faut administrer la musique stimulante. Le soir, au contraire, l'on fera écouter des mélodies assoupissantes, dont le rythme tranquille calmera le malade. La musique aussi bien que la puissance des sons devront être choisies conformément à l'action qu'on veut en obtenir.

Les "Basedowiens" et les autres patients à hyperfonction cardiaque profitent évidemment de mélodies calmes et douces, tandis qu'une musique modérément vive aura une action salutaire sur les personnes dont les fonctions cardiaques sont ralenties.

Cette méthode thérapeutique naturelle, elle aussi, suppose un doigté spécial. Il est à souhaiter que ceux qui ne jouissent pas de ce doigté aient des égards vis-à-vis des malades de leur entourage et ne les importunent pas pendant des heures entières par des sons perçants. Pensez-y en écoutant les émissions de votre poste de radio.

La vertu curative de la tranquillité

Avez-vous médité sur le fait que c'est dans le silence, dans la tranquillité totale que se cache une grande vertu curative pour vous ? Est-ce que vous la connaissez déjà et vous êtes-vous réfugié en elle ou en avez-vous peur ? Il y a en effet des gens qui craignent le silence et la solitude. Ils n'ont pas l'habitude d'y chercher refuge et récréation. Même s'il les ruine, ils ont besoin du bruit, de la hâte et de la poursuite continue, de l'agitation fiévreuse qui ne les laisse pas reprendre leurs sens. Ils fuient le silence, cette nouvelle vertu curative gratuite à laquelle ils pourraient être redevables de tant de choses, si seulement ils se confiaient à lui. Mais ils ne la connaissent point et si elle les effleure, ils se retirent vite dans le mouvement bruyant de notre temps pour s'y enfoncer et laisser échapper avec méfiance la récréation miraculeuse du silence. Il est curieux que ce soient justement ces gens qui ont le plus besoin du silence comme remède qui reculent bien des fois devant lui.

Où peut-on le trouver ?

Il est vrai qu'il est devenu presque impossible de le trouver dans certaines régions et pays, ou alors seulement dans des endroits si sinistrement délaissés qu'il fait peur même à celui qui l'aime. Mais là où il peut encore éclore dans toute sa beauté, on devrait en profiter comme d'un remède merveilleux et non pas le mettre de côté avec indifférence. Qui ne le connaît pas encore ne devrait pas se fermer à lui, mais chercher à le connaître. Il y a, spécialement en hiver, maintes possibilités de faire sa connaissance. Peut-être êtes-vous rentré seul hier soir. C'était une nuit de clair de lune, magnifique. Les buissons étincelaient dans leur draperie de givre délicate. La neige brillait sous vos pieds et, dans le grand silence qui vous entourait, vos propres pas semblaient être le seul bruit. Vous vous arrêtiez involontairement pour laisser le silence et la magnificence cristalline vous influencer d'une façon plus émouvante encore. Vous aviez l'impression d'être dans un autre monde. Pas un bruit n'interrompait le silence enchanteur. Aviez-vous jamais remarqué auparavant comme les bouleaux sont beaux dans leur draperie hivernale ? Il vous semblait que vous ne les aviez jamais vus !

Combien de dons naturels avez-vous déjà dépassés sans y faire attention ! Votre jardin étincelle de partout. La magnificence vous semble toujours plus belle, le silence plus pénétrant. Involontairement, vous levez vos yeux vers le ciel. Vous savez que la Voie lactée, au-dessus de vous, contient des millions et des millions de systèmes solaires ? Quel miracle immense, calme, silencieux !

Avez-vous déjà réfléchi depuis combien de temps les astres étincelants se trouvent là-haut ? Ils brillent depuis des millions, des milliards d'années, dans leur silence absolu. Qu'êtes-vous en face d'eux ? Pendant vos vingt, trente, quarante, cinquante ans, votre petite existence s'est déroulée au-dessous d'eux et vous ne les avez jamais vus si extraordinairement calmes, si sublimement beaux ! Petit à petit, vous commencez à réfléchir sur le sens de la vie et vous vous demandez si vous l'avez jamais compris et entièrement reconnu ? De toute façon, vous vous sentez affaibli, peut-être même malade, et vous vous demandez si le bruit, la hâte, l'agitation continue y ont contribué ? Après tout, la souffrance a-t-elle un sens et est-ce que cela correspond au sens de la vie ? Quelque chose en vous refuse d'être malade. N'y avait-il pas un homme de l'Antiquité qui s'y refusa de même et qui douta de la valeur significative de la maladie ? Vous entrez lentement dans votre chambre, toujours occupé avec la même pensée et involontairement votre main s'empare du livre qui vous renseigne sur Job et le temps de sa maladie pleine de souffrance. Dans votre chambre aussi, le calme règne. Rien n'empêche votre méditation et vous reconnaissez que cet homme a prouvé justement dans ses jours de malheur son dévouement fidèle à Dieu. Vous remettez le livre à sa place et regardez attentivement les portraits de vos ancêtres qui vous regardent des murs de votre chambre. Pendant de longues années, vous les avez contemplés quotidiennement, mais jamais leur regard calme ne vous a frappé comme aujourd'hui. Vous savez que jadis les temps furent plus tranquilles, même si les gens de cette époque étaient obligés de travailler durement pour réussir. Mais justement une vie facile n'est, pour la plupart, pas couronnée de succès. Involontairement vous pensez à ces temps plus tranquilles. Vous les avez encore connus, mais alors l'humanité s'est plongée dans des guerres aux conséquences fatales et ce fut la fin de la tranquillité. La radio n'est-elle pas tapageuse, ne vous presse-t-elle pas d'accepter les pensées d'autrui et n'abuse-t-elle pas de votre temps ? - Et le téléviseur ! Depuis que vous l'avez admis, il est planté dans votre chambre comme un intrus, comme quelque chose de malin, pour vous voler votre temps et votre calme et faire passer devant vous tous ces nombreux et sinistres événements du monde. Quel bonheur pour toute personne qui ne s'est pas habituée à lui ! Mais votre chambre aussi est silencieuse et tranquille si vous ne laissez pas entrer chez vous son agitation mondaine.

La gratitude renaît

Fatigué, vous allez à votre chambre à coucher. Là il y a votre lit. Il fait froid dehors, mais vous avez un toit au-dessus de votre tête et encore tant de choses dont beaucoup de gens doivent se passer. Involontairement vous vous souvenez de ces nombreuses photographies que vous avez déjà vues de la vie de réfugiés dépouillés. Que vous êtes toujours bien ! Pourquoi vous attrister ? Combien d'entre eux doivent vivre sans lit, sans chambre à eux ? Vous pensez à des hommes pauvres qui, quelque part dans le monde, ont froid et se tourmentent, qui ont faim et ne trouvent pas un moyen de se sauver, et vous vous taisez et devenez reconnaissant pour tout ce que vous avez, car cela n'est pas du tout naturel. Même l'air que vous respirez vous semble digne de reconnaissance, comme aussi le calme qui vous entoure. Vous sentez cette gratitude vous remplir de sérénité réchauffante et vous vous couchez satisfait. Votre famille n'est pas encore là et ne peut savoir ce qui vous trouble. Vous vous couvrez et pensez à un tas de choses. Soudain, vous vous apercevez du calme, du silence et de la solitude et vous dormez. Depuis longtemps votre sommeil n'a pas été aussi bon que maintenant, après la jouissance du silence, de la solitude et de la gratitude. Si nous reconnaissions et utilisions toutes les forces bienfaisantes qui sont à notre disposition, même notre temps de fatigue se présenterait sous un aspect plus tolérable.

La santé par la joie

Les relations indéniables existant entre la santé et la joie constituent un problème tout à fait spécial. Après bien des méditations sur ce sujet, le grand écrivain et poète suisse Conrad Ferdinand Meyer conclut en déclarant qu'il ne faut pas recourir aux plaisirs bruyants pour guérir un cœur accablé, qu'un peu de joie, par contre, suffit à cela. Que penser de cette conclusion ? Pouvons-nous nous remettre de nos déceptions, de nos chagrins, des dures exigences de la vie quotidienne en nous procurant un peu de joie ?

Contemplez le beau pêcher qui, peut-être, se dresse dans votre jardin. Chaque printemps, il revêt son habit fleuri et vous fait cadeau, quelques mois plus tard, de ses fruits savoureux. Ce développement se répète pendant des années et il ne vient à l'idée de personne qu'il pourrait en être autrement. Néanmoins, un beau jour, voilà que votre pêcher se met à fleurir, mais que ses fleurs tombent sans donner aucun fruit ; le bois se dessèche et l'arbre se meurt. Vous regrettez le joli aspect qu'il offrait au printemps, vous faites l'éloge des fruits excellents qu'il portait autrefois. Comment peut-il se faire qu'il soit mort ? Quelles en sont les raisons ? En le déterrant, vous trouverez la réponse à ces questions : les rats fouisseurs ont rongé l'écorce de ses racines et l'ont ainsi condamné à mort.

Nous n'apprécions vraiment les biens intellectuels ou matériels que lorsque nous les avons perdus. Bien des jeunes gens qui risquent éperdument leur santé ne le feraient guère s'ils avaient à temps réfléchi sur la perte de ce don précieux. Quelles énigmes n'avons-nous pas à résoudre pour élucider les causes premières d'une santé ruinée ou pour tenter de rétablir cette dernière.

L'imprudence, l'insouciance, l'inexpérience, l'ignorance, l'impétuosité, parfois aussi des circonstances exceptionnelles constituent, au sens figuré, les rats fouisseurs qui rongent notre santé et notre vitalité. La joie peut-elle remédier à de pareils dégâts ?

Si vous avez été doté d'une bonne santé, apprenez à l'apprécier et n'en abusez pas !

Si vous êtes doué de qualités supérieures, mettez-les au service des autres et souvenez-vous de cette vieille maxime : "La joie que nous donnons aux autres vient réchauffer notre propre cœur."

La vie peut être comparée à une terre excellente : si nous ne semons pas, celle-ci ne produit rien d'elle-même. C'est exactement la même chose dans la vie : impossible de récolter si nous n'avons d'abord semé.

Et la joie est une des meilleures et des plus précieuses plantes qui puisse pousser dans la terre de notre vie. Notre âme et nos organes tirent le plus grand bénéfice de ces vertus thérapeutiques. Les mauvaises qualités qui nous sont inhérentes constituent au contraire les mauvaises herbes de cette terre.

La joie comme agent thérapeutique

La joie peut à juste titre être qualifiée d'agent thérapeutique. Des forces mystérieuses sont à l'œuvre dans notre organisme ; elles y déclenchent des effets parfois indéfinissables. Nous restons perplexes en face de l'influence réciproque et alternante de l'âme et du système nerveux. Les fonctions du système nerveux central, soumis à notre volonté, sont simples, quoique admirables. Nos membres obéissent aux ordres de cette volonté qui, à partir du cerveau et grâce à des millions de fils conducteurs, dirige une infinité de fibres musculaires. C'est à ce système admirable de la technique divine que nous devons la faculté de nous mouvoir à volonté !

Le système nerveux sympathique est par contre tout autrement organisé. Il n'est pas soumis à l'écorce du cerveau, mais dépend d'autres parties du tronc cervical qui ne sont pas influencées par notre volonté. D'une manière autonome, il règle les fonctions cardiaques et digestives. Il a une action décisive sur notre bien-être physique et psychique.

Bien que la volonté n'ait pas prise sur les fonctions du sympathique, celles-ci sont néanmoins influencées par nos sensations, et surtout, dans un sens positif, par la joie. Par ses effets favorables sur le sympathique, cette dernière constitue un moyen thérapeutique extrêmement précieux dont profitent le foie, les reins, le pancréas, et même le cœur et la circulation sanguine.

Aidons nos amis et notre prochain à se réjouir, en leur ouvrant les yeux à tout ce qu'il y a de beau ! Ce faisant, nous leur administrons la meilleure médecine biologique.

Le meilleur service que vous puissiez rendre à un diabétique est de lui apprendre à se réjouir de tout ce qu'il rencontre de bon et de beau. Qu'il prenne plaisir aux floraisons printanières, aux champs de blé dorés de l'été, à l'éclat des couleurs de l'automne ! La joie activera sa respiration, il parcourra avec plus d'élan les bois et les champs, prêt à se réjouir des beautés que la nature offre à ses yeux émerveillés. La sécrétion pancréatique, tant externe qu'interne, en sera notablement stimulée. La production de ferments digestifs sera plus abondante et la nourriture mieux utilisée. Quant aux fonctions internes, les îlots de Langerhans sécréteront plus d'insuline et le sucre sanguin pourra se résorber. Le foie, lui aussi, en bénéficiera ; ainsi soulagé, il fonctionnera mieux. L'état général du patient s'améliorera peu à peu. Pour augmenter encore les progrès obtenus, il faudra appliquer tous les jours des compresses chaudes sur le ventre et suivre une diète naturelle (une diète de légumes crus de préférence). En persévérant dans ces efforts, on obtiendra non seulement une amélioration remarquable, mais encore un rétablissement durable.

Les hépatiques vous en sauront gré, si vous leur faites connaître la joie. Si vous vous apercevez que votre propre foie, la plus grande et la plus importante de vos glandes, refuse de travailler, c'est que le moment est aussi venu pour vous de recourir à la joie, cet antagoniste des soucis et du chagrin. Elle vous permettra de combattre avec succès ces deux fléaux qui vous échauffent la bile et ne vous permettent plus ni de vivre ni de dormir. La joie est une médecine excellente que nous ignorons malheureusement trop souvent, méconnaissant les services précieux qu'elle peut nous rendre. Essayez de vivre dans la joie, même si, au début, vous devez vous y contraindre. Profitez de la moindre occasion pour vous réjouir. Respirez profondément, tout en pensant à quelque chose de beau, de joyeux. Après quelques minutes ou quelques heures peut-être, vos efforts seront couronnés de succès. Vous aurez une sensation de frissons chauds et froids ; pendant quelques instants, votre organisme tout entier entrera en vibration. Mais la joie vaincra, si toutefois nous la laissons assez longtemps exercer son influence, car elle régit les fonctions sympathiques.

La joie équivaut à la chaleur et la plus grosse couche de glace qui puisse recouvrir l'âme doit fondre sous l'influence prolongée de cette chaleur. Si, par votre activité, vous pouvez servir votre prochain, réjouissez-vous-en ! Que vous soyez menuisier ou cordonnier, forgeron ou charron, vos semblables ont besoin de vous ; prenez donc plaisir à votre travail, ne l'accomplissez pas avec mauvaise humeur ; autrement vous vous priverez du bonheur qu'il peut vous procurer. Si vous êtes instituteur, professeur ou médecin, et que votre activité ne trouve pas l'approbation qu'elle mérite, soyez néanmoins heureux de pouvoir aider les autres. Ceux qui ne travaillent que par amour de l'argent, parce que les circonstances extérieures les y contraignent, sont à plaindre. Si leur travail ne s'accompagne pas de joie, ils passent 8 ou 9 heures par jour dans la mauvaise humeur ; pendant 8 autres heures, il dorment et le reste du temps, ils ne sont plus capables de se réjouir ; ils vivent dans la contrainte, sans bonheur. La joie facilite le travail ; vous vous sentez moins fatigué le soir, vous mangez de meilleur appétit et les heures de repos au milieu de la famille respirent le bonheur dont votre entourage bénéficie également.

La jalousie est un ennemi redoutable de votre paix. Elle est comme un rat fouisseur qui ronge les racines de cette belle plante qu'est la joie et qui la détruit.

On raconte qu'un prince indien s'étonna un jour de voir un de ses sujets se réjouir sans jalousie de l'aspect gracieux de la princesse. A la question du prince, le pauvre répondit aimablement : "Pourquoi ne devrais-je pas me réjouir de quelque chose de beau, qui ne me cause aucun chagrin ? C'est toi qui es chargé de veiller à son bien-être et qui dois lui procurer tous les objets précieux dont elle a besoin. Moi, au contraire, je puis me réjouir de son aspect, sans avoir à son égard la moindre obligation."

Si vous parvenez à vous réjouir sans jalousie des biens d'autrui, votre joie et votre paix intérieures seront assurées. La chose s'explique d'ailleurs fort bien : plus nous sommes riches, plus nous avons de soucis, alors que le bien de notre prochain ne nous donne aucune peine. Quand nous parcourons les champs et les montagnes, nous admirons la flore qui nous entoure, les pics éloignés et les vertes vallées. A aucun moment, il ne nous vient à l'esprit que le lac bleu, le ruisseau gazouillant ne nous appartiennent pas ; nous ne nous rendons pas compte que le troupeau de brebis n'est pas à nous ; nous sommes même peut-être contents de ne pas avoir à le garder et à le soigner. Nous regardons avec plaisir les bonds burlesques des agneaux et nous nous en réjouissons bien plus que leur propriétaire, qui doit toujours se soucier de ses bêtes. La joie pure n'est donc possible que si elle est exempte de tout sentiment d'envie.

Si un beau jour vous vous sentez privé de joie et que son action stimulante vous manque, essayez d'en apporter aux autres ; vous pouvez être sûr qu'elle reviendra du même coup chez vous. Un mot aimable, un sourire gentil, un regard consolant, voilà autant de petites joies qui fleurissent le long de notre chemin quotidien et qui peuvent faire beaucoup de bien. En consolant les autres, on se console soi-même.

Chaque jour qu'il nous est permis de vivre est un cadeau. Pourquoi le gâcher par une humeur maussade ? Mieux vaut le remplir de bonnes actions et d'idées précieuses car il est unique et ne se répétera jamais. Aux soucis qu'il nous apporte, opposons des sentiments de joie et de bonheur et il passera sans être perdu.

Quand vous êtes seul, réjouissez-vous de la tranquillité qui vous entoure ; quand au contraire vous êtes avec des amis, jouissez de leur société et essayez de rendre la réunion aussi agréable que possible. La joie que vous leur donnerez se répercutera en vous-même, comme l'écho d'une belle symphonie. Les plaisirs et les rires bruyants ne font naître aucun sentiment de joie profonde ; ils ressemblent à la folle avoine dont les épis sont vides.

Le soir, en vous couchant, remerciez Dieu de la journée que vous venez de vivre. Soyez contents de ce que vous avez pu faire de bien au cours de cette journée et pleins de reconnaissance pour tout ce qu'elle vous a apporté de beau et de bon. La joie véritable que vous éprouvez vous permet de respirer profondément, car elle vient du fond du cœur. Porté par la joie, vous oublierez les soucis quotidiens qui vous paraîtront de plus en plus insignifiants. Ainsi, vous vous laisserez doucement glisser dans l'inconscient, comme un avion qui, à une haute altitude, quitterait la lumière du jour pour pénétrer dans les couches obscures et veloutées de la nuit. Plus l'avion gagne de hauteur, moins il a besoin de redouter l'influence de la matière terrestre. Il en est de même chez nous ; plus nous nous élevons dans les sphères de la joie et de la paix, plus nous nous éloignons des soucis accablants de la vie quotidienne ; nous trouvons alors un sommeil tranquille et réconfortant. Et si nous faisons des rêves, ils ne seront guère agités, car ils se dérouleront sur un terrain calme.

Dans le courant d'une prosaïque journée, il n'est pas toujours facile d'éprouver une joie profonde ; c'est un art auquel il faut s'exercer. Nous n'avons pas l'habitude de diriger, d'entraîner nos sentiments, c'est-à-dire notre vie psychique, comme nous exerçons et dirigeons les muscles et les tendons de notre corps.

La pensée suivante mériterait souvent d'être méditée : "Chaque jour nouveau qui se lève est un cadeau qui ne nous est pas dû." La gratitude que nous en éprouvons envers le Créateur nous confère un sentiment de joie profonde, la certitude qu'il y a un Père qui se soucie de ses enfants. En commençant ainsi notre journée, toutes les petites contrariétés qu'elle peut nous apporter n'ont plus de prise sur nous et les difficultés sont plus faciles à vaincre. La tristesse, la mauvaise humeur, le découragement, au contraire, nous rendent la vie plus dure encore qu'elle ne l'est. Pour être satisfait d'une journée, il faut la commencer joyeusement. Même si vous ne vous sentez pas de bonne humeur en vous éveillant, faites un effort et concentrez vos pensées sur quelque chose de joyeux. Respirez profondément pendant 5 minutes devant la fenêtre ouverte ; cet exercice chassera les sensations de fatigue que vous éprouvez peut-être encore. Les quelques minutes consacrées aux soins corporels contribueront à vous mettre de bonne humeur. Selon votre tempérament, vous prendrez des douches ou des ablutions chaudes ou froides. Vous ferez encore, si vous en avez le temps, quelques exercices de gymnastique qui vous réchaufferont agréablement. L'hygiène dentaire et buccale aussi joue un rôle qu'on ne devrait pas sous-estimer.

Jouissez de vos repas et donnez la préférence à une nourriture naturelle et savoureuse. Prenez le temps de manger, mâchez lentement et longuement ; chaque bouchée doit être imbibée de salive. Vous profiterez ainsi au maximum des principes nutritifs de votre nourriture tout en soulageant le travail de vos organes digestifs. Le jardin de la nature nous offre chaque jour de quoi nous nourrir. Il serait cependant déplacé de nous mettre à table et de manger avec indifférence, comme si la nourriture qui nous est donnée était la chose la plus naturelle du monde. Bien au contraire, notre pain quotidien est un bienfait dont nous ne saurions assez remercier celui qui nous l'offre, et nous devrions l'accepter avec un sentiment de joie reconnaissante. Quand nous aurons appris à nous réjouir de ces petites "évidences" quotidiennes, nous ne trouverons plus ni le temps ni l'envie de manifester notre mauvaise humeur.

Si malgré tout nous sommes tourmentés par quelque chagrin que nous n'arrivons pas à surmonter, ayons le courage de l'affronter. Dans la plupart des cas - même les plus difficiles - une issue se présentera à nous. C'est un peu comme à la montagne : il suffit de suivre le sentier d'un pas continu et régulier pour atteindre les cimes où le soleil de la paix et de la joie cicatrise les blessures et peut-être même les guérit complètement.

Et si la mort vous ravit un être cher, ne vous adonnez pas à la douleur. Rappelez-vous les Ecritures qui nous promettent une vie exempte de chagrin et de mort ; ces promesses ne sont pas illusoires car c'est Dieu lui-même qui les a faites. Celui qui nous donne la vie peut arrêter les forces de destruction et le mal et réaliser l'idée de la résurrection. Ces promesses sont un gage de consolation ; elles doivent nous permettre d'espérer et faire renaître dans notre cœur la joie et le courage de vivre. La plupart des gens se laissent accabler par les soucis quotidiens et ne voient plus de la vie que le côté superficiel, éphémère ; pour eux, le cours du temps reste éternellement le même. Ils ignorent cette vie meilleure où il n'y aura plus de massacres, où l'homme n'aura plus besoin d'apprendre le métier de la guerre. Cette foi en une vie sans haine paraîtra inconcevable à nos générations à la fois lasses et avides de guerre. Et pourtant, le Dieu de la vie, le Dieu de la paix et de la joie réelle tiendra ses promesses et le jour viendra où chacun pourra s'asseoir sous sa propre vigne et sous son propre figuier, sans avoir à craindre quoi que ce soit. Le règne de Dieu, que nous apprîmes à solliciter dans nos prières d'enfants, n'est pas une utopie. Il faut que cet espoir nous remplisse de confiance et de joie profonde, même dans les situations les plus graves.

"Ah ! Si seulement je pouvais comprendre !" gémira peut-être l'un ou l'autre. Mais comme il préfère les amusements fades d'une existence légère aux réflexions sérieuses qui lui permettraient de pénétrer les secrets d'une philosophie digne de la vie, il ne connaîtra pas non plus la saine joie de vivre. Les perspectives qui s'offrent à lui sont si sombres qu'il ne cherchera même pas à renoncer aux vains plaisirs qu'il confondra avec la joie réelle, mais qui ne lui apporteront aucun soulagement.

Ce n'est qu'une joie saine qui peut guérir notre corps et notre âme. La plupart des passions auxquelles nous nous adonnons ne font que briser notre vie. Considérons l'influence grandissante du sport dans la vie. Il a remplacé la joie saine du mouvement et du rythme par de folles compétitions qui risquent de ruiner la santé de ses fidèles. La passion du sport ne constitue donc plus un plaisir salubre.

Tout ce qui peut nuire à notre santé ne peut être rangé parmi les joies saines.

Si vous êtes capable de vous réjouir des beautés de la nature, vous échapperez à l'emprise des passions qui vous cachent les joies réelles. Efforcez-vous de profiter au maximum de toutes les merveilles que la création nous offre en abondance. Il ne vous sera plus possible de savourer l'air pur et frais de la montagne ni l'odeur parfumée des prés et des sapins si votre sens de l'odorat est altéré par l'abus du tabac. Seul le rythme biologique d'un train de vie normal peut vous procurer des joies qui vous réconforteront.

La joie est un baume pour les cœurs malades et le meilleur remède des âmes blessées. Quand des amis vous ont quittés, auxquels vous étiez très attachés, quand on vous a dérobé ce que vous aviez de plus cher, faites appel à la joie ; elle est une source intarissable qui ne manquera pas de vous réconforter si vous savez la trouver. Un petit rayon de soleil qui pénètre dans votre chambre, votre cellule ou votre baraque peut vous apporter la joie. Sur son chemin, il transforme la simple toile d'araignée, tendue dans un coin de la fenêtre, en un diadème argenté. L'air, la lumière et le soleil sont des biens que nous n'apprécions pas assez et qui sont pourtant susceptibles d'enrichir notre vie. Malheureusement, l'homme d'aujourd'hui passe, indifférent, à côté de ces petites joies. Souvent il est aigri par les déceptions que lui réserve la vie ou par ses propres ambitions qu'il ne parvient plus à limiter. Le mécontentement s'empare de sa personne ; son système nerveux surmené ne lui permet plus de se réjouir. Mais il s'avère souvent difficile de soulager ces sujets, de guérir les blessures parfois profondes que la vie leur a faites. Et pourtant, si l'on veut bénéficier de l'influence salutaire et bienfaisante de la joie, il faut savoir oublier les déceptions que l'on est obligé d'enregistrer. C'est alors seulement que la joie prendra racine en nous et fortifiera notre âme. Or une âme saine et gaie est la condition première de la santé physique.

"Le Petit Docteur" prend congé

Par tous les bons conseils qu'il vous a donnés, "Le Petit Docteur" espère vous avoir rendu service. En adoptant un mode de vie naturel, il est possible de se protéger de bien des dangers ; une bonne santé et un moral inébranlables peuvent d'autre part nous permettre de supporter des quantités de situations difficiles.

Il reste encore beaucoup à dire sur la conception intellectuelle de la vie ; mais cela nous entraînerait trop loin si nous voulions traiter à fond ce sujet. Ce qui importe c'est que, par un mode de vie naturel, nous soyons à la hauteur des exigences quotidiennes. Plus nos conceptions et nos sentiments seront sains, moins nous aurons à redouter l'influence de certains facteurs nuisibles dont il est si difficile de se débarrasser une fois qu'ils ont pris pied en nous.

"Le Petit Docteur" s'est efforcé d'attirer votre attention sur toutes les richesses que la nature recèle. Notre santé physique et notre équilibre psychique, si menacés par la hâte et l'incertitude de notre temps, en bénéficieront largement, si toutefois nous savons les mettre à profit. En outre, notre attitude en face de la vie nous aidera plus ou moins à maîtriser cette dernière. Le cours rapide des temps modernes fait fi de vieux principes éprouvés et essaie de nous montrer d'autres voies. Mais tous ceux qui auront puisé dans le trésor du "Petit Docteur" ne se laisseront pas facilement prendre aux appas de la vie moderne car leur jugement se sera raffermi.

Adressez-vous donc à lui chaque fois que vous aurez besoin de ses conseils ; il vous évitera bien des déboires et bien des déceptions. Vous ne courez, en tout cas, aucun risque en l'écoutant sauf si, volontairement, vous faites quelque chose de travers. Mais "Le Petit Docteur" vous exhorte à suivre très exactement ses conseils, afin d'en bénéficier au maximum.

Il ne connaît d'ailleurs pas, lui non plus, cette plante dont parle le vieil aphorisme populaire :

"Il y a bien des herbes pour combattre les maux du corps, mais on n'en a encore trouvé aucune contre la mort."

INDEX

A

Abderhalden 164
abeilles 81, 89, 209, 315, 358 - 360, 362, 414, 427, 438, 466 - 467
ablutions 58, 253, 530
accouchement 12, 33 - 34, 44, 80, 118, 127, 246, 308, 424
acide formique 22, 81, 97, 157 - 158, 164, 305, 319
acide silicique 34, 42, 72, 95, 155, 247, 256, 262, 291, 294, 305, 307, 310 - 311, 415
ACTH 221 - 222
adipose 146
Aesculaforce 33 - 34, 38, 72, 98, 114, 119, 127 - 130, 137, 147, 176, 188, 216, 224, 247, 258, 290, 311, 355
affections pulmonaires 257, 261, 278, 310, 365
aigreurs 351, 430
ail aux ours 271
air frais 28, 84, 94, 135, 213, 255, 444, 483, 485 - 487, 498, 505, 512, 518
albumine 31, 46, 48, 60, 81, 112, 116, 118, 120, 152, 160, 164, 172, 179, 207, 213, 215, 225 - 226, 232, 282, 349, 354, 424, 518
alcool 11, 24, 29, 36, 46, 48, 62, 111, 115 - 116, 127, 144, 147, 170, 200, 233, 252, 254 - 255, 266, 276, 320, 365, 441, 488
algies 19, 31, 65, 224, 244, 290, 300 - 301, 318, 320, 492
algues 117 - 118, 123, 182, 362 - 363, 373 - 374, 459 - 460, 462, 473
alimentation naturelle 45, 93 - 94, 101 - 103, 179, 217, 232, 241 - 242, 245, 255, 319, 367 - 369, 371, 373, 375, 377 - 378, 422, 431, 436, 450
allergie 20, 45, 49, 157, 163 - 165
amandes 48, 86, 95, 121, 160, 214, 370, 379, 423, 427, 432, 439 - 440
amygdales 78 - 79, 106 - 107, 127, 310
anet 41, 316

angine 29, 35, 76, 78 - 81, 87, 108, 137 - 138, 149, 278, 298, 302 - 303, 351, 353, 441, 484

angine de poitrine 137 - 138, 298, 441, 484

angoisse 89, 136, 168, 205, 227, 275, 298, 514

anorexie 324, 340

antibiotiques 84, 90 - 93, 95, 154, 160, 195, 462

Antimonium 52

antiscorbutiques 449 - 450

antiscrofuleux 319

antispasmodique 97 - 98, 141, 166, 236, 298

antitabac 233

aphrodisiaque 315

apoplexie 33, 61, 271, 432, 441, 469, 479, 517

appendice 106 - 107, 127, 188 - 189, 481

appendicite 188 - 189, 481

applications alternantes 334

applications d'eau 11 - 12, 163, 166, 193, 211, 340

argousier 295 - 297, 324, 357, 387 - 388

armoise 272 - 273

arnica 11 - 12, 23, 33 - 34, 44, 53, 114, 119, 127 - 128, 132, 137, 163, 224, 249, 255, 265, 272, 276, 298

aromates 100, 116, 121 - 122, 143, 207, 272, 451 - 452

Arsenicum 52, 158

arthrite 21 - 22, 79, 172, 216 - 225, 233, 236, 243, 262, 267, 280, 289, 349, 374 - 375, 378, 380, 398, 407, 429 - 430, 482, 486, 507

arthritiques 158, 217, 231, 258, 268, 289, 305, 344, 361, 376, 382, 384, 407, 412, 511

arthrose 280

articulations 217 - 218, 220, 289, 302, 305, 450, 517

asphyxie 24

asthme 97 - 98, 137 - 138, 160, 280, 286, 297, 310, 360, 477, 484

atrophie 53, 221, 468, 488

Atropinum 151

Auroforce 134

Avena 58, 72, 83, 110, 132, 167, 177, 190, 224, 277 - 278, 280, 354

Avenaforce 72

avitaminose 41, 51, 226 - 227, 245 - 246, 251, 356, 369, 391 - 392, 405, 465

avoine 13, 15, 17, 44 - 45, 55, 96, 146, 167, 184, 187, 190, 224, 275, 277 - 278, 280, 336, 349, 363, 374, 381, 390, 400, 402, 529

avortement 44, 392

B

baies 9, 21, 86, 95, 102, 120, 192, 279, 294 - 298, 300, 370, 383, 386 - 388, 404 - 407, 411, 418, 430, 460, 469, 503
bains turcs 335
Bambu 120 - 122, 214, 334, 448
bandage 287, 330
barbituriques 46
Baryum 76
Basedow 131, 142, 144 - 145, 151, 182, 309, 329, 363, 384, 461, 522
basilic 95, 315 - 316
besoins alimentaires 385
betterave 60, 95, 141, 397 - 398, 401, 416, 419
Biocarbosan 18
Bioforce 20, 40, 44, 48, 74 - 75, 81, 157, 162, 247 - 251, 253 - 256, 258, 342
biopsie 233
Biotta 122, 237, 267, 323, 390, 397 - 398, 430, 466
bleus 272, 315
bois gentil 304
Boldocynara 14, 20, 60, 72, 81, 195, 210 - 211, 442
boucage 78, 273
boulimie 182
bourdonnements 139, 220
bourgeons de sapin 54, 79, 261, 264, 273, 303, 324, 360
boutons 23
bronches 74, 80, 98, 233, 271, 276, 291, 303, 321, 360, 484
bronchites 321
bronzage 249
brucellose 476
Bryonia 60

C

calcification 34, 115, 517
calcium 7 - 8, 11, 34 - 35, 41 - 42, 45, 47 - 48, 54 - 55, 57 - 58, 72 - 73, 80, 83, 85 - 87, 95, 99 - 105, 109 - 111, 114, 126, 128, 132, 140 - 142, 145 - 146, 157, 159 - 161, 170 - 171, 176, 239 - 241, 247, 249, 256, 264, 267 - 268, 274 - 275, 286, 291, 293, 296, 305, 307 - 308, 351, 373 - 374, 389, 406, 414 - 415, 439, 459, 485

calcul 104, 111, 148, 150 - 154, 210 - 211, 273, 313, 319, 324, 385, 389, 412, 441 - 442, 445, 461, 467, 491 - 493, 498, 505, 514, 519
calculs biliaires 150, 210, 441
Calmagol 460
calmants 26, 32, 36, 46, 65, 285, 290
camomille 12, 20, 32, 40, 55, 71, 76, 83, 147, 152, 166, 189, 210, 247, 262, 335, 361, 442
cancer 31, 39, 43, 89, 105 - 106, 109, 155, 172, 188, 218 - 219, 222, 226 - 237, 267, 283, 311, 337, 354, 360, 407, 430, 432, 435, 471, 486, 490
cancer des fumeurs 233, 490
Cantharis 152, 154
capucine 91 - 93, 319, 412
carence en vitamines 20, 85, 329, 392, 416
carie dentaire 415 - 417, 422
carottes 14 - 15, 18, 71, 80, 86, 92, 99, 110, 124, 141, 152, 155, 189, 192 - 193, 197, 210 - 211, 224 - 225, 269, 323, 362, 373, 379, 381, 388 - 390, 397, 419, 426, 430, 465 - 466, 481
cassis 60, 213 - 214, 296, 388, 405, 407
cataplasmes 11, 54, 72, 320, 343, 345 - 348
catarrhe 8, 35, 40, 54, 74 - 76, 79, 82, 85 - 87, 91 - 92, 98, 103, 108, 153, 183, 271 - 273, 276 - 277, 279, 298, 303, 321 - 322, 324, 332, 335, 351, 360, 366, 372, 382, 387, 455
cellules 16, 31, 56, 61, 65 - 66, 70, 100, 106 - 108, 110, 112 - 113, 115, 125, 132, 160, 174, 218, 221 - 222, 224 - 226, 228, 232, 235, 248 - 249, 283, 288, 293, 338, 350, 354, 359, 367, 391, 397, 403, 424, 433, 456, 487 - 488, 507 - 508, 513
cendre de bois 6, 13, 184, 434
cerfeuil 316
cerveau 8, 60 - 64, 66, 75, 85, 114 - 115, 168, 213, 249, 301, 355, 389, 484, 487, 498, 513, 515 - 516, 526
chair de poule 234, 364 - 365
charbon de bois de tilleul 13, 21, 190
Chelidonium 58, 72, 192, 211
cheveux 115, 141, 245 - 248, 256, 310 - 311, 318, 339, 410, 421
chiendent 19, 31, 193, 210 - 211
chou 6 - 7, 10 - 11, 14 - 15, 21 - 24, 34, 58, 66, 79 - 80, 86, 95, 102 - 103, 141, 144, 150, 152, 156, 161, 185, 190 - 192, 195, 197, 211, 214, 217, 224, 237, 247, 251, 254, 261, 265 - 266, 268, 281, 289, 297, 303, 324, 344 - 348, 365, 374, 379, 382, 387 - 388, 398 - 400, 402, 412, 449 - 451, 469, 511
choucroute 34, 102 - 103, 141, 150, 161, 192, 197, 214, 237, 265 - 266, 297,

324, 374, 387 - 388, 449 - 451, 469

chute des cheveux 318

ciboulette 120, 317, 372, 381

cigarette 134, 488 - 489

circulation sanguine 85, 135, 213, 251, 261, 334, 391, 519, 527

citron 8, 10, 12, 15, 18, 20, 26, 58, 78, 99, 103, 137, 210, 223, 253, 255, 281, 294 - 296, 315, 324, 379, 382, 400, 442, 450

compresses d'oignon 77, 88, 320

compresses de chou 7, 11, 21, 79, 144, 211, 261

compresses de lait 15, 189

compresses humides 19

condiments 102, 182, 223, 266, 313, 377

confitures 297, 406, 409

congestion 31, 33, 52, 153, 188, 301, 335, 338 - 340, 393, 515

conserves 94, 128, 143, 217, 352, 379, 400, 406, 418 - 419, 423, 431

consoude 217, 224, 237, 251 - 252, 261, 268, 288 - 290, 361, 400

constipation 16 - 17, 31 - 32, 72, 128, 175, 187, 189, 191 - 195, 198, 208, 218, 227, 308 - 309, 314, 328, 347, 363, 370, 397, 399, 410, 426, 437 - 438, 440, 445, 484

construction des maisons 493

contraceptives 38

contusions 23, 43, 261, 345 - 346, 348, 352

coqueluche 52 - 54, 160, 301 - 302, 321, 360

coriandre 95, 276, 315 - 316, 450

coronaire 117, 136 - 137, 298, 355, 440, 488 - 489

cortisone 221

coryza 75, 323

crampes 15 - 16, 32, 97, 99, 104, 126, 135 - 136, 140, 165 - 166, 183, 187, 192, 227, 236, 243, 275, 284 - 285, 301, 315, 335

cresson 86 - 87, 91 - 93, 116, 120, 142, 144, 146, 182, 214, 319 - 320, 325, 371, 381, 392, 394, 405, 424, 462, 489

culture biologique 95, 404, 466

cumin 41

cure Kneipp 168

cures d'engraissement 385

cures d'huile 210, 441

cynorhodon 19, 28, 41, 165, 211, 223, 293, 295 - 296, 379, 381, 386, 388, 423, 472

cystite 153 - 154

D

dartres 20, 158 - 160, 191, 246, 251 - 252, 258, 260, 273, 351, 476

dattes 357, 384, 413, 416 - 417

dents 11, 34 - 35, 45, 52, 58 - 59, 62, 73, 78, 100, 104, 196 - 197, 220, 239 - 245, 307, 318, 327, 354, 377, 386 - 387, 389, 405, 410, 415 - 418, 421 - 422, 431, 450, 468, 470 - 471, 503, 517

dermatose 157 - 159

desquamation 157

dextrose 276

diastase 425 - 426

digestion 15 - 16, 29, 45, 55, 65, 108, 122, 177, 183 - 184, 190, 199, 207, 212 - 213, 235, 245, 280, 282, 309, 340, 350 - 353, 374 - 375, 378 - 381, 383, 397, 402, 426, 431, 446, 469, 482, 515

distension de ligaments 261

Dormeasan 167, 177, 414

douches 16, 19, 26, 37, 65, 88, 166, 175, 177, 193, 213, 512, 530

douleur 13, 15, 18 - 19, 22 - 24, 30 - 33, 53, 59, 64 - 65, 70, 76, 78, 114 - 115, 126, 129 - 130, 136, 149 - 151, 154, 157, 163, 166, 186, 188, 213, 215, 217, 220 - 222, 224, 230, 232, 236, 243 - 244, 249, 261 - 262, 268, 271, 280, 284, 287 - 290, 298, 301 - 302, 305, 318 - 320, 341 - 342, 346 - 348, 361, 364, 384, 393, 396, 408, 426, 440 - 441, 474, 481, 493, 510, 521 - 522, 531

douleurs cardiaques 13, 136, 440 - 441

dysenterie 201, 282, 404

E

eau de cuisson 10, 22, 289

Echinacea 58 - 60, 152, 186, 236, 286 - 287

Echinaforce 44, 47, 60, 63, 71, 75, 80, 87, 107, 127, 129, 154, 156, 188 - 189, 216, 224, 245, 251, 254 - 256, 361, 443

embolie 33, 116, 118 - 119, 126 - 127, 188

enflures 345

engelures 10, 126, 129

engourdissement 136, 216, 244

engrais 143, 176, 178 - 179, 191, 196, 227, 230, 268, 271, 372 - 373, 383, 385, 406, 413, 443, 459 - 460, 469, 473

enrouement 9, 78, 297, 320

enveloppements 15, 22, 28, 31, 50, 54, 56, 58, 60, 88, 138, 149, 151 - 153, 155,

213, 321, 333 - 334, 343, 352, 454 - 455
estomac 13 - 14, 21, 80, 108, 130, 140, 166, 168, 182 - 185, 187 - 188, 190 - 192, 198, 212, 220, 237, 248, 264, 271 - 272, 275, 277, 284, 298, 316, 328, 349, 351 - 352, 365, 374, 383, 391, 398 - 401, 408, 411, 439, 446, 448, 450, 457, 472
eucalyptus 224, 261, 335, 344

F

fatigue 10, 34, 56, 130, 147, 150, 168, 203, 216, 231 - 232, 260 - 261, 272, 282, 325 - 326, 329, 340, 356 - 357, 360, 362 - 363, 385, 406, 431, 485, 487, 491, 495, 501, 503 - 508, 520, 525, 530
fenouil 15, 18, 41, 276, 316
feuilles de bouleau 31, 211, 217, 345
feuilles de chou 7, 10, 15, 22 - 24, 58, 66, 79 - 80, 156, 268, 289, 345 - 348
flatulence 188, 271
fleurs de foin 155, 166, 193, 262, 335, 361
flocons d'avoine 13, 17, 96, 184, 187, 190, 381
foie 14 - 15, 18, 20 - 22, 31, 42, 52, 58 - 60, 64 - 65, 72, 81, 100, 108 - 109, 113, 148 - 149, 157, 160, 162, 184, 187, 190 - 193, 196, 202 - 213, 227, 230, 235 - 236, 239, 243, 248, 255, 281, 309, 317, 326 - 328, 331, 355, 371, 374, 378, 381, 383, 385, 390, 397, 405, 407 - 409, 411, 435 - 436, 438 - 440, 442 - 443, 448, 461, 472, 481, 489, 527
fonctions intestinales 45, 53, 187, 195, 308
fritures 14, 210 - 211, 379
fromage 6 - 8, 10, 12, 16, 20, 29, 80, 93, 109, 116, 118, 120 - 121, 128, 152, 160 - 161, 163, 165, 190, 192, 194 - 195, 213 - 215, 217, 223, 251, 254, 261, 350, 352, 376, 378, 381, 392 - 393, 402, 428, 437, 446, 448
fromage blanc 6 - 8, 80, 93, 109, 116, 118, 120 - 121, 152, 160 - 161, 195, 213 - 215, 223, 251, 254, 261, 350, 352, 378, 381, 392 - 393, 437, 446, 448
fruits 14 - 15, 18, 20, 24, 35, 45, 55, 59, 72, 86, 95, 99, 111, 119 - 122, 159, 161, 163 - 165, 167, 176 - 177, 185, 190, 192 - 193, 197 - 198, 200, 204, 208 - 209, 214 - 215, 217, 219, 229, 241, 245, 268, 280 - 283, 293 - 297, 300, 324 - 325, 334, 349 - 350, 356, 370, 374 - 377, 379 - 381, 383 - 384, 386 - 388, 394 - 397, 400 - 402, 404 - 406, 408 - 414, 416 - 419, 423, 429 - 430, 432, 434, 436 - 440, 443, 446, 448 - 449, 452, 460, 464, 466, 468 - 469, 471, 489, 498, 525
fruits de mer 163 - 164, 395 - 396
fruits sauvages 294, 324 - 325, 387
fumure verte 373
furoncles 303, 305, 310, 361

G

ganglions lymphatiques 35, 107, 338, 406

gargarisme 24, 59, 78, 87, 321, 455

gencive 52, 245, 295 - 296, 318, 324, 387, 405, 410, 450

Ginsavena 84, 141, 177

glandes lacrymales 70 - 71

glandes salivaires 53, 245, 285

goitre 75, 131, 141 - 145, 321, 329, 333, 371, 454, 461

Gonadotrophine 38

goutte 11, 20 - 21, 24 - 25, 40, 43 - 44, 52 - 55, 60, 71 - 72, 75, 77, 80 - 81, 89, 105, 107, 111, 119, 122, 129, 132 - 133, 137, 149, 153 - 156, 167, 177, 184, 187, 189 - 190, 194, 198, 209, 216 - 220, 222, 236, 250 - 251, 255, 271, 273, 275 - 276, 279 - 280, 283, 288 - 289, 294, 297 - 298, 300 - 302, 305 - 306, 313, 321, 338, 360 - 361, 378, 399 - 401, 414, 430, 462, 507

graines de lin 17, 23, 44, 46, 88, 96, 137 - 138, 191 - 195, 210, 399, 426, 436 - 437, 442

graines de tournesol 209, 437, 439

grains de froment 346, 423

graisse de poule 364

graisses 14, 81, 95, 106, 116, 164, 178, 182, 206, 211 - 212, 223, 226, 251, 253, 282, 309, 352 - 353, 368, 375 - 376, 379, 382, 385, 422, 424, 431 - 436, 439 - 440, 442

grippe 54, 56, 58 - 60, 76, 78, 278, 314

grippe virale 59

grossesse 33 - 38, 46, 64, 119, 126 - 127, 246, 389, 391 - 392, 398, 406, 457

gymnastique 85, 96, 175 - 176, 191, 193, 259 - 260, 262, 325, 384, 481 - 485, 530

gymnastique respiratoire 85, 96, 175, 193, 384, 481 - 485

H

habitation 94, 232, 485, 492 - 493, 495, 498

Herbaforce 14, 182, 214, 381, 462

Herbamare 18, 118, 122, 142 - 144, 322, 382, 391 - 392, 394, 427, 453, 455, 462

hernies 276 - 277, 307

hippophan 35

hormones 37 - 38, 57, 63 - 64, 123, 125, 131 - 132, 136 - 137, 145 - 146, 181, 215, 222, 228, 246, 298, 339, 371, 390, 392, 405

hormones cardiaques 137, 298
huile 6 - 10, 12, 16 - 17, 19, 33, 38, 40, 42, 44, 47, 53, 67, 72, 77, 90, 95 - 96, 100, 109, 117 - 118, 134, 137, 156 - 157, 162 - 163, 168, 184, 194, 206 - 208, 210 - 211, 213, 223 - 224, 234, 247 - 249, 251 - 255, 257 - 258, 261 - 262, 267, 270, 272, 275, 279, 290, 297, 316 - 318, 339, 342 - 343, 348, 353 - 357, 364, 379, 393 - 394, 402, 423, 428, 431 - 439, 441 - 442
huile d'amande 439
huile d'olive 10, 17, 67, 96, 194, 255, 433 - 434
huile de massage 40, 96, 100, 137, 253
huile de tournesol 206, 432, 437
hydropisie 278, 284, 309, 313, 316, 382, 410
Hypericum 33, 270, 290, 311
hypertension 12, 33, 110, 120, 122 - 123, 135, 153, 280, 298, 317, 323, 363, 371, 378, 402, 428, 432, 479
hypervitaminose 179
hypotension 122 - 124, 314 - 315, 362 - 363

I

ichtyose 157, 159 - 160
indigestion 340, 383, 469
infarctus du myocarde 79, 117
infection 7, 11, 35, 43, 45, 50 - 51, 73 - 74, 77 - 79, 82 - 83, 85 - 86, 90 - 92, 94 - 95, 100, 160, 165, 188, 191, 196, 199, 201 - 202, 216, 219 - 220, 244, 255, 282, 286 - 287, 296, 309, 322, 376, 389, 405, 450, 455, 475, 485
inflammation de la vessie 153
Influaforce 59
influences climatiques 477
infusion 14, 16 - 17, 19, 21, 23, 25, 28 - 29, 31, 33 - 34, 40 - 41, 44, 47, 50, 52, 54, 58, 71 - 72, 76, 83, 88, 127, 130, 152, 161, 163, 165, 184, 195, 209, 213, 217, 252, 266, 291, 294, 298, 318, 334, 338, 343 - 344, 371, 410, 424
insomnie 37, 167 - 169, 234, 305, 505, 513
intestin 17 - 18, 20 - 22, 28, 31, 45, 50, 53 - 55, 57 - 58, 65, 80, 88, 90 - 92, 95 - 96, 100, 107, 118 - 119, 128 - 130, 137, 140, 157, 164, 185 - 199, 208, 210, 212, 215, 227, 237, 248, 262 - 263, 267, 271 - 272, 277, 281 - 282, 308 - 309, 316 - 317, 319, 327 - 328, 344, 350 - 352, 375, 382 - 383, 390 - 391, 394, 397 - 399, 404, 407, 410 - 411, 418, 437, 439 - 440, 442, 445 - 446, 450, 456 - 457, 461, 472, 476, 484, 491, 496
intoxication 18, 20, 25, 36, 57, 137, 164, 185, 187, 325 - 326, 350, 377, 411 - 412, 440, 464, 468 - 471, 498

iode 12, 37, 41, 43, 45 - 46, 63, 75, 86, 97, 105, 123, 140 - 147, 180, 182 - 183, 211, 220, 253, 296, 309, 319 - 320, 333, 371, 374, 388 - 389, 396, 398, 407, 459 - 462, 491 - 492, 509

J

jaunisse 21, 197, 211 - 212, 309, 385, 472
Juniperosan 9 - 10, 83, 257 - 258
jus de carotte 14, 18, 42, 47, 52, 55, 58, 99, 102, 110, 124, 152, 155, 165, 180 - 181, 185, 187, 193, 209, 211 - 212, 217, 224, 265, 323, 362, 379, 381, 397, 399 - 401, 405, 426, 430, 466, 481

K

Kelp 116, 118, 123, 133, 140, 142, 145 - 147, 170 - 171, 181 - 182, 256, 282, 329, 355, 460, 462
Kelpamare 116, 462
Kelpasan 116, 118, 123, 145 - 147, 170 - 171, 181, 256, 282, 329, 355
kyste 239, 307

L

lait d'ail 197 - 198, 318 - 319
lait d'amande 45 - 47, 55, 102, 160, 379, 439
lait maternel 42 - 43, 45 - 46, 101, 433
langue 4, 52, 59, 66 - 69, 73, 188, 233, 285, 331, 340, 347, 476, 490
larynx 231
laxatif 28, 32, 45 - 46, 58, 187, 189, 195, 267, 327, 411, 437, 440
leucocytes 78, 83, 107 - 108, 341
levure 14 - 15, 23, 35, 95, 182, 223, 266, 357, 377, 381, 391, 455 - 457
lierre 23 - 24, 315
Linoforce 46, 96, 137, 189, 191, 210, 437, 442
Linosan 432
Linovita 96
lithiase biliaire 150 - 151, 321

M

maigreur 178 - 180, 182, 353, 355
maladie de Bang 393, 443
maladie de Basedow 131, 142, 182, 384, 461
maladie de Herter 403, 465
maladies de l'enfance 43, 49
maladies des poumons 99, 302
maladies des yeux 71 - 72
maladies du foie 407, 435
maladies du nez 74
maladies infectieuses 35, 51 - 52, 57 - 58, 87 - 89, 91 - 93, 100 - 102, 106, 108, 160, 278, 295 - 296, 301, 367, 382, 385, 387, 404, 406, 477, 493, 496, 499
malaria 200 - 201, 203, 310
manque d'iode 141, 143, 145
manque de calcium 11, 41 - 42, 55, 86, 100 - 101, 104 - 105, 114, 240, 247, 249
marche pieds nus 258
marjolaine 95, 102, 121, 314, 372, 379, 428
marron d'Inde 34, 114, 119, 127, 224
mastication 240 - 241, 245, 280, 374
maux de dents 318
maux de gorge 90, 92, 351, 372
miction 154, 216, 271
miel 24, 29, 58, 66, 81, 95, 120, 177, 209, 215, 223, 225, 276 - 277, 294 - 295, 315, 320 - 321, 328, 334, 357 - 362, 370, 379, 381, 406, 413 - 414, 416, 420, 425, 427, 437 - 439, 467
millepertuis 7, 11, 33, 119, 127, 130, 154, 162, 184, 251, 257, 270, 276, 339, 343, 346, 348, 372
morsure 303, 315
mouron des oiseaux 25
muguet 271, 278 - 279
mycoses 353

N

natrium sulfuricum 309
Nephrosolid 20, 50, 58, 60, 81, 83, 153 - 154, 157, 161, 223, 400
nerfs 19, 33, 66, 72, 83, 96, 130, 137, 141 - 142, 146 - 148, 165, 168, 172, 177, 182, 190, 193, 208, 240, 249, 267, 277 - 278, 284 - 285, 293 - 295, 314 - 315,

375 - 376, 386 - 387, 390, 414 - 415, 438, 446 - 449, 461, 467, 474, 483, 503, 507, 510, 513
Neuroforce 84
neuroses 140
nez 8, 10, 17, 21, 23, 33, 46, 51, 73 - 75, 77, 81, 87, 121, 155, 160, 174, 181, 195, 197, 211, 321, 324, 338 - 339, 365, 381, 384, 408, 414, 419, 442, 446, 449, 455, 483 - 484, 525 - 526, 528 - 531
nicotine 36, 46, 111, 116, 134, 137, 170, 231, 233, 235, 440 - 441, 488 - 490
noix 13, 61, 95, 132, 159 - 160, 191 - 192, 207, 210, 381, 395, 403, 432, 440 - 442
nourriture 16 - 17, 36, 43, 45, 55, 57, 59 - 60, 63 - 65, 69, 72, 80 - 81, 85, 89, 94 - 95, 99, 102, 105, 109, 111, 115 - 116, 119 - 120, 128, 136, 140 - 141, 143, 152, 154, 161, 168, 170 - 171, 176 - 178, 180, 187, 190, 192 - 193, 199, 204 - 207, 209, 217 - 219, 222 - 223, 225, 230 - 232, 235, 239 - 242, 245, 266, 276 - 277, 293, 295 - 297, 315, 317, 323 - 325, 349, 356, 358, 360, 362 - 363, 367 - 369, 374 - 375, 377 - 378, 383, 385 - 388, 392, 394 - 396, 403, 407, 409 - 411, 413, 416, 418 - 419, 422 - 423, 425 - 426, 431 - 434, 445, 453, 459, 465, 491, 495, 502, 518 - 519, 527, 530
nourriture pour les dents 240

O

oignon 6, 8, 15 - 19, 25, 28, 54, 65 - 66, 72, 75 - 78, 80, 88, 121, 127, 194, 197, 206, 214, 247 - 248, 275, 317 - 320, 328, 346, 381, 423, 427 - 428, 450 - 451, 454, 456, 529
ongles 199, 255 - 256, 305, 310, 353, 405, 440
onguent 128, 250, 255, 277, 289, 302, 339, 345, 347, 361
orchite 53, 156
oreillons 53, 87, 156
ortie 6, 11, 13, 16 - 17, 21, 34, 42, 101, 103, 105, 109, 130, 158, 181, 217, 240, 247 - 248, 261, 274 - 276, 285, 305, 325 - 326, 380, 498
otite 52, 76 - 77, 79, 87
ovaire 123, 147, 174, 178 - 179, 181, 188, 247, 378, 407, 424

P

palpitations 143, 298 - 299, 309, 461
paludisme 108, 475 - 476, 510
papaya 198, 213, 280 - 281

Papayasan 198, 282

paradentose 245

paralysie infantile 56 - 57, 215

parasites de l'intestin 196

peau 15, 19 - 20, 23, 25, 28, 31, 35, 39 - 40, 47, 50 - 51, 54, 59, 61, 96, 100, 106 - 107, 129 - 130, 150, 157 - 160, 162 - 163, 191, 199 - 200, 204, 215, 225, 246, 248 - 256, 267 - 268, 271, 277, 287, 289, 291, 295, 299, 309 - 310, 318, 324 - 326, 334, 338, 340, 342, 346, 353, 377, 397, 404, 426, 464, 473, 475, 480, 512, 528

persil 6, 17, 19, 21, 28, 31, 86, 88, 121, 194, 313, 392, 428

pertes blanches 32, 82 - 84

pesticides non toxiques 465

pharyngite 51, 77, 302

pieds 9 - 10, 18, 35, 53, 74, 84, 96, 98, 108, 125, 129, 153, 155, 169, 175 - 176, 200, 215 - 216, 250 - 251, 256 - 261, 272, 280, 305, 308, 310, 318, 334 - 336, 346, 353, 361, 391, 429, 512, 523

plaies 7, 128, 255, 286, 290, 311, 320, 323, 346, 348, 351, 353, 361, 403, 456

Plantaforce 14, 427, 462

Plantago 76 - 77

plantain 40, 76, 79, 191, 264, 268, 328, 372

plantes alpines 268 - 269

pneumonie 29, 59, 85, 278, 301, 303, 387, 389, 483

poireau 18, 55, 116, 289, 316 - 317, 319, 454

poissons de mer 314, 395

pollen 35, 99, 124, 354, 357, 361 - 363, 390

polyarthrite 219 - 225, 243

potages 93, 103, 187, 194, 209, 274 - 275, 313, 374, 380, 400 - 401, 423, 428, 462

poudre de calcium 8

produits antiparasitaires 185

produits hormonaux 221 - 222

prostate 123, 148, 155 - 156, 355

protection de la nature 495, 497

pruneaux 16, 88, 128, 192, 410

prunellier 411

prurit 158, 279, 304, 306, 351

psoriasis 157 - 160, 389

R

rachitisme 41 - 42, 63, 274

radiation 468

radis noir 196, 321

raffinage 378, 416, 431, 434

raifort 6, 18, 54, 65, 80, 91 - 93, 109, 116, 120 - 121, 160, 181 - 182, 197, 214, 251, 254, 256, 319 - 320, 326, 346, 361, 381, 389

raisins secs 13, 17, 95, 215, 223, 277, 370, 381, 384, 413, 416, 423

rate 91 - 92, 108, 116, 131, 151, 213, 219, 258, 266, 269 - 270, 272, 300, 337, 339, 347, 360, 368, 394 - 395, 402, 414, 417 - 418, 455 - 456, 460, 483, 498, 511, 520

refroidissement 5, 8, 11, 19, 39 - 40, 74, 78, 82, 84 - 87, 121, 153 - 154, 156, 255, 300, 303, 316, 320, 332, 336, 339 - 340, 347, 389, 397

reins 19 - 20, 22, 28, 31, 35, 41, 47, 52, 54, 59 - 60, 79, 81, 83, 87, 106, 113, 116, 119, 125, 148 - 150, 152 - 155, 157, 161 - 162, 165, 191, 193, 217, 220, 223, 243, 248, 250, 258, 261, 294 - 295, 297, 302, 310, 313, 318, 326 - 328, 374, 382, 392, 406, 412, 443, 454, 468, 527

rhinite 75, 77

rhododendrons 496

rhubarbe 150, 152, 164, 345, 412 - 413

rhumatismes 19, 21, 24, 79, 172, 239, 243, 261, 267, 334, 398, 492, 507

rhumes 8, 40, 74 - 75, 86

rhymole 315

Risopan 401, 422

riz 12, 15, 44 - 45, 55, 95, 101 - 102, 110 - 111, 116 - 118, 120 - 122, 152, 155, 161, 165, 177, 184, 190, 192, 194, 214 - 215, 217, 251, 254, 363, 368 - 371, 380, 391, 400, 416, 419, 422 - 423, 428

romarin 13, 314

rougeole 51 - 54, 76, 88 - 89, 149, 301

S

saignement 11, 33, 51, 116, 152, 295 - 296, 324, 405, 450

Salvasan 468

Salvia 147, 264

Sanguinaria 65

Santasapina 54, 79, 87, 273, 324, 360

sauna 56, 119, 169, 250, 326, 337

scorbut 295, 324, 387, 449 - 450
scrofule 104, 158, 249, 274, 310, 316, 319, 462
Silicea 42, 53, 76 - 77, 307, 310 - 311
silicose 471
sinus 75 - 78, 348
sinusite 77 - 78, 348
sodium 72, 126, 158, 223, 305, 410, 454
Solidago 20, 41, 47, 58, 60, 72 - 73, 79, 151, 155, 157, 160, 165, 210 - 211, 223, 250, 269, 290, 306, 345 - 346
sudation 28, 52, 56 - 58, 60, 79, 81, 88, 177
sulfamides 195, 255
Symphosan 129, 218, 224, 251 - 252, 254, 262, 289 - 291, 361, 400
Symphytum 217, 237, 288 - 289, 291

T

tabac 74, 134, 144, 233, 300, 315, 412, 441, 465, 488 - 490, 531
tachycardie 132
tanin 265, 290, 305, 370, 413 - 414, 423
teinture 11, 24, 34, 44, 75, 79, 93, 107, 127, 137, 166, 183, 190, 217, 245, 256, 261, 266 - 267, 270, 279, 282, 287 - 289, 298 - 300, 302, 304 - 306, 320, 361, 400, 430
teinture de lierre 24
tension sanguine 62, 64, 111, 122, 145, 380, 428, 489
terre curative 13, 309, 343 - 344, 346, 348, 408
testicule 53, 57, 156, 178, 215 - 216, 392, 394, 424
thrombose 33, 117 - 119, 126 - 127, 188, 341, 432
thrombose coronaire 117
thym 40, 51, 58, 64, 83, 95, 102, 121, 129, 147, 250, 257 - 258, 314, 335, 344, 372, 379
tomate 15, 120 - 121, 194, 214, 218 - 219, 323, 370, 381 - 382, 398, 428
tonicardiaque 58, 278, 280, 414
tonique cardiaque 58, 128, 187
tonique des nerfs 72, 208, 277 - 278, 294, 438
tormentille 11, 17, 41, 96, 130, 190, 309
toxicomanie 285, 505
toxiques 18, 49, 51, 54, 79, 148, 196, 216, 263, 283, 331, 383, 412 - 413, 429, 463 - 468, 471, 498, 513
traitement Baunscheidt 342
traitement de stimulation 341 - 342

traitement hormonal 37 - 38

transpiration 56, 59 - 60, 119, 140, 152, 250, 257 - 258, 260 - 261, 299, 306, 310, 318, 326, 339, 461, 512

Trocomare 18, 93, 116, 118, 143 - 144, 320, 322, 382, 394, 453, 455, 462

troubles cardiaques 10, 140, 143, 151, 243 - 244, 278 - 279, 298, 384

troubles circulatoires 9, 125, 176, 224, 289, 352, 355, 457, 474, 489

troubles de l'estomac 439, 457

troubles du foie 21 - 22, 204, 243, 397, 411

troubles glandulaires 123

troubles vasomoteurs 309

tuberculose 35, 52, 89, 91, 94, 99 - 102, 104 - 105, 109, 154, 156, 172, 274, 303, 320, 375, 384, 444, 454, 479, 485

tumeurs 102, 218, 283, 288, 291, 303, 329, 337, 346, 348, 352, 365, 450, 490

typhus 201, 337, 404, 475

U

ultraviolets 249

urtica 20, 163 - 164, 406

urticaire 20, 163 - 164, 406

Urticalcin 11, 34, 38, 42 - 43, 47 - 48, 52, 54 - 55, 57 - 58, 72, 74 - 75, 79 - 81, 83, 87, 95, 98, 100 - 101, 105, 109 - 111, 114, 119, 126, 132 - 133, 140 - 141, 146, 155, 157 - 158, 161, 165, 170 - 171, 176, 216, 240, 245, 247, 256, 262, 267, 275, 286, 308, 439, 443

Usneasan 92, 95, 100, 154 - 155, 161, 216, 224

V

vaisselle en cuivre 472

varices 33, 111, 113 - 114, 125 - 127, 129, 188, 258, 308

verge d'or 19, 28, 41, 47, 88, 149, 157, 160, 210, 217, 223, 269 - 270, 289 - 290, 306, 338

vermifuge 198, 272, 318, 350

vers intestinaux 22, 196, 308, 390, 476, 496

vessie 31, 33, 41, 148 - 149, 151 - 155, 215, 261, 271, 298, 305, 335, 340

viande 12, 18 - 19, 95, 111, 116, 118, 120, 124, 128, 150, 152, 163, 165, 182, 185, 196 - 198, 200, 206 - 207, 215, 217, 223, 234, 315, 349 - 350, 376 - 378, 380, 391, 394, 396, 400, 402, 417, 441, 445

vieillesse 63, 112, 126, 321, 517 - 518

Vitaforce 35, 42, 72 - 73, 109, 157, 170, 295 - 296, 324, 356 - 357
vitamine A 71, 87, 152, 296, 323 - 324, 389 - 390, 397, 405, 462
vitamine B 86 - 87, 208, 296, 313, 391 - 392, 405, 410, 456
vitamine C 293 - 296, 324, 386 - 388, 390, 405 - 407, 410, 421, 429, 450, 472
vitamine D 34, 42, 103, 108 - 109, 170 - 171, 249, 264, 274, 389
vitamine E 179, 207 - 208, 296, 354, 356 - 357, 368, 390, 392 - 394, 424 - 426, 438, 476
vitamine F 248, 252
vitamine U 399
vitamines 20 - 21, 29, 42, 61, 81, 85 - 86, 95, 99, 112, 120, 125, 157, 159, 171, 178 - 180, 219, 226, 240, 249, 251, 264 - 265, 294, 296, 320, 323, 325 - 326, 329, 356, 362, 367 - 369, 371 - 372, 386 - 390, 392, 403 - 407, 409 - 410, 412, 416, 418 - 420, 422, 426, 433, 439, 444, 450, 456, 461, 472
vitesse 16, 115, 133 - 134, 138, 490 - 492, 498, 503

Y

yaourt 90, 207, 214, 375, 379 - 380, 419, 445 - 446, 451
yeux 8, 51, 69 - 72, 77, 99, 130 - 131, 139, 141, 235, 291, 301, 315, 323, 331, 348, 365, 387, 389, 404, 415, 430, 492, 500, 509, 519, 522, 524, 527, 530

Z

zona 165, 304

TABLE DES MATIÈRES

AVANT-PROPOS ... 5

MALADIES ET MAUX ... 7

Brûlures ... 7
Plaies ... 7
Inflammation des yeux ... 8
Rhume du cerveau ... 8
Catarrhe ... 8
Enrouement ... 9
Engelures et pieds froids ... 9
Jambes et pieds fatigués ... 10
Hémorragies et hémophilie ... 10
Manque de calcium (hypocalcémie) ... 11
Phlébites ... 11
Troubles féminins ... 11
Rétention d'urine ... 12
Hypertension et artériosclérose ... 12
Troubles cardiaques ... 13
Aigreurs, brûlures d'estomac ... 13
Ulcères d'estomac ... 14
Troubles du foie ... 14
Régime hépatique ... 14
Inflammation de la vésicule biliaire ... 15
Indigestion et crampes ... 15
Diabète ... 16
Constipation ... 16
Diarrhée ... 17
La "ligne" ... 18
Maux de tête ... 18
Douleurs faciales ... 19

Le fer à repasser : un appareil plein de ressources 19
Comment soigner les reins 19
Démangeaisons 20
Eczéma et dartres..20
Comment combattre l'acide urique 21
La poudre de charbon de bois de tilleul............................21
Comment guérir rhumatismes et arthrite sans
médicaments..21
    Bouillies de maïs et de millet.......................................22
Éruptions sur le corps..22
Furoncles et boutons 23
Panaris 23
Enflures et contusions 23
Contre les piqûres d'insectes : le lierre et la fougère 23
Piqûres d'insectes dans la gorge 24
Oignons de mer..25
Convulsions de l'enfance...25
Surexcitation sexuelle..25
Et voilà 26

LA FIÈVRE, SONNETTE D'ALARME   27

    Trois facteurs importants 27
    Conséquences naturelles..29
La douleur, sonnette d'alarme 30
    L'intervention qui convient 31
    Conséquences naturelles..32
Données importantes pour les futures mamans et les
accouchées 33
    Comment remédier à l'hypocalcémie et au manque
    d'acide silicique..34
    Influences dangereuses pendant la grossesse.........35
    Thérapie de l'alimentation et de l'exercice corporel. 36
    Radiolésions et méfaits de l'alcool et de la nicotine . 36
    Médicaments chimiques 36
Avantages et désavantages du traitement hormonal 37
    Deux moyens..37
    Autres observations importantes.............................38
Les soins du nourrisson...39
Le lait maternel 42
Inflammation de la poitrine (Mastite) 43
    Mode de traitement et mesure de précaution 44
Alimentation des nourrissons 44

Traitement de la croûte de lait 45
Eczéma infantile 47
    Mode de traitement recommandé 48
Les maladies de l'enfance 49
Rougeole 51
Oreillons 53
Coqueluche 53
Maladie de Herter 54
Paralysie infantile (poliomyélite) 56
Quelques conseils pour la grippe 58
La grippe virale 59
    Points importants du traitement de la grippe 59
Notre cerveau 60
    Du symbole à la réalité 61
    Conséquences défavorables 62
    Précautions à prendre 63
L'hypophyse 63
    Un rayon d'action puissant 64
    Surveillance et observation
    de la petite glande miracle 64
Cause des maux de tête ; comment les guérir 65
La langue 66
    La sensation gustative 66
    Autres facultés de la langue 67
    De l'emploi bienfaisant de la langue 68
Ménagez vos yeux 69
    Les glandes lacrymales 70
    Remèdes simples pour guérir les maladies des yeux 71
    Suppuration des yeux et de la bouche 72
Le nez 73
    Les fonctions du nez 73
    Remèdes à différentes maladies du nez 74
Otite 76
    Otite moyenne suppurante 76
Sinusite 77
Inflammation de la gorge : angine 78
L'angine, une maladie sournoise 79
    Contre-mesures efficaces 80
Le rhume des foins 81
Lutte contre la leucorrhée 82
Refroidissements de l'entre-saison 84

Refroidissements, carence en vitamines et taux de calcium 85
    Des aliments pleins de ressources 86
    Ressources complémentaires 87
Prenez garde aux suites des maladies infectieuses 87
La loi de l'immunité 88
    Une loi à méditer 89
De la nécessité d'absorber des antibiotiques naturels ...90
    Comment faire naître les principes de défense ? 90
    Efficacité de divers antibiotiques 90
    Les antibiotiques naturels 91
    Supériorité du régime végétarien 93
L'hygiène est la meilleure mesure préventive contre les affections respiratoires 94
    Une nourriture appropriée 95
    Soins de la peau et autres mesures préventives 96
    Respiration et joie de vivre 96
Asthme 97
    L'asthme nerveux 97
    L'asthme bronchique 97
    Traitements médicaux et physiques 97
    L'asthme cardiaque 98
Facteurs curatifs de la tuberculose 99
Calcium 100
    Comment remédier au manque de calcium ? 101
    Choucroute au calcium 102
    Les orties 103
    Nouvelles fonctions du calcium 104
Le mystère de notre sang 105
La lymphe 105
    La tâche du flot lymphatique 106
    Modes de guérison 107
Certains faits intéressants concernant la lymphe 107
    Les amygdales et l'appendice 107
    Les ganglions 107
    La rate 108
    Les cellules migratrices 108
    Un apport indispensable 108
    La tuberculose et le cancer 109
    Lymphogranulomatose 109
Sclérose et remèdes à base de calcium 110
Les soins de notre système capillaire 111
    Fonctions de la circulation 112

Petites ressources 114
L'importante tâche des artères 114
Les artères dans la structure organique 115
Rétrécissement et calcification des artères 115
Où chercher les raisons de ces maladies ?.................116
Comment peut-on prévenir et guérir ?.....................116
Comment éviter ces différents dommages ? 117
Artériosclérose, thrombose coronaire, infarctus du
myocarde..117
Mesures préventives contre les embolies et les
thromboses 118
Soins préventifs...118
Régime hypotensif à pratiquer dans l'artériosclérose, et à
la venue de l'âge mûr 119
Le petit déjeuner 120
Déjeuner de la mi-journée 120
Le sarrasin...121
Les assaisonnements 121
Boissons 122
Le dîner 122
Régulation de la tension sanguine
par le riz naturel 122
L'hypotension 123
Quelle aide apporter ? 123
Autres auxiliaires 124
Le traitement des varices...125
Le système vasculaire 125
La régénération naturelle des veines....................126
Inflammation des veines (phlébite) 127
Jambes ouvertes (ulcères variqueux) 128
Troubles circulatoires...129
Engelures 129
Gangrène 129
Hémorroïdes 129
Le cœur infatigable 130
Une activité sans pareille 130
Difficultés à ne pas négliger 131
Une aide pour la tachycardie : Lycopus europæus .132
Les poisons du cœur : la vitesse et le surmenage...133
Un autre poison : le tabac..............................134
Le cœur, pièce originale.................................134
Attention à l'infarctus 135
Le juste milieu...135

Changement conseillé 136
Angine de poitrine.. 136
Vieux remède campagnard 138
Le cœur du sportif 138
Des malades sans maladies 139
Excès de fonctionnement de la thyroïde 139
Dystonie végétative.. 140
Goitres apparents et invisibles............................ 141
Causes originelles et remèdes 141
Goitre et sel iodé 142
Traitement post-opératoire du goitre 144
L'iode 144
Son origine 145
Conséquences du manque d'iode 145
Les goitres 145
L'adipose 146
Perturbation des règles.. 146
Troubles de la ménopause 147
Les reins... 148
Quelques faits intéressants
sur la structure des reins................................... 148
Les influences néfastes..................................... 149
Au secours des reins 150
Coliques de la lithiase biliaire (calculs) 150
Une cure de Rubia.. 152
La vessie 153
La cystite ou inflammation de la vessie 153
Soins complémentaires...................................... 154
L'incontinence d'urine... 154
Prostatite 155
Orchite 156
Eczéma 157
Lichen 157
Psoriasis 158
Le régime naturiste lutte contre l'ichtyose 159
Triomphe sur la prédisposition à l'eczéma 160
Règles alimentaires à observer et remèdes naturels
éprouvés... 160
Autres avantages notables 162
Urticaire chronique... 163
Pour toutes les névrites, des aides invisibles 163
Qu'est-ce que l'allergie ?....................................... 164
Que peut-on faire ? 165

Guérison rapide du zona 165
Des spasmes et des crampes 165
Ce vilain système sympathique 166
Mieux vaut prévenir que guérir 167
Insomnie 167
    Un bon soporifique, peu coûteux 168
    Quelques auxiliaires 168
    D'autres applications à l'eau froide 169
Nouveaux aspects du traitement de l'épilepsie 169
    Pot-pourri d'argumentations 170
    La tragédie de l'hérédité 172
    Conditions fondamentales 173
Affections psychiques 174
    La notion d'âme 174
    Réciprocité d'action 174
    Traitement naturel 175
    Expériences personnelles 175
    Voies nouvelles 175
    Le comportement et l'entourage 176
    Programme-type d'une journée 176
Maigreur et obésité 178
Contre l'obésité : bons et dangereux remèdes 180
L'obésité 181
Troubles glandulaires 181
La boulimie 182
L'estomac 182
    La faim et l'appétit 183
Autres maux d'estomac 183
    Le suc gastrique 184
Troubles de l'estomac 184
Ulcères d'estomac 185
Intoxication de l'estomac et de l'intestin 185
    Causes diverses 185
    Traitement efficace 186
    Quelques conseils particuliers 187
L'appendicite 188
    Soins à pratiquer pour éviter l'opération 189
La diarrhée est-elle nocive ? 189
    La fonction de la glande salivaire 190
    Soins efficaces 190
    Si nous traitons le fonctionnement de l'intestin avec négligence 191
Constipation chronique 192

Les aliments à base de fécule constipent-ils ? 194
Les potages et la parésie intestinale 194
Potage aux légumes 195
La dysbactérie 195
Parasites de l'intestin 196
Les dangers des tropiques 199
Précautions 200
Maladies tropicales 200
Dangers cachés 201
En réalité 202
Le foie 203
Autres symptômes 204
Conditions de vie modifiées 204
Le foie et sa physiologie 206
Le foie et les graisses 206
Les graines de sésame 207
Les fruits oléagineux complets 208
Maladies infectieuses du foie et de la bile 209
Traitement des calculs biliaires par les cures d'huile ... 210
Jaunisse 211
Le pancréas 212
Soins 213
Régime 213
La sclérose en plaques évolutive 214
Symptômes 214
Traitement 215
Exemple vivant 216
Arthrite-goutte 216
Les tomates : leur influence sur le cancer et l'arthrite . 218
Polyarthrite 219
La nature de l'affection 219
Les remèdes de la médecine classique 220
Cortisone 221
Les produits hormonaux ACTH 221
Traitement combiné 222
La nourriture 223
Remèdes naturels 223
Cures de fango 224
Autres indications pour guérir 225
Les cellules 225
Métabolisme de la cellule 225
La cellule malade 226
La cellule dégénérée 226

Les différentes causes connues 226
Le problème cancéreux 227
Le spectre du cancer 228
Une question sans réponse 228
Autres énigmes 229
Le cancer est-il une maladie de l'état général ou une atteinte locale ? 230
Des faits complexes 231
Le cancer est-il contagieux ? 231
Le cancer en dépit d'une vie saine 232
Les taches de naissance : un danger 233
Précautions 233
Le cancer des fumeurs 233
Les dangers de l'eau 234
Méfiez-vous des cancérigènes 234
Les sept lois pour éviter le cancer 235
Autres conseils 235
Remèdes anti-cancéreux 236
Les pétasites 236
Le gui 236
Chélidoine et autres 236
L'Echinacea purpura 236
La consoude (Symphytum officinalis) 237
Les préparations à base d'acide lactique 237

PROBLÈMES DIVERS   **239**

Nos dents 239
Les dents mortes 239
Une bonne nourriture pour les dents 240
Les économies mal placées 240
L'hygiène dentaire 240
Les désavantages de la civilisation 240
Les avantages des peuples primitifs 241
L'alimentation naturelle et l'hygiène dentaire 241
Règles de l'hygiène dentaire 242
Les soins du dentiste 243
L'importance des dents saines 245
La paradentose 245
Les cheveux : une parure naturelle 245
La couleur des cheveux 246
Les soins 246
Lotions capillaires 248
La peau 248

Les glandes sébacées 249
Le bronzage 249
La transpiration 250
Hygiène protectrice de la peau 252
Impuretés de la peau 253
Les huiles se prêtent-elles aux soins de la peau ?.. 254
L'impétigo 255
Soins pour la mycose 256
Les ongles malades 256
Les pieds 256
Soins pour les pieds 258
La marche pieds nus 258
Gymnastique matinale et courses nu-pieds dans
l'herbe humide de rosée 259
Suppression de la transpiration des pieds 260
Entorses et foulures, distension de ligaments 261
Douleurs dorsales 261
Traitement 262
Hernie 262
Soins préventifs 262
Traitement interne 262

BREF COUP D'ŒIL AU MONDE DES PLANTES 263

La préparation d'un bon remède 263
Préparations combinées 264
Facteurs inconnus 265
Sur la préparation des plantes médicinales 265
L'infusion 266
La teinture 266
Le procédé spagirique 266
La fermentation de l'acide lactique 266
Poudres et comprimés 267
Le broyage de plantes fraîches 267
Préparation des huiles 267
Les plantes fraîches écrasées en application 268
Les plantes alpines ont-elles plus de valeur que celles de
la plaine ? 268
Expériences scientifiques 269
Types alpestres 270
Autres influences remarquables 270
L'ail aux ours (Allium ursinum) 271
L'armoise (Artemisia vulgaris) 272
Le boucage (Pimpinella saxifraga) 273

L'ortie (Urtica ureus) 274
Angélique (Archangelica) 275
L'alchémille (Alchemilla vulgaris)..................276
L'avoine (Avena sativa)......................................277
Le muguet (Convallaria)....................................278
La scille maritime (Scilla maritima) 279
Le gui (Viscum album)..279
Papaya (Carica papaya).....................................280
    Un remède avantageux 281
    Remèdes pour le pancréas 282
Le Petasites 282
Nouvelles recherches sur le Petasites 284
    Suppression de la toxicomanie...................285
    Effets favorables pour les crampes
    pendant les règles 285
    Effets favorables sur l'asthme...................286
Echinacea purpura..286
    Traitement des plaies chez les Indiens ...286
    Expériences personnelles avec l'échinacée...287
La consoude (Symphytum off.).........................288
Le Symphosan 289
    Son action externe 289
    Les huit composantes du Symphosan.......290
La prèle (Equisetum arvense)...........................291

FRUITS SAUVAGES 293

Cynorrhodon ou églantier (Rosa canina) 293
L'épine-vinette (Berberis vulgaris)..................294
L'argousier (Hippophæ rhamnoides) 295
Les baies de sorbier (Fructus sorbi) 297
Les baies de genévrier (Fructus juniperus)...297
L'aubépine (Cratægus oxyacantha).................298

EN EXPLORANT LE DOMAINE HOMÉOPATHIQUE 299

Aconitum napellus (aconit tue-loup)..............299
Atropa belladonna (belladone, morelle furieuse)...........300
Coccus cacti (cochenille) 301
Guajacum (gayac)..302
Kalium jodatum (iodure de potassium).........303
Lachesis muta (venin du trigonocéphale).....303
Mezereum daphné (bois gentil).......................304

Sepia (seiche) 304
Tarantula cubensis (araignée de Cuba) 305
Urtica (ortie) 305

QUELQUES EXEMPLES DE BIOCHIMIE BIOLOGIQUE 307

Calcium fluoratum (fluorure de calcium ; spath fluor) .. 307
Natrium muriaticum (sel de cuisine) 308
Natrium sulfuricum (sulfate de soude) 309
Silicea (acide silicique) 310

CONDIMENTS 313

Les plantes condimentaires sont des remèdes 313
Le persil 313
Le céleri 313
La marjolaine 314
Le thym 314
Le romarin 314
La sarriette 314
La mélisse-citronnelle 315
Le basilic 315
La livèche 316
Le cerfeuil 316
Cumin, anis, coriandre, fenouil et aneth 316
Le poireau 316
La ciboulette 317
L'ail des ours 317
Ail et oignon 317
Lait d'ail 318
L'échalote (Cepa ascalonicum) 319
Le cresson (Nasturtium) 319
Le raifort 320
    Sirop de raifort 320
Radis noir (Raphanus sativus) 321
    Sirop de radis 321
Le sel - un remède 321

REMÈDES ET APPLICATIONS SPÉCIAUX 323

Graves conséquences de la carence vitaminique au
printemps 323
    Autres observations 324

Cures printanières..325
    Quelques remèdes..325
    Nourriture riche en vitamines et en sels nutritifs 326
    Une cure pour le métabolisme 327
Cures dépuratives..328
L'algue Kelp et la fatigue printanière 329
L'effet curatif de l'eau...329
    La solution de l'énigme...330
    L'origine de l'effet curatif 331
La vertu curative des bains de mer................................332
    L'air de la mer 332
    Le bain de mer 333
La scille maritime 334
Applications alternantes 334
Les bains turcs chez vous...335
Bains de siège 335
La méthode de Schlenz (bains surchauffés) 336
    Le bain de Schlenz chez soi.................................338
Bains de Kuhne..339
Le bain de siège avec frottement....................................340
Traitements de stimulation par les dérivatifs 341
    Le traitement Baunscheidt....................................342
L'argile, substance curative 342
    Mode d'emploi 343
    Le choix des simples..344

APPLICATION DE MÉTHODES SPÉCIALES   345

Cataplasmes de simples 345
Cataplasmes de feuilles de choux et d'autres plantes
thérapeutiques..346
L'action salutaire
des cataplasmes de feuilles de choux 347
La pomme de terre et son emploi thérapeutique..........348
L'origine et les effets de la papaïne...............................349
L'effet curatif du lait 351
    Autres possibilités curatives 351
Le Molkosan 352
Effets curatifs de l'huile de germes de céréales 353
    Deux composants importants 354
    Troubles du cœur, de la circulation et de l'irrigation
    sanguine..355
    Régulation de l'obésité et de la maigreur.......355

Hypertrophie de la prostate 355
Doses prescrites et durée de la cure 356
Vitaforce 357

Les effets thérapeutiques spéciaux du miel 357

Le suc merveilleux de la reine d'abeilles 358
Enigme qu'on n'a pas encore pu résoudre 358
La presse mondiale s'occupe du suc nutritif royal . 359
La question des prix 360

Les effets thérapeutiques du miel 360
Le miel comme onguent 361
Arthrite et goutte 361

Le pollen 361
Fatigue et hypotension 362
Hypertension, Basedow et troubles métaboliques .. 363
Surmenage intellectuel 363

L'action curative de la graisse
et de la chair de la poule 363
La chair de poule - un hémostatique 364

Sirop de limaces 365

QUESTIONS ALIMENTAIRES   **367**

L'alimentation naturelle 367
Le riz naturel 368
Le grain de froment 370
Les légumes 371
L'engrais 372
La fumure verte 373
Le calcium des algues 373
Légumes crus et jus de légumes 374
L'alimentation naturelle 375
Le lait 375
Les œufs 376
Le fromage 376
La viande 376
Les fruits et les produits "antiparasitaires" 377
Les épices 377

Diète de ménagement 378
L'alimentation pauvre en protéines 378
Fritures et aliments dénaturés 379
Conseils d'ordre général 382

Le jeûne 383

Cures d'engraissement 385

Les besoins alimentaires de l'homme 385

Une nourriture naturelle pour les nerfs 386
    Les qualités d'une nourriture riche en vitamine C ..387
    Besoin quotidien en vitamine C 387
Carottes, carotène et Biocarottin 388
    Teneur nutritive profitable des carottes 389
    Les carottes en hiver 390
Vitamine B 391
    La vitamine B 12 et le sang 391
La vitamine E : vitamine de la fécondité 392
    Qualités caractéristiques de la vitamine E 392
    Origines de la vitamine E 393
Cure contre la carence en protéines 394
    Coquillages, poissons de mer et crustacés 395
Consommation de fruits et de légumes au cours d'un
même repas 396
Au sujet de l'action des jus Biotta 397
    Le jus de carottes Biotta 397
    Le jus de betterave Biotta 397
    Le jus de céleri Biotta 398
    Le jus de tomate Biotta 398
    Le jus de pomme de terre Biotta 398
Jus crus, jus curatifs 398
    Recherches scientifiques 398
    Faits expérimentaux 399
    Diète spéciale 399
    La guérison 400
Mélanges de jus divers 401
Les désavantages des cures de crudités 402
    Autres désavantages des crudités 402
Le danger des vers 403
    Typhus, dysenterie
    et autres maladies infectieuses 404
    Conséquences 404
Les baies 404
L'activité curative des baies 406
    Les particularités des baies acides 407
    Jus de baies 407
Prudence vis-à-vis des noyaux 408
Quelques règles
pour la consommation des fruits à noyau 408
    Consommation sans malaise 408
    Préparation des confitures et des fruits séchés 409
    Bénéfices pour la santé 409

Le prunellier comme arbre fruitier à noyau............ 411
Les fruits traités avec un parasiticide 411
La rhubarbe..412
La question du sucre..413
La valeur du sucre naturel..415
        Avertissements justifiés.................................. 415
        Le sucre naturel qui a toute sa valeur 416
Les dattes naturelles...417
La valeur des fruits de conserve 418
Notre pain 419
        Pains complets 419
        Comment cuire le pain.................................... 420
        Comment moudre le blé.................................. 421
        Le problème du pain 421
Blé complet et autres céréales 422
Les germes de blé 423
        Le blé germé - un tonifiant bon marché................ 425
La valeur du blé..426
Le sarrasin (Fagopyrum) 427
        Quelques mets au sarrasin 428
Ce qu'il faut savoir de la pomme de terre 428
        Différentes possibilités curatives 429
        Attention !.. 430
Un facteur peu apparent - son importance curative et
préventive 430
        De quoi s'agit-il ?.. 430
        Quelques détails sur la nature des huiles et des
        graisses 431
Ce qu'on pense aujourd'hui des graisses et des huiles 433
        Une question moderne 433
        Quel est le juste et raisonnable
        standard de valeur ?...................................... 434
        Le raffinage et l'hydrogénation.......................... 434
        Auparavant ce n'étaient que les petits, à présent ce
        sont les grands 435
        Une solution raisonnable 436
L'importance des fruits oléagineux..............................436
Les graines de lin 436
Les graines de tournesol...437
Le pavot 437
Les graines de sésame 438
Les fruits oléagineux complets 438

Les amandes...439
Les noix de Grenoble 440
Les péricarpes des noix de Grenoble 440
Traitement des calculs biliaires par les cures d'huile ...441
Quelques réflexions au sujet du lait 443
    Les effets de la vaccination 443
    Les facteurs responsables de la qualité du lait........444
    Le point de vue économique 444
    Un calcul malencontreux........................445
Le yaourt 445
Le café..446
    Ses effets généraux 446
    Le café arabe 447
    Le café décaféiné 447
    Les percolateurs..................................448
    Le café de céréales et de fruits (Bambu) 448
    Le café Kneipp 448
La choucroute..449
    La préparation de la choucroute 450
Tout l'art culinaire est dans les épices 451
    Les particularités des cuisines chinoise, arabe et
    française 452
    Utilisation profitable des expériences réunies........453
Le sel de cuisine 453
    Quelle est la quantité de sel
    dont nous avons besoin ? 453
    La consommation de sel 454
Le sel - un remède 454
A propos de la levure......................................455

FAITS DIVERS 459

Terre fatiguée - mer riche 459
    Un remède facile 459
Pas de vie sans iode 460
    Dosage exact......................................461
    Plantes riches en iode 462
Des toxiques difficiles à éliminer..........................463
    De bonnes doses font de bonnes récoltes.............464
    Le biberon végétal.................................465
    Il faut exiger des pesticides non toxiques...............465
    Culture biologique.................................466
    Qui pense encore aux abeilles ?...................466
    De l'arbitraire dans la forêt vierge aussi 467

Attention, sels métalliques ! 468
    Comment absorbons-nous les sels métalliques ?... 468
    Quelques rapports 469
Intoxication par les produits à pulvériser 470
    Mise en garde.. 470
    Un autre cas d'intoxication par les pulvérisations .. 471
La vaisselle en cuivre 472
    Ses désavantages et les dommages qu'elle cause.. 472
    Des réflexions sanitaires 472
Le linge en fibres synthétiques est-il mauvais pour la
santé ? 473
    Des tissus synthétiques.. 474
Les animaux transmetteurs de maladies........................ 475
    Parasites, sangsues des tropiques et moustiques .. 475
    Rats, souris, animaux domestiques et mouches 476
Influences climatiques 477
    Nulle règle sans exception 477
Le soleil anime et tue 478
    Des effets similaires chez l'homme 478
    Précautions.. 479
La respiration, c'est la vie... 480
    Gymnastique respiratoire 481
    La respiration nasale 482
    Influence favorable sur d'autres maladies 483
    La gymnastique respiratoire à l'école...................... 485
L'air frais 485
L'oxygène comme facteur curatif 486
    Ressource simple... 487
Les effets du tabac 488
    Les effets du goudron renfermé dans le tabac........ 489
    L'abus du tabac - un vice moderne.......................... 490
La vitesse - maladie contemporaine 490
    Un faux calcul.. 491
Problèmes d'habitation et santé 492
    Bâtiments en béton et autres désavantages........... 492
Des réflexions hygiéniques lors de la construction des
maisons... 493
    Le site d'une maison 494
    Des règles fondamentales généralement favorables 494
    Le champ de tension électrique 495
Questions de santé et protection de la nature 495
    Pollution des eaux aussi chez nous 497
    Protection de l'air 497

La télévision et la santé 498
    Avantages et désavantages de la télévision...........499
    Dangers pour la santé 499
    La parole à l'éducation 500
Détente..501
    La réduction de la durée du travail n'est pas une solution 501
    Programme de détente 502
La fatigue 503
    Intelligence nécessaire 504
    Possibilités d'évaluation 505
    Rythme de vie avantageux..505
    Qu'est-ce que l'épuisement ? 506
    Consommation énergétique 507
Le sommeil naturel 508
L'hygiène du sommeil..510
    Un lit bon pour la santé..511
    D'autres exigences nécessaires..512
Le sommeil - remède de santé indispensable 513
    Le remarquable besoin du sommeil 514
Que nous racontent les rêves ? 514
    La vie dans le sommeil..515
    Les diagnostics de maladies 515
    L'interprétation des rêves..516
    Précautions 516
Signes de vieillesse 517
    Un régime de vie raisonnable..517
La reconnaissance, un remède..518
    Qui est-ce qui mérite la préférence ? 519
Les vertus thérapeutiques de la musique..521
    Le choix de la musique 522
La vertu curative de la tranquillité 523
    Où peut-on le trouver ?..523
    La gratitude renaît..525
La santé par la joie 525
    La joie comme agent thérapeutique..526
"Le Petit Docteur" prend congé..532

INDEX   **535**

TABLE DES MATIÈRES   **553**